Wissensbasierte Diagnose- und Informationssysteme

Springer
Berlin
Heidelberg
New York
Barcelona
Budapest
Hongkong
London
Mailand
Paris
Santa Clara
Singapur
Tokio

Frank Puppe Ute Gappa
Karsten Poeck Stefan Bamberger

Wissensbasierte Diagnose- und Informationssysteme

Mit Anwendungen des Expertensystem-Shell-Baukastens D3

Unter Mitwirkung von
Klaus Goos, Franziska Klügl, Stefan Landvogt,
Bernhard Puppe, Bettina Reinhardt

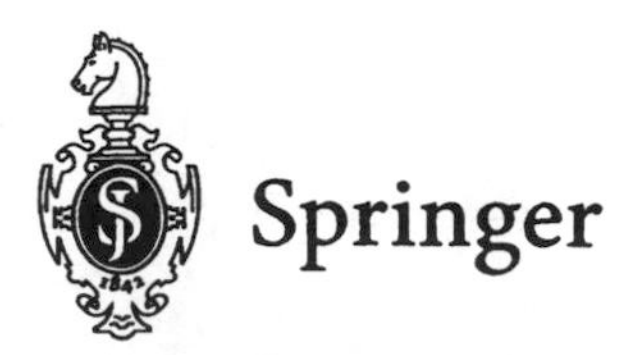

Prof. Dr. Frank Puppe
Dipl.-Inform. Stefan Bamberger
Universität Würzburg
Lehrstuhl für Künstliche Intelligenz
und Angewandte Informatik
Am Hubland, D-97074 Würzburg

Dr. Ute Gappa
Robert Bosch GmbH
Forschungsinstitut FV/SLD
Softwaretechnologiezentrum
Kleyerstraße 94, D-60326 Frankfurt

Dr. Karsten Poeck
Deutsche Bank, OuB-RBS-RAS
Frankfurter Straße 84, D-65760 Eschborn

Mit 182 Abbildungen

CR-Klassifikation (Computing Reviews, 1991): I.2.1, H.4.2

Die Deutsche Bibliothek - CIP-Einheitsaufnahme
Wissensbasierte Diagnose- und Informationssysteme: mit Anwendungen des Expertensystem-Shell-Baukastens D3/Frank Puppe ... - Berlin; Heidelberg; New York; Barcelona; Budapest; Hongkong; London; Mailand; Paris; Santa Clara; Singapur; Tokio: Springer, 1996
NE: Puppe, Frank

ISBN 3-540-61369-2 Springer-Verlag Berlin Heidelberg New York

Printed in Germany

Satz: Reproduktionsreife Vorlage der Autoren *Umschlaggestaltung:* Künkel+Lopka, Ilvesheim
Gedruckt auf säurefreiem Papier SPIN 10541105 45/3142 – 5 4 3 2 1 0

Vorwort

Moderne Diagnosesysteme sollen nicht nur zu einer Problemstellung eine Lösung liefern, sondern auch als intelligente Informations- und Trainingssysteme alles Wissen bereitstellen, das in der Einsatzumgebung benötigt wird. Dazu gehören u.a. formalisiertes heuristisches, kausales und fallbasiertes Problemlösungswissen, informelles Zusatzwissen, multimediale Illustrationen, Fallsammlungen und statistische Auswertungen.

Diagnostik-Expertensysteme lassen sich heute dank eines guten Verständnisses der Problemklasse mit geeigneten Werkzeugen relativ schnell entwickeln. Ihre Grenzen liegen weniger in der technischen Umsetzbarkeit als vielmehr in der Qualität und Aufbereitung des verfügbaren Wissens. In diesem Buch wird diese These nicht nur theoretisch vertreten, sondern die Leserin/der Leser[1] ist eingeladen, ihre/seine Erkenntnisse gleich praktisch anzuwenden. Dabei haben wir den von uns in den letzten 15 Jahren entwickelten Shell-Baukasten D3 zugrunde gelegt, der für die Diagnostik das Spektrum der wichtigsten Problemlösungsmethoden und Nutzungsmöglichkeiten integriert und auf zahlreichen Erfahrungen aus Anwendungsprojekten aus dem medizinischen, technischen und dem Dienstleistungsbereich basiert.[2]

Während Diagnosesysteme über formalisiertes, aktives Wissen zur Problemlösung verfügen, stellen Informationssysteme eher informelles, passives Wissen bereit, das der Benutzer selbst interpretieren muß. Diese Unterscheidung ist jedoch nicht zwingend, wenn das Diagnosewissen gut strukturiert bzw. das Wissen des Informationssystems formal aufbereitet wird. Tatsächlich geht beides fließend ineinander über. Ein wichtiger Mechanismus ist ein einheitlicher Index, der sich auf die für beide Teile identische Basisterminologie der Merkmale (Symptome) und Lösungen (Diagnosen) bezieht. Zu den Begriffen kann der Benutzer dann sowohl formales Wissen (z.B. Tests, hinweisende Symptome und genaue Bewertungen für eine Diagnose) als auch informelles Wissen (z.B. aus Büchern) abfragen und vergleichen.

Das erste Kapitel enthält eine allgemeine Einführung in die Diagnostik (Klassifikation). Die beiden folgenden Kapitel schildern Diagnose- und Informations-

---

[1] Der Einfachheit halber wird im folgenden von "dem Leser" oder "dem Experten" usw. gesprochen.

[2] Bezugsmodalitäten für die Software D3 finden sich in Anhang C.

systeme aus der Sicht des Nutzers, wobei zunächst ein konkreter Eindruck der Interaktionsformen vermittelt und im dritten Kapitel allgemein auf Anwendungsszenarien und Beispielsysteme aus dem medizinischen, technischen und dem Dienstleistungsbereich eingegangen wird.

Der Nutzer wird für seinen Zeitaufwand zur Dateneingabe eines konkreten Problemfalles mehr als entschädigt. Er kann nicht nur eine diagnostische Beratung und Erklärung nach verschiedenen Problemlösungsmethoden bekommen, sondern auch die Möglichkeit zur automatischen Generierung von Dokumenten, zur Suche nach ähnlichen Fällen und zur statistischen Auswertung der Fälle. Weiterhin kann man das System auch als intelligentes Nachschlagewerk oder zum interaktiven Training anhand von multimedial präsentierten Problemfällen nutzen. Zunehmend attraktiver wird dabei die Konsultation über das Internet oder ein betriebsinternes Intranet.

Die Voraussetzung ist natürlich, daß vorher ein Experte das Wissen entsprechend aufbereitet und formalisiert hat. Dies ist Gegenstand des vierten Kapitels. Die Wisseneingabe wird durch eine problembezogene und durchgängig grafische Wissenserwerbskomponente erheblich erleichtert. Zur Wissensformalisierung gibt es eine Reihe unterschiedlicher Wissensarten, von denen sich keine als überlegen herausgestellt hat, sondern die je nach Anwendungsbereich und persönlichen Präferenzen unterschiedliche Stärken und Schwächen haben. Die wichtigsten Grundtypen, die sich wiederum in verschiedene Varianten aufspalten, sind sicheres, heuristisches, modellbasiertes und fallbasiertes Wissen. Alle Wissensarten bauen auf einem Grundstock von gemeinsamem Wissen auf, zu dem die Terminologie des Anwendungsbereichs und Wissen zur kosteneffektiven Datenerfassung gehören.

Die Voraussetzung für die Arbeit des Experten ist ein flexibler Shell-Baukasten, dessen Architekturprinzipien und Techniken zur Beherrschung der hohen Softwarekomplexität im fünften Kapitel behandelt werden. Hintergrundwissen über den aktuellen Forschungsstand und Entwicklungstendenzen in den Bereichen diagnostische Problemlösungsmethoden, Knowledge Engineering, Lernen aus Beispielen und Tutorsysteme sind die Themen des sechsten Kapitels. Schließlich werden im siebten Kapitel Perspektiven für die weitere Entwicklung von Diagnosesystemen angesprochen. In den Anhängen wird ein Beispiel zum Aufbau eines einfachen Diagnosesystems gezeigt, die Entwicklungsgeschichte von D3 skizziert und die Hard- und Softwarevoraussetzungen zum Einsatz des Shell-Baukastens D3 erläutert.

Den größten Nutzen aus dem Buch hat der Leser, wenn er neben der Lektüre Diagnose- und Informationssysteme selbst entwickelt. In Übungen oder in Praktika empfiehlt es sich, daß sich die Teilnehmer einen Anwendungsbereich aussuchen[3], den sie selbst beherrschen, und dazu Wissensbasen in allen Wissensarten entwickeln. Für den praktischen Einsatz kann es dagegen ökonomischer sein, sich auf nur eine Wissensart zu beschränken. Für reine Anwender von

[3] An den Universitäten Karlsruhe und Würzburg haben wir außer in medizinischen und technischen Anwendungsbereichen auch mit juristischer Beratung sowie mit der Auswahl von Zeitschriften, Software, Büchern, Urlaubszielen, Kochrezepten, Pflanzen, Kneipen und Restaurants in einsemestrigen Veranstaltungen gute Erfahrungen gemacht.

Diagnose- und Informationssystemen sind die ersten drei Kapitel sowie der Ausblick am interessantesten; aus wissenschaftlicher Sicht dagegen der Abschnitt 4.3 und die letzten drei Kapitel.

Da dieses Buch auf den Erfahrungen aus verschiedenen Projekten und einer umfassenden Softwareentwicklung beruht, gilt unser Dank vielen Personen. Dazu gehören in erster Linie alle Studenten und wissenschaftlichen Mitarbeiter, die mit den Autoren an der konzeptionellen Entwicklung bzw. Implementierung von D3 beteiligt waren, darunter Heinz Dolland, Wolfgang Eger, Frank Götz, Christian Hestermann, Uwe Hörner, Andreas Kölz, Siegfried Kohlert, Annette Meinl, Lakis Papapostolou, Günter Radestock, Frank Rieg, Ulrike Rhein-Desel, Bertil Sobottke, Martin Tins und Mechthild Wolbers. Ebenso wichtig waren die Kommentare und die Kritik der Kooperationspartner aus der Medizin und der Industrie, die uns auch bei der konzeptionellen Fokussierung sehr geholfen haben, darunter Prof. Dr. Hans-Peter Buscher, Manfred Daniel, Jürgen Hupp, Dr. Franz Muschaweck, Prof. Dr. Klaus Poeck, Gabi Seidel und Dr. Stefan Schewe. Der Text dieses Buches wurde überwiegend von Frank Puppe geschrieben; der Abschnitt 4.6 (Strategien beim Aufbau großer Wissensbasen) stammt von Bernhard Puppe. Für das Korrekturlesen danken wir vor allem Tore Bergsteiner, Dr. Dörthe Buscher, Christian Hestermann, Prof. Dr. Josef Meyer-Fujara, Barbara Puppe, Ulrike Rhein-Desel und Michael Wolber. Schließlich danken wir dem Springer-Verlag, insbesondere Ruth Abraham, Ingeborg Mayer, Peter Straßer und Dr. Hans Wössner, für die bewährte Zusammenarbeit.

Würzburg, Juli 1996 Die Autoren

Inhaltsverzeichnis

1. **Einführung** ... 1
1.1 Charakterisierung der Diagnostik ... 3
1.2 Diagnostische Problemlösungsmethoden ... 6
1.3 Einsatzspektrum der Diagnostik ... 9
1.4 Diagnostischer Wissenserwerb ... 12
1.5 Evaluation von Diagnosesystemen ... 13
1.6 Der Diagnostik-Shell-Baukasten D3 ... 13

2. **Nutzung von Diagnose- und Informationssystemen** ... 14
2.1 Dateneingabe ... 15
2.2 Generierung von Dokumenten ... 22
2.3 Fallsuche und Statistik ... 25
2.4 Fallbasierte diagnostische Unterstützung mit Erklärung ... 28
2.5 Heuristische diagnostische Unterstützung mit Erklärung ... 29
2.6 Überdeckende diagnostische Unterstützung mit Erklärung ... 32
2.7 Funktionale diagnostische Unterstützung mit Erklärung ... 33
2.8 Tutorielle Nutzung ... 35
2.9 Nutzung als Nachschlagewerk ... 40

3. **Anwendungsszenarien** ... 43
3.1 Medizinische Einsatzszenarien und Anwendungen ... 43
3.1.1 Einsatzszenarien ... 43
3.1.2 Integrierte Diagnose- und Informationssysteme ... 48
3.1.3 Beispielanwendungen ... 50
3.2 Technische Einsatzszenarien und Anwendungen ... 54
3.2.1 Einsatzszenarien ... 54
3.2.2 Integrierte Diagnose- und Informationssysteme ... 58
3.2.3 Beispielanwendungen ... 61
3.3 Einsatzszenarien und Anwendungen im Dienstleistungsbereich ... 63

4. **Entwicklung von Diagnose- und Informationssystemen** 66
4.1 Übersicht 66
4.2 Diagnostisches Basiswissen 78
4.2.1 Formalisierung von begrifflichem Wissen 78
4.2.2 Datenerfassung 85
4.2.3 Datenabstraktion 88
4.2.4 Testauswahl 91

4.3 Diagnostische Wissensarten und Problemlösungsmethoden 94
4.3.1 Sichere Klassifikation: Entscheidungsbäume 94
4.3.2 Sichere Klassifikation: Entscheidungstabellen 97
4.3.3 Heuristische Klassifikation 103
4.3.4 Statistische Klassifikation 114
4.3.5 Überdeckende Klassifikation 117
4.3.6 Funktionale Klassifikation 122
4.3.7 Fallbasierte Klassifikation 129

4.4 Parametrisierung der Benutzungsoberfläche und der Problemlöser 135
4.4.1 Dialogoberfläche und Problemlöserauswahl 136
4.4.2 Erklärungs- und Informationsoberfläche 139
4.4.3 Ergebnisausgabe und Generierung von Berichten 141
4.4.4 Fallverwaltung 145
4.4.5 Fallbasierte Klassifikation 145
4.4.6 Überdeckende Klassifikation 147
4.4.7 Trainingsoberfläche 148

4.5 Hilfsmittel beim Aufbau von Wissensbasen 151
4.5.1 Ausdrucken von Wissensbasen 151
4.5.2 Evaluation von Wissensbasen 154
4.5.3 Übersetzung von Wissensbasen in Fremdsprachen 157
4.5.4 Nichtgrafischer Wissenserwerb 158

4.6 Strategien beim Aufbau großer Wissensbasen 159
4.6.1 Einteilung der Symptomatik in Frageklassen 159
4.6.2 Detaillierungsgrad der Symptomerfassung 160
4.6.3 Erfassung und Auswertung von Zeitverläufen 161
4.6.4 Komplexität der Regeln 162
4.6.5 Diagnostischer Mittelbau 164
4.6.6 Modularer Wissensbasisaufbau 165
4.6.7 Testempfehlung 167

5. **Architektur eines Shell-Baukastens** 169
5.1 Übersicht 169
5.2 Wissensnutzungskomponente 173
5.3 Wissenserwerbskomponente 181

6. **Hintergrundwissen und Stand der Forschung** 187
6.1 Diagnostische Problemlösungsmethoden 187
6.1.1 Historischer Überblick 187
6.1.2 Sichere und heuristische Klassifikation 190
6.1.3 Überdeckende Klassifikation 191
6.1.4 Funktionale und verhaltensbasierte Klassifikation 193
6.1.5 Statistische Klassifikation 195
6.1.6 Fallbasierte Klassifikation 196
6.2 Knowledge Engineering 200
6.3 Diagnostische Lernverfahren 206
6.3.1 Allgemeine Dimensionen von Lernverfahren 207
6.3.2 Grundlagen symbolischer Lernverfahren 208
6.3.3 Evaluation von Lernverfahren 209
6.4 Tutorsysteme 214

7. **Diskussion und Ausblick** 221

Anhang A. Beispiel zum Aufbau eines Diagnosesystems 225
Anhang B. Entwicklungsgeschichte von D3 267
Anhang C. Bezugsmodalitäten für D3 274

Literaturverzeichnis 275

Index 283

1. Einführung

Diagnostikprobleme sind weit verbreitet. Ihr wichtigstes Charakteristikum ist, daß die Lösung aus einer Menge vorgegebener Alternativen ausgewählt werden kann. Beispiele solcher Problemstellungen sind die Identifikation von Objekten, die Auswahl von Produkten oder Dienstleistungen aus konkurrierenden Angeboten, die Diagnose und Reparatur technischer Geräte, die medizinische Diagnostik, die juristische Anwendung von Gesetzen auf einen Einzelfall oder die Bewertung von Situationen, Personen oder Organisationen.[1,2]

Wenn Diagnosesysteme Menschen bei ihrer Arbeit unterstützen sollen, dann gelingt das am besten, wenn sie komplementäre Fähigkeiten zu denen des Menschen bieten. Dabei muß nicht die Problemlösungsfähigkeit im Vordergrund stehen. Ein erfahrener Mediziner kann ein Diagnosesystem benutzen, um Patientendaten detailliert zu dokumentieren und daraus verschiedene Dokumente wie z.B.

---

1 Nicht alle Problembereiche lassen sich durch Auswahl lösen. Oft muß die Lösung aus primitiven Bausteinen zusammengesetzt werden, z.B. beim Erstellen von Schulstundenplänen oder allgemein bei der Termin- und Ressourcenplanung, beim Erstellen von Arbeitsplänen zur Fertigung von Produkten, beim Konfigurieren komplexer Produkte, bei der optimalen Auslastung eines begrenzten Raumes wie z.B. eines Möbelwagens oder bei der persönlichen Gestaltung des täglichen Tagesablaufs. Diese Problemklasse nennen wir Konstruktion, zu der viele Untertypen wie Konfigurierung, Planung, Zuordnung usw. gehören. Im allgemeinen gilt, daß konstruktive Probleme schwerer zu lösen sind als Diagnostikprobleme, da der zu betrachtende Raum der möglichen Lösungen bei der Konstruktion in der Regel wesentlich größer ist.

Natürlich ist die Grenze zwischen beiden Problemklassen nicht ganz scharf, sondern sie markieren zwei Pole eines Spektrums. Wenn bei der Diagnostik mehrere Diagnosen ausgewählt werden müssen, z.B. mehrere Krankheiten bei einem Patienten, dann kann man das bereits als ein Zusammensetzen der Lösung aus primitiven Bausteinen, nämlich den Einzelkrankheiten, betrachten. Das gilt umso mehr, je stärker die Einzeldiagnosen interagieren, d.h. sich in ihrem Erscheinungsbild wechselseitig beeinflussen. Umgekehrt lassen sich manche Planungs- und Konfigurierungsprobleme als eine Hintereinanderschaltung mehrerer Auswahlprobleme auffassen.

2 Wir benutzen den Begriff "Klassifikation" als Synonym für die Problemklasse "Diagnostik". Leider ist die Begriffsverwendung in der Literatur nicht einheitlich (s. auch [Puppe 90, S. 23, Fußnote]). So bedeutet "classification" in [Stefik 95] Problemlösen durch Auswahl, während "diagnosis" die Fehlersuche in technischen oder biologischen Systemen umfaßt. In [Lenz et al. 96] wird Klassifikation zur Diagnostik dadurch abgegrenzt, daß bei ersterer alle Problemmerkmale bereits zu Beginn bekannt sein müssen, während bei der Diagnostik auch ein Nachfragen möglich ist.

einen Arztbrief zu generieren. Die Problemlösungsfähigkeit dient ihm dabei als Zusatzfunktion zum Schutz vor Übersehen von Flüchtigkeitsfehlern.

Ähnliches kann auch für einen Servicetechniker gelten, der ein Diagnose- und Informationssystem auf einem tragbaren Rechner verfügbar hat. Er möchte z.B. spezielle Reparaturprozeduren abrufen oder ist an dem Finden ähnlicher Fälle zu seinem Problem interessiert. Letztere helfen ihm z.B., per Analogieschluß bessere Prognosen über den erforderlichen Zeitaufwand und die Kosten zu erstellen. Demgegenüber ist ein weniger versierter Diagnostiker insbesondere bei schwierigen Fällen natürlich viel stärker an der eigentlichen diagnostischen Vorgehensweise interessiert, z.B. welche Tests er wie durchführen soll und wie die Ergebnisse zu interpretieren sind. Daher sollte ein gutes Diagnose-Unterstützungssystem eine Vielfalt von Nutzungsoptionen bereitstellen, die den Informationsbedarf verschiedener Benutzergruppen berücksichtigen. Erst die Verknüpfung der diagnostischen Problemlösungsfähigkeit mit Zusatzfunktionen wie Dokumentengenerierung, Finden ähnlicher Fälle, statistische Auswertung von Fallsammlungen, multimediale, kontextbezogene Nachschlagemöglichkeit und tutorielle Nutzung machen diese Systeme für ein breites Spektrum von Nutzern attraktiv.

Weil Diagnostikprobleme meist einfacher zu lösen sind als Konstruktionsprobleme, ist es vorteilhaft, wenn man einen Problembereich als ein Diagnostikproblem formulieren kann. Die Forderung nach einer expliziten Aufzählung aller möglichen Lösungen erscheint auf den ersten Blick relativ schwer erfüllbar. Jedoch gilt: Wenn ein zunächst komplex erscheinender Problembereich von Menschen gut verstanden ist, kristallisiert sich oft eine überschaubare Anzahl häufig wiederkehrender, stereotyper Lösungsmuster heraus, denen die Experten eigene Namen geben. Das Problemlösen vereinfacht sich dann auf das Wiedererkennen dieser Muster. Ob ein Problembereich in die Problemklasse Diagnostik oder Konstruktion gehört, hängt also nicht nur von dem Problembereich selbst ab, sondern auch von unserem Verständnis und der Art der Modellbildung.

Die Diagnostik ist Gegenstand intensiver Forschung und Entwicklung, insbesondere im Bereich der Expertensysteme. Als Ergebnis existiert inzwischen ein vergleichsweise gutes Verständnis von Diagnostikproblemen, und bis zu einer gewissen Komplexitätsschwelle lassen sich wissensbasierte Systeme (Expertensysteme) für Diagnostikprobleme routinemäßig entwickeln. Da das Wissen gewöhnlich von Fachexperten stammt, ist die Hauptschwierigkeit bei der Entwicklung von Expertensystemen der Wissenserwerb. Er wird wesentlich durch auf die Diagnostik spezialisierte Expertensystem-Werkzeuge erleichtert. Dabei ist besonders wichtig, daß Fachexperten die Werkzeuge weitgehend selbständig bedienen können. Dies entspricht einem allgemeinen Trend in der Informatik, nämlich der Entwicklung immer abstrakterer Programmiersprachen ("Anwendungsprogrammierung", "visuelle Programmiersprachen"), wobei der Abstraktionsgrad die Entfernung zum Maschinencode bzw. die Annäherung an die jeweilige Fachsprache in dem Anwendungsbereich bedeutet.

1.1 Charakterisierung der Diagnostik

Im folgenden wird die *Diagnostik (Klassifikation)* genauer charakterisiert. Darunter verstehen wir den Lösungsprozeß für Probleme mit folgenden Eigenschaften:

- Der Problembereich besteht aus zwei endlichen, disjunkten Mengen von Problemmerkmalen (Merkmale, Symptome) und Problemlösungen (Lösungen, Diagnosen) und aus typischerweise unsicherem, mehrstufigem Wissen über die Beziehungen zwischen Merkmalen und Lösungen.
- Ein Problem ist durch eine eventuell unvollständig gegebene Teilmenge von Merkmalswerten charakterisiert.
- Das Ergebnis ist die Auswahl einer oder mehrerer der Lösungen.
- Eine Teilaufgabe der Diagnostik ist, zu bestimmen, ob und welche zusätzlichen Merkmale zur Verbesserung der Qualität der Problemlösung angefordert werden sollen.

Abbildung 1.1 veranschaulicht das Grundprinzip der Diagnostik.

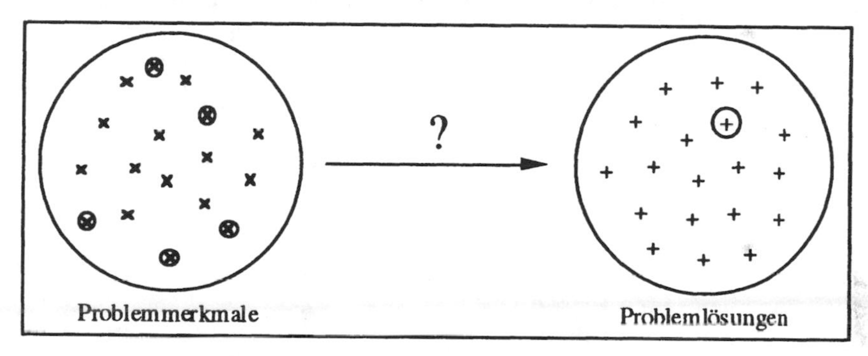

Abb. 1.1. Basisstruktur der Diagnostik mit Problemmerkmalen und Problemlösungen (aus [Puppe 90]). Ein Merkmal kann verschiedene Ausprägungen (Werte) haben – im Bild sind nur binäre Werte angedeutet. Diagnostik kann als eine Abbildung aller möglichen Kombinationen der Symptomwerte in die Potenzmenge der Lösungen angesehen werden. In der Praxis liegen aber nur wenige Lösungen gleichzeitig vor, meistens sogar nur eine Lösung.

Das vielleicht schwierigste Problem der Diagnostik ist das Erkennen und der Umgang mit Mehrfachlösungen. Das läßt sich schon an der Komplexität des Lösungsraums verdeutlichen: Während bei Einfachlösungen nur zwischen n möglichen Problemlösungen ausgewählt werden muß, steigt die Komplexität bei Mehrfachlösungen auf 2^n, d.h. n Einfachlösungen + $n*(n-1) / 2$ Doppellösungen + $n*(n-1)*(n-2) / (1*2*3)$ Dreifachlösungen usw. Weiterhin macht es einen großen Unterschied, ob sich die Merkmale von Mehrfachlösungen wechselseitig beeinflussen bzw. maskieren können oder unabhängig voneinander auftreten. Die erstgenannte Kategorie gehört wohl zu den schwierigsten Diagnostikproblemen und kann in der Praxis meist nur näherungsweise behandelt werden. Bei Mehrfachlösungen kann auch die Kombination der assoziierten Handlungsanweisungen problematisch sein, wie z.B. bei einem Patienten mit Rücken- und

Nierenbeschwerden, dem der Orthopäde Schwimmen empfehlen und der Internist davon abraten würde.

Da unsicheres Wissen eine große Rolle bei der Diagnostik spielt, sind sehr viele Formalismen zum Umgang mit Unsicherheiten vorgeschlagen worden (s. Abschnitt 6.1.2). Bei ihrer Auswahl ist entscheidend, ob die Unsicherheiten statistisch berechnet werden können oder von Experten geschätzt werden müssen. Im letzteren Fall ist die wichtigste Anforderung an die Verrechnungsschemata deren Einfachheit und Verständlichkeit. Die Situation wird komplizierter, wenn auch die Unzuverlässigkeit der Daten modelliert werden muß. Gründe dafür können unzuverlässige Meßgeräte, mit menschlichen Sinnesorganen erfaßte und schlecht quantifizierbare Symptome, auf subjektiven Präferenzen beruhende Merkmale oder auch versehentliche oder bewußte Falschangaben der Benutzer sein. In diesen Situationen ist gewöhnlich eine redundante Datenerfassung und eine Verrechnung eventuell widersprüchlicher Angaben erforderlich.

Ein wichtiges Prinzip beim Umgang mit Unsicherheiten ist die schrittweise Abstraktion von Merkmalen zu Lösungen. Sie verbessert die Übersicht erheblich, da Menschen schlecht die Kombination vieler Unsicherheitsfaktoren überschauen können.[3] Daher werden geeignete Konstellationen von Merkmalswerten zu einem Konzept zusammengefaßt, welches in der Bewertung von Lösungen wie ein Merkmal verwendet werden kann. Diese Konzepte entsprechen oft Begriffen aus der Fachsprache des jeweiligen Anwendungsbereiches. Bei der Zusammenfassung kann man zwei Typen unterscheiden (s. Abb. 1.2): die Verdichtung der Rohdaten zu Merkmalsabstraktionen, die gewöhnlich auf Begriffsdefinitionen, d.h. auf sicherem Wissen beruht, und darauf aufbauend die Herleitung von Lösungsklassen. Beispiele für *Merkmalsabstraktionen (Merkmalsinterpretationen)* sind:

- Arithmetische Berechnungen (z.B. Jahreskilometerleistung eines Autos = km-Stand dividiert durch KFZ-Alter).
- Abstraktionen von quantitativen zu qualitativen Werten (z.B. wenn Meßwert > 50, dann Meßwert zu hoch). Die Einteilung von Meßwerten in bewertende Kategorien wie "zu niedrig“, "normal“ oder "zu hoch“ erfordert Wissen und bildet in vielen Anwendungsbereichen die Basis der Klassifikation.
- Zusammenfassungen von Einzelbeobachtungen zu lokalen Abstraktionen, die noch nicht den Stellenwert globaler Lösungen haben (z.B. Zusammenfassung von Aspekten des Brustschmerzes zur Typisierung "herzbedingter“ oder "lungenbedingter“ Brustschmerz).

Lösungsklassen (Grobdiagnosen) sind globale, komplexe Abstraktionen, deren Art der Herleitung sich von der von Lösungen (Enddiagnosen) nicht unterscheidet, die aber noch präzisiert werden können, wie z.B.:

- "Infektion" oder "Lebererkrankung" in der Medizin, die einen noch zu präzisierenden Zustand des Patienten beschreiben.

---

[3] Ein limitierender Faktor ist z.B. das Kurzzeitgedächtnis mit seiner Begrenzung auf ca. sieben Begriffe.

- "Fehler im Leerlaufsystem" oder "Fehler in der Auspuffanlage" bei der KFZ-Motordiagnostik, die ebenfalls noch verfeinert werden müssen.

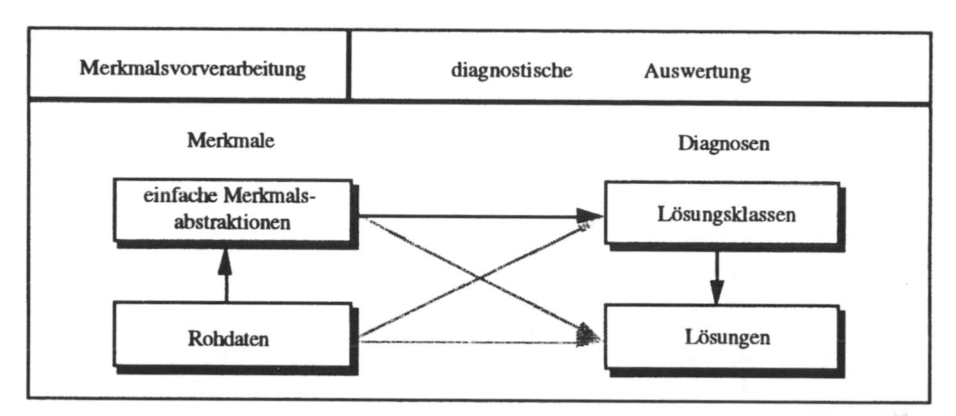

Abb. 1.2. Struktur des "diagnostischen Mittelbaus" zur schrittweisen Abstraktion von Rohdaten (Merkmalswerten) zu Lösungen

Bei vielen Diagnostikproblemen reichen die anfangs beobachteten Merkmalswerte nicht zur Herleitung einer Problemlösung aus. Dann müssen gezielt weitere Daten ermittelt werden. Nach der Datenerfassungsmethode unterscheidet man dabei z.B. in der medizinischen Diagnostik zwischen Basisdaten (Alter, Geschlecht usw.), Anamnese (Befragung des Patienten, meist strukturiert nach Leitsymptomen wie Brustschmerz, Luftnot usw.), körperlichen Untersuchungen (Arzt untersucht Patient) und technischen Untersuchungen (z.B. Labor, EKG, Röntgen usw.). In der technischen Diagnostik gibt es ähnliche Kategorien, z.B. Stammdaten einer Maschine (z.B. Baujahr), Beanstandungen (z.B. Geräusche und Störmeldungen aufgrund der Sensoren in der Maschine), manuelle Untersuchungen ohne technische Hilfsmittel und technische Untersuchungen. Da Untersuchungen und Befragungen gewöhnlich mit Aufwand und Kosten verbunden sind, versucht ein guter Diagnostiker, mit möglichst wenigen Zusatzmerkmalen die zutreffende Lösung zu finden. Da bei den meisten Untersuchungen viele Einzelmerkmale erhoben werden, definieren wir für eine Untersuchung ein abstraktes Konzept namens *Frageklasse (Untersuchung, Test, Fragegruppe)*. Eine Frageklasse besteht aus einer Reihe von Merkmalen, die gewöhnlich zusammen erfaßt werden. In vielen Anwendungsbereichen ist auch die obige Einteilung von Frageklassen in Oberbegriffe wie *Basisdaten*, *Beanstandungen*, *manuelle Untersuchungen* und *technische Untersuchungen* nützlich.

Psychologische Untersuchungen [Elstein et al. 78, Kassirer et al. 82] bei Ärzten haben gezeigt, daß erfahrene Mediziner sehr schnell Verdachtshypothesen aufstellen, die dann die weitere Datenerfassung steuern, d.h. es wird gezielt nach Merkmalen gesucht, die die Verdachtshypothesen bestätigen oder widerlegen können. Der Zyklus aus Verdachtsgenerierung und gezielter Überprüfung der Hypothesen wiederholt sich, bis eine Lösung gefunden wurde. Das geht um so schneller, je besser das Wissen zur Verdachtsgenerierung ist. Diese Vorgehensweise ist auch als Hypothesize-and-Test-Strategie bekannt (Abb. 1.3) und für die Diagnostik charakteristisch.

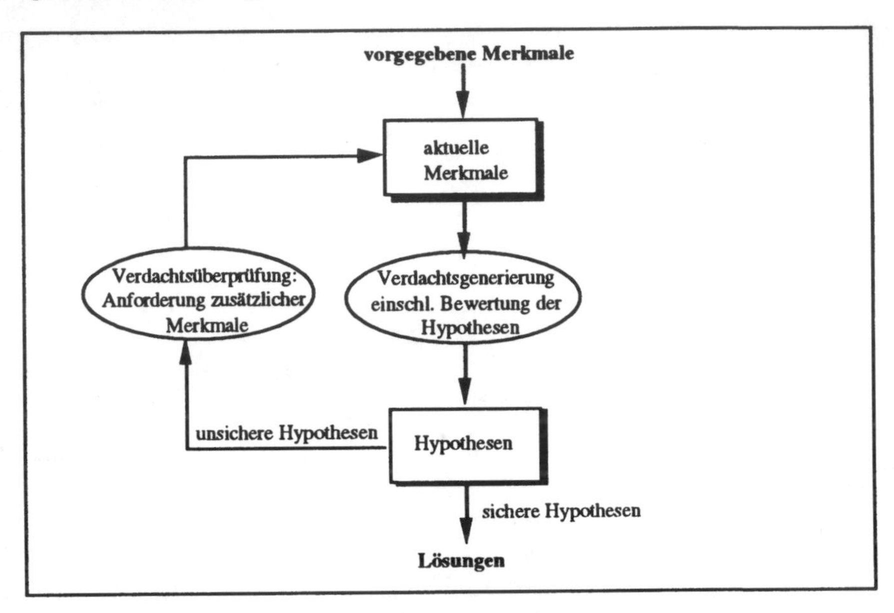

Abb. 1.3. Hypothesize-and-Test-Strategie

In besonders einfachen Fällen, wenn alle Daten von Anfang an bekannt sind, kann man auf die Verdachtsüberprüfung verzichten (Vorwärtsverkettung). Theoretisch kann man auch die Verdachtsgenerierung weglassen, indem die Lösungen systematisch mittels einer Art Tiefensuche überprüft werden und die dafür notwendigen Parameter entweder aus anderen Daten hergeleitet oder erfragt werden (Rückwärtsverkettung). Schließlich ist es manchmal möglich, die Verdachtsüberprüfung hierarchisch zu strukturieren. Dabei wird erst eine Grobdiagnose bestätigt, dann ihre Nachfolger verdächtigt, der beste bestätigt usw., bis eine Enddiagnose ermittelt ist. Dieser wichtige Spezialfall heißt "Establish-Refine-Strategie".

1.2 Diagnostische Problemlösungsmethoden

Die Lösung von Diagnoseproblemen erfordert meist viel Detailwissen, das in sehr unterschiedlicher Gestalt vorliegen kann. Daher betrachten wir die Hypothesize-and-Test-Strategie nur als eine "schwache" (allgemeine) Problemlösungsmethode, die durch Angabe einer Wissensart zu einer "starken" Problemlösungsmethode spezialisiert werden muß. Da bei deren Beschreibung die Wissensart im Vordergrund steht, benennen wir die Problemlösungsmethoden nach den Wissensarten. Im folgenden geben wir eine Übersicht über die wichtigsten Wissensarten der Klassifikation. Dabei hat sich keine Wissensart als allen anderen überlegen herausgestellt, sondern jede hat ihre spezifischen Stärken und Schwächen.

Wenn das Wissen sicher ist, eignen sich *Entscheidungsbäume* und *Entscheidungstabellen* zur Wissensdarstellung, wobei erstere eine gute Dialogsteuerung beinhalten, aber letztere änderungsfreundlicher sind. Da jeder Schritt sicher ist, braucht man nicht einmal die Hypothesize-and-Test-Strategie, sondern benutzt eine einfache Art der Establish-Refine-Strategie bei Entscheidungsbäumen bzw. die Vorwärts- oder Rückwärtsverkettung bei Entscheidungstabellen.

Die einfachste Art, mit unsicherem Wissen umzugehen, ist, die Regeln in den Entscheidungstabellen mit Unsicherheiten zu qualifizieren. Diese kleine Erweiterung hat jedoch große Folgen, da ein Verrechnungsschema zum Umgang mit Unsicherheiten erforderlich ist und mit der Hypothesize-and-Test-Strategie jeweils die besten Verdachtshypothesen verfolgt werden sollten. Wegen ihrer einfachen Grundstruktur und ihrer flexiblen Erweiterbarkeit durch Zusatzwissen ist die *heuristische Klassifikation* bisher die erfolgreichste Methode in Klassifikations-Expertensystemen. Dabei wird von Merkmalen direkt oder über Zwischenstufen auf Lösungen geschlossen und die Lösung ausgewählt, die die beste Bewertung akkumuliert.

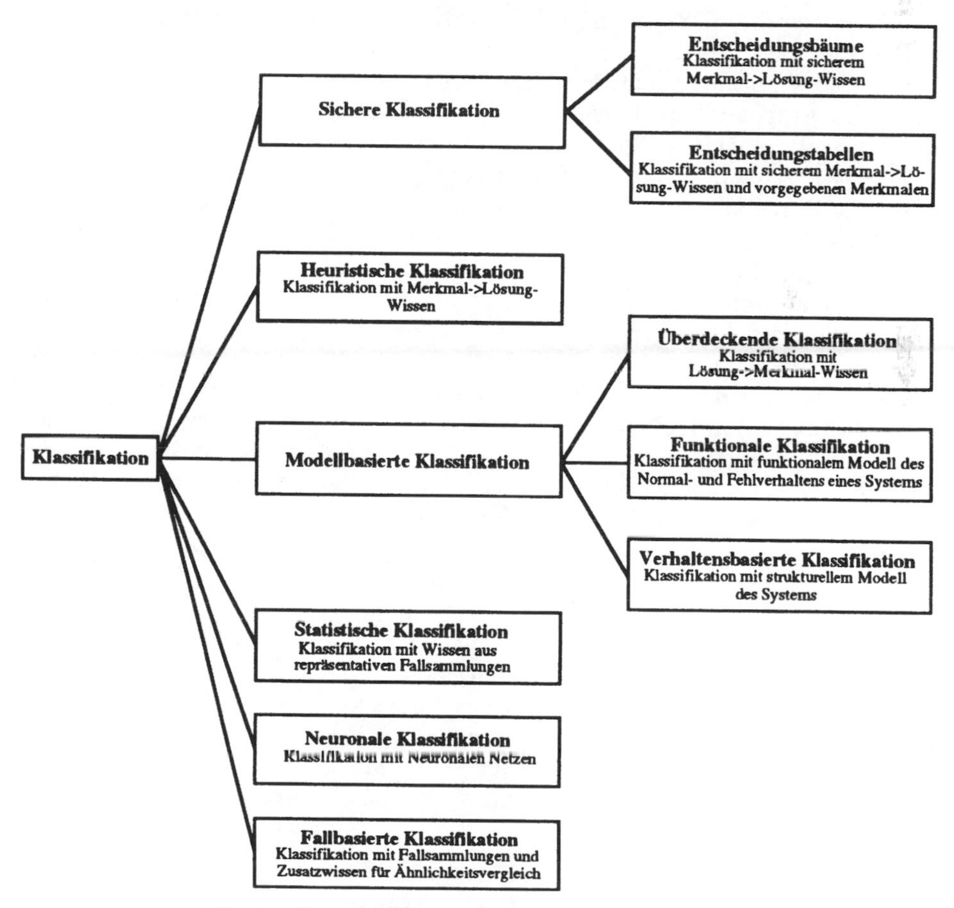

Abb. 1.4. Übersicht über Wissensarten zur Klassifikation

Bei der (kausalen) *überdeckenden Klassifikation* ist die Wissensdarstellung umgekehrt wie bei der heuristischen Klassifikation, d.h. Lösungen überdecken Merkmale, und es wird die Lösung ausgewählt, die möglichst alle beobachteten Merkmale erklärt (überdeckt). Wenn die überdeckende Klassifikation für die Fehlersuche (s.u.) eingesetzt wird, nennen wir sie auch "Klassifikation mit Fehlermodellen", da das Wissen dann aus einem großen Fehlermodell besteht, wie die Diagnosen – eventuell über Zwischenstufen – die Symptome verursachen. Ein Vorteil von solchen Fehlermodellen ist, daß Situationen besser erkannt werden, in denen Mehrfachdiagnosen gestellt werden müssen, wenn nämlich keine Diagnose allein alle Symptome erklären kann. Ein Nachteil ist die schwierige Verdachtsgenerierung.

Bei der *funktionalen Klassifikation* besteht das Wissen aus einem funktionalen Systemmodell. Aus Diskrepanzen zwischen dem erwarteten und dem beobachteten Merkmalen wird auf Änderungen im Systemmodell geschlossen, die die Diskrepanzen verursachen (simulieren) können. Deswegen eignen sich funktionale Modelle insbesondere zur Fehlersuche in Systemen mit gut verstandener Funktionsweise. Ein System wird durch aktive Komponenten und passive Materialien (die Material-, Energie- oder Informationsflüsse darstellen) beschrieben, wobei jede Komponente eine Funktion besitzt, wie sie ihre Eingangsmaterialien in Ausgangsmaterialien umwandelt. Ein funktionales Modell beschreibt das normal funktionierende System, das keine abnormen Merkmale hervorruft. Letzteres geschieht erst durch Fehler (dargestellt als geänderte Funktion) in einzelnen Komponenten, deren Auswirkungen auf das Modell simuliert werden. Meist werden die bekannten Fehlfunktionen der Komponenten als Zustände (Komponenten-Fehlermodelle)[4] vorgegeben. Ähnlich wie bei der überdeckenden Klassifikation werden die vorhergesagten mit den beobachteten Merkmalen verglichen und die Veränderung(en) als Diagnose(n) ausgewählt, die die beste Übereinstimmung vorhersagt.

Bei der *verhaltensbasierten Klassifikation* wird das Normalverhalten eines Systems auf einer detaillierteren Ebene modelliert, indem nicht nur die intendierte Funktion (d.h. der Zweck), sondern auch die physikalische Struktur und das Verhalten von Komponenten modelliert werden. Damit werden vor allem Nebenwirkungen besser erfaßt, da die Funktion einer Komponente meist nur eine von vielen vorhandenen Verhaltensweisen ist. Der Nachteil ist jedoch eine höhere Komplexität sowohl bei der Modellierung als auch bei der Problemlösung.

Im Gegensatz zu den bisherigen Methoden basieren die letzten drei Methoden auf der Auswertung von Fallsammlungen. Die abgespeicherten Fälle in der Datenbank enthalten jeweils Merkmalsausprägungen und die zugehörige Lösung. Beim statistischen Wissen wird die Wahrscheinlichkeit, wie häufig ein Merkmal mit einer Lösung korreliert, aus einer repräsentativen Fallsammlung berechnet. Das wichtigste Auswertungsschema für diese *statistische Klassifikation* ist das Theorem von Bayes, zu dessen Anwendung jedoch eine Reihe von Voraussetzungen erfüllt sein müssen.

---

[4] Diese lokalen Fehlermodelle sind von dem globalen Fehlermodell bei der überdeckenden Klassifikation zu unterscheiden.

Eine andere Form der Auswertung von Falldatenbanken, die an weniger Voraussetzungen gebunden ist, ist die *neuronale Klassifikation*, für die es wiederum viele verschiedene Netztypen und Lernverfahren gibt. Die Eingaben eines neuronalen Netzes entsprechen den Merkmalen und die Ausgaben den Lösungen. Beim überwachten Lernen wird das neuronale Netz mit einer Menge von Fällen mit bekannter Lösung trainiert. Während die Verwendung von Perzeptrons der einfachen Anwendung des Theorems von Bayes ähnlich ist, da in beiden Fällen das Wissen überwiegend aus einer großen Anzahl von numerischen Merkmal-Lösung-Gewichtungen besteht, läßt sich mit Back-Propagation-Netzen auch ein diagnostischer Mittelbau darstellen. Ein Nachteil der neuronalen Klassifikation ist die mangelnde Erklärungsfähigkeit.

Eine weitere Methode des Auswertens von Falldatenbanken ist die *fallbasierte Klassifikation*. Zu einem neuen Fall wird der entsprechend den Merkmalsausprägungen ähnlichste Fall in der Datenbank gesucht und bei ausreichender Ähnlichkeit dessen Lösung übernommen. Zur Feststellung der Ähnlichkeit ist ein Ähnlichkeitsmaß und im allgemeinen Zusatzwissen erforderlich. Die fallvergleichende Klassifikation hat in letzter Zeit viel Aufmerksamkeit bekommen, da der Wissenserwerb weitgehend implizit durch Aufbau einer Falldatenbank möglich ist und trotzdem noch eine brauchbare Erklärungsfähigkeit durch Verweis auf einen früheren Fall erzielt wird.

Abb. 1.4 faßt die wichtigsten Wissensarten für die Klassifikation und die Anforderungen an das Wissen zusammen.

Während jede Problemlösungsmethode für sich ausreichend zur Diagnostik ist, sind auch vielfältige Kombinationen attraktiv, wenn entsprechendes Wissen in verschiedenen Wissensarten vorhanden ist. Dazu gehören:

- Parallele Ausführung mehrerer Problemlöser und Verrechnung von deren Einzelergebnissen zu einem Gesamtergebnis. Wenn die Problemlöser verschiedene Ergebnisse liefern, dann kann man diese entsprechend der allgemeinen Kompetenz der zugrundeliegenden Wissensbasen und dem berechneten Evidenzfaktor der Lösung des aktuellen Falles gewichten.
- Arbeitsteilung bei der Problemlösung, indem ein Problemlöser Verdachtshypothesen generiert und ein anderer diese überprüft.
- Arbeitsteilung bei der Erklärung, indem ein Problemlöser die Lösungen herleitet und ein anderer Problemlöser passende Erklärungen dafür generiert.

1.3 Einsatzspektrum der Diagnostik

In diesem Abschnitt geben wir eine kurze Übersicht über das große Einsatzspektrum der Problemklasse Diagnostik. Die Gemeinsamkeit der verschiedenen Problemtypen ist, daß Lösungen ausgewählt werden. Dazu gehören:

- *statische Fehlersuche:* In einem System wird die Ursache für beobachtete, nicht zeitveränderliche Fehler gesucht, um daraus Vorschläge zur Fehlerbehebung ableiten zu können. Merkmale: beobachtete Symptome und Meßwerte; Lösungen: Fehlerursachen und evtl. Vorschläge zur Fehlerbehebung; Bsp:

Reparaturdiagnostik technischer Geräte, vereinfachte Prozeßdiagnostik, vereinfachte medizinische Diagnostik, Therapie und Labordaten-Interpretation.

- *dynamische Fehlersuche:* In einem System wird die Ursache für beobachtete, möglicherweise zeitveränderliche Fehler gesucht, um daraus Vorschläge zur Fehlerbehebung ableiten zu können. Merkmale: objektiv gegebene Symptome und Meßwerte, wobei für ein Symptom oder einen Meßwert zu verschiedenen Zeitpunkten erhobene Werte vorliegen können; Lösungen: defekte Komponenten und/oder mögliche Korrekturen externer Einflüsse; Bsp: technische Prozeßdiagnostik, komplexe medizinische Diagnostik, Therapie, Überwachung und Labordaten-Interpretation.
- *Bewertung:* Bewertung eines Objektes oder Prozesses entsprechend einer definierten Norm. Merkmale: Eigenschaften des Objektes oder Prozesses; Lösungen: im wesentlichen nur die zwei Entscheidungskategorien "positiv" und "negativ", Entscheidung meist mittels gewichteter Einzelkriterien; Bsp: Kreditvergabe (ja/nein), Durchführbarkeit von Projekten (ja/nein), Qualitätskontrolle (gut/schlecht) und Überwachung eines Prozesses (Alarm/kein Alarm).
- *Multiple Bewertung:* Bewertung eines Objektes oder Prozesses gemäß verschiedener definierter Normen. Merkmale: Eigenschaften des Objektes oder Prozesses; Lösungen: Definitionen verschiedener Bewertungskategorien; Bsp: Anwendung juristischer Bestimmungen auf einen Sachverhalt, Auswahl von Zimmerpflanzen für einen Standort, Überwachung eines Prozesses mit Unterscheidung verschiedener Alarmzustände.
- *Präzedenzauswahl:* Auswahl eines Objektes auf der Basis subjektiver Anforderungen, die im Gegensatz zu den anderen Problemtypen nicht vorgegeben, sondern variabel und oft sogar unerfüllbar sind; Merkmale: Benutzerwünsche; Lösungen: vorhandene Produkte; Bsp: Geldanlageberatung, Katalogauswahl, Kauf von Produkten. Oft wollen Kunden zunächst ein billiges und perfektes Produkt und adaptieren ihre Vorstellungen erst nach und nach.
- *Objektidentifikation:* Identifikation eines physikalischen Objektes als Element einer Objektklasse aufgrund der Interpretation beobachteter Merkmale. Während die Diagnosen bei der Identifikation natürlich gegebene Objektklassen sind, sind sie bei der "multiplen Bewertung" im allgemeinen wesentlich exakter definierte Normen und Definitionen. Merkmale: beobachtbare Eigenschaften der Objektklassen; Lösungen: Objektklassen; Bsp: Pflanzenbestimmung, Objekt- und Bilderkennung, Erkennen geologischer Formationen.

Innerhalb eines Problemtyps kann Diagnosewissen für unterschiedliche Zwecke benutzt werden. Bei der *Beratung* gibt der Benutzer Merkmale einer Problemsituation ein und das Diagnosesystem versucht, eine Lösung herzuleiten. Die Dateneingabe erfolgt meist mittels menügesteuerter Bildschirmfragebögen. Die Dialoginitiative kann beim Benutzer, beim System oder bei beiden liegen. In vielen Fällen wünscht der Benutzer eine *Erklärung* für die Problemlösung und manchmal auch für den Lösungsweg, die sich mit einer hypertextartigen Oberfläche realisieren läßt. Eine andere Form der Nutzung von Diagnosesystemen sind *eingebettete Systeme*, die ihre Daten von einem anderen Programm oder von Sensoren beziehen, selbständig Lösungen herleiten und gegebenenfalls auch Aktionen veranlassen.

Ein gutes Diagnosesystem stellt auch vielfältiges Zusatzwissen zur Verfügung, das den Benutzer bei seiner Problemlösung unterstützt. Dazu gehören z.B. die multimediale Illustration insbesondere von schwer identifizierbaren Merkmalen, von mit den Lösungen verknüpften Handlungsempfehlungen und von Anleitungen, wie die Tests zur Merkmalserhebung durchgeführt werden. Auch sollte Hintergrundwissen über den Anwendungsbereich leicht zugreifbar sein, z.B. über einen hypertextartigen Zugriff auf verfügbare Hand- oder Lehrbücher.

Sowohl bei interaktiven als auch bei eingebetteten Systemen können die Fälle mit ihrer Lösung und eventuellen Kommentaren zwecks *Dokumentation* abgespeichert und verwaltet werden. Das *Wiederfinden* von Fällen kann außer über den Fallnamen auch über Eigenschaften der Fälle erfolgen, insbesondere über die beteiligten Symptome und Diagnosen. Weiterhin können auch *Statistiken* über die Häufigkeit von Symptomen und Diagnosen und ihre Korrelationen erstellt werden, z.B. ein täglicher, wöchentlicher, monatlicher und jährlicher Bericht über aufgetretene Fehler in einer technischen Anlage. Gut strukturierte, detaillierte Falldaten eignen sich auch hervorragend zur Unterstützung der Forschung oder Entwicklung im Anwendungsbereich, da über die Rückmeldungen Schwächen in der Konstruktion aufgedeckt werden können.

Da oft über die Diagnosetätigkeit ein *Dokument* erstellt werden muß, z.B. eine Rechnung, ein Arztbrief, ein Kundenbericht usw., kann man ein Diagnosesystem um einen Reportgenerator erweitern. Dabei werden die (wichtigsten) Merkmalswerte, eventuell Zwischenergebnisse, die Diagnose und daraus resultierende Maßnahmen oder Empfehlungen gemäß einer vorher spezifizierten Berichtsschablone in einem adäquaten Format ausgegeben und bei Bedarf mit einem Textsystem nacheditiert.

Für kompetente Benutzer eignet sich der *Kritikmodus*. Dabei löst der Benutzer das Problem selbständig und das Diagnosesystem dient nur dazu, bei suboptimalen Aktionen Warnungen zu generieren, z.B. wenn unnötige Untersuchungen durchgeführt werden oder eine unplausible Diagnose angenommen wird. Der Kritikmodus ist besonders dann attraktiv, wenn die Daten zwecks Dokumentation, Abrechnung oder anderweitiger Verarbeitung ohnehin erfaßt werden müssen.

Dem vielfältigen potentiellen Nutzen von Diagnosesystemen müssen die Kosten gegenübergestellt werden, die bei interaktiven Systemen vor allem in dem Zeitaufwand zur Dateneingabe bestehen. Daher ist ein sorgfältiges Abwägen zwischen dem zusätzlichen Nutzen detaillierterer Datenerfassung und seinen Kosten erforderlich.

Diese zeitlichen Kosten spielen dagegen bei der Nutzung von Diagnosesystemen für Ausbildungszwecke meist eine untergeordnete Rolle. Zur *tutoriellen Nutzung* gehören sowohl die Erstpräsentation von Wissen als auch die Überprüfung des gelernten Wissens anhand von Fallbeispielen. Bei letzterem präsentiert das Tutorsystem dem Benutzer (Tutanden) ein Problem anhand von textuellen und bildhaften Beschreibungen und gegebenenfalls Geräuschen. Die Leistungen des Tutanden umfassen die Erkennung und Interpretation der Daten sowie die gezielte Anforderung zusätzlicher Daten, bis er die Diagnose gefunden hat.

1.4 Diagnostischer Wissenserwerb

Welche Wissensart am besten für ein Anwendungsgebiet paßt, hängt stark von der Art des verfügbaren Wissens und dem mentalen Modell des Wissensbasisentwicklers ab. So ist z.B. für die Objekterkennung und Produktauswahl häufig überdeckendes Wissen verfügbar, das in Form von Eigenschaftsbeschreibungen der zu klassifizierenden Objekte vorliegt. In vielen technischen Anwendungsbereichen bieten detaillierte Modelle eine gute Ausgangsbasis für die funktionale Klassifikation. Jedoch sind nicht alle technischen und erst recht nicht alle biologischen Systeme hinreichend gut für eine detaillierte funktionale Modellierung verstanden. Wenn genügend Erfahrung vorliegt, eignet sich die heuristische Klassifikation. Wenn viele qualitativ hochwertige Falldaten vorhanden sind, bietet sich die fallbasierte, neuronale oder statistische Klassifikation an. Ein großes Problem bei allen Auswertungen von Fallsammlungen sind die seltenen Lösungen, für die meist zu wenige Fallbeispiele vorhanden sind. Wenn mehrere Wissensarten in Frage kommen, sollte der Wissensbasisentwickler diejenige auswählen, mit der er am besten zurechtkommt.

Von entscheidendem Einfluß ist auch die Größe und Komplexität des Anwendungsbereiches. Während in einfachen Bereichen meist alle Methoden brauchbare Ergebnisse liefern, ist bei großen Anwendungen der Aufwand zur Akquisition und Pflege des Wissens der alles dominierende Faktor. Eine Vorgehensweise ist der indirekte Wissenserwerb, bei dem ein Wissensingenieur die Experten befragt und sein angeeignetes Wissen formalisiert. Sie ist jedoch relativ fehleranfällig und meist zu kostenintensiv, insbesondere wenn man die Notwendigkeit der kontinuierlichen Wartung der Wissensbasis berücksichtigt. Am kostengünstigsten ist der automatische Wissenserwerb, bei dem aus Fällen und/oder Hintergrundwissen das neue Wissen gelernt wird. Jedoch sind Lernverfahren für komplexe Anwendungen noch nicht genügend ausgereift und eignen sich daher mehr zur Unterstützung als zum Ersatz des manuellen Wissenserwerbs. Daher ist häufig die effektivste Form der direkte Wissenserwerb, bei dem die Fachexperten ihr Wissen selbständig formalisieren. Da die Fachexperten die Verantwortung für die Qualität des Wissens behalten, ergeben sich dadurch auch die geringsten organisatorischen Veränderungen. Voraussetzungen sind, daß die Fachexperten die Problemlösungsmethoden nachvollziehen und Wissenserwerbswerkzeuge selbst benutzen können. Weiterhin ist eine dezentrale Entwicklung vorteilhaft, bei der verschiedene Fachexperten verschiedene Teilgebiete weitgehend unabhängig voneinander bearbeiten können und so die zeitliche Beanspruchung für jeden einzelnen Fachexperten reduziert wird. Durch die Aufteilung verringert sich auch die Komplexität der Wissensbasis und für unterschiedliche Teilgebiete können die jeweils am besten passenden Wissensarten und Problemlösungsmethoden eingesetzt werden.

1.5 Evaluation von Diagnosesystemen

Von den verschiedenen Leistungen eines Diagnosesystems läßt sich am leichtesten die Problemlösungsfähigkeit evaluieren. Voraussetzung ist eine klare Definition ihres Kompetenzbereiches. Ein typisches Evaluationsszenario mißt die Problemlösungsfähigkeit bei ausreichend vielen repräsentativen neuen Fällen. Falls die tatsächliche Problemlösung, mit der die Systemlösung verglichen wird, nicht eindeutig bestimmt werden kann, wird meist die Bewertung eines Experten als "Goldstandard" benutzt. Bei vielen interaktiven Diagnosesystemen ist jedoch das Zusammenspiel von Benutzer und Diagnosesystem letztlich wichtiger als dessen autonome Problemlösungsfähigkeit. Daher muß die kombinierte Problemlösungsfähigkeit von Benutzern mit Diagnosesystem der von Benutzern ohne System gegenübergestellt werden. Gleiches gilt für den Zeitaufwand zum Finden der Lösung. Daher läßt sich der Nutzen durch automatische Falldokumentation und vielfältige elektronische Nachschlagefunktionen erheblich vergrößern.

Wesentliche Vorteile von Diagnosesystemen, die jedoch schwerer zu quantifizieren sind, können je nach Einsatzszenario auch aus ihrer Nutzung für Ausbildungszwecke oder aus der Auswertung der anfallenden Falldaten resultieren.

1.6 Der Diagnostik-Shell-Baukasten D3

Die Besonderheit dieses Buches ist, daß es nicht nur eine umfassende Übersicht über die Problemklasse Diagnostik und ihre wichtigsten Problemlösungsmethoden gibt, sondern der Leserin oder dem Leser durch Illustration der Ideen mit dem Expertensystem-Shell-Baukasten D3 auch nahelegt, selbst leistungsfähige Diagnosesysteme zu entwickeln. Mit D3 wurden zahlreiche Expertensysteme in sehr unterschiedlichen Disziplinen entwickelt (s. Kapitel 3 und [Gappa 95, Abschnitt 2.3]) – überwiegend durch die Fachexperten selbst. Die Erfahrungen daraus haben dazu beigetragen, die Mechanismen des Shell-Baukastens an die Bedürfnisse der Anwender anzupassen und vor allem darauf zu achten, daß der Aufwand zur Wisseneingabe und Wartung minimiert wird. Der Shell-Baukasten D3 ist als Begleitmaterial zu diesem Buch verfügbar (Bezugsmodalitäten s. Anhang C). Damit soll nicht nur die Theorie, sondern auch die Praxis zum Verständnis und zur selbständigen Entwicklung von Diagnosesystemen vermittelt werden.

2. Nutzung von Diagnose- und Informationssystemen

Aus der Sicht eines Nutzers können Diagnosesysteme einerseits bei der Problemlösung Unterstützung bieten, andererseits Falldaten aufbereiten und verwalten. Weiterhin können sie als Trainings- und Informationssysteme genutzt werden. Insgesamt kann der Nutzer um so besser unterstützt werden, je mehr Daten über den Problemfall eingegeben werden. Da Daten in Freitextformat schlecht interpretiert werden können, wird das Datenformat standardisiert und um Freitexte ergänzt, welche nicht weiterverarbeitet werden. Die Dateneingabe erfolgt entweder automatisch durch Zugriff auf vorhandene Datenbestände bzw. Sensoren oder mit Fragebögen, die am Computer oder auf dem Papier mit anschließendem Einscannen ausgefüllt werden können. Dabei ist zu berücksichtigen, daß Computerfragebögen für den Benutzer einfacher zu beantworten sind, da Folgefragen nur dann gezeigt werden, wenn sie relevant sind, während auf Papier alle Fragen mit Informationen zur Navigation ausgedruckt sein müssen.

Zunächst gehen wir auf unterschiedliche Formen der Dateneingabe mit verschiedenen Typen von automatisch generierbaren Bildschirm-Fragebögen ein, wozu auch Eingabe über das Internet gehört (Abschnitt 2.1). Die Nutzungsmöglichkeiten sind vielfältig: Ausgabe der Daten in Form standardisierter Dokumente (Abschnitt 2.2), statistische Auswertung und Suche nach ähnlichen Fällen zum aktuellen Fall (Abschnitt 2.3 und 2.4) sowie Beratung bei der Problemlösung mit heuristischem oder kausalem Expertenwissen (Abschnitt 2.5 bis 2.7). Dasselbe Wissen läßt sich auch tutoriell nutzen, indem der Benutzer einen schrittweise präsentierten Fall selbst lösen muß und dabei vom System kritisiert wird (Abschnitt 2.8). Schließlich kann der Benutzer das System – auch unabhängig von der Dateneingabe – einfach zum Nachschlagen nützlicher Informationen verwenden, wie sie z.B. in Lehr- oder Handbüchern stehen (Abschnitt 2.9).

2.1. Dateneingabe

Eine besonders einfache Form der Dateneingabe zeigt Abb. 2.1, bei der immer nur eine Frage gezeigt wird und nach Beantwortung die nächste Frage erscheint. Zu jeder Frage kann der Benutzer Erläuterungen einholen (sofern entsprechende Informationen in der Wissenbasis vorhanden sind) und beliebige Kommentare in Freitext eingeben.

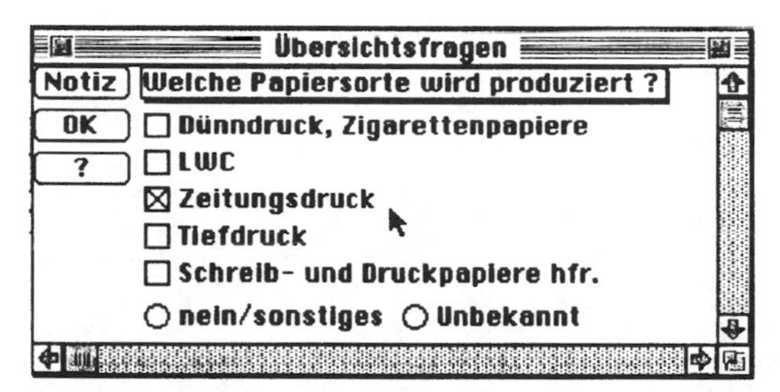

Abb. 2.1. Einfragendialog, in dem immer nur die gerade aktuelle Frage beantwortet wird. Der Knopf "Notiz" ermöglicht die Eingabe von ergänzenden Kommentaren als Freitext; der Knopf "?" liefert Erläuterungen zur Frage und zu den Antwortalternativen (letzterer erscheint nur, falls solche in der Wissensbasis vorhanden sind).

Der Grundkonflikt bei der Nutzung von interaktiven Diagnosesystemen besteht darin, daß man einerseits möglichst wenig Zeit für die Dateneingabe aufwenden, andererseits eine umfassende Unterstützung bei der Lösung seines Problems bekommen will. Eine Minimierung des Aufwandes zur Dateneingabe kann neben einer geschickten Fragestrategie auch durch eine gute Oberfläche erheblich verringert werden. Im folgenden gehen wir auf verschiedene Typen von Dialogoberflächen ein. Zwei wichtige Aspekte bei ihrem Entwurf sind:

- der Kompromiß zwischen Übersichtlichkeit und Kompaktheit der Fragebögen,
- der Spezifikationsaufwand für die Layout-Gestaltung.

Die folgenden Beispiele (Abb. 2.2–2.4) zeigen verschiedene automatisch aus der zugrundeliegenden Wissensrepräsentation generierte Dialogoberflächen (Standard-, Tabellen-, Klappdialog) anhand von Ausschnitten aus einer Wissensbasis zur Diagnostik von Fehlern im Papier bei Papiermaschinen. Sie fassen viele Fragen zu einem Fragebogen zusammen und unterscheiden sich vor allem in der Anordnung der Fragen und Antwortalternativen. Besondere Aufmerksamkeit verdient die Behandlung von Folgefragen. Sobald ihre Vorbedingung erfüllt ist, werden sie im Standarddialog (Abb. 2.2) dynamisch unterhalb der Frage eingefügt, auf die sie sich beziehen. Manche Benutzer empfinden es jedoch als unangenehm, daß sich dadurch das Bildschirmlayout häufig ändern kann. Dies kann man vermeiden, wenn man sie schon beim ersten Bildaufbau in inaktiver (grauer) Form anzeigt und bei Erfülltsein ihrer Vorbedingung aktiviert, was jedoch eine gewisse Platzverschwendung bedingt. Ein Beispiel enthält der Tabellendialog (Abb. 2.3).

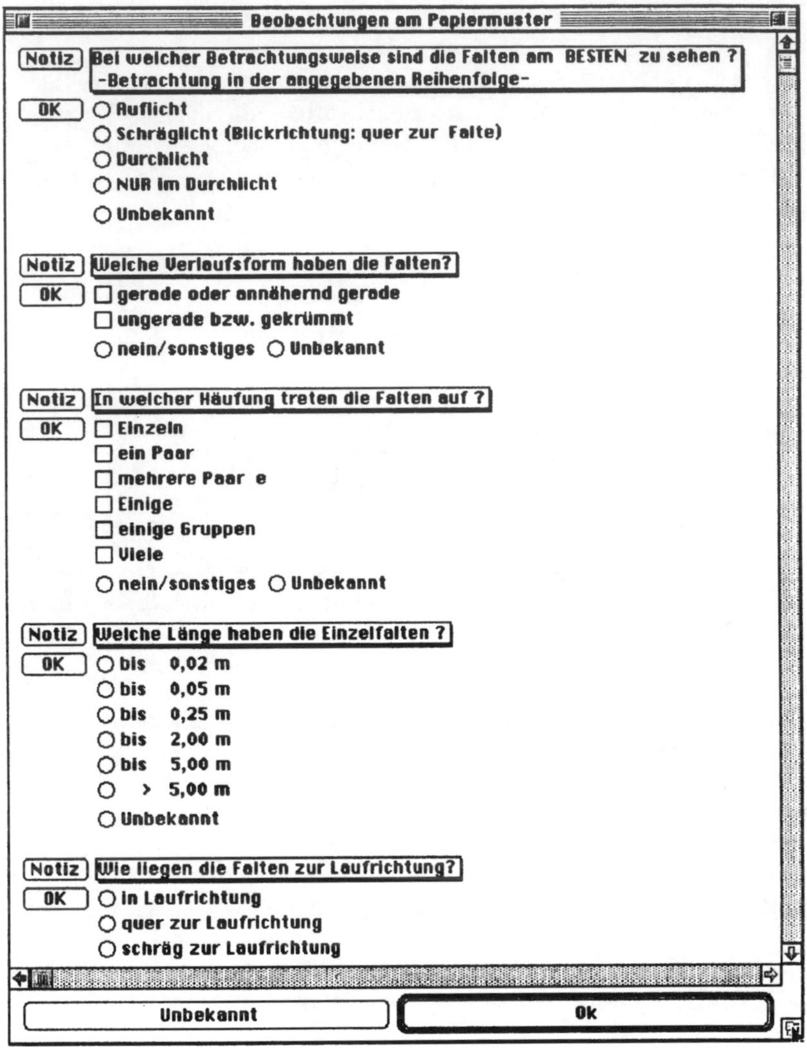

Beobachtungen am Papiermuster

Notiz | Bei welcher Betrachtungsweise sind die Falten am BESTEN zu sehen ? -Betrachtung in der angegebenen Reihenfolge-

OK | ○ Auflicht
○ Schräglicht (Blickrichtung: quer zur Falte)
○ Durchlicht
○ NUR im Durchlicht
○ Unbekannt

Notiz | Welche Verlaufsform haben die Falten?

OK | ☐ gerade oder annähernd gerade
☐ ungerade bzw. gekrümmt
○ nein/sonstiges ○ Unbekannt

Notiz | In welcher Häufung treten die Falten auf ?

OK | ☐ Einzeln
☐ ein Paar
☐ mehrere Paar e
☐ Einige
☐ einige Gruppen
☐ Viele
○ nein/sonstiges ○ Unbekannt

Notiz | Welche Länge haben die Einzelfalten ?

OK | ○ bis 0,02 m
○ bis 0,05 m
○ bis 0,25 m
○ bis 2,00 m
○ bis 5,00 m
○ > 5,00 m
○ Unbekannt

Notiz | Wie liegen die Falten zur Laufrichtung?

OK | ○ in Laufrichtung
○ quer zur Laufrichtung
○ schräg zur Laufrichtung

Unbekannt | Ok

Abb. 2.2. Standarddialogoberfläche, in der im Vergleich zum Einfragendialog viele Fragen auf einmal beantwortet werden können. Wenn eine Frage beantwortet und mit "OK" abgeschickt wird, dann "scrollt" das Fenster automatisch zur nächsten unbeantworteten Frage hoch, wobei Folgefragen dynamisch eingefügt werden. Der Knopf "Unbekannt" in der Fußzeile setzt alle noch nicht beantworteten Fragen auf "unbekannt".

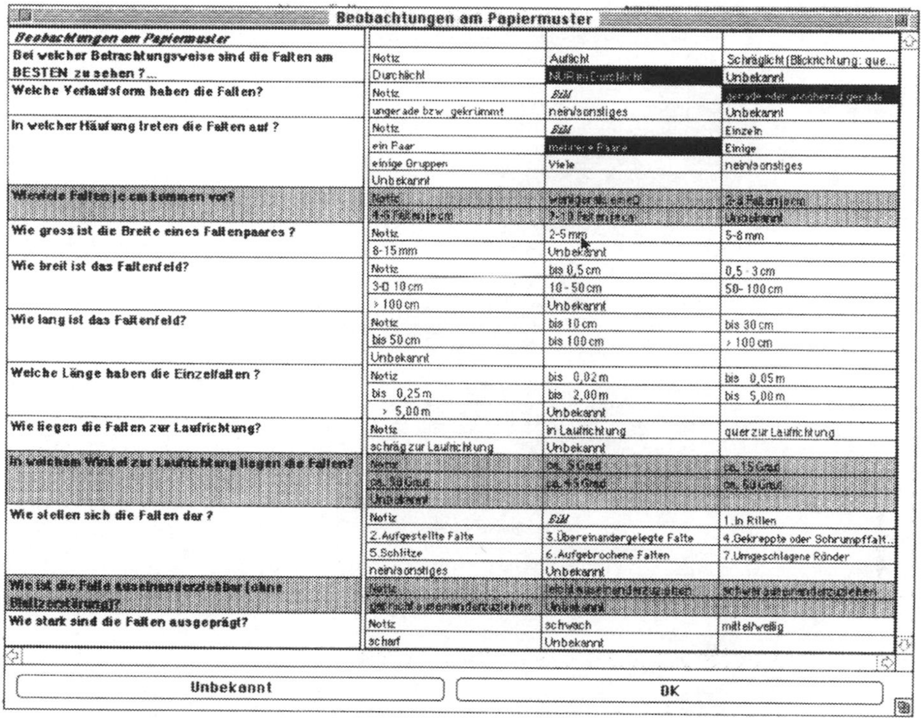

Beobachtungen am Papiermuster

Beobachtungen am Papiermuster			
Bei welcher Betrachtungsweise sind die Falten am BESTEN zu sehen ?...	Notiz	Aufsicht	Schräglicht (Blickrichtung: que...
	Durchlicht	NUR im Durchlicht	Unbekannt
Welche Verlaufsform haben die Falten?	Notiz	*Bild*	gerade oder annähernd gerade
	ungerade bzw. gekrümmt	nein/sonstiges	Unbekannt
In welcher Häufung treten die Falten auf ?	Notiz	*Bild*	Einzeln
	ein Paar	mehrere Paare	Einige
	einige Gruppen	Viele	nein/sonstiges
	Unbekannt		
Wieviele Falten je cm kommen vor?	Notiz	weniger als eine	2-3 Falten je cm
	4-6 Falten je cm	7-10 Falten je cm	Unbekannt
Wie gross ist die Breite eines Faltenpaares ?	Notiz	2-5 mm	5-8 mm
	8-15 mm	Unbekannt	
Wie breit ist das Faltenfeld?	Notiz	bis 0,5 cm	0,5 - 3 cm
	3-10 cm	10 - 50 cm	50- 100 cm
	> 100 cm	Unbekannt	
Wie lang ist das Faltenfeld?	Notiz	bis 10 cm	bis 30 cm
	bis 50 cm	bis 100 cm	> 100 cm
	Unbekannt		
Welche Länge haben die Einzelfalten ?	Notiz	bis 0,02 m	bis 0,05 m
	bis 0,25 m	bis 2,00 m	bis 5,00 m
	> 5,00 m	Unbekannt	
Wie liegen die Falten zur Laufrichtung?	Notiz	in Laufrichtung	quer zur Laufrichtung
	schräg zur Laufrichtung	Unbekannt	
In welchem Winkel zur Laufrichtung liegen die Falten?	Notiz	ca. 5 Grad	ca. 15 Grad
	ca. 30 Grad	ca. 45 Grad	ca. 60 Grad
	Unbekannt		
Wie stellen sich die Falten dar ?	Notiz	*Bild*	1. In Rillen
	2. Aufgestellte Falte	3. Übereinandergelegte Falte	4. Gekreppte oder Schrumpffalt...
	5. Schlitze	6. Aufgebrochene Falten	7. Umgeschlagene Ränder
	nein/sonstiges	Unbekannt	
Wie ist die Falte auseinanderziehbar (ohne Blattzerstörung)?	Notiz	leicht auseinanderzuziehen	schwer auseinanderzuziehen
	gar nicht auseinanderzuziehen	Unbekannt	
Wie stark sind die Falten ausgeprägt?	Notiz	schwach	mittel/wellig
	scharf	Unbekannt	

Unbekannt | OK

Abb. 2.3. Tabellenartige Dialogoberfläche, die kompakter, aber unübersichtlicher als die Standarddialogoberfläche von Abb. 2.2 ist. In der vorliegenden Einstellung sind nicht aktive Folgefragen grau hinterlegt. Sie werden aktiv, wenn ihre Vorbedingungen erfüllt sind.

Fragen nach optischen Merkmalen sollten soweit möglich durch Skizzen oder Bilder illustriert werden. Abb. 2.5 zeigt deren Integration in den Standarddialog. Da Bilder gewöhnlich viel Platz einnehmen, kann die Dialogoberfläche auch nur einen Verweis auf das Bild enthalten (z.B. der Hinweis "Bild" bei manchen Fragen im Tabellendialog in Abb. 2.3 oder die Menü-Option "Bild zur Frage" im Klappdialog in Abb. 2.4).

Ein wichtige Funktion der Dialogoberfläche ist auch die einfache Konsistenzprüfung der Daten. So werden numerische Angaben nur akzeptiert, wenn die eingegebene Zahl innerhalb des erlaubten Intervalles liegt. Darüber hinaus kann auch geprüft werden, ob sich Antworten zu verschiedenen Fragen direkt widersprechen (Abb. 2.6 zeigt ein Beispiel). Voraussetzung für alle Konsistenzprüfungen ist natürlich, daß entsprechendes Wissen in der Wissensbasis vorhanden ist.

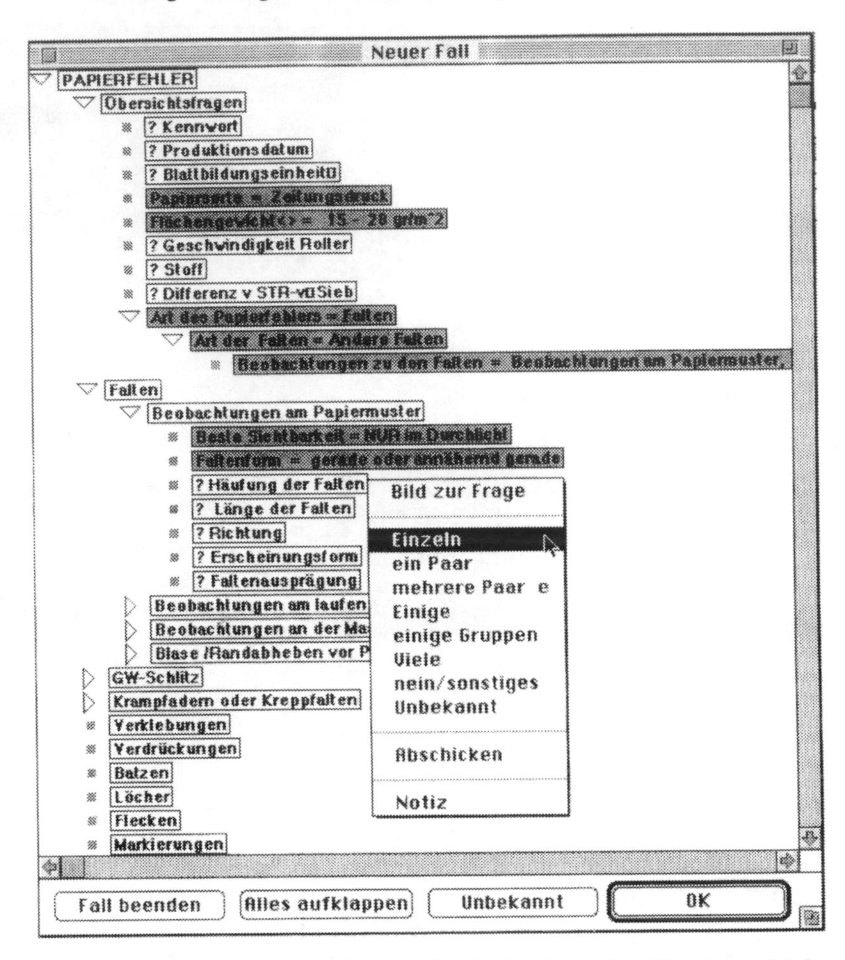

Abb. 2.4. Aufklappbare, hierarchische Dialogoberfläche, die es dem Benutzer erleichtert, Informationen in beliebiger Reihenfolge einzugeben. Die Antwortalternativen erscheinen als Pop-Up-Menü zur Frage. Beantwortete Fragen sind dunkel (farbig) hinterlegt.

Ähnlich wie der Benutzer mit dem "Notiz"-Knopf Freitextinformationen zu einzelnen Fragen eingeben kann, kann er beim Abspeichern des Falles (Abb. 2.7) auch globale Freittextinformationen hinzufügen. Am wichtigsten ist jedoch, daß er überprüft, ob die vom System vorgeschlagene Lösung korrekt ist und gegebenenfalls durch die richtige Lösung ersetzt. Wenn die korrekte Lösung eines Falles noch unbekannt ist, muß sie zu einem späteren Zeitpunkt nachgetragen werden.

Bei allen automatisch generierten Dialogformen kann man die genaue Layout-Gestaltung durch viele Konfigurierungsoptionen (s. Abschnitt 4.4.1) variieren. Trotzdem erfordert eine optimale Platzausnutzung meist ein manuell erstelltes Layout. Dafür gibt es in D3 einen Spezialeditor. Ein Beispiel für eine damit erstellte Bildschirmmaske aus dem medizinischen Bereich zeigt Abb. 2.8.

Schließlich zeigt Abb. 2.9 eine automatisch generierte Bildschirmmaske aus einem Internet-Dialog.

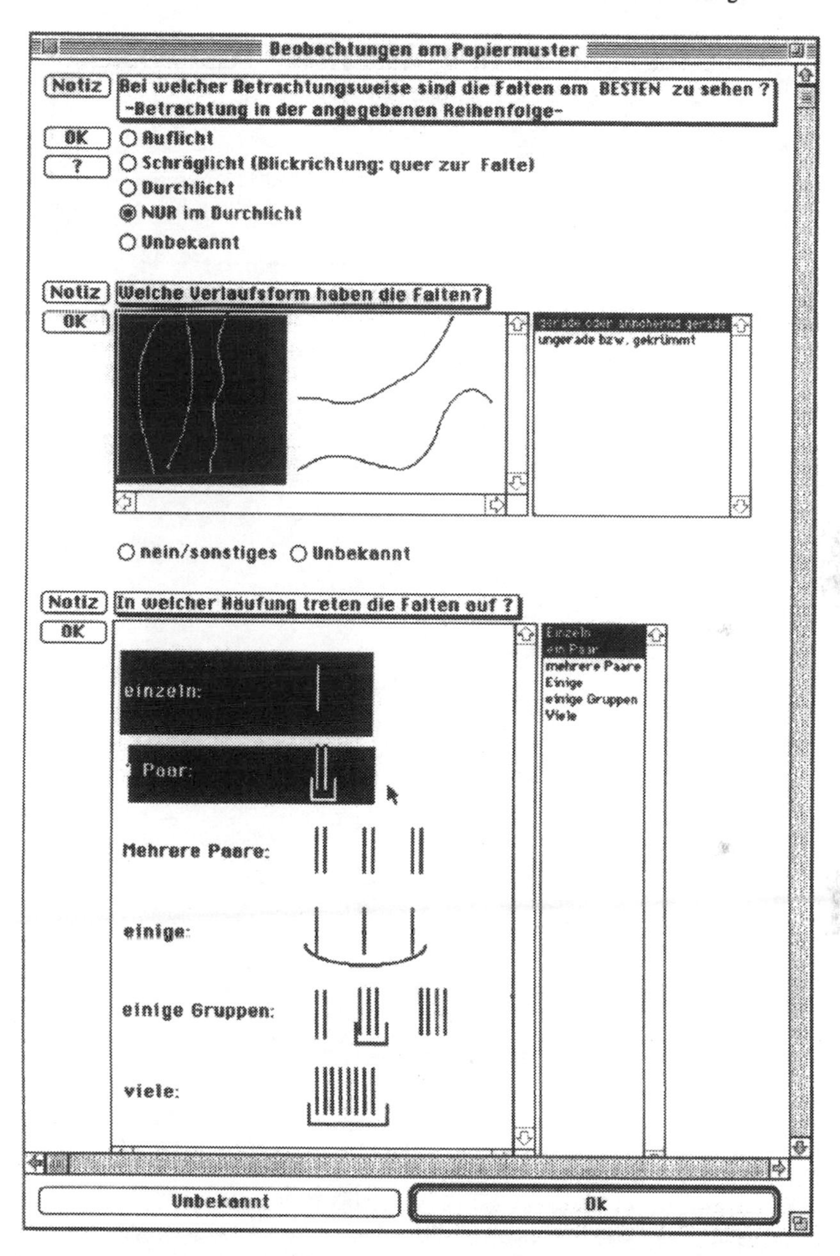

Abb. 2.5. Standarddialogoberfläche wie in Abb. 2.2, in der einige Antwortalternativen mit Skizzen illustriert sind. Der Benutzer kann wahlweise auf die zutreffenden Grafiken oder auf die Texte in dem rechten Teil klicken, um eine Frage zu beantworten.

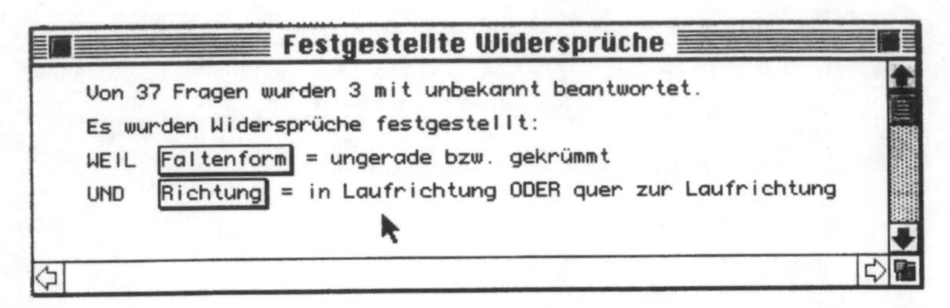

Abb. 2.6. Während falsche Antworten auf eine einzelne Frage durch Vergleich mit ihrem Wertebereich gar nicht zugelassen werden, dienen Plausibilitätsregeln zum Erkennen von Widersprüchen zwischen Antworten auf verschiedene Fragen. Da die Lösungsfindung auch beeinträchtigt wird, wenn viele Fragen mit "unbekannt" beantwortet werden, wird dies im gleichen Fenster mitangezeigt.

Fall abspeichern

Fallname: Testfall

Autor: Frank Puppe

Datum: 09-03-1996

12:56

Schwierigkeitsgrad: ○ leicht ◉ mittel ○ schwer

Fallart: ○ Echter Fall ○ Musterfall ◉ Phantasiefall

Lösungen: ◉ ja ○ halb ○ nein ○ unbekannt

Tatsächliche Lösung:

Diagnose	Zusatzinfo	Faktor
Filzfalte im Naßfilz	Sicher	

Angebundenes Bildsystem

Kommentar: Der Fall ist widersprüchlich.

Abbrechen Speichern

Abb. 2.7. Abspeichern der Daten. Dabei ist vor allem die Eingabe der tatsächlichen Lösung wichtig, die nicht mit der vom System hergeleiteten Lösung übereinstimmen muß. Weiterhin kann man zu einem Fall Bilddaten anbinden und Kommentare eingeben.

Allgemein	Allg. Körperzust.	gut	Kachekt.	reduz.	adipös	vergreist.			unbekannt
	Bewußtsein	o.B.	getrübt	Coma	Unruhe	Stupor.			unbekannt
	Psyche	o.B.	eupher.	depressiv	empfindl.				unbekannt
	Haut	o.B.	Blässe	Cyanose	Ikterus	Rötung	Blutung	Exanthem	
			Turgor	vermehrt	vermind.	Xanthel.	Ekzem		unbekannt
	Schleimhaut	o.B.	Blässe	Cyanose					unbekannt
	Foetor	nein	ex ore	hepat.	uraemic.	Aceton			unbekannt
	Ödeme	nein	Gesicht	präsacr.	Beine	induriert	weich		unbekannt
	Lymphknoten	o.B.	submand.	supraclav.	nuchal	axillär	cubital	inguinal	
			derb	weich	indolent	schmerzh.			unbekannt
	Konstitution	indiff.	leptos.	athlet.	pykn.	dysplast.	aufgeprägt		unbekannt
Kopf-Hals	Kopf/Hals	o.B.	bewegl.	Mening.	cm H.U.	Anomalie			unbekannt
	Augen	o.B.	Strabism.	Nystagm.	Musk. Par...	blind	Exophthalm.	re.-li.	unbekannt
	Ohren	o.B.	schwerh.	Otitis	med./ext.	re.-li.			unbekannt
	Nase	o.B.	Atmung b...	re.-li.	Rhinitis	Klopfschm..			unbekannt
	Lippen	o.B.	Rhagaden	Herpes	trocken	Cyanose			unbekannt
	Zunge	o.B.	belegt	trocken	atrophisch	entzündet			unbekannt
	Gebiß	kaufähig	nicht kaufä..	Vollprothese	Teilprothese	Blutungen	Paradentose	herdverd.	unbekannt
	Schilddrüse	o.B.	Struma	diff./nod.	pulsier.	Strumektomi			unbekannt

bekleidet ○ un ○ halb ○ unbekannt
Größe: [ ] ○ unbekannt Gewicht: [ ] ○ unbekannt
Größter LK: [ ] ○ unbekannt
Leber palpatorisch unter Rb: [ ] ○ unbekannt
Milz palpatorisch unter Rb: [ ] ○ unbekannt

Abb. 2.8. Speziallayout mit manueller Erstellung der Dialogmaske (aus [Landvogt 94]).

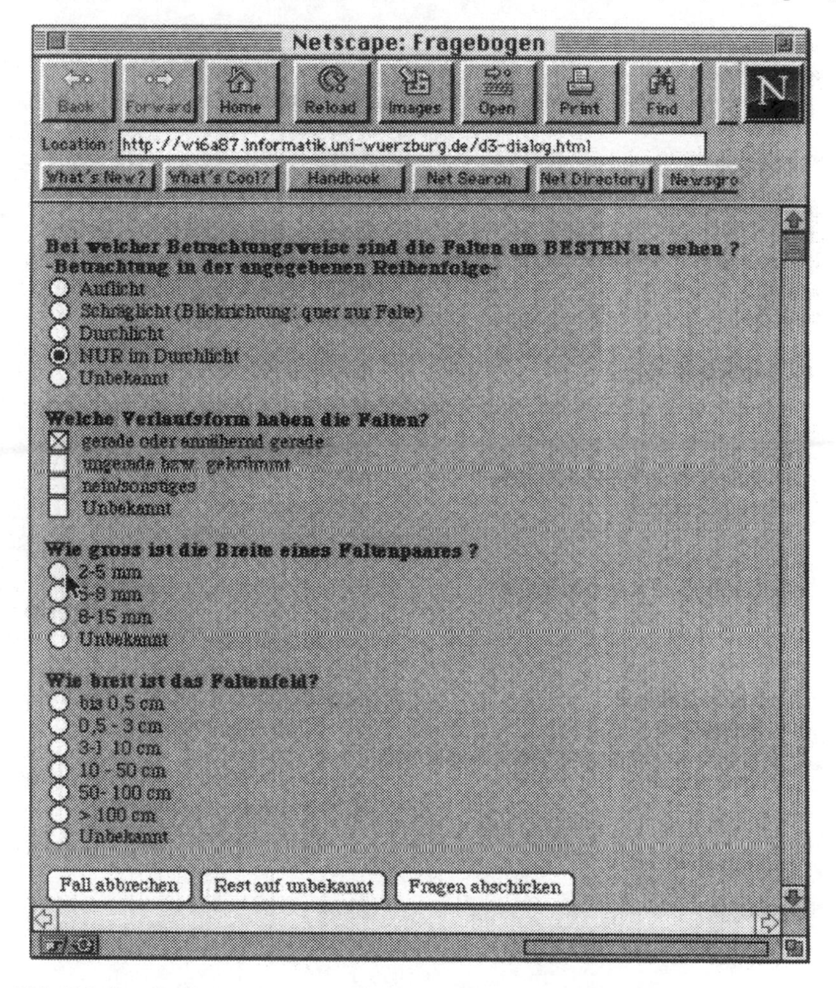

Abb. 2.9. Standardlayout für einen Dialog im Internet (mit Netscape).

2.2 Generierung von Dokumenten

Ähnlich wie bei der Eingabe kann man auch bei der Ausgabe der Daten zwischen vorgegebenen und mittels individueller Schablonen erzeugten Dokumentstypen für Arztbriefe oder Tätigkeitsberichte wählen. Abb. 2.10 zeigt ein Standardfallprotokoll und Abb. 2.11 im Vergleich dazu in eine mittels Schablone generierte Protokollform (s. Abschnitt 4.4.3) – jeweils zu demselben Fall aus einer medizinischen Wissensbasis zur HIV-Befundung.

Klinikum/Anschrift :	Universitätsklinik Würzburg
Ort/Datum/Autor :	
Ort und Datum/Arztbrief :	97080 Würzburg, den 08. 04. 1993
Autor/Arztbrief :	Müller/Maier
Adressat :	
Adressat/Anschrift :	K. und F. Musterarzt Hauptstraße 82 97218 Gerbrunn
Adressat/Geschlecht :	weiblich
Patientenpersonalia :	
Name :	Otto Musterpatient
Geburtsdatum :	17. 5. 1969
Anschrift :	97218 Gerbrunn, Allesgrundweg 12
Geschlecht :	männlich
Tag der Untersuchung :	22. 03. 1993
Diagnose :	
Diagnosen :	HIV-Infektion
HIV-Infektion/Datum der Erstdiagnose :	02/91
HIV-Infektion/Stadium :	asymptomatisch
Zwischenanamnese :	
Zwischenanamnese/Parameterauswahl :	Befindlichkeit/Symptomatik UND Veränderung der Befindlichkeit UND Vorstellungsanlaß UND Medikamenteneinnahme
Medikamentenanamnese :	nein/sonstiges
Untersuchungsanlaß :	eine Routinekontrolle
Befindlichkeitsveränderung seit letzter Vorstellung:	leicht verschlechtert
Befindlichkeit allgemein :	durchweg Wohlbefinden UND keinerlei HIV-assoziierte Symptomatik
Untersuchungsbefund :	
AZ :	gut
Körpergewicht :	82 kg
Körpertemperatur :	UNBEKANNT
RR systolisch :	105 mm Hg
RR diastolisch :	80 mm Hg
Pulsfrequenz :	77 pro min

Merkmal	Ausprägung
Atemfrequenz :	14 pro min
Integument :	Kratzeffekte
Mundhöhle :	keine Soorbeläge UND keine Haarleukoplakie
Lymphknoten :	nicht tastbar
Lungen physikalisch :	unauffällig
Herz :	o.B.
Abdomen :	palpatorisch o.B.
Labor :	
Labor/Befundübersicht :	Blutbild/Einzelwertangabe UND Differentialausstrich UND Serumelektrophorese UND folgende Parameter pathologisch erniedrigt/Aufzählung ohne Wertangabe UND alle übrigen Routineparameter im Normbereich
Differentialausstrich :	normale Verteilung
Laborparameter pathologisch erniedrigt :	Gesamteiweiß UND Magnesium
Serumelektrophorese :	IgG erhöht
Thrombozyten :	224000 pro µl
Hk :	UNBEKANNT
Hb :	15.0 g%
Leukozyten :	7000 pro µl
Lymphozytendifferenzierung :	
Zahl der Zählungen :	2
T-Lymphozyten/2. Zählung :	660 pro µl
T-Lymphozyten/1. Zählung :	605 pro µl
T4:T8-ratio :	0.8
HIV-Serologie :	HIV-1-Antikörper positiv
Spezieller Virologie-Serologie/Befund :	nein/sonstiges
In Klinik durchgeführte Therapie/Prophylaxe :	nein/sonstiges
Beurteilung/Procedere :	
Beurteilung und Procedere :	Klinische Beurteilung UND Laborchemische Beurteilung UND Progredienzbeurteilung UND Empfehlung für Prophylaxe/Therapie UND Empfehlung für nächste Kontrolle
Empfehlung für nächste Kontrolle :	in 6 Monaten
Medikamentöse Prophylaxe und Therapie :	z.Z. nicht indiziert
Progredienzbeurteilung :	keine Progredienz seit letzter Untersuchung
Laborchemische Beurteilung :	Erniedrigung der T-Lymphozyten
Klinische Beurteilung :	asymptomatische HIV-Infektion, insbesondere ohne HIV-assoziierte Symptomatik

Abb. 2.10. Generierter Standardbericht mit frei erfundenen Patientendaten (links Merkmale, rechts Ausprägungen)

KLINIKUM DER UNIV. WÜRZBURG
MEDIZINISCHE KLINIK
INFEKTIONSAMBULANZ BAU 11
Müller/Maier

97080 Würzburg, den 08. 04. 1993
Josef-Schneider-Str. 2
Durchwahl: 0931/111-1111

Praxis
K. und S. Musterarzt
Hauptstraße 82
97218 Gerbrunn

Sehr geehrte Frau Kollegin,

wir berichten Ihnen über Herrn Otto Musterpatient, geboren am 17. 5. 1969, wohnhaft 97218 Gerbrunn, Allesgrundweg 12, der sich am 22. 03. 1993 in unserer Infektionsambulanz vorstellte.

Diagnosen:
HIV-Infektion, asymptomatisch, ED 02/91

Zwischenanamnese:
Seit der letzten Vorstellung durchweg Wohlbefinden und keinerlei HIV-assoziierte Symptomatik. Zwischenzeitlich habe sich das subjektive Befinden leicht verschlechtert. Der Anlaß für die heutige Untersuchung sei eine Routinekontrolle.

Untersuchungsbefund:
AZ gut, Körpergewicht 82 kg, RR 105 mm Hg/80 mm Hg, Pulsfrequenz 77 pro min, Atemfrequenz 14 pro min, Integument Kratzeffekte, Mundhöhle keine Soorbeläge und keine Haarleukoplakie, Lymphknoten nicht tastbar, Lungen physikalisch unauffällig, Herz o.B., Abdomen palpatorisch o.B.

Labor:
Leukozyten 7000 pro µl, Hb 15.0 g%, Thrombozyten 224000 pro µl; Differentialausstrich normale Verteilung; Serumelektrophorese IgG erhöht; alle übrigen Laborparameter im Normbereich.

Lymphozytendifferenzierung:
Zahl der Zählungen: 2, T-Helferzellzahlen 605 pro µl und 660 pro µl , T8-ratio 0.8.

HIV-Serologie:HIV-1-Antikörper positiv

Beurteilung/Procedere:
Klinische Beurteilung: asymptomatische HIV-Infektion, insbesondere ohne HIV-assoziierte Symptomatik.
Laborchemische Beurteilung: Erniedrigung der T-Lymphozyten.
Progredienzbeurteilung: keine Progredienz seit letzter Untersuchung.
Medikamentöse Prophylaxe und Therapie: z.Z. nicht indiziert.
Wir haben eine Wiedervorstellung in 6 Monaten vorgeschlagen.

Mit freundlichen kollegialen Grüßen

Prof. Dr. A. Müller
Dr. B. Maier

Abb. 2.11. Mittels Schablone generierter Bericht mit den identischen Daten wie in Abb. 2.10.

2.3 Fallsuche und Statistik

Diagnostiker unterhalten sich oft über Fälle, wohl auch, weil sie daraus viel lernen können – sei es über Präzedenzfälle, zur Absicherung oder in der allgemeinen Hoffnung, aus fremden Fällen nützliche Informationen auf eigene Fälle übertragen zu können. Daher stellt eine Sammlung von Fällen in sich eine wertvolle Wissensquelle dar, insbesondere wenn zu den Fällen außer den Merkmalen und Diagnosen auch noch Zusatzinformationen wie Besonderheiten, Bearbeiter, Kosten und eventuell auch Angaben über den weiteren Verlauf enthalten sind.[1] Während in Datenbanken und konventionellen Informationssystemen nur Anfragen über eine Verknüpfung von Stichwörtern möglich sind, sind in den meisten diagnostischen Anwendungsbereichen auch vage Anfragen von großer Bedeutung. Eine typische derartige Anfrage bezieht sich auf ähnliche Fälle zu dem aktuellen Fall, wobei sich die Ähnlichkeitsbeziehung auf alle oder eine Teilmenge der Merkmale des aktuellen Falles beziehen kann. Die Trefferquote hängt auch davon ab, wie gut das Ähnlichkeitsmaß definiert ist. Ein gutes Ähnlichkeitsmaß erfordert Wissen über die Gewichtung verschiedener Merkmale und über die relative Ähnlichkeit von unterschiedlichen Ausprägungen desselben Merkmals (s. Abschnitt 4.3.7).

In diesem Abschnitt gehen wir auf sichere und im nächsten Abschnitt auf unsichere Fallanfragen ein. Eine sichere Fallanfrage besteht aus einer logischen Verknüpfung von Merkmalswerten und/oder Lösungen des Falles. Als zusätzliche Suchkriterien können Autor des Falles, Datum und weitere externe Fallattribute wie Schlüsselwörter in Kommentaren angegeben werden. Eine einfache Verknüpfung ist die "und"-Verknüpfung mehrerer Merkmalswerte bzw. Lösungen. Es sind jedoch auch Anfragen der Art "mindestens n von m Angaben sollen zutreffen" möglich. Ein Beispiel für eine solche Anfrage aus einem Diagnosesystem für Papiermaschinen zeigt Abb. 2.12. Abb. 2.14 zeigt das zugehörige Ergebnis.

Statistische Auswertungen von Fallsammlungen können wertvolle Hinweise für die Konstruktion oder für die Forschung liefern. Dazu gehören z.B. Fehlerhäufigkeiten einzelner Bauteile, eventuell in Abhängigkeit durchgeführter Wartungsarbeiten oder die Berechnung von Korrelation und Signifikanzniveaus in der medizinischen Forschung. Die einfachste Form der Auswertung sind Häufigkeitsangaben von bestimmten Merkmalen oder Lösungen auf der gesamten Fallmenge oder auf Teilmengen wie z.B. innerhalb eines bestimmten Zeitintervalls. Zusätzlich kann man sich auch bedingte Wahrscheinlichkeiten anzeigen lassen, wie sie z.B. im Theorem von Bayes verwendet werden (Abb. 2.13). Die Anfrage wird wie in Abb. 2.12 eingegeben. Wenn außerdem ein konkreter Fall gegeben ist, kann man sich auch die relativen Wahrscheinlichkeiten einer Menge von Lösungen gemäß dem Theorem von Bayes ausgeben lassen.

---

[1] Am günstigsten ist es, wenn die Fälle in derselben Repräsentation erfaßt werden, in der sie dann weiterverarbeitet werden. Wenn dies nicht möglich ist, wird eine mehr oder weniger aufwendige Transformation und Nachbearbeitung nötig.

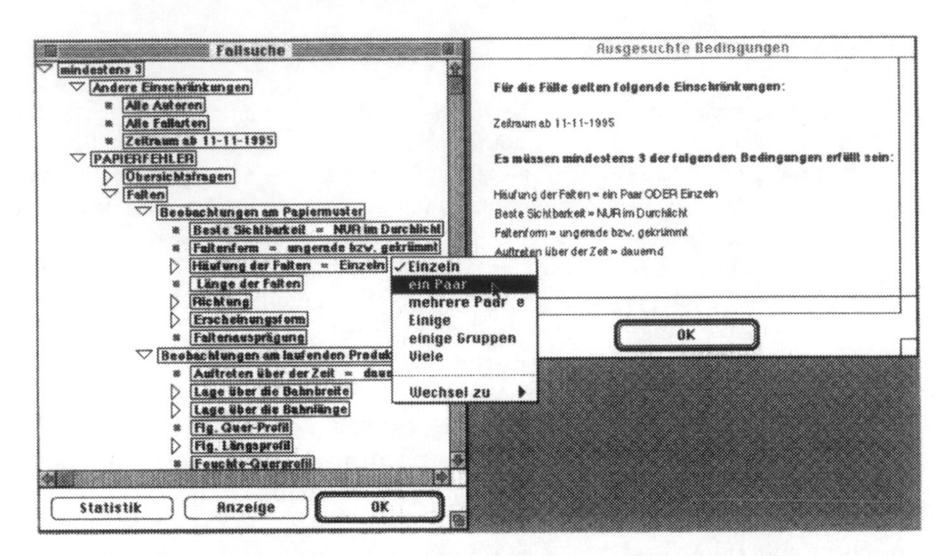

Abb. 2.12. Beispiel einer einfachen Fallanfrage: Gesucht sind alle Fälle seit dem 11-11-1995, in denen mindestens 3 der 4 angegebenen Merkmale erfüllt sind. Die Eingabe erfolgt über eine aufklappbare Merkmals- und Lösungshierarchie und Auswahl der Antwortalternativen aus Pop-Up-Menüs. Als Ergebnis wird eine Liste der passenden Fälle präsentiert, zu denen man sich dann genauere Informationen anschauen kann (Abb 2.14). Weiterhin kann man sich eine Statisitik zu den ausgewählten Merkmalen anzeigen lassen (Abb. 2.13).

Statistik

Bedingungen / Diagnosen	Gesamt	Filzfalte im Naßfilz	ungeeigneter Naßfilz	Naßfilz verschmutzt	Naßfilz verbraucht
Gesamt	195=100.0%	50=25.6%	50=25.6%	45=23.1%	50=25.6%
Häufung der Falten = ein Paar ODER Einzeln	52=26.7%	50=100.0%|96...	-	-	2= 4.0%| 3.8%
Beste Sichtbarkeit = NUR im Durchlicht	92=47.2%	30=60.0%|32.6%	19=38.0%|20.7%	18=40.0%|19.6%	25=50.0%|27.2%
Faltenform = ungerade bzw. gekrümmt	121=62.1%	2= 4.0%| 1.7%	43=86.0%|35.5%	43=95.6%|35.5%	33=66.0%|27.3%
Auftreten über der Zeit = dauernd	17= 8.7%	16=32.0%|94.1%	1= 2.0%| 5.9%	-	-

Naives Bayes a...

Abb. 2.13. Eine Statistik mit 4 Diagnosen und 4 Bedingungen entsprechend der Anfrage in Abb. 2.12. Für alle Diagnosen und Bedingungen werden die Gesamthäufigkeiten und Apriori-Wahrscheinlichkeiten P(Diagnose) bzw. P(Bedingung) sowie die bedingten Häufigkeiten und Wahrscheinlichkeiten P(Bedingung/Diagnose) bzw. P(Diagnose/Bedingung) angegeben. So zeigt das Kästchen in der ersten Spalte der dritten Zeile an, daß "Beste Sichtbarkeit [der Falten] = NUR im Durchlicht" in 92 von 195 Fällen (d.h. in 47,2%) vorgekommen ist. Der Eintrag daneben bedeutet, daß in 30 Fällen die Diagnose "Filzfalte im Naßfilz" vorlag, d.h. die bedingte Wahrscheinlichkeit, wenn "Filzfalte = Naßfilz", dann "Beste Sichtbarkeit = NUR im Durchlicht" beträgt 60%, während die umgekehrte bedingte Wahrscheinlichkeit wenn "Beste Sichtbarkeit = NUR im Durchlicht", dann "Filzfalte = Naßfilz" nur 32,6% ist. Mit dem Knopf "Naives Bayes anwenden" kann man zu dem aktuellen Fall die wahrscheinlichste Diagnose gemäß der einfachen Anwendung des Theorem von Bayes auf die Wahrscheinlichkeiten aus der Tabelle berechnen lassen.

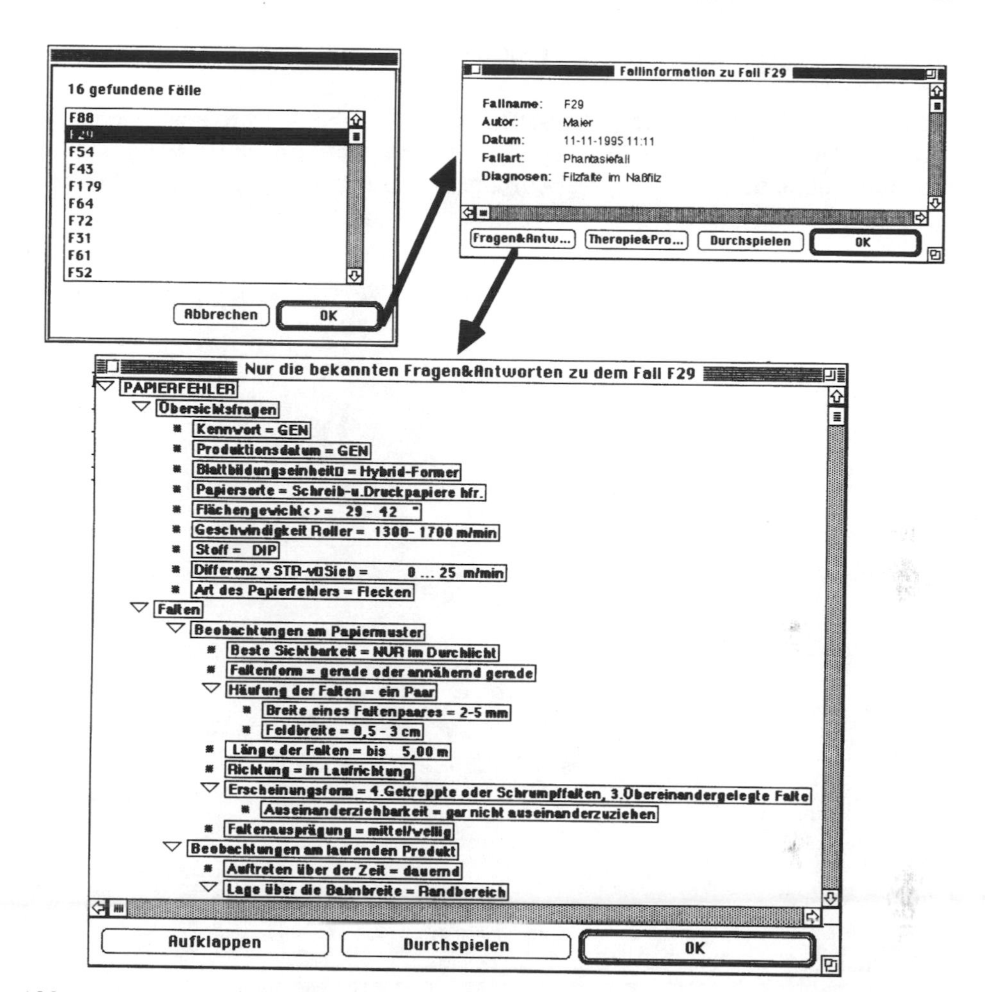

Abb. 2.14. Ergebnis der Anfrage von Abb. 2.12. Gezeigt wird eine Liste von Fällen (links oben), zu denen man sich zunächst eine Übersicht (rechts oben) und genauere Informationen anschauen kann (unten).

2.4 Fallbasierte diagnostische Unterstützung mit Erklärung

Eine vage Fallanfrage besteht ebenfalls aus der Angabe von Merkmalswerten, jedoch sollen nicht nur die genau passenden Fälle als Lösung gezeigt werden, sondern alle ähnlichen Fälle. Die Anfrage ist ein normaler Dialog zur Dateneingabe wie in Abb. 2.1–2.5. Das Ergebnis einer Anfrage zeigt Abb. 2.15.

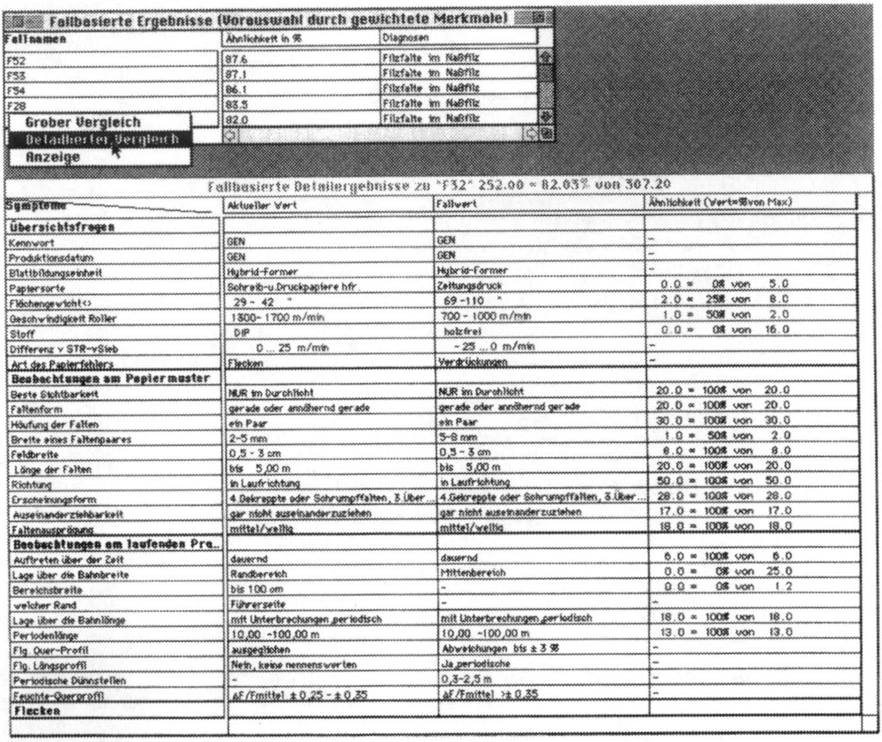

Fallbasierte Ergebnisse (Vorauswahl durch gewichtete Merkmale)

Fallnamen	Ähnlichkeit in %	Diagnosen
F52	87.6	Filzfalte im Naßfilz
F53	87.1	Filzfalte im Naßfilz
F54	86.1	Filzfalte im Naßfilz
F28	83.5	Filzfalte im Naßfilz
	82.0	Filzfalte im Naßfilz

Grober Vergleich
Detaillierter Vergleich
Anzeige

Fallbasierte Detailergebnisse zu "F32" 252.00 = 82.03% von 307.20

Symptome	Aktueller Wert	Fallwert	Ähnlichkeit (Wert=%von Max)
Übersichtsfragen			
Kennwort	GEN	GEN	–
Produktionsdatum	GEN	GEN	–
Blattbildungseinheit	Hybrid-Former	Hybrid-Former	–
Papiersorte	Schreib-u.Druckpapiere hfr.	Zeitungsdruck	0.0 = 0% von 5.0
Flächengewicht<>	29 - 42 "	69 -110 "	2.0 = 25% von 8.0
Geschwindigkeit Roller	1300- 1700 m/min	700 - 1000 m/min	1.0 = 50% von 2.0
Stoff	DIP	holzfrei	0.0 = 0% von 16.0
Differenz v STR-vSieb	0 ... 25 m/min	- 25 ... 0 m/min	–
Art des Papierfehlers	Flecken	Verdrückungen	–
Beobachtungen am Papiermuster			
Beste Sichtbarkeit	NUR im Durchlicht	NUR im Durchlicht	20.0 = 100% von 20.0
Faltenform	gerade oder annähernd gerade	gerade oder annähernd gerade	20.0 = 100% von 20.0
Häufung der Falten	ein Paar	ein Paar	30.0 = 100% von 30.0
Breite eines Faltenpaares	2-5 mm	5-8 mm	1.0 = 50% von 2.0
Feldbreite	0,5 - 3 cm	0,3 - 3 cm	8.0 = 100% von 8.0
Länge der Falten	bis 5,00 m	bis 5,00 m	20.0 = 100% von 20.0
Richtung	in Laufrichtung	in Laufrichtung	50.0 = 100% von 50.0
Erscheinungsform	4.Gekreppte oder Schrumpffalten, 3.Über...	4.Gekreppte oder Schrumpffalten, 3.Über...	28.0 = 100% von 28.0
Auseinanderziehbarkeit	gar nicht auseinanderzuziehen	gar nicht auseinanderzuziehen	17.0 = 100% von 17.0
Faltenausprägung	mittel/wellig	mittel/wellig	18.0 = 100% von 18.0
Beobachtungen am laufenden Pro..			
Auftreten über der Zeit	dauernd	dauernd	6.0 = 100% von 6.0
Lage über die Bahnbreite	Randbereich	Mittenbereich	0.0 = 0% von 25.0
Bereichsbreite	bis 100 cm	-	0.0 = 0% von 1.2
welcher Rand	Führerseite	-	–
Lage über die Bahnlänge	mit Unterbrechungen,periodisch	mit Unterbrechungen,periodisch	18.0 = 100% von 18.0
Periodenlänge	10,00 -100,00 m	10,00 -100,00 m	13.0 = 100% von 13.0
Flg. Quer-Profil	ausgeglichen	Abweichungen bis ± 3 %	–
Flg. Längsprofil	Nein, keine nennenswerten	Ja,periodische	–
Periodische Dünnstellen	-	0,3-2,5 m	–
Feuchte-Querprofil	ΔF/Fmittel ± 0,25 - ± 0,35	ΔF/Fmittel >± 0,35	–
Flecken			

Abb. 2.15. Fallbasierte Diagnostik. Zum neuen Fall wurden die 5 ähnlichsten Fälle ermittelt (oberes Fenster). Sie haben alle dieselbe Diagnose, nämlich "Filzfalte im Naßfilz". Durch Auswahl aus dem Pop-Up-Menü zum Fallnamen kann man sich weitere Informationen zu den Fällen (s. Abb 2.14) und zum Ähnlichkeitsvergleich zeigen lassen. Als Beispiel für letzteres zeigt das untere Fenster die Erklärung für die berechnete Ähnlichkeit des fünften Falles F32 mit dem neuen Fall in Höhe von 82% an. In der Spalte "Aktueller Wert" stehen die Ausprägungen im neuen Fall, in der Spalte "Fallwert" die entsprechenden Ausprägungen im Vergleichsfall F32. Die letzte Spalte zeigt die prozentuale Ähnlichkeit zwischen aktuellem Wert und Fallwert sowie das Gewicht des Merkmals. So ist z.B. das Merkmal "Flächengewicht" mäßig wichtig (8 Punkte), die Ähnlichkeit der Ausprägungen beträgt 25%, weswegen es mit 2 Punkten bewertet ist. Die Gesamtähnlichkeit von 82% errechnet sich aus der Summe der realisierten Punkte (252) im Verhältnis zu den möglichen Punkten (307,20; s. Überschrift des unteren Fensters).

2.5 Heuristische diagnostische Unterstützung mit Erklärung

Bei der Diagnostik wird zu gegebenen Merkmalen eine Lösung gesucht. Eine mögliche Vorgehensweise ist der im letzten Abschnitt beschriebene Fallvergleich, bei dem zu dem neuen Fall möglichst ähnliche Fälle gesucht und gegebenenfalls die Lösungen für den neuen Fall übernommen werden. Es gibt jedoch noch viele andere Problemlösungsmethoden, um die Lösung zu einem Fall zu ermitteln. Dazu gehören u.a. Entscheidungsbäume und -tabellen, heuristische, statistische, überdeckende und funktionale Diagnostik (s. Abb. 1.4). Während auf ihre Funktionsweise in Kapitel 4 und Abschnitt 6.1 eingegangen wird, wird hier beschrieben, wie sie sich dem Benutzer präsentieren.

Abb. 2.16 zeigt eine Situation im Dialog (vgl. Abb. 2.5) mit Informationsfenstern über Zwischenstände der Problemlösung, die nach jeder beantworteten Frage aktualisert werden. Die oberen drei Fenster, "Bestätigte Diagnosen", "Verdachtsdiagnosen" und "Frageklassen", zeigen an, welche Lösungen bestätigt bzw. verdächtigt sind und welche Frageklassen noch abgearbeitet werden müssen.

Zu allen Diagnosen kann sich der Benutzer Erklärungen anzeigen lassen. Abb. 2.17 und 2.18 zeigen die heuristische Begründung für die Diagnose "Filzfalte im Naßfilz" in textueller und in grafischer Form. Das Bewertungsschema beruht auf der einfachen Addition von Punkten und enhält folgende Punktkategorien, wobei eine Lösung ab 42 Punkten bestätigt und ab 10 Punkten verdächtigt ist:

(p = für die Lösung; n = gegen die Lösung)

p7 = immer: ≈ 100%	n7 = immer: ≈ –100%
p6 = fast immer: ≈ 95% (80 Punkte)	n6 = fast immer: ≈ –95% (–80 Punkte)
p5 = weitaus meistens: ≈ 80% (40 Punkte)	n5 = weitaus meistens: ≈ –80% (–40 Punkte)
p4 = mehrheitlich: ≈ 60% (20 Punkte)	n4 = mehrheitlich: ≈ –60% (–20 Punkte)
p3 = häufig: ≈ 40% (10 Punkte)	n3 = häufig: ≈ –40% (–10 Punkte)
p2 = manchmal: ≈ 20% (5 Punkte)	n2 = manchmal: ≈ –20% (–5 Punkte)
p1 = selten: ≈ 10% (2 Punkte)	n1 = selten: ≈ –10% (–2 Punkte)

Analog zu den Begründungen von Diagnosen kann sich der Benutzer auch Begründungen für die Herleitung von Merkmalsabstraktionen (Fachbegriffen) und für die Steuerung des Dialogverhaltens zeigen lassen. Verfügbar sind auch Übersichten, welches Wissen über die Herleitung von Diagnosen insgesamt vorhanden ist, und "Warum-nicht?"-Begründungen, d.h. warum Regeln für eine Diagnose in dem aktuellen Fall nicht anwendbar sind.

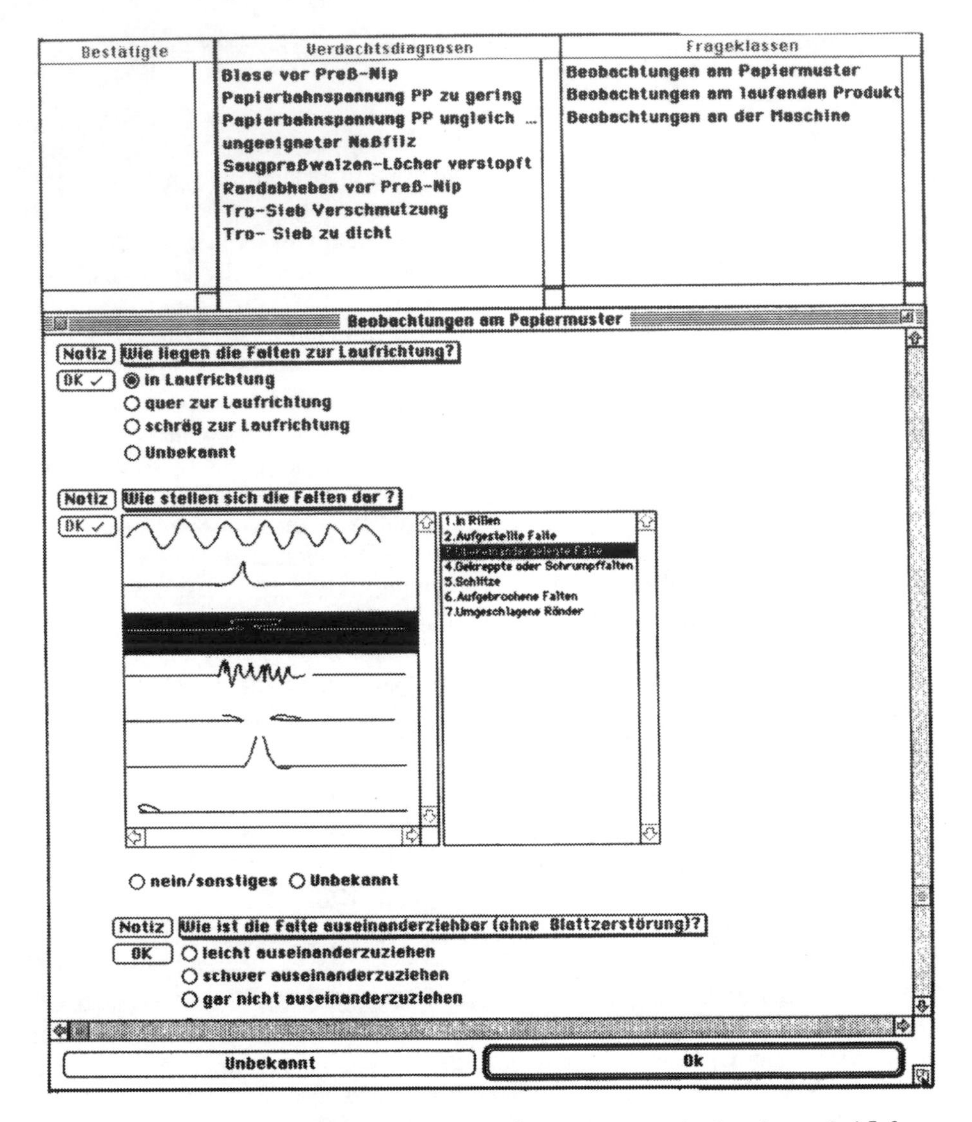

Abb. 2.16. Der aktuelle Stand der Diagnostik wird dem Benutzer in den oberen drei Informationsfenstern angezeigt: Derzeit sind keine Diagnosen bestätigt, aber acht Diagnosen verdächtigt. Das dritte Fenster zeigt die noch zu bearbeitenden Frageklassen an, wovon die oberste, "Beobachtungen am Papiermuster", im unteren Hauptfenster gerade beantwortet wird.

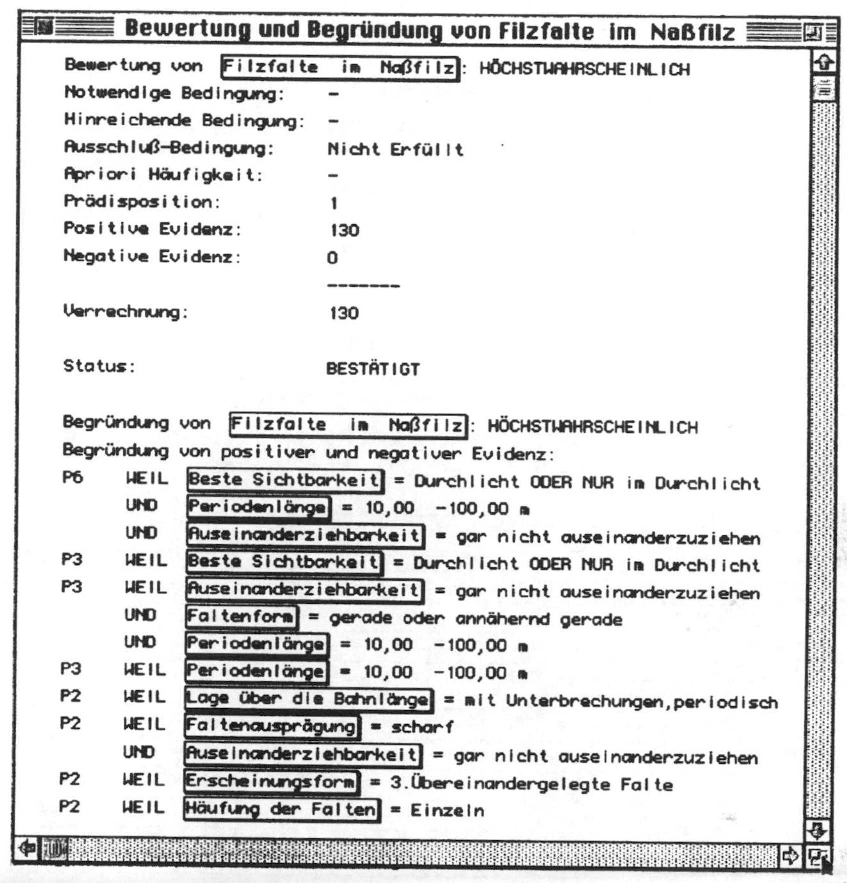

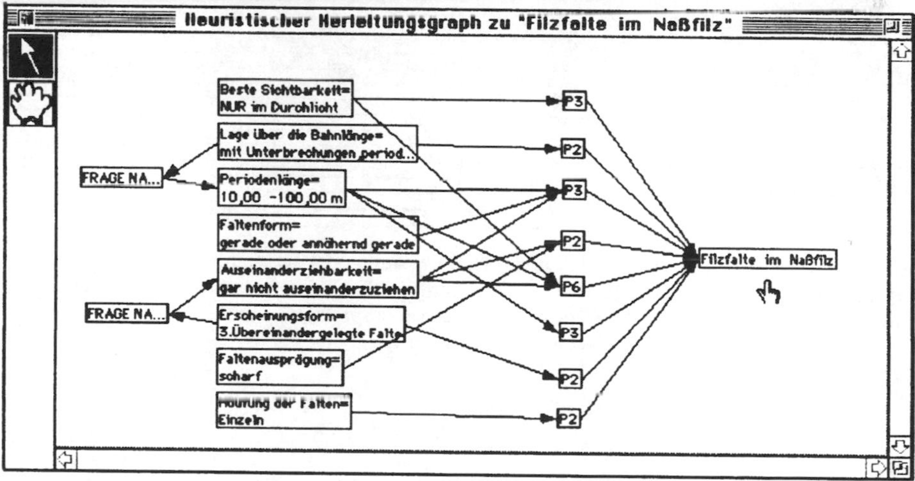

Abb. 2.17 und 2.18. Heuristische Begründung von "Filzfalte in Naßfilz" in textueller und in grafischer Form. In letzterer sind zusätzlich Folgefragen-Beziehungen ("FRAGE-NACH") gezeigt.

2.6 Überdeckende diagnostische Unterstützung mit Erklärung

Während bei der heuristischen Klassifikation die Diagnosen ausgewählt werden, die aufgrund der Symptom->Diagnose-Regeln genügend Evidenz akkumulieren, wird bei der kausal-überdeckenden Diagnostik die Diagnose oder Diagnosemenge bestimmt, die gemäß der Diagnose->Symptom-Regeln alle beobachteten Symptomausprägungen und möglichst keine nicht beobachteten Symptomausprägungen überdeckt. Abb. 2.19 zeigt eine überdeckende Begründung in tabellarischer Form für die Diagnose "Filzfalte im Naßfilz" für denselben Fall. Im Idealfall würde eine Diagnose alle beobachteten Symptome überdecken, d.h. es stünde in jedem Kästchen einer Spalte ein positiver Eintrag. Tatsächlich ist dies selten der Fall und es wird die relativ beste Diagnose ausgewählt, die möglichst viele Symptome mit möglichst hohem Gewicht "erklärt". Im Beispiel ist dies die erste Diagnose "Filzfalte im Naßfilz", die aufgrund korrekter Vorhersagen 48 aus 231 möglichen Punkten bekommt und keine inkorrekten Vorhersagen macht.

Überdeckende Erklärung (Einfachdiagnosen)

Symptome / Diagnosen	Gewicht	Filzfalte im Naßfilz	Naßfilz verschmutzt	Naßfilz verbraucht	ungeeigneter Naßfilz
Bewertung	231	48	20.0=32-12.0	12.0=24-12.0	8.0=24-16.0
Kompensationen = Überhaupt nicht	8		- (4.0)	- (4.0)	
Ort der ersten Sichtbarkeit, Beobachtungen = Trockenpartie	8			- (4.0)	
Trockenpartie = Einreihig mit Saugwalzen	8				
EINREIHIGE Gruppen = Bahnabheben über einer Saugwalze einer e...	8				
Lage über die Bahnbreite = An irgend einer Stelle	8		- (4.0)		
Lage über die Bahnlänge = mit Unterbrechungen, periodisch	8				
Periodenlänge = 10,00 -100,00 m	8	+ (8)			
Flg. Quer-Profil = ausgeglichen	8				
Flg. Längsprofil = Nein, keine nennenswerten	8				
Feuchte-Querprofil = ΔF/Fmittel bis ± 0,25	8				
Auftreten über der Zeit = dauernd	8				
Neuer Filz = nein	8				- (4.0)
Alter Filz = nein	8			- (4.0)	
HD-Reinigung Naßfilze = ja	8		- (4.0)		
Filzvorumschlingung = Ja	8				
Flg. leichter = nein	8				
Saugpresswalzenbohrungen = Nein	8				
Faltenform = gerade oder annähernd gerade	8	+ (8)			
Häufung der Falten = Einzeln	8	+ (8)			
Länge der Falten = > 5,00 m	8				
Richtung = in Laufrichtung	16				- (8.0)
Erscheinungsform = 3.Übereinandergelegte Falte	8	+ (8)	+ (8)	+ (8)	+ (8)
Auseinanderziehbarkeit = gar nicht auseinanderzuziehen	8	+ (8)	+ (8)	+ (8)	+ (8)
Faltenausprägung = scharf	8		+ (8)		- (4.0)
Beste Sichtbarkeit = NUR im Durchlicht	8	+ (8)	+ (8)	+ (8)	+ (8)
Papiersorte = Zeitungsdruck	2				
Flächengewicht <> = 56 - 68 "	2				
Geschwindigkeit Roller = 1000- 1300 m/min	2				
Stoff = AP	2				
Differenz v STR-vSieb = - 25 ... 0 m/min	2				
Art des Papierfehlers = Falten	4				
Art der Falten = Andere Falten	4				
Beobachtungen zu den Falten = Beobachtungen am Papiermuster	4				
Kennwort = Maxau 8	1				

Abb. 2.19. Die erste Diagnose "Filzfalte im Naßfilz" kann im Vergleich zu den übrigen Diagnosen die meisten Symptome des Falles (s. Zeileneinträge) überdecken, d.h. hat nur Tabelleneinträge mit "+" und keine mit "-". Allerdings werden nicht alle Symptome des Falles überdeckt, so daß auch Kombinationsdiagnosen in Betracht gezogen werden können.

2.7 Funktionale diagnostische Unterstützung mit Erklärung

Die funktionale Diagnostik arbeitet ähnlich wie die überdeckende Diagnostik, indem sie die Ursachen sucht, die die Diskrepanzen zwischen erwartetem und beobachtetem Verhalten (d.h. die Symptome) am besten erklärt. Während jedoch die überdeckende Diagnostik mit abstrakten Fehlerursachen und Symptomen arbeitet, ist es bei der funktionalen Diagnostik möglich, die Fehlerursachen und die Symptome einem Funktionsmodell der Maschine zuzuordnen und z.B. auf Funktionszeichnungen zu illustrieren. Die aktiven Einheiten im Modell werden als Komponenten bezeichnet, die passive Einheiten, sogenannte Materialien, verarbeiten. So bearbeiten z.B. im Falzapparat einer Druckmaschine eine Reihe von Komponenten wie Bänder, Rollen, Walzen, Zylinder, Messer das Material bedruckter Papierstrang zu einer gefalteten Zeitung. Symptome entsprechen unerwarteten Materialien-Eigenschaften, für die eine Ursache in fehlerhaften Komponentenzuständen gesucht wird. Abb. 2.20 zeigt ein Beispiel für ein mittels Funktionszeichnung illustriertes Modell, in dem die fehlerhaften Komponenten gemäß der markierten Fehlerhypothese schwarz hervorgehoben sind.

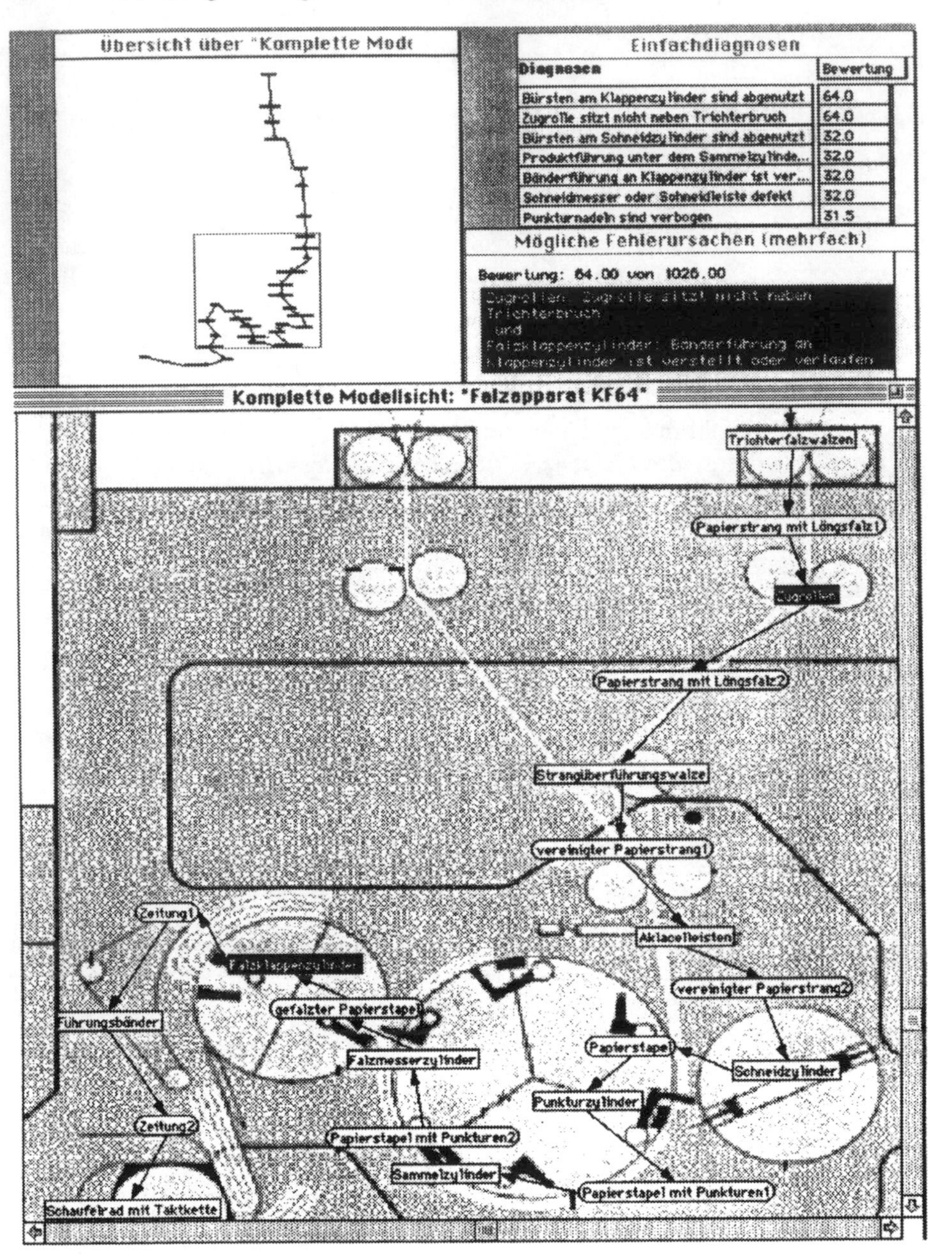

Abb 2.20. Funktionale Fehlerübersicht aus einer Druckmaschinenwissensbasis (Falzapparat): Im Hauptbild wird eine Hypothese aus zwei gleichzeitig vorhandenen Fehlerursachen (der Fehlerzustand: "Zugrolle sitzt nicht neben Trichterbruch" in der Komponente "Zugrolle" und der Fehlerzustand "Bänderführung an Klappenzylinder verstellt oder verlaufen" in der Komponente "Falzklappenzyplinder") gezeigt. Der Übersichtsgraph links oben dient zum Navigieren im Hauptbild. Die beiden Fenster rechts oben zeigen einen Ausschnitt der möglichen Einfach- bzw. der daraus zusammengesetzten plausiblen Kombinationen (Mehrfachfehler).

2.8 Tutorielle Nutzung

Aus- und Weiterbildung mit vom Benutzer zu lösenden, rechnersimulierten Fallbeispielen können helfen, die oft große Lücke zwischen theoretischem Lernen und verantwortlichem Praxiseinsatz zu schließen, und wird daher zunehmend eingesetzt. Das fallbasierte Training setzt Grundwissen über das Anwendungsgebiet beim Benutzer voraus, wofür sich z.B. konventioneller Unterricht, Lehrbücher oder hypertext- bzw. hypermediabasierte Tutor-Programme eignen.

Das Trainingssystem präsentiert schrittweise vordefinierte Fälle, die der Benutzer selbständig löst. Im (system)geführten Dialog muß der Benutzer nur Diagnosen, im ungeführten Dialog zusätzlich Tests zu deren Absicherung herausfinden. Seine Diagnosen, Tests und deren Begründungen werden vom System kommentiert, indem sie mit dem jeweiligen Problemlösungsstatus des Systems verglichen werden. Wenn sich die Domäne dafür eignet, können die Fälle auch multimedial präsentiert werden, d.h. in Form von Bildern und Geräuschen, die der Benutzer zunächst erkennen muß, bevor er sie diagnostisch interpretiert. Im folgenden wird die tutorielle Nutzung zunächst am Beispiel der Neurologiediagnostik und dann mit multimedialer Fallpräsentation am Beispiel der Pflanzenklassifikation demonstriert.

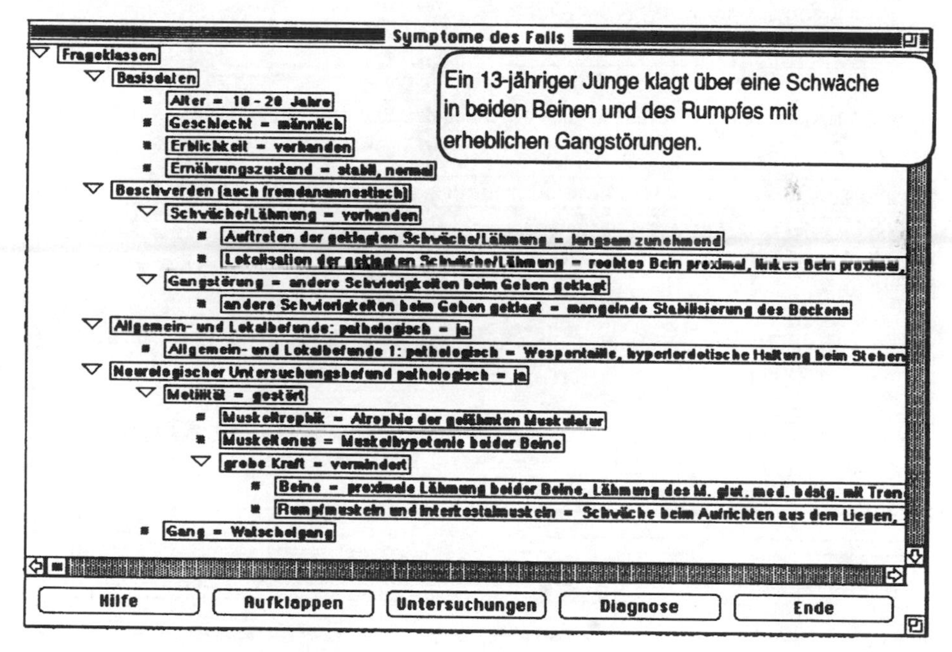

Abb. 2.21. Beispiel aus dem Neurologie-Trainer (s. Abschnitt 3.1.3) mit Präsentation der Symptome aus Anamnese und Untersuchungsbefund.

Zunächst werden dem Benutzer die Symptome aus Anamnese und Untersuchungsbefund präsentiert.[2] Sie werden in einer "Klapphierarchie" gezeigt, in der der Benutzer verschiedene Bereiche auf- und zuklappen kann, um den vorhandenen Bildschirmplatz besser auszunutzen (Abb. 2.21 am Beispiel des Neurologie-Trainers). Anschließend kann er einen Diagnoseverdacht äußern (Abb. 2.22) und technische Untersuchungen anordnen (Abb. 2.23; jeweils mit Feedback). Die neuen Symptome werden dann in der Klapphierarchie angezeigt und der Benutzer kann im nächsten Zyklus seine Hypothesen revidieren und weitere Untersuchungen anfordern.

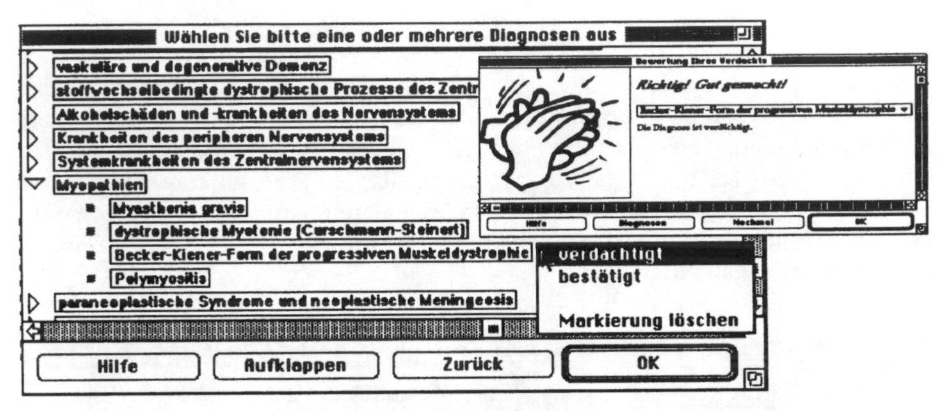

Abb. 2.22. Auswahl einer Verdachtsdiagnose durch den Benutzer mit Feedback vom System.

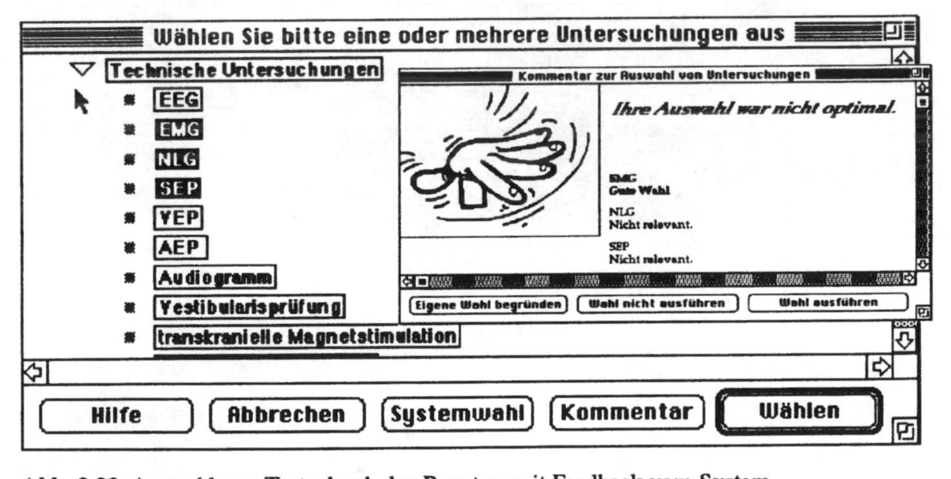

Abb. 2.23. Auswahl von Tests durch den Benutzer mit Feedback vom System.

[2] Für die Symptompräsentation gibt es viele Darstellungsvarianten (s. Abschnitt 4.4.7).

Zwischendurch oder spätestens am Ende des Falles, nachdem dem Benutzer alle Symptome bekannt sind, soll er seine gewählten Diagnosen begründen. Dazu muß er die zur Herleitung der Diagnose wichtigen Symptome angeben, wozu er anschließend einen Kommentar bekommt (Abb. 2.24).

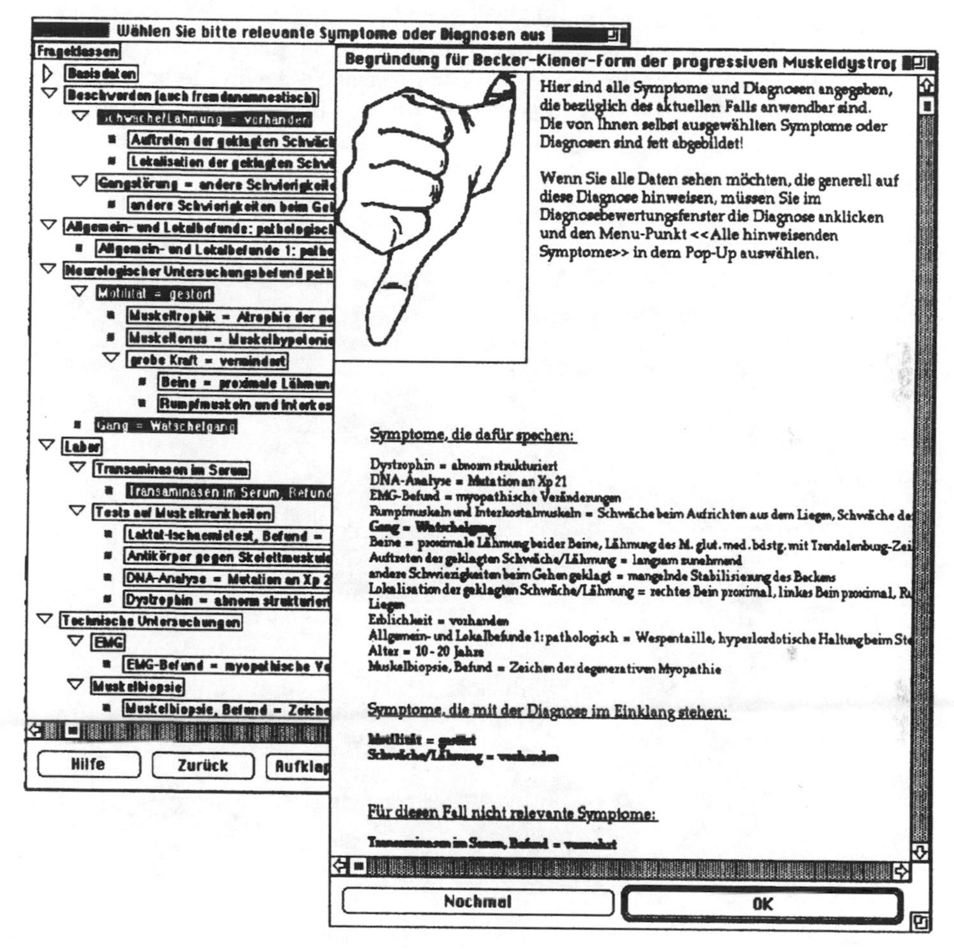

Abb. 2.24. Der Benutzer begründet eine Diagnose, indem er aus der Liste aller Symptome des Falles diejenigen markiert, die er für die Herleitung der Diagnose für relevant hält. Den Kommentar dazu zeigt der rechte Teil der Abbildung.

Wenn sich die Domäne dazu eignet, können die Merkmale statt nur in Textform auch multimedial präsentiert werden. Ein Beispiel aus der Pflanzenbestimmung zeigt Abb. 2.25. Zunächst wird nur das Übersichtsbild der Pflanze gezeigt (in Abb. 2.25 ganz links). Durch Klick auf entsprechende Regionen kann der Benutzer weitere Bilder anfordern (restliche Bilder in Abb. 2.25). Seine Beobachtungen gibt er dann mit einer aufklappbaren Hierarchie (s. o. Abb. 2.4) ein. Merkmale des Falles, die nicht multimedial dargestellt werden können, sind in der Klapphierarchie vorausgefüllt. Die weitere Interpretation der Daten verläuft dann wie bereits beschrieben weiter. Bei der Kritik der Benutzereingaben berücksichtigt das Trainingssystem jetzt auch, welche Merkmale der Benutzer richtig bzw. falsch erkannt hat (Abb. 2.26).

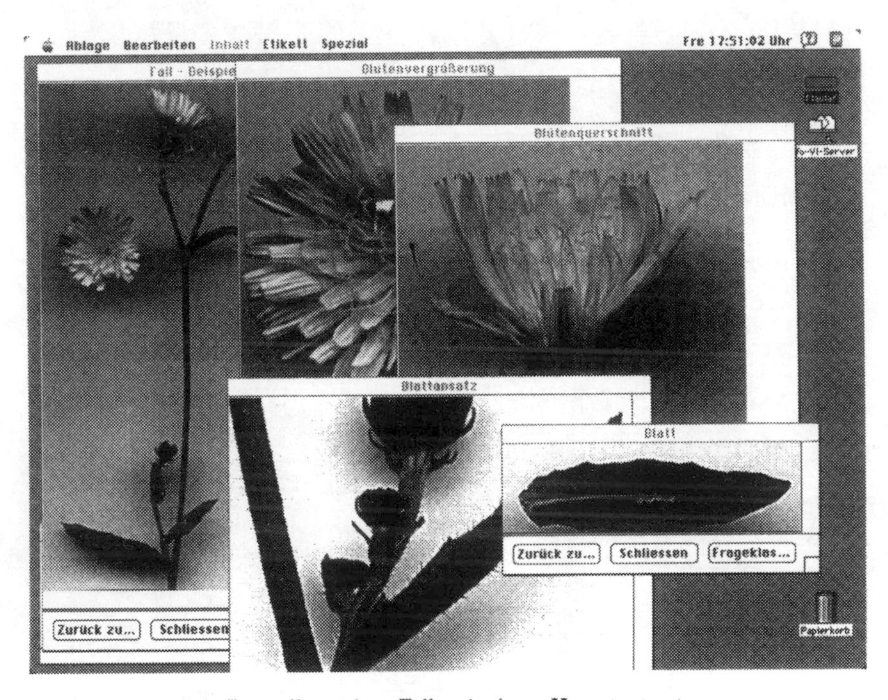

Abb. 2.25. Multimediale Darstellung eines Falls mit einem Hypertextsystem.

Bewertung der erkannten Symptome
Prima! Fast alles richtig erkannt
Richtig erkannte Symptome
Blütenfarbe = gelb
Blütentyp grob = strahlig, sternförmig
Blütentyp strahlig = Typ Löwenzahn (Korbblüte, nur Zungen)
Wuchsart = aufsteigend bis aufrecht, freistehend
Stengelverzweigung = verzweigt
Stengelinneres = weitröhrig hohl
Blütenblattrand gezackt = ja, deutlich
Blattunterteilung = einfache Form, ohne regelmäßige Gliederung
Blattform = oval, eiförmig
Blattrand = gesägt oder gekerbt
Blattnervatur = netznervig oder fiedernervig
Kelchfarbe = grün
Blattbefestigung = sitzend
Blatthaare = kahl oder kaum behaart
Stengelhaare = nicht oder kaum behaart
Falsch erkannte Symptome
Stengelumfang = rund und eher glatt
Blütenkelch = verwachsenblättrig bis becherförmig
Richtige Belegung
Wo hätte ich das sehen sollen?
OK
Richtige Belegung
Die richtige Belegung für das Symptom Blütenkelch ist
dachziegelartig schuppig angeordnete Kelchblätter.
OK
Blütenkelch
Schließen

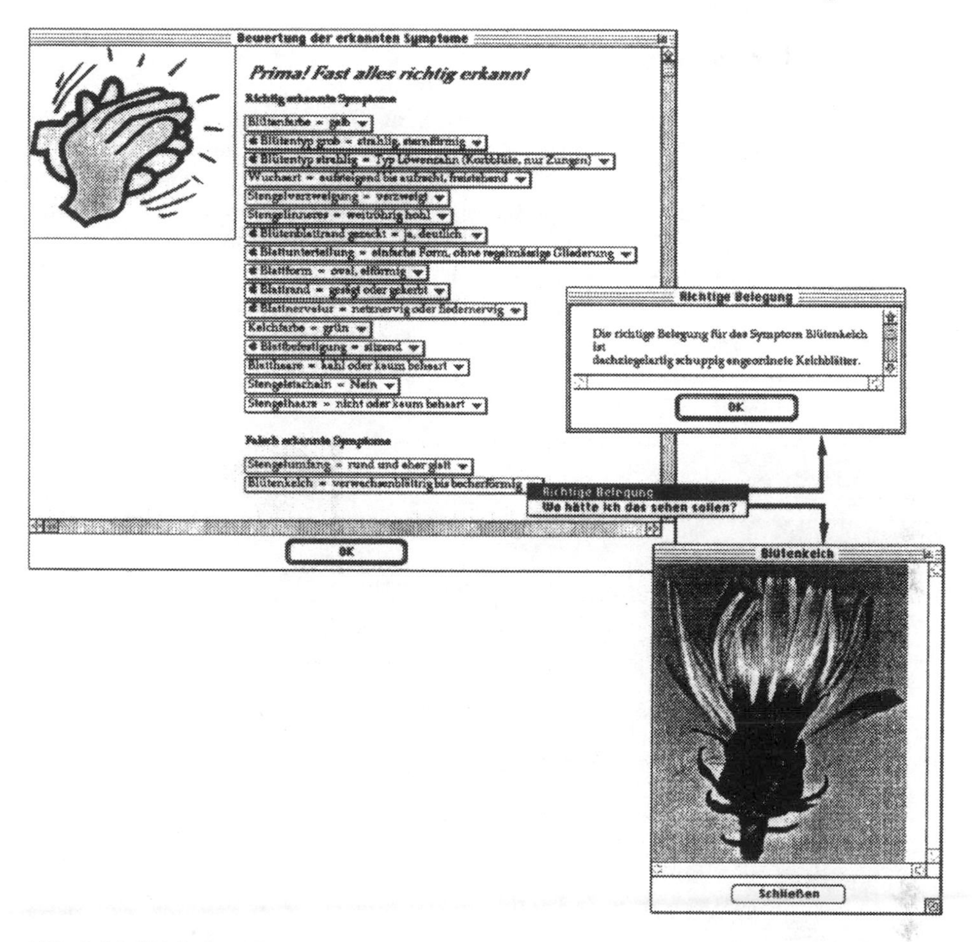

Abb. 2.26. Kritik der Merkmalserkennung. Zu falsch erkannten Merkmalen kann sich der Benutzer die "richtige Belegung" und den zugehörigen Bildausschnitt zeigen lassen.

2.9 Nachschlagefunktion

Die Verknüpfung mit informellem Wissen kann den Nutzen eines Diagnosesystems beträchtlich erhöhen. Dies gilt umso mehr, wenn das informelle Wissen bereits elektronisch vorhanden ist und nur integriert und verknüpft werden muß. In der Medizin kann das z.B. die Anbindung an ein Lehrbuch bzw. an einen Bildatlas sein, in technischen Domänen die Anzeige von Bedienanleitungen, Zeichnungen und Stücklisten und in Dienstleistungsbereichen die Bereitstellung von allgemeinen Produktinformationen oder Gesetzestexten. Auch das formalisierte Wissen kann unabhängig von seiner Problemlösungsfähigkeit zum Nachschlagen nützlich sein, z.B. um typische Symptome zu einer Diagnose oder Tests zu deren Abklärung zu finden.

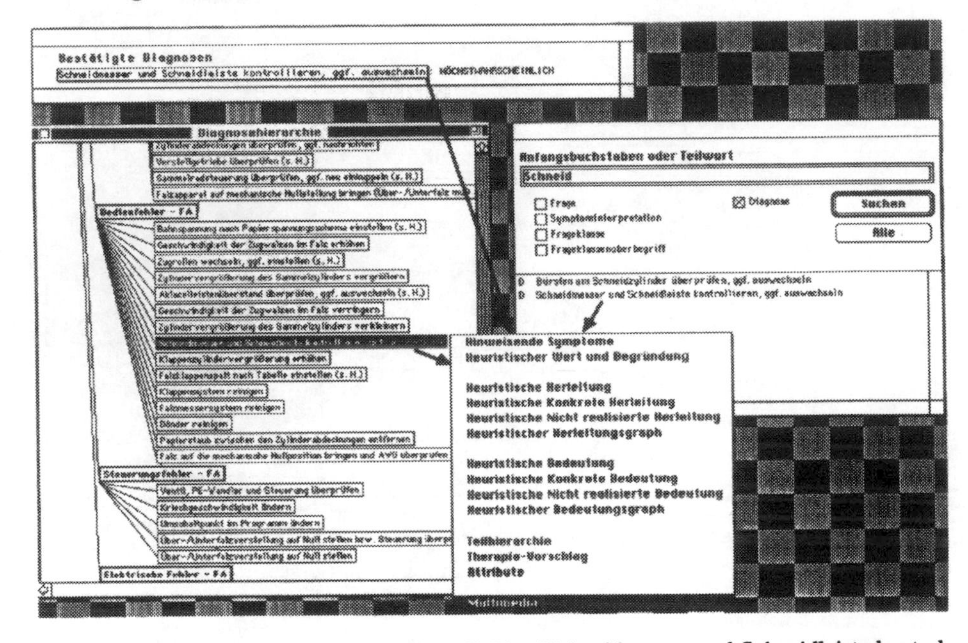

Abb. 2.27. Navigationsstruktur: Einen Begriff (hier "Schneidmesser und Schneidleiste kontrollieren, ggf. auswechseln") kann man auf drei verschiedene Arten suchen: 1. als bestätigte oder verdächtigte Lösung eines Falles (oben), 2. systematisch in der Diagnosehierarchie (links) oder 3. mit textueller Anfrage (rechts). Zu dem gesuchten Begriff kann man sich mit einem Pop-Up-Menü dann außer dem formalisiertem Wissen auch Zusatzwissen anzeigen lassen ("Multimedia"; im Menü ganz unten; s. Abb. 2.28).

Die Kopplung zwischen formalisiertem und informellem Wissen läßt sich gut über die Namen der Diagnosen, Symptome und Untersuchungsmethoden (Frageklassen) realisieren. Die Objekttypen werden um zusätzliche Attribute für das informelle Wissen erweitert. Ein Vorteil dieser Art der Kopplung ist, daß die formalisierte Wissensbasis dank der hierarchischen Organisation ohnehin eine gute Navigationsstruktur für die Kernbegriffe umfaßt (hierarchische, textuelle und problemlösungsbezogene Suche in Abb. 2.27). Beispiele für die Anbindung von Zusatzwissen aus dem Druckmaschinenbereich zeigen Abb. 2.28 und 2.29.

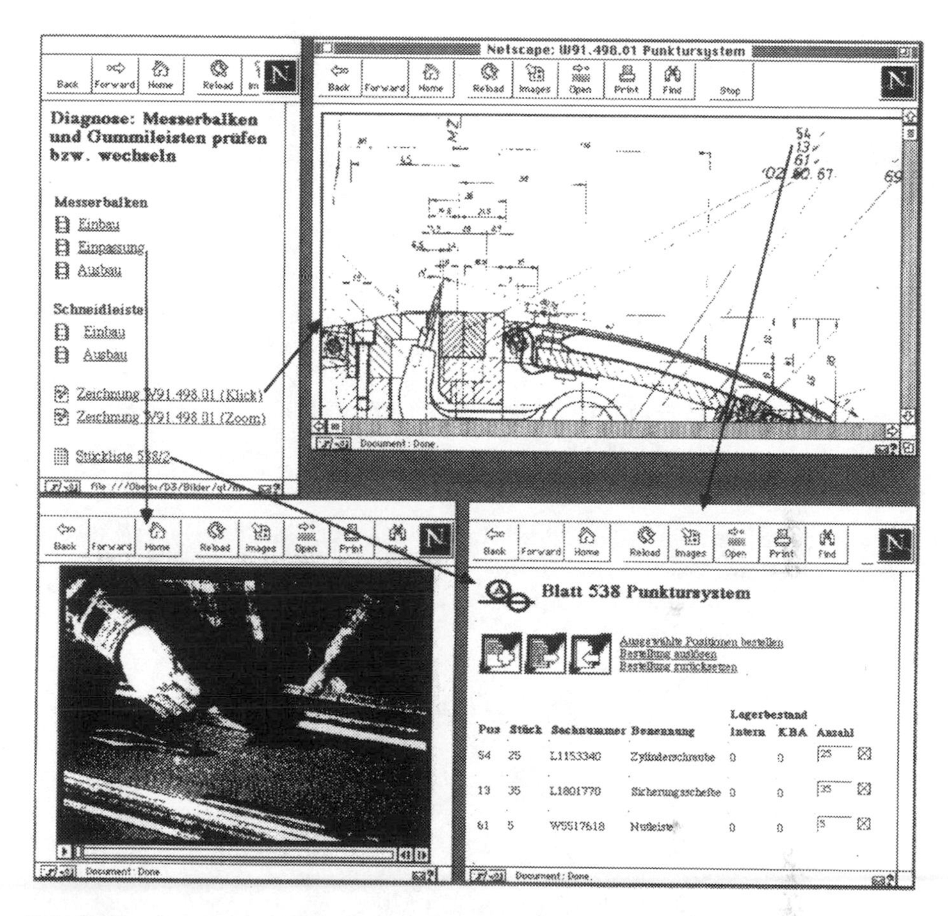

Abb. 2.28. Anbindung von Zusatzwissen. Zu der Diagnose: "Messerbalken und Gummileisten prüfen bzw. wechseln" (synonym zu "Schneidmesser und Schneidleiste kontrollieren, ggf. auswechseln" in Abb. 2.27; Fenster oben links) ist verschiedenes Zusatzwissen verfügbar: 1. Bedieninformationen zum Einbau und Ausbau von Messerbalken und Schneidleiste, die in diesem Fall als kleiner Videofilm vorliegen (Auszug im Fenster unten links), aber auch als Text denkbar wären; 2. Zeichnungen (oben rechts), die leicht vergrößert und verkleinert werden können; 3. Stücklistendaten (unten rechts). Aus letzteren können automatisch Bestellvorgänge ausgelöst werden (Abb. 2.29).

Wenn – wie z.B. in der Medizin – viel Wissen in Lehrbüchern vorhanden ist, ist eine Kopplung mit einer Wissensbasis naheliegend. Eine Möglichkeit zur Einbindung besteht darin, daß man die Lehrbuchtexte und -bilder zu Diagnosen und Symptomen in überschaubare Kategorien aufteilt, die in einem Pop-Up-Menü zusammen mit aufbereitetem formalisierten Wissen angeboten werden, z.B.:

• *Diagnosekategorien*
- Definition
- Synonyme und Verschlüsselung
- Epidemeologie (allgemeine und gruppenbezogene Krankheitshäufigkeit)
  Ätiologie (Krankheitsursachen)
- Pathogenese und Pathophysiologie (Krankheitsprozeß)
- Symptomatik und Verlauf (informell und formalisiert; eventuell untergliedert nach Untersuchungstechniken)
- Tests und deren Indikationen
- Komplikationen
- Therapien
- Prognose und Verlauf
- Fallbeispiele
- Verweise auf Literatur

• *Symptomkategorien*
- Definition
- Synonyme und Verschlüsselung
- Erklärung
- schematische Zeichnungen
- beispielhafte Bilder
- Verweise auf mögliche Diagnosen (informell und formalisiert)
- Fallbeispiele

Für den Benutzer präsentiert sich das Informationssystem als ein Hypertext- bzw. Hypermediasystem. Dabei stammen die Informationen aus heterogenen Wissensquellen, und die Bildschirmseiten werden teilweise aus einer zugrundeliegenden Wissensrepräsentation generiert.

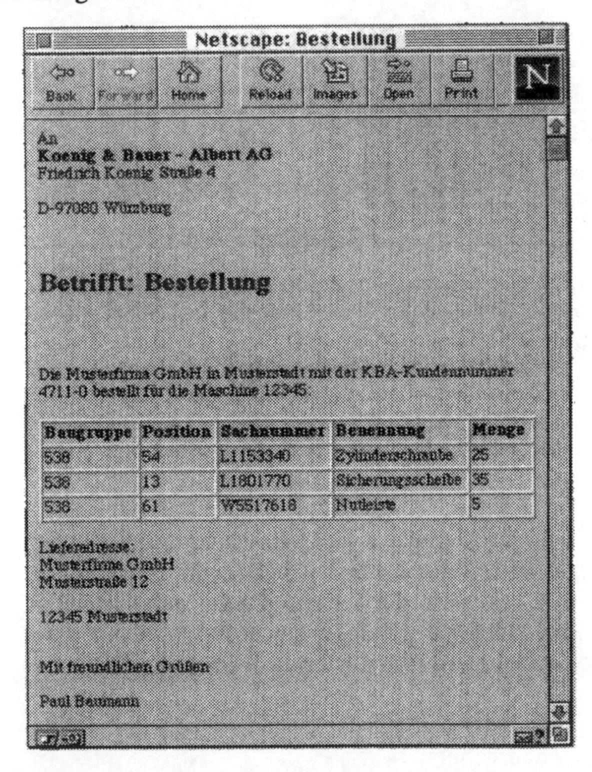

Netscape: Bestellung

Back Forward Home Reload Images Open Print

An
Koenig & Bauer - Albert AG
Friedrich Koenig Straße 4

D-97080 Würzburg

Betrifft: Bestellung

Die Musterfirma GmbH in Musterstadt mit der KBA-Kundennummer 4711-0 bestellt für die Maschine 12345:

Baugruppe	Position	Sachnummer	Benennung	Menge
538	54	L1153340	Zylinderschraube	25
538	13	L1801770	Sicherungsscheibe	35
538	61	W5517618	Nutleiste	5

Lieferadresse:
Musterfirma GmbH
Musterstraße 12

12345 Musterstadt

Mit freundlichen Grüßen

Paul Baumann

Abb. 2.29. Bestellformular, das automatisch aus den angekreuzten Stücklistendaten aus Abb. 2.28 unten rechts generiert wurde.

3. Anwendungsszenarien

In diesem Kapitel wird darauf eingegangen, wie die Nutzungsarten aus dem letzten Kapitel in Anwendungsszenarien umgesetzt werden können. In den beiden Hauptanwendungsbereichen, medizinische und technische Diagnose- und Informationssysteme, werden verschiedene Einsatzszenarien sowie ein integriertes Konzept vorgestellt und Beispielanwendungen mit D3 erläutert. Schließlich wird ein ebenfalls sehr attraktiver, allerdings wesentlich heterogenerer Bereich, der Dienstleistungssektor, kurz skizziert.

3.1 Medizinische Einsatzszenarien und Anwendungen

3.1.1 Einsatzszenarien

Die medizinische Diagnostik war seit der Verfügbarkeit von Computern eine Herausforderung für deren Einsatz zur Entscheidungsunterstützung. Attraktive Einsatzformen sind:

- Automatische Meßdateninterpretation
- Standardisierte Dokumentation der Patientendaten
- Elektronisches Nachschlagewerk
- Konsultation zur Entscheidungsunterstützung
- Kritik medizinischer Entscheidungen
- Tutorielle Nutzung

Automatische Meßdateninterpretation

Die Interpretation automatisch erhobener Daten wie z.B. von Labor- oder EKG-Daten greift am wenigsten in die Organisation medizinischer Betriebe ein und ist deswegen ein sehr attraktiver Einsatz von Diagnosesystemen. Allerdings ist die diagnostische Aussagekraft begrenzt, da die Daten meist isoliert von den übrigen Patientendaten interpretiert werden. Bei der Labordaten-Interpretation werden zum einen Meßwerte als abnorm gekennzeichnet und zum anderen Hinweise auf mögliche Erkrankungen gegeben, die allerdings wegen des fehlenden Kontextes meist eher vage bleiben. Ein interpretierter Laborbericht hat dann zwei Teile, zum einen die Meßergebnisse mit den jeweiligen Grenzwerten, meist in tabellarischer Form, zum anderen einen Interpretationsteil, der aus mit Textschablonen generiertem Text besteht (s. u. standardisierte Dokumentation). Die Generierung solcher interpretierter Laborberichte ist technisch möglich und verbreitet sich zunehmend in der Praxis. Während derzeit überwiegend Laborautomaten mit separaten Interpretationsprogrammen gekoppelt werden, gibt es auch schon Bestrebungen, die Interpretationsprogramme in die Laborautomaten zu integrieren. Eine strukturell ähnliche, aber wegen der gravierenderen Konsequenzen und einer heterogeneren Datenerfassung anspruchsvollere Anwendung ist die automatische Überwachung von Patienten auf Intensivstationen.

Technisch schwieriger ist die automatisierte Dateninterpretation, wenn die Daten mit bildgebenden Verfahren, die vom EKG bis zur Computertomographie reichen, erzeugt werden. Um diese Daten mit Diagnosesystemen auswerten zu können, müßten zunächst die kritischen Parameter aus den Bildern extrahiert werden. Dieser Schritt wird vor allem dadurch erschwert, daß die Originaldaten gewöhnlich verrauscht sind. Bei der EKG-Interpretation, bei der es im Vergleich zu Computertomographien auf relativ wenige, genormte Parameter ankommt, ist die Parameter-Extraktion oft gut genug, so daß brauchbare Interpretationen mit Diagnostik-Systemen möglich sind. In der Tat sind automatische EKG-Interpretationen schon weit verbreitet. Die Qualität der am besten bewerteten Programme wird in einer vergleichenden Untersuchung in [Willems et al. 91] relativ hoch eingeschätzt. Allerdings wurde in der Studie nur ein relativ kleines Spektrum von EKG-Abnormitäten untersucht. In der klinischen Praxis sind die Programme zumindest zur Vorselektion und Unterscheidung zwischen normalen und abnormen EKGs akzeptiert.

Bei komplexen bildgebenden Verfahren wie Computertomographien dient der Computer vor allem zur bildlichen Aufbereitung der Datenmengen, eine automatische Interpretation scheitert meist an der unzuverlässigen Merkmalsextraktion. So ist schon das automatische Ausmessen von interessanten Regionen sehr schwierig, da die Umrisse oft schlecht zu erkennen sind und meist manuell gekennzeichnet werden müssen. Da bei diesen Verfahren sehr viele Daten anfallen, deren Bedeutung nicht offensichtlich ist, sind auch Lernverfahren (s. Abschnitt 7.3) interessant.

Standardisierte Dokumentation der Patientendaten

Die Dokumentation der Patientendaten geschieht derzeit noch überwiegend handschriftlich auf Papier in unstrukturierter Form. Dadurch wird die Patientenakte oft recht dick und unübersichtlich, so daß ein neuer Arzt, der den Patienten weiter- oder mitbehandelt, es nicht leicht hat, sich zu orientieren. Wenn es einen Abschlußbericht gibt – z.B. wenn ein Arzt einen Patienten an einen anderen Arzt oder ein Krankenhaus überwiesen hat, wird bei Rücküberweisung in der Regel ein solcher Bericht erstellt –, dann beinhaltet er eine gute Übersicht. Einzeldaten werden jedoch oft eher neu erhoben als in einer unübersichtlichen und unvollständigen Akte mit ungewissem Erfolg gesucht.

Ausgehend von der unstrukturierten Papier-Patientenakte können verschiedene Stufen zur Verbesserung der Dokumentation unterschieden werden:

- strukturierte Patientenakte auf Papier, z.B. mit Fragebögen.
- strukturierte elektronische Patientenakte. Die Einträge sind zwar nach Rubriken strukturiert, bestehen aber aus freiem Text.
- standardisierte elektronische Patientenakte, so daß die Daten maschinell interpretiert werden können. Dies erfordert eine einheitliche Terminologie aller oder zumindest der wichtigsten Befunde und deswegen einen beträchtlichen Entwicklungs- und Standardisierungsaufwand.

Während die Kodierung von Diagnosen mit dem ICD-Schlüssel weit vorangeschritten ist – er ist im neuen Gesundheitsstrukturgesetz in Deutschland vorgeschrieben –, gibt es für Anamnese und Befund kaum Standards. Ihre Formalisierung ist vielleicht die schwierigste Aufgabe bei der Erstellung von Diagnosesystemen, da man im Gegensatz zu strukturierten Patientenakten nicht nur die Oberbegriffe (Rubriken), sondern auch alle denkbaren Einträge standardisieren muß. Die beiden Hauptprobleme sind einerseits die Festlegung des angemessenen Detaillierungsgrades für die Datenerfassung, andererseits die Herstellung eines Konsens in dem jeweiligen medizinischen Teilbereich.

Die Vorteile einer standardisierten Datenerfassung sind vielfältig: Sie ist nicht nur Voraussetzung für die verschiedenen Formen der diagnostischen Auswertung (s. folgende Abschnitte), sondern ermöglicht auch statistische Auswertungen für die klinischen Forschung sowie – als unmittelbarer Nutzen – eine übersichtliche Darstellung der Patientenakte. Dazu gehören sowohl ein Patientenaktensystem, in dem der Benutzer sich verschiedene Übersichten und Detaildarstellungen der Patientendaten auf dem Bildschirm anzeigen lassen kann, als auch die Generierung diverser Arten von Berichten auf Papier mit Schablonen, falls dies erforderlich ist.

Der größte Nachteil ist der beträchtliche Aufwand bei der Eingabe, da das Ausfüllen einer standardisierten Patientenakte gewöhnlich die Beantwortung sehr vieler Fragen erfordert. Da Ärzten dazu meist die Zeit fehlt, müssen Kompromisse eingegangen werden. Ein vielversprechender Weg ist, wenn die Patienten selbst – eventuell mit Unterstützung von medizinischem Hilfspersonal – detaillierte Anamnesefragebögen ausfüllen, da sie sich eher die Zeit dafür nehmen. Allerdings erfordert dies ein auf Patienten zugeschnittenes Vokabular. Erste Untersuchungen dieser Vorgehensweise mit dem Rheumasystem von Schewe (s. Abschnitt 3.1.3) zeigten eine positive Resonanz.

Elektronisches Nachschlagewerk

Für ein elektronisches Nachschlagewerk eignet sich vor allem die Hypertext- bzw. Hypermediatechnologie in Kombination mit konventionellen Wissensquellen wie z.B. Lehrbüchern, Lexika, Rote Liste, Bibliographien usw. Der Vorteil ist, daß man in elektronischen Nachschlagewerken assoziativ lesen und suchen kann, d.h. theoretisch kann zu jedem Begriff durch einfachen Mausklick zusätzliches Wissen angefordert werden. Während eine direkte Übernahme von Buchtexten auf den Bildschirm relativ einfach ist, kann man durch Überarbeitung ihre Lesbarkeit auf dem neuen Medium oft beträchtlich verbessern.

Einen erheblichen Mehrwert kann man durch Kombination unterschiedlicher Dokumente erzielen, z.B. wenn eine Literaturreferenz in einem Lehrbuch durch Mausklick aus einem Literaturinformationsdienst wie MEDLINE direkt verfolgt werden kann und die zugehörige Zusammenfassung bzw. der vollständige Beitrag auf dem Bildschirm erscheint oder bei einem Hinweis auf ein Medikament durch Mausklick ausführliche Informationen dazu direkt aus einem Medikamenten-Informationssystem beschafft werden können. Auch eine Kopplung zu formalisiertem Wissen von Diagnosesystemen ist ein Mehrwert, wenn man sich z.B. die zur Herleitung einer Diagnose relevanten Symptome mit ihren Regelevidenzen oder die Reihenfolge von Untersuchungen, die man zur Abklärung der Diagnose durchführen sollte, anzeigen läßt.

Die Attraktivität eines elektronischen Nachschlagewerks kann durch eine mediengerechte Aufbereitung der Informationen erheblich verbessert werden. Während man längere Texte meist lieber auf Papier liest, eignet sich der Computer besser zum gezielten Suchen spezieller Informationen. Bei der Übertragung des Wissens über Diagnosen von einem Lehrbuch in den Computer ist daher eine Aufbereitung in jeweils übersichtliche Bildschirmseiten mit wenig Text günstig, wobei man genauere Informationen zu Unterthemen per Mausklick nachfragt. Dabei können Strukturen aus dem Lehrbuch übernommen werden, z.B. die Beschreibung von Diagnosen mit standardisierten Kategorien wie Definition, Häufigkeit, Krankheitsursachen, Krankheitsprozeß, usw (vgl. Abschnitt 2.9).

Ein Vorteil bei der elektronischen Bereitstellung von Bildmaterial ist, daß ein Bild von vielen Bildschirmseiten aus zugänglich gemacht werden kann, während es im Buch nur auf einer Seite verfügbar ist. Weiterhin können in geeigneten Fällen Bilder durch Bildsequenzen oder Animationen ergänzt werden, z.B. bei Bewegungsstörungen.

Mit einem elektronischen Nachschlagewerk lassen sich auch komplexere Anfragen beantworten, die Kombinationen von Einzelmerkmalen umfassen. Diese Anfrageart entspricht der Anfrage in Datenbanken. Eine typische Frage wäre: Welche Diagnosen sind bei einer bestimmten Kombination von Symptomen möglich und – was weit über Datenbankanfragen hinausgeht – wie plausibel sind sie? Die Frage wird durch Rückgriff auf die Wissensbasis oder die Falldatenbasis beantwortet und kann den Aufruf der entsprechenden Problemlöser in einer einfachen Form ohne Rückfragen beinhalten.

Konsultation zur Entscheidungsunterstützung

Das ursprüngliche Leitmotiv für die Entwicklung medizinischer Diagnosesysteme war die Konsultation, d.h. der Benutzer gibt die wichtigsten Symptome eines Patienten ein, und das Expertensystem fragt nach zusätzlichen Symptomen und schließt auf mögliche Diagnosen. Jedoch hat sich dieses Modell bisher nicht durchgesetzt. Die Gründe sind einerseits der beträchtliche Zeitbedarf für die Eingabe der vielen erforderlichen Symptome, deren Erkennung oft mindestens so viel Kompetenz erfordert wie deren Interpretation (und nur letztere wird vom Programm unterstützt), andererseits der begrenzte Kompetenzbereich der Programme, die oft nur für kleine Spezialgebiete konzipiert und deswegen in der Praxis wenig hilfreich sind.

Der Hauptbedarf für Konsultationen ist die Behandlung schwieriger Fälle. Dazu gehört das Erkennen von seltenen bzw. untypischen Diagnosen. Da es in den meisten Anwendungsbereichen relativ wenige häufige, aber außerordentlich viele seltene Diagnosen gibt, bedingt der Anspruch auf Vollständigkeit eine weit überproportionale Anstrengung bei der Wissensbasisentwicklung. Hinzu kommt das Problem, daß seltene Diagnosen schwer zu validieren sind. Tatsächlich wird man eine Vollständigkeit und Korrektheit nie erreichen, sondern sich ihr nur annähern können. Da die letzte Entscheidung deswegen immer beim Arzt bleiben muß, benötigen Konsultationsprogramme eine gute Erklärungsfähigkeit.

Eine drastische Reduzierung des Entwicklungsaufwandes ist möglicherweise durch fallbasierte Klassifikation zu erwarten, die nach bekannten ähnlichen Fällen sucht und bei hinreichender Ähnlichkeit die Diagnose und Therapie von dem bekannten auf den neuen Fall überträgt. Jedoch sind – insbesondere bei Multimorbidität – sehr viele gut dokumentierte Fälle erforderlich, damit eine Chance besteht, ähnliche Fälle zu den Daten eines neuen Patienten zu finden.

Wegen dieser Schwierigkeiten ist die im nächsten Abschnitt vorgestellte Kritikfunktion eine attraktive Alternative zur Konsultation, weil sie explizit darauf abzielt, den Arzt zu ergänzen. Der Arzt dokumentiert seine Symptome und seine Entscheidungen und wird vom Programm kritisiert, sofern es dazu einen Anlaß gibt. Während bei der Konsultationsfunktion der Arzt entscheiden muß, wie relevant die Schlußfolgerungen des Programms sind, besitzt ein Kritiksystem Metawissen über seine eigene Kompetenz und die Relevanz seiner Aussagen.

Kritik medizinischer Entscheidungen

Kritiksysteme sind auch für kompetente Benutzer attraktiv, da sie ihre Fähigkeiten ergänzen. Sie sind einerseits leichter zu entwickeln, weil sie nicht vollständig sein müssen, und bei mangelndem Wissen einfach schweigen können, und andererseits schwerer, weil sie zusätzliches Wissen benötigen, um zu entscheiden, ob eine Kritik angebracht ist. Das gilt auch, wenn mehrere medizinische Vorgehensweisen ähnliche Plausibilität besitzen – ein Konsultationssystem braucht nur eine Variante anzugeben, ein Kritiksystem muß alle Varianten kennen, um sie kommentieren zu können.

Da auch Kritiksysteme viele Daten benötigen, ist ihre Benutzung vor allem in Kombination mit einem standardisierten Dokumentationssystem attraktiv. Sie würden dann eingegebene Diagnosen auf Plausibilität im Hinblick auf die bekannten Symptome überprüfen und Warnungen ausgeben, wenn entweder eine relevante Diagnose übersehen wurde oder Entscheidungen nach einer eher unwahrscheinlichen Diagnose ausgerichtet werden. Im Interesse der Glaubwürdigkeit eines Kritiksystems ist es besser, sich in unklaren Situationen zurückzuhalten, da der behandelnde Arzt wahrscheinlich zusätzliche Informationen für seine Entscheidung hat. Daher muß das Kritiksystem immer wissen, wie sicher es bei seinen Vorschlägen ist. Das erfordert sowohl eine Bewertung, wieviele der zu einer Entscheidung nötigen Daten bekannt sind, als auch, wie kompetent die Wissensbasis für das anstehende Problem ist. Wie schon erwähnt, muß auch Wissen über plausible Entscheidungsalternativen vorhanden sein, um von einem optimalen Vorgehen abweichende Entscheidungen angemessen beurteilen zu können.

Tutorielle Nutzung

Bei der tutoriellen Nutzung diagnostiziert der Benutzer vorgegebene Trainingsfälle und wird dabei vom Tutorsystem hinsichtlich seiner Vorgehensweise und seiner Verdachts- und Enddiagnosen einschließlich Begründungen kritisiert. Im Vergleich zu den sehr ähnlichen Kritiksystemen sind Trainingssysteme einfacher zu entwickeln, da die Fälle bekannt sind und das Trainingssystem solange getestet werden kann, bis alle Trainingsfälle korrekt bearbeitet werden. Dadurch kann die Formalisierung von Wissen über die eigene Kompetenz zum großen Teil entfallen. Im Extremfall kann man auch Trainingssysteme bauen, die nur einen einzigen Fall lösen können, was auch ohne Expertensystemtechnologie mit Hypermedia- oder Autorensystemen möglich ist. Da der Entwicklungsaufwand für Hypermedia-basierte Trainingssysteme jedoch für jeden neuen Fall etwa gleich groß ist, sind bei großen Fallzahlen expertensystembasierte Trainingssysteme weit ökonomischer zu entwickeln.

Aus Benutzersicht gehören Trainingssysteme zum Bereich des "Edutainment", d.h. sie müssen mit optisch meist sehr attraktiven Computerspielen, bei denen der Lerneffekt Haupt- oder Nebensache sein kann, konkurrieren. Auf diese Erwartungen muß vor allem bei der Gestaltung der Benutzungsoberfläche Rücksicht genommen werden, z.B. durch eindeutiges, schnelles und attraktiv aufgemachtes Feedback auf Benutzeraktionen. Trainingssysteme lassen sich gut mit elektronischen Nachschlagewerken kombinieren, so daß der Benutzer vor oder nach einer Entscheidung auf das zugrundeliegende Wissen zugreifen kann. Da die Wissensaufnahme im Anwendungskontext geschieht, ist er zum Lernen des Stoffes höher motiviert und behält das Wissen besser als bei "kontextfreiem" Lesen des Stoffes.

3.1.2 Integrierte Diagnose- und Informationssysteme

Ein integriertes Diagnose- und Informationssystem kann die im letzten Abschnitt erwähnten Teilsysteme kombinieren:

- anwendbares, formalisiertes Diagnosewissen in verschiedenen Wissensarten;
- formalisiertes Hintergrundwissen, das nicht direkt zur Diagnostik aber z.B. zur Konsistenzprüfung genutzt werden kann;
- informelles Diagnose- und Hintergrundwissen aus Lehrbüchern, Lexika usw.;
- Bereitstellung von Fallsammlungen von echten und Musterpatienten einschließlich zugehörigem Bildmaterial;
- dreidimensionale Modelle räumlicher Strukturen, durch die beliebige Schnitte gelegt werden können;
- Anbindung an ein Online-Literatur-Recherche-System wie z.B. MEDLINE;
- Nutzung des Wissens und der Fälle in Tutor- und Trainingssystemen.

Besonders attraktiv ist der Zugriff auf ein solches System ohne patientenspezifische Daten über das Internet. Derzeit dürften jedoch die Übertragungsgeschwindigkeiten, insbesondere bei Bildmaterial, nicht ausreichen. Als Alternative bietet sich die Installation als Intranet innerhalb eines Krankenhauses an, das mit dem Krankenhausinformationssystem gekoppelt sein sollte.

Bisherige Krankenhausinformationssysteme (KIS) unterstützen überwiegend administrative und allgemeine organisatorische Aufgaben. Obwohl zunehmend auch klinische Daten zur Leistungsdokumentation erfaßt werden müssen, bestehen Defizite bei der Unterstützung der ärztlichen und pflegerischen Tätigkeiten auf Stationen und in Ambulanzen. Jedoch sind moderne Krankenhausinformationssysteme offene Systeme, in die sich zusätzliche Module integrieren lassen. Ziel einer Integration mit wissensbasierten Systemen ist es, sie zu umfassenden Assistenzsystemen zu erweitern. Zu den oben erwähnten Aspekten kommen vor allem die Erfassung und Aufbereitung von patientenspezifischen Daten und Aspekte des Datenschutzes und der Datensicherheit hinzu. Spezifische Vorteile sind die Qualitätssicherung mit Kritiksystemen und die Verfügbarkeit von Daten für die medizinische Forschung.

Voraussetzung ist eine elektronische Krankenakte, die um so nützlicher ist, je mehr Patientendaten sie enthält und je standardisierter die Daten repräsentiert sind. Bei allen Schlußfolgerungen muß einkalkuliert werden, daß wahrscheinlich zunächst nur grob unvollständige Daten in der elektronischen Krankenakte vorliegen; trotzdem soll aus den gerade vorhandenen Daten möglichst viel herausgeholt werden. Gegebenenfalls muß das System darauf verweisen, welche Daten für eine zuverlässigere Bewertung ergänzt werden müssen.

Da zumindest anfangs die Papierakte parallel zur elektronischen Krankenakte weitergeführt wird, darf der zusätzliche Aufwand für die elektronische Krankenakte kaum ins Gewicht fallen. Das hat zwei Konsequenzen: es müssen möglichst viele Daten automatisch übernommen werden, und alles, was in der elektronischen Akte vorhanden ist, sollte problemlos auf Papier ausgedruckt und abgeheftet werden können. Im folgenden geben wir eine Übersicht über anstehende Teilaufgaben:

1. Elektronische Krankenakte
   a) Wissensrepräsentation in einer Datenbank
   b) Wissenserwerb (Eingabe der Terminologie zur Datenerfassung)
   c) Wissensnutzungsoberfläche (Eingabe und Abfrage von Patientendaten; verschiedene Sichten und Zusammenfassungen; Ausgabe auf Bildschirm und Drucker)
   d) Datenschutz (Organisation der Zugriffsberechtigungen)
   e) Datensicherheit (Schutz vor Verlust der Daten)

2. Schnittstellen zur automatischen Übertragung von Patientendaten aus anderen Datenquellen in die standardisierte Form der elektronischen Patientenakte
   a) Schnittstelle zur mehrfachen Verwendung von Patientenstamm- und Abrechnungsdaten
   b) Schnittstelle zu Laborsystemen
   c) Schnittstelle zu Arzneimittelsystemen
   d) Schnittstelle zu Bilddatenbanken (Verwaltung von Bildern)
   e) Programme zur Interpretation natürlichsprachlicher Befundungssysteme (z.B. in der Radiologie)

f) Programme zur Interpretation von Arztbriefen[1]
g) Programme zur Interpretation von Bildern (z.B. NMR, CT)[1]
h) Programme zur Interpretation von Zeitreihen (z.B. EKG)

3. Auswertung der elektronischen Krankenakte (s.o.)
   a) Arztbriefgenerierung
   b) Entscheidungsunterstützung für Diagnostik und Therapie
   c) Qualitätssicherung mit Kritiksystemen
   d) Statistische Auswertungen und Unterstützung medizinischer Forschung

3.1.3 Beispielanwendungen

Diagnose- und Trainingssystem in der Rheumatologie

Die Rheumatologie umfaßt alle Erkrankungen des Bewegungsapparates mit entzündlichen und degenerativen Veränderungen der Gelenke mit den Kardinalsymptomen Gelenkbeschwerden, Wirbelsäulenbeschwerden und Muskel-Sehnenansatz-Beschwerden. Krankheitsursachen und -verlauf sind nicht vollständig verstanden, so daß heuristisches Wissen von hoher Bedeutung ist. In einem Drittel der Fälle bleibt die Diagnose des Patienten ungeklärt. Die von PD. Dr. med. Stefan Schewe, Poliklinik der Universität München, aufgebaute Wissensbasis deckt mit 65 Diagnosen und 230 Fragen zu Anamnese, klinischem Untersuchungsbefund, den wichtigsten Laborergebnissen und den Ergebnissen von Spezialuntersuchungen wie Röntgen, Szintigraphie und Ultraschall die Rheumatologie weitgehend ab. Schewe hat eine heuristische und eine fallvergleichende Wissensbasis mit D3 erstellt.

Mit der Entwicklung der Wissensbasis verfolgt er verschiedene Ziele. Das primäre Einsatzziel ist die Unterstützung von niedergelassenen Allgemeinärzten, die keine Rheumaspezialisten sind, bei der Behandlung von Rheumapatienten. Bis zur Hälfte aller Patienten einer Allgemeinarztpraxis leiden an Rheumabeschwerden. Ziel des Expertensystems ist die kompetente Beratung der Allgemeinärzte, welche Diagnosen plausibel, welche Untersuchungen indiziert und ob Überweisungen an Spezialisten für Rheumatologie nötig sind. Die zweite intendierte Einsatzart des Expertensystems ist die Unterstützung von Rheuma-Ambulanzen einerseits zur Qualitätskontrolle und andererseits beim Schreiben von Arztbriefen. Dabei erlaubt die automatische Erstellung von Arztbriefen eine wesentlich ausführlichere Dokumentation der Patientendaten als bisher üblich. Das dritte Einsatzszenario betrifft die Aus- und Weiterbildung von Ärzten und Studenten, die rechnerunterstützt simulierte Fälle präsentiert bekommen, diese lösen und in ihren diagnostischen Entscheidungen vom System kritisiert werden. Außerdem soll das in dem Expertensystem aufbereitete Wissen in Form eines dokumentierten Papier-Ausdrucks oder eines elektronischen Lehrbuchs zur Weitergabe des Wissens an andere Ärzte verfügbar gemacht werden.

Bezüglich der Leistungsfähigkeit und des Einsatzes des Rheumasystems wurden verschiedene Studien durchgeführt. In einer ersten Studie wurde die Diagnose-

[1] nur in ausgewählten Teilbereichen möglich

fähigkeit eines mit MED1 erstellten Anamnesesystems mit derjenigen von Ärzten verglichen [Schewe et al. 90], wobei das System vergleichbar gute Resultate zeigte. Die umgeschriebene und erweiterte Wissensbasis, die u.a. auch den klinischen Untersuchungsbefund und Laborergebnisse berücksichtigt, wurde nach einem Tuning mit mehreren hundert neuen, unselektierten Patientenfällen in einer wissenschaftlichen Studie mit 51 Patientenfällen an einer anderen Klinik, dem Staatlichen Rheumakrankenhaus Baden-Baden, evaluiert [Schewe & Schreiber 93]. Sie zeigte eine Fehlerrate von 11% gegenüber dem Diagnoseergebnis des jeweils behandelnden Arztes, wobei in 80% der Fälle die exakte Lösung gefunden wurde. Die fallbasierte Problemlösefähigkeit wurde bisher nur in einer retrospektiven Studie anhand von rund 100 Testfällen bei rund 400 Fällen in der Fallbasis getestet [Goos & Schewe 93], wobei das Ergebnis etwas schlechter war als das der heuristischen Problemlösung. Eine Studie mit prospektiven Patientenfällen zur Evaluation des Fallvergleichs ist geplant.

Außer der Problemlösungsqualität des Expertensystems werden auch potentielle Einsatzarten untersucht. Das System wurde testweise bei der diagnostischen Abklärung neuer Rheuma-Patienten an der Poliklinik der Universität München eingesetzt. Weiterhin wird es seit dem Sommersemester 1994 unterrichtsbegleitend als intelligentes Tutorsystem in der Studentenausbildung genutzt. Dabei wird zunächst in einer konventionellen Vorlesung ein Patient vorgestellt. Dessen Daten werden in einer zweiten Sitzung auf dem Computer gezeigt. Anschließend bekommen die Studenten einen ähnlichen Patienten – aber mit möglicherweise anderen Diagnosen – vom Trainingsprogramm präsentiert, den sie selbständig diagnostizieren müssen. Der ähnliche Fall wird mittels der fallbasierten Komponente von D3 aus über 1000 Fällen ausgewählt. Der tutorielle Einsatz des Rheumasystems wurde mittels verschiedener Tests und Fragebögen evaluiert, wobei die Studenten den Nutzen insgesamt sehr positiv beurteilten und vielfach den Wunsch äußerten, das System auch zu Hause einsetzen zu können [Schewe et al. 96].

In einer anderen Studie wird gegenwärtig untersucht, inwieweit die Aufnahme einer Computer-Anamnese und der daraus abgeleitete Diagnoseverdacht die Leistung des Arztes verbessern oder den Zeitaufwand verringern können. Das Expertensystem soll demnächst an niedergelassene Ärzte verteilt werden, um zu testen, inwieweit diese damit zurechtkommen. Frühere Begleitstudien betrafen die Meinung von Ärzten und Patienten zum Einsatz von Expertensystemen, wobei Ärzte dem Einsatz eher kritischer gegenüberstanden als Patienten, die teilweise angaben, selten so gründlich nach ihren Beschwerden befragt worden zu seien [Schewe et al. 91].

Das rheumatologische Wissen wurde und wird von Schewe selbständig modelliert und eingegeben [Gappa et al. 93]. Der Aufbau der Wissensbasis erfolgt mit etwa 1/6 seiner Arbeitszeit neben seiner klinischen Tätigkeit. Die Wissensbasis umfaßt etwa 230 Fragen mit durchschnittlich mehr als 10 Antwortalternativen pro Frage, 60 Symptomabstraktionen, 60 Enddiagnosen und 1100 Regeln. Schewe hatte zuvor Erfahrung mit dem Aufbau eines Anamnesesystems mit MED1 ohne grafischen Wissenserwerb, für das er das Wissen formalisierte, aber nicht selbst eingab. Seit der Verfügbarkeit des grafischen Wissenserwerbs formalisiert und testet er das Rheumatologiewissen selbst mit geringer Betreuung seitens der Shell-Entwickler. Seine Bewertung hinsichtlich der Entwicklung von Expertensystemen mit D3 ist, daß trotz der Benutzerfreundlichkeit des Systems ein beträchtlicher Zeitaufwand erforderlich ist. 60–70% des Aufwandes resultiere daher, daß das medizinische Wissen nicht ausreichend formalisiert sei.

Seine aktuellen Arbeiten betreffen die multimediale Erweiterung des Rheuma-Systems insbesondere für tutorielle Zwecke, und die Kopplung mit einem elektronisch verfügbaren Lehrbuch der Rheumatologie. Das Ziel ist die Entwicklung eines integrierten Diagnose- und Informationssystems auf CD, das als konventionelles Nachschlagewerk, zur Konsultation bei neuen Fällen auf der Basis von heuristischem und fallbasiertem Wissen sowie als Trainingssystem zum Erlernen von Diagnosestrategien auch unter Kosten-Nutzen-Gesichtspunkten.

Diagnose- und Trainingssystem in der Neurologie

Die Neurologie ist die Lehre von den Nerven und Nervenkrankheiten, die das zentrale und periphere Nervensystem einschließt. Oft ist die Abgrenzung gegenüber psychiatrischen Krankheiten schwierig.

Das Ziel von Prof. Dr. med. Klaus Poeck (Em.) der Neurologischen Klinik der RWTH Aachen ist die Modellierung des diagnostischen Teils seines Lehrbuchs der Neurologie [Poeck 94] als Wissensbasis in D3, um ein intelligentes Tutorsystem zu erstellen. Damit sollen Leser ihr Buchwissen anhand von vielen Fallbeispielen überprüfen können. Das Tutorsystem ist gegen einen Gutschein im Lehrbuch erhältlich und von November 1994 bis März 1996 ca. 1600 Mal angefragt und verschickt worden [Puppe et al. 95a].

Dem Tutorsystem liegt eine Wissensbasis mit derzeit etwa 250 Fragen mit durchschnittlich jeweils 6 Antwortalternativen, 300 daraus hergeleiteten Fachbegriffen (Symptomabstraktionen), 120 neurologischen Enddiagnosen (ohne Berücksichtigung von Symmetrien) und über 2500 Regeln zugrunde. Poeck formalisierte die Wissensbasis selbständig und wurde bei der Wissenseingabe von studentischen Hilfskräften unterstützt. Die Wissensbasis ist sehr regulär aufgebaut und basiert auf einem umfangreichen diagnostischen Mittelbau aus Symptomabstraktionen (Beispiel s. Abb. 4.5.3). Er evaluierte die Wissensbasis mit ca. 200 Musterfällen für die verschiedenen Diagnosen und deren wichtigste Varianten. Insgesamt benötigte die Wissensbasiserstellung etwa 2 Jahre mit einem Aufwand von 1 bis 2 Stunden pro Tag.

Mit dem Tutorsystem wurden Fragebögen verschickt. Deren Auswertung ergab eine inhaltlich gute Bewertung, aber deckte auch einige technische Probleme hinsichtlich Installation und Effizienz auf, wobei letzteres auf die virtuelle Speicherverwaltung bei zu geringer Hauptspeicherausstattung der Rechner zurückzuführen ist. Die drei meistgenannten Wünsche zur Weiterentwicklung des Trainingssystems sind die Erweiterung um Therapievorschläge, die multimediale Illustration der Fallbeschreibungen und die Ergänzung von informellem Wissen.

Derzeit wird die Wissensbasis mit klinischen Fällen evaluiert. Für die nächste Auflage des Neurologie-Lehrbuches ist außer der Realisierung der obengenannten Wünsche eine Erweiterung der Fallsammlung mit echten Fällen zusätzlich zu den Musterfällen vorgesehen.

Weitere Beispiele

Ähnliche Ansätze zur Entwicklung von Diagnose- und Trainingssystemen mit D3 werden in zahlreichen weiteren medizinischen Anwendungsgebieten verfolgt. Dazu gehören u.a.:

- Hepatologie (Prof. Buscher, DRK-Krankenhaus Berlin-Köpenick). Die Wissensbasis deckt einen großen Teil der Hepatologie (Erkrankungen der Leber) ab. Nach positiven Evaluationen im DRK-Krankenhaus Berlin ist derzeit eine Evaluation in anderen Kliniken in Vorbereitung.
- Kardiologie (Dr. B. Puppe, Universitätsklinik Würzburg, Prof. Riecker, LMU München, Großhadern): Die Wissensbasis umfaßt einen großen Teil der Diagnostik der Krankheiten des Herzens und der großen Gefäße. Die für die Tutorversion vorgesehenen Fälle werden von Prof. Riecker auch in einem kasuistisch orientierten Lehrbuch publiziert.
- Hämatologie (Dr. B. Puppe et al., Universitätsklinik Würzburg): Die Wissensbasis umfaßt einen großen Teil der Diagnostik der Krankheiten des Blutes und der blutbildenden Organe.
- Differentialdiagnostik der akuten Bauschschmerzen (Dr. B. Puppe, Dr. M. Kraemer, Universitätsklinik Würzburg in Kooperation mit Prof. Ohmann, Universitätsklinik Düsseldorf.) Die Repräsentation der Befunde basiert auf einer standardisierten Befunddokumentation, die im Rahmen einer multizentrischen EG-Studie entworfen wurde. Deren gesammelte Kasuistiken sollen dem Tutorsystem als Trainingsfälle dienen.
- Schilddrüsendiagnostik (Dr. B. Puppe, Dr. M. Luster, Prof. Reiners, Universitätsklinik Würzburg): Das Diagnosesystem, welches nahezu alle Erkrankungen der Schilddrüse umfaßt, folgt dem diagnostischen Procedere am Schilddrüsenzentrum der Universität Würzburg. Die Evaluation erfolgt mit Fällen aus der laufenden Praxis.

Intendierte Einsatzszenarien umfassen jeweils eine standardisierte Patientendokumentation mit der Option zur Arztbriefgenerierung, die Diagnoseunterstützung von auf dem jeweiligen Fachgebiet nicht spezialisierten Medizinern, die Qualitätskontrolle und die tutorielle Nutzung. Weitere medizinische Anwendungen mit D3 sind in [Gappa 95, Abschnitt 2.3] beschrieben.

3.2 Technische Einsatzszenarien und Anwendungen

In technischen Anwendungsbereichen spielt die Diagnostik bei immer komplizierteren Maschinen und Anlagen ebenfalls eine große Rolle und ist nach Erhebungen zusammen mit der Konfigurierung die häufigste Problemklasse für technische Expertensysteme [Mertens 93]. Im Vergleich zur Medizin gibt es jedoch wichtige Unterschiede:

- Technische Systeme sind trotz ihrer Komplexität meistens erheblich einfacher als biologische Systeme, da sie vom Menschen konstruiert sind und ihre Funktionsweise bekannt ist. Eine weitere Vereinfachung resultiert daraus, daß man sich bei der Reparatur gewöhnlich darauf beschränkt, defekte Teile auszutauschen und dadurch das Detaillierungsniveau bei der Diagnostik vorgegeben ist.
- Wegen des häufigen Modellwechsels technischer Systeme veraltet das Wissen wesentlich schneller als in der Medizin. Daher ist die kontinuierliche kostengünstige Wartung und Weiterentwicklung technischer Diagnosesysteme eine zwingende Voraussetzung für ihren längerfristigen praktischen Einsatz.
- In technischen Systemen existiert meist weniger Erfahrungswissen als in der Medizin (ebenfalls eine Konsequenz des häufigen Modellwechsels), dafür gewöhnlich detailliertes Wissen über die korrekte Funktionsweise des Systems.
- Die Datenerfassung ist meist weniger aufwendig, da einerseits oft mit exakten, diagnostisch hochwertigen Meßergebnissen gearbeitet werden kann, andererseits viele Meßdaten automatisch eingelesen werden können. Teilweise werden Maschinen sogar so konstruiert und mit internen Sensoren ausgestattet, daß die spätere Diagnostik möglichst einfach ist.

3.2.1 Einsatzszenarien

Bei der Charakterisierung von Einsatzszenarien orientieren wir uns an dem Benutzertyp des Diagnosesystems:

- Eingebettete autonome Systeme (ohne Benutzer)
- Kundensysteme (Kunden als Benutzer)
- Hotline-Support-Systeme (Kundenbetreuer als Benutzer)
- Bediener-Unterstützungssysteme (Maschinenpersonal als Benutzer)
- Service-Support-Systeme (Service-Mitarbeiter des Maschinenherstellers als Benutzer)

Eingebettete Systeme

Eingebettete Systeme erfordern keine manuelle Dateneingabe, sondern interpretieren automatisch erfaßte Daten. Deswegen fallen für eingebettete Systeme kaum Kosten im laufenden Betrieb an. Stattdessen muß "nur" eine Schnittstelle zwischen dem Prozeßrechner, der die Daten von den Sensoren abfragt, und dem Diagnosesystem implementiert und gewartet werden. Es kann seine Ergebnisse entweder nur auf Drucker oder Bildschirm ausgeben oder auch direkt Aktionen initiieren.

Eingebettete Systeme können dem Idealfall der Fehlerdiagnose in technischen Systemen nahekommen, wenn nämlich schon bei der Konstruktion so viele Sensoren eingebaut wurden, daß normalerweise eine Fehlerursache eindeutig ermittelt werden kann. Die Rolle des Diagnosesystems kann darin bestehen, die Anzahl der nötigen Sensoren durch intelligente Interpretation zu verringern oder auch durch Interpretation redundanter Daten die Robustheit – z.B. beim Ausfall von Sensoren – zu erhöhen. Erfolgreiche Beispiele sind Systeme zur Diagnostik der elektrischen Anlage mancher Autotypen, die nach Anschluß des Autos an einen "Diagnosestecker" fast vollautomatisch abläuft. Erst in Ansätzen realisiert ist die Ausstattung von Autos oder anderen komplexen Maschinen mit einem Diagnosesystem und einem Display, das interne Fehler und erforderliche Gegenmaßnahmen direkt anzeigt.

Kundensysteme

Unter Kundensystemen verstehen wir Diagnosesysteme, die die Nutzer eines technischen Systems selbst in die Lage versetzen sollen, Fehlerursachen zu erkennen und zu beheben. Im Gegensatz zu eingebetteten Systemen muß dabei der Benutzer zumindest einen Teil der Daten eingeben. Das Diagnosesystem macht dann entweder direkt Vorschläge zur Fehlerbehebung oder verweist an die zuständige Stelle zur weiteren Fehlerbearbeitung. Im Vergleich zu eingebetteten Systemen sind Kundensysteme aufwendiger zu entwickeln und zu benutzen, da gerade gelegentliche Benutzer oft große Schwierigkeiten haben, technische Fragen zu verstehen und korrekt zu beantworten. Andererseits sind sie meist sehr motiviert, Störungen selbst zu beheben. Das Anwendungsspektrum umfaßt alle komplexen technischen Geräte. In gewissem Sinne entsprechen Kundensysteme z.B. für Autos den populären Ratgebern "So helfe ich mir selbst", die es für viele Autotypen gibt und die vielfältige Hilfestellungen beim Umgang mit dem Auto bieten. Entsprechend sollten Kundensysteme nicht nur die Reparaturdiagnostik umfassen, sondern in einem elektronischen Nachschlagewerk auch Informationen über Wartung, Durchführung von Reparaturen usw. hypertextartig anbieten. Wenn Kundensysteme nicht direkt in das technische Gerät integriert ausgeliefert werden können, sollten sie als eigenständige Programme auf weit verbreiteter Hardware ablauffähig sein, z.B. durch routinemäßige Auslieferung von CDs in Ergänzung oder als Ersatz zu den meist beigelegten Handbüchern in Buchform beim Kauf des Produktes. Das Angebot einfacher Kundensysteme im Internet (s. Abschnitt 2.1) kann für gelegentliche Nutzer ebenfalls sehr attraktiv sein, weil Hardware- und Installationsprobleme entfallen.

Hotline-Support-Systeme

Eine weitverbreitete Form des Kundendienstes für komplexe technische Produkte sind sogenannte Hotlines oder Help-Desks, d.h. zentrale Stellen, an die sich Kunden bei Problemen wenden können. Da Hotlines gewöhnlich mit vielfältigen Anfragen konfrontiert sind, wobei die meisten eher Bedienungsprobleme als tiefergreifende Systemfehler betreffen, ist es häufig sinnvoll, als erste Kontaktperson keinen Techniker, sondern Personen mit guten Kommunikationsfähigkeiten einzusetzen. Ihre Aufgaben sind, die Anfragen zu filtern, einfache Probleme direkt zu klären und komplizierte Probleme an die zuständigen Spezialisten weiterzuleiten. Um diese eventuell häufig wechselnden Hotline-Personen mit schnell zugreifbarem technischen Wissen zu unterstützen, eignen sich Diagnostik- bzw. Beratungssysteme. Die Hotline-Person überträgt die Problembeschreibung des anfragenden Kunden in die Terminologie des Systems, richtet gegebenenfalls Nachfragen des Systems an den Kunden und bekommt dann als Ergebnis entweder eine konkrete Problemlösung oder den Verweis auf einen Spezialisten, der das Problem weiterbearbeiten soll.

Der kritische Faktor bei dem Einsatz solcher Systeme liegt darin, wie gut und schnell die Hotline-Personen Daten eingeben können, was typischerweise während des Gesprächs mit dem Kunden erfolgen muß. Hier müssen für verschiedene Typen von Anfragen übersichtliche Bildschirm-Fragebögen entworfen werden, die auf die wesentlichen Fragen beschränkt und in beliebiger Reihenfolge ausfüllbar sein müssen.

Ein nützlicher Nebeneffekt von Hotline-Support-Systemen liegt darin, daß die einzelnen Anfragen detailliert protokolliert werden. Damit bekommt einerseits das anbietende Unternehmen einen genauen Überblick über die Art und Häufigkeit der Probleme, andererseits bekommt der Spezialist, der ein Problem weiterbearbeiten soll, eine brauchbare Problembeschreibung, die ihm ein zielstrebigeres Handeln ermöglicht.

Da Hotlines sehr oft überlastet sind, kann ebenso wie bei Kundensystemen eine diagnostische Beratung direkt über das Internet eine attraktive Ergänzung zu einer personenbetreuten Hotline sein. Während einfache Probleme möglicherweise direkt im Dialog lösbar sind, werden bei komplexeren Problemen, die eine persönliche Beratung erfordern, schon wichtige Daten über das Problem erfaßt.

Bediener-Unterstützungssysteme

Unter Bediener-Unterstützungssystemen verstehen wir Diagnose- und Beratungsprogramme, die die Bediener komplexer technischer Anlagen in die Lage versetzen, viele Probleme selbständig zu beheben. Ein typisches Einsatzszenario sind Nachtschichten, z.B. in der Fließfertigung. Wenn dabei ein Fehler auftritt, der nicht von dem anwesenden Personal behoben werden kann, muß häufig die Anlage bis zum nächsten Morgen abgeschaltet werden. Ein gutes Beratungsprogramm benötigt meist außer einer Diagnostikkomponente auch eine integrierte Handbuchkomponente, in der die Handlungen zur Behebung von Fehlern detailliert beschrieben und illustriert werden.

Da sich das Programm an relativ fachkundiges Personal wendet, das mit der Anlage grundsätzlich vertraut ist, sollte es auch bei selteneren Fehlern Ratschläge geben, was einen beträchtlichen Aufwand bei der Entwicklung und Wartung der Wissensbasis voraussetzt. Um den Aufwand für den Datenerfassungsdialog zu minimieren, ist eine automatische Erfassung möglichst vieler Daten durch Prozeßrechnerkopplung äußerst wertvoll. Ebenfalls wichtig ist eine gute Erklärungskomponente zur Überprüfbarkeit der Ratschläge und zur Weiterqualifizierung der Benutzer, um die Akzeptanz des Programms zu erhöhen.

Service-Support-Systeme

Service-Support-Systeme sollen die kompetentesten Benutzer der aufgeführten technischen Szenarien unterstützen. Die Service- oder Montage-Mitarbeiter sind meist auch ohne Diagnosesystem in der Lage, Fehler in den von ihnen betreuten Maschinen und Anlagen zu beheben. Daher zielt der Einsatz von Service-Support-Systemen mehr auf die Vereinfachung ihrer Arbeit. Dazu gehören:

- *Standardisierte Dokumentation:* In der Regel werden die Störfälle und Einsätze mit einem Berichtswesen erfaßt. Meistens können die Berichte jedoch nicht automatisch ausgewertet werden und sie sind ziemlich lückenhaft. Da Diagnosesysteme eine detaillierte und standardisierte Datenerfassung erfordern, kann damit das Berichtswesen erheblich verbessert werden. Mit Hilfe von Textgenerierungs-Schablonen können aus der formalisierten Darstellung verschiedene Berichte generiert werden, z.B. eine kurze Zusammenfassung der wichtigsten Daten oder eine Rechnung. Weiterhin können Statistiken über die Fehlerhäufigkeit erstellt werden, die einerseits in der Konstruktionsabteilung genutzt werden können, andererseits auch die Berechnung von Korrelationen zwischen Symptomen und Diagnosen ermöglichen und damit für das Feintuning der Wissensbasis genutzt werden können.
- *Bereitstellung einer Fallsammlung:* Obwohl Servicetechniker sich oft über ihre Fälle unterhalten, kann in großen Serviceabteilungen kein einzelner auch nur annähernd die Gesamtheit aller aufgetretenen Fälle überblicken. Wenn zu einem neuen Fall ein ähnlicher bekannter Fall gefunden wird, kann dies die Diagnostik, Reparatur und Prognose erheblich vereinfachen. Daher wird auch für einen erfahrenen Servicetechniker eine globale Fallsammlung nützlich sein, allein schon zur Beurteilung, ob ein Problem neuartig oder bei anderen Kunden schon öfter aufgetreten ist. Da es immer einen Punkt gibt, ab dem eine zu ausführliche Dokumentation mehr Aufwand und Kosten verursacht als daß sie nützt, ist ein Verweis auf den Autor des Falles hilfreich. Fehlende Informationen können die Servicetechniker dann durch persönliches Nachfragen einholen. Für den effizienten Zugriff auf die Fallsammlung wird eine fallbasierte Klassifikationskomponente benötigt, da exakte Datenbankabfragen meist nur eine ungenügende Beschreibung von Ähnlichkeit erlauben.
- *Hinweise auf mögliche Fehlerursachen*: Falls Service-Techniker auf bestimmte Teilbereiche oder bestimmte Maschinentypen spezialisiert sind, kann ihnen ein Diagnosesystem helfen, ihre Handlungskompetenz in den übrigen Bereichen zu verbessern.
- *Einsatz als Informationssystem*: Dazu gehören ein schneller Zugriff auf Grunddaten der zu untersuchenden Maschine sowie der Abruf von Handbüchern, Zeichnungen usw. (vgl. Abschnitt 2.9).
- *Einsatz für tutorielle Zwecke*: Bei der Ausbildung von Servicetechnikern kann ein Trainingssystem sehr nützlich sein, mit dem der Benutzer die Fehlersuche anhand von bekannten Fällen aus der Fallsammlung üben kann.

3.2.2 Integrierte Diagnose- und Informationssysteme

In diesem Abschnitt werden am Beispiel von Service-Support-Systemen für komplexe Maschinen die verschiedenen Komponenten eines integrierten Diagnose- und Informationssystems diskutiert. Dazu gehören Module zur Fehlerdiagnose, zur Vorbereitung von Wartungsarbeiten, zur Anzeige von Dispositionszeichnungen und Stücklistendaten, zur elektronischen Einbindung von Handbüchern und zum Berichtswesen.

Diagnosesystem

Für technische Diagnosesysteme bieten sich drei einander ergänzende Wissensarten an: ein funktionales Modell, entscheidungsbaum-basiertes oder heuristisches sowie fallbasiertes Wissen. Mit dem funktionalen Modell kann man ausgehend von dem normalen Aufbau der Maschine fehlerhafte Komponenten durch Diskrepanzen zwischen beobachtetem und erwartetem Verhalten ermitteln. Wenn man einen Fehler eingekreist hat, gibt es oft entscheidungsbaum-basiertes Wissen, um z.B. in einer Komponente die Reparaturmaßnahme zu einem Defekt durch eine standardisierte Sequenz von kleinen Tests zu identifizieren. Wenn das Wissen unsicher ist, helfen heuristische Verfahren, schnell zu plausiblen Hypothesen zu kommen. Bei der Nutzung des Systems werden automatisch Fallbeispiele akkumuliert, die durch das fallbasierte Schließen zu einer automatischen Aktualisierung des Wissens beitragen. Insbesondere für selten auftretende Probleme, für die eine kontinuierliche Adaption der Wissensbasis sehr aufwendig wäre, können Fallbeispiele wertvolle Hinweise liefern. Dabei ist auch eine negative Information nützlich, wenn nämlich kein hinreichend ähnlicher Fall bekannt ist.

Da kleine Expertensysteme wesentlich einfacher zu entwickeln und vor allem zu aktualisieren sind, vereinfacht der Ansatz verteilter Expertensysteme den Aufbau und die Pflege der Wissensbasis beträchtlich. Dazu wird das Gesamtproblem in Teilprobleme aufgeteilt, wobei sich die Teil-Expertensysteme wechselseitig zur Lösung des Gesamtproblems konsultieren können.

Oft haben einzelne Maschinen auch spezielle, installationsabhängige Besonderheiten. Um die Maschinenparameter automatisch übernehmen zu können, ist eine Kopplung an ein vorhandenes Datenbanksystem erforderlich, in dem sämtliche technische Daten der installierten Maschinen abgelegt und auch spätere Änderungen nachgeführt werden. Dadurch wird der Benutzer bei der Dateneingabe entlastet.

System zur Vorbereitung von Wartungsarbeiten

Bei komplexen Maschinen fallen vielfältige Wartungsarbeiten an, deren gute Organisation viele Fehler vermeiden hilft. Die Wartungsintervalle und -inhalte müssen individuell nach Notwendigkeit, verfügbarer Personalkapazität und Stillständen der Maschine geplant werden. Dabei hilft ein Scheduling-System. Auch hier ist eine Verzahnung der verschiedenen Informationsarten entscheidend: neben einer Anleitung zur Wartung möchte der Anwender oft Zeichnungen, Stücklisten und eventuell Bedienanleitungen im Zugriff haben. Die Informationen über durchgeführte Wartungen sind wiederum für die Fehlerdiagnose wichtig, indem z.B. die Prädisposition für Defekte bei wartungsüberfälligen Teilen ansteigt. Durch die kombinierte statistische Auswertung von Diagnose- und Wartungsinformationen können auch die Wartungsintervalle optimiert werden.

Bildsystem der Dispositionszeichnungen

Mit einem Zeichnungssatz werden alle Teile, aus denen eine Maschine besteht, spezifiziert und beschrieben. Sie sind daher eine zentrale Informationsquelle für den Techniker. Dabei kann ein Satz aus mehreren tausend Zeichnungen bestehen. Diese Zeichnungen liegen oft schon in elektronischer Form vor, z.B. in einem optischen Archiv. Für ein Bildsystem sind allerdings nicht unbedingt alle Zeichnungen notwendig, da nur ein bestimmter Detaillierungsgrad für den Service-Techniker von Interesse ist. Insbesondere für den Einsatz auf tragbaren Rechnern ergeben sich hohe Anforderungen an eine komprimierte Speicherung bei schnellen Zugriffszeiten und an leistungsfähige Zoom-Techniken, um z.B. auch mit DIN-A2-Zeichnungen auf kleinen Bildschirmen umgehen zu können.

Andererseits ist der Zeitbedarf zum Finden von Informationen in großen Zeichnungssammlungen, die nur in Papierform vorliegen, ebenfalls beträchtlich, so daß mit einem Rechner trotz der Dekompressionszeiten Zeiteinsparungen wahrscheinlich sind. Das gilt insbesondere dann, wenn die Zeichnungen von dem Diagnose- bzw. Wartungssystem durch geeignete Verzeigerungen quasi auf Mausklick zugänglich sind.

Zugriff auf Stücklistendaten

Stücklisten spezifizieren die Teile, aus denen einzelne Baugruppen bestehen. Sie werden meist in einem Datenbanksystem gehalten. Der Techniker benötigt die Stücklisten, um genau zu wissen, aus welchen Teilen eine Baugruppe besteht. Außerdem ist hier die genaue Typbezeichnung spezifiziert, die in der Zeichnung nicht notwendigerweise angegeben ist, aber z.B. für die Ersatzteilbestellung unabdingbar ist. Durch Vernetzung aller Komponenten können auch Bestellvorgänge erheblich vereinfacht werden (vgl. Abb. 2.29).

Anleitungen zur Montage, Wartung, Reparatur und Bedienung (elektronische Handbücher)

Anleitungen werden bisher meist in Papierform als Dokumentation zu den Maschinen geliefert. Dabei werden neben den technischen Details auch Bedienungshandgriffe, Funktionszusammenhänge usw. dargestellt. Elektronische Dokumentation hat den Vorteil, daß der Anwender gezielt nach bestimmten Begriffen suchen kann und einen schnelleren Zugriff auf bestimmte Informationen hat. Außerdem können komplizierte Vorgänge durch den Einsatz moderner multimedialer Techniken einfach dargestellt werden, da als Darstellungsform neben Text und Zeichnungen auch Fotos, Videos oder Animationen zum Einsatz kommen können. Schließlich kann dann das Expertensystem zu einer bestätigten Diagnose direkt die Anweisungen aus der Anleitung präsentieren, die notwendig sind, um das Problem zu beheben.

Kundenkontakt und Monteur-Bericht

Im Kundenkontakt wird jede Kommunikation zwischen dem Anbieter der Maschine und dem Kunden, der die Maschine betreibt, dokumentiert. Für den Service-Techniker kann es wichtig sein, auf diese Kontakte zugreifen zu können, da dort alle Absprachen und Veränderungen festgeschrieben sind. Zu dem Kundenkontakt gehört auch ein Bericht, in dem der Service-Techniker seine Arbeiten beschreibt und für Dritte nachvollziehbar dokumentiert. Wichtige Teile dieser Dokumentation können aus der für das Diagnosesystem notwendigen Fallbeschreibung extrahiert werden.

Typische Benutzergruppen

Ein integriertes Informationssystem kann für verschiedene Anwendergruppen nützlich sein:

- *Service- und Montage-Techniker*: Sie benötigen Zugriff auf alle Teilaspekte des Systems. Das System soll sie bei ihrer Arbeit unterstützen und helfen, diese effizienter und in kürzerer Zeit zu bewältigen. Ein typischer Einsatzfall wird durch den Anruf eines Kunden ausgelöst, daß die Maschine einen für den Kunden nicht behebbaren Defekt aufweist. Der Techniker holt in der Zentrale einen tragbaren Rechner, auf dem zum einen die aktuellsten Einsatzdaten aufgespielt sind und zum anderen die Experten- und Informationssysteme mit den allgemeinen Informationen verfügbar sind. Beim Kunden diagnostiziert er mit Unterstützung des Expertensystems den vorliegenden Fehler. Das Bildsystem hilft ihm, die defekte Baugruppe zu lokalisieren. Aufgrund des Zugriffs auf die Stücklisten kann der Service-Techniker entscheiden, ob und welches Ersatzteil beschafft werden muß, für das gleich ein Bestellformular generiert oder eine elektronische Bestellung ausgelöst wird. Anschließend erstellt der Techniker mit dem System seinen Bericht.
- *Anlagenbetreiber:* Oft können die Anlagenbetreiber mit Hilfe eines Diagnose- und Informationssystems mehr Probleme selber beheben bzw. dem Service-Techniker bessere Auskünfte über die Art des Problems geben. Dann könnte der Techniker z.B. schon die Ersatzteile mitbringen, die sonst erst zu einem späteren Zeitpunkt geordert würden.
- *Konstruktion:* Die Konstruktionsabteilung ist bei der kontinuierlichen Verbesserung ihrer Produkte auf Rückmeldungen aus dem laufenden Betrieb angewiesen. Während dieses Feedback ohne standardisiertes Berichtswesen meist eher zufällig und anekdotisch bleibt, ermöglicht eine systematische Fehlererfassung eine genaue Statistik, welche Teile ausgefallen sind und welche Auswirkungen das auf das Gesamtverhalten der Maschine hatte. In Kombination mit der Erfassung der Daten über die durchgeführten Wartungsarbeiten und Betriebsstundenzeiten kann nachvollzogen werden, ob die Fehler auf vorhersehbaren Verschleiß oder auf Konstruktionsmängel zurückzuführen sind. Insbesondere können auch Statistiken erstellt werden, wie sich eine Konstruktionsänderung auf die Häufigkeit bestimmter Fehler auswirkt. Langfristig sind die daraus resultierenden Vorteile für Produktverbesserungen kaum zu überschätzen.

3.2.3 Beispielanwendungen

Service-Support-System für Druckmaschinen

Gegenstandsbereich eines Projektes bei der Koenig & Bauer AG in Würzburg ist die Entwicklung eines integrierten Service-Support-Systems für Druckmaschinen auf der Basis von D3. Die Einsatzszenarien umfassen einen Einsatz auf stationären als auch auf tragbaren Rechnern für die Service- und Montage-Techniker sowie in geeigneten Fällen auch den Einsatz vor Ort beim Betreiber der Druckmaschinen. Um die Anwender optimal zu unterstützen, soll nicht nur reines Diagnosewissen, sondern auch Fallsammlungen, Informationen über Stücklisten, Zeichnungen, die Historie der Maschine sowie das Wissen aus Handbüchern zur Verfügung gestellt werden.

Wegen der Größe und Komplexität von Druckmaschinen (z.B. muß die komplette Auflage einer Zeitung in der Größenordnung von mehreren 100 000 Exemplaren pro Tag in wenigen Stunden gedruckt werden) wurde der Bereich in verschiedene Teilwissensbasen zur Druckqualität, zur Druckeinheit, zum Rollenwechsler, zum Papierlauf und zum Falzapparat aufgespalten. Neben der Vereinfachung des Wissenserwerbs hat das auch den Vorteil, daß für die Teilwissensbasen unterschiedliche Problemlösungsverfahren genutzt werden können, wobei bisher Entscheidungsbäume sowie heuristisches, funktionales und fallbasiertes Wissen erprobt wurde. Die verschiedenen Teilwissensbasen sollen später als Agenten in einem verteilten Diagnosesystem untereinander kommunizieren und bei der Lösung komplexer Fälle kooperieren können.

Ein erster Prototyp der Diagnosesysteme für die verschiedenen Bereiche einer Druckmaschine wurde auf der Druckmaschinenmesse DRUPA 1995 in Düsseldorf auf dem Stand von Koenig & Bauer präsentiert.

Service-Support-System für Papiermaschinen

Ziel eines Projektes der Firma Voith-Sulzer Papiermaschinen GmbH in Heidenheim ist die Unterstützung von Servicetechnikern bei der Einsatzvorbereitung und Lösung von Problemen mit Papiermaschinen bei den Kunden. Papiermaschinen sind – ähnlich wie Druckmaschinen, deren Rohmaterial sie produzieren – riesige, hochkomplexe Anlagen, auf denen Papier mit sehr hoher Geschwindigkeit (bis zu 1800 Meter pro Minute) und hohen Qualitätsanforderungen hergestellt wird. Störungen können in Form von Qualitätsabweichungen bzw. Fehlern im Produkt sichtbar werden oder aber zu verringertem Ausstoß bis zu einem Stillstand der Maschine führen. Die zur Diagnose von Papiermaschinen aufgebaute Wissensbasis umfaßt etwa 400 Diagnosen aus den Bereichen "Falten" und "Querprofilfehler". Ursachen für Störungen können Defekte der Maschine selbst, falsche Einstellungen oder die Zusammensetzung von Roh- und Hilfsstoffen bzw. durch Umgebungseinflüsse sein.

Um das Laufzeitverhalten zu verbessern, wurde die ursprüngliche Wissensbasis in die zwei oben genannten Wissensbasen aufgeteilt, wobei die "Falten"-Wissensbasis einsatzfähig ist. Der Test der Wissensbasis erfolgte durch Fachexperten und weniger erfahrene Servicetechniker anhand von Beispielfällen und selbst erlebten

Fällen. Eine Zusammenfassung der Ergebnisse findet sich in dem Projekt-Abschlußbericht [Puppe et al. 95b].

Hotline-Support für Störstellenbetrieb im Rechenzentrum

In Zusammenarbeit mit der Firma debis Systemhaus GmbH in Gaggenau wurde ein prototypisches Expertensystem für den Störstellenbetrieb in einem Rechenzentrum erstellt [Castiglione 90]. Dessen Ziel war die Unterstützung des Personals der Störstelle bei der Lösung von Störmeldungen zu Hard- und Software sowie Benutzerproblemen (z.B. Drucker-, Bildschirm-, Passwortprobleme). Weiterhin sollte es als Schulungswerkzeug für die fachliche Einarbeitung neuer Mitarbeiter zur Verkürzung der Ausbildungszeit eingesetzt werden. Die in [Castiglione 90] erstellte Wissensbasis in D3 enthielt etwa 120 Fragen und 300 Diagnosen (Stand Oktober 1990) und löste in einer Untersuchung etwa 60–70% der Fälle, was der Problemlösungsqualität eines Netzwerkoperateurs mit 1–2jähriger Berufserfahrung entspricht. Demgegenüber löst ein Experte nach Schätzung 90–98% der Fälle und ein Neuling 15–25%.

Weiterhin wurde der Fallvergleich als Problemlösungsmethode erprobt; allerdings konnte wegen verschiedener Schwierigkeiten nur eine unzureichende Anzahl von Fällen (ca. 150) gesammelt werden. Die Entwicklung des Expertensystems wurde später aufgrund der Beförderung der Experten und des damit verbundenen Verlustes an D3-Anwendungswissen eingestellt.

Bedienerunterstützungssystem in der Kunststoffertigung

Bei der Firma Merkel in Hamburg wurden in Zusammenarbeit mit dem Arbeitsbereich Fertigungstechnik I der Technischen Universität Hamburg-Harburg zwei Aufgabenbereiche in der Kunststoffertigung auf Basis von D3 modelliert: zum einen die Entscheidungsunterstützung bei der Konstruktion von Spritzgießwerkzeugen für den Elastomerspritzguß und zum anderen die Fehlerdiagnose im Spritzgießprozeß. Ziel der aktuellen Entwicklung ist die Qualitätssicherung von Produkten und Prozessen durch Zusammenführung von Konstruktion und Fertigung, indem Wissen über in der Fertigung auftretende Fehler in den Konstruktionsprozeß rückgeführt wird [Nedeß & Jacob 94].

Zum ersten Bereich der Werkzeugkonstruktion wurden fallbasierte Wissensbasen mit jeweils 40 Diagnosen und etwa 130 Symptomen erstellt.

Zur Fehlerdiagnose im Elastomer-Spritzgießen wurde von Jörg Plog eine Wissensbasis entwickelt [Plog 90], die anschließend von Cay Conze mit Experten weiter gepflegt und evaluiert wurde. Die Wissensbasen werden von Maschinenbauern entwickelt, die CLASSIKA für die initiale Erstellung einer Wissensbasis selbständig einsetzen.

Eingebettetes Diagnosesystem für Automatikgetriebe

Einsatzbereich des von der Mercedes Benz AG in Zusammenarbeit mit der Universität Kaiserslautern (Institute Production Engineering and Business Organisation) entwickelten Expertensystems DAX [Puppe et al. 91] ist die Qualitätskontrolle von Automatikgetrieben, die nach der Fertigung auf einem Prüfstand getestet werden. Das erstellte Expertensystem enthält ca. 800 Diagnosen und ca. 200 Fragen, die zur Laufzeit vom Prüfstand automatisch erhoben und in aufbereiteter Form an das Expertensystem weitergeleitet werden, so daß keine Interaktion mit Benutzern erforderlich ist. Das Expertensystem wurde ab 1990 bei Mercedes Benz eingesetzt, indem bei einem defekten Getriebe automatisch ein Protokoll mit Diagnose für die Nacharbeit ausgedruckt wurde. Das System wurde mit D3 entwickelt und die Ablaufumgebung anschließend in C übersetzt.

Da der Experte vor Ort sehr wenig Zeit hatte und nur gelegentlich für ein Interview verfügbar war, wurde an der Universität Kaiserslautern eine Arbeitsgruppe etabliert, die das Expertensystem erstellte und die Regeln von Zeit zu Zeit dem Experten zur Prüfung vorlegte. Das System blieb etwa 5 Jahre bis zur Installation eines neuen Prüfstandes im Routineeinsatz. Derzeit wird für den neuen Prüfstand ein neues System entwickelt.

3.3 Einsatzszenarien und Anwendungen im Dienstleistungsbereich

Während es bei medizinischer und technischer Diagnostik im wesentlichen um die Fehlersuche in komplexen Systemen geht, sind die Problemtypen im Dienstleistungsbereich vielfältiger: Dazu gehören einfache und multiple Bewertungen, Präzedenzauswahl und Objektidentifikation (s. Abschnitt 1.3). Im folgenden diskutieren wir juristische und finanzwirtschaftliche Einsatzszenarien, Auswahlentscheidungen beim Kauf von Produkten sowie die Objekterkennung am Beispiel der Pflanzenklassifikation.

Ein attraktiver Anwendungsbereich ist die Überprüfung, ob und welche juristischen Bestimmungen auf konkrete Fälle zutreffen, z.B. im Arbeits-, Umwelt-, Steuer-, Export- oder Mietrecht. Häufig sind die Bestimmungen recht komplex und so formuliert, daß nicht auf Anhieb erkennbar ist, in welche Kategorie ein bestimmter Fall einzuordnen ist. Für ein solches juristisches Diagnose- und Informationssystem bieten sich drei Hauptkomponenten an:

- Ein Diagnosesystem, in dem der Benutzer seinen Fall in einer ihm vertrauten Terminologie eingibt und das die in Frage kommenden Paragraphen auswählt. Als Wissensrepräsentation eignet sich heuristisches und überdeckendes Wissen. Ein wesentlicher Teil des Wissens wird sich auf die Abbildung der für den Benutzer verständlichen Begriffe in die juristische Terminologie beziehen, die als Datenabstraktion aufgefaßt werden kann.
- Ein mit dem Diagnosesystem gekoppeltes Informationssystem, in dem die Bestimmungen mit Kommentaren direkt zugreifbar sind. Das Diagnosesystem kann man auch als einen intelligenten Index zu den Gesetzestexten auffassen.
- Eine Fallsammlung, in der bekannte Fälle abgespeichert sind. Da bei Gesetzestexten meist ein großer Interpretationsspielraum besteht, ist das Finden eines ähnlichen Falles mit bekannter Entscheidung oft der beste Weg, eine Situation einzuschätzen. Für die Fallbeschreibungen sollte dieselbe Terminologie wie für das Diagnosesystem gewählt werden.

Ein Demonstrationsprototyp ist eine Wissensbasis in D3 zum Mietrecht, die vom Jurastudenten Christian Kopp 1992 als Studienarbeit erstellt wurde (Abb. 3.1). Detaillierte Informationen über juristische Expertensysteme finden sich z.B. in [Zeleznikow & Hunter 94]. Für ein Informationssystem bietet sich eine Kopplung zur JURIS-Datenbank an, deren Nutzung jedoch erhebliche Gebühren kostet.

Im Finanzbereich [Kirn & Weinhardt 94] eignen sich Beratungssysteme zum Abwägen von Gewinnchancen und Risiken, z.B. bei der Vergabe von Krediten, bei der Anlageberatung oder bei der Überprüfung von Kreditkarten-Transaktionen. Ähnliches gilt für den Versicherungsbereich, insbesondere beim Abschließen einer Versicherung oder bei der Überprüfung eines Schadensfalles. So kann z.B. beim Abschluß einer privaten Krankenversicherung ein Diagnosesystem die Versicherungsklasse aufgrund der Angaben des Kunden ermitteln. Auch bei diesen Bewertungsaufgaben bietet sich für die Systemarchitektur eine ähnliche Dreiteilung wie bei den juristischen Systemen an.

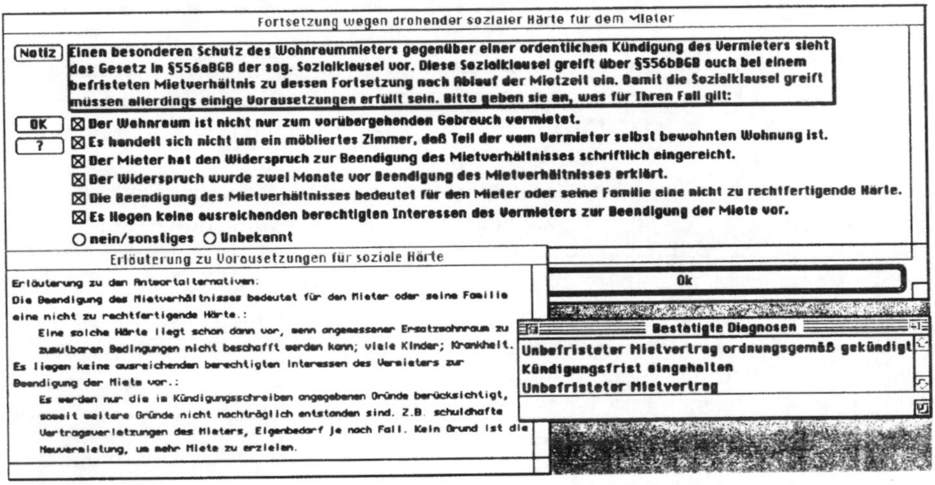

Abb. 3.1. Auszug aus einem Prototyp für ein Mietberatungssystem. Im oberen Fenster wird gerade eine Frage gestellt, im unteren linken Fenster erscheinen Erläuterungen zu der Frage und das Fenster unten rechts zeigt die bisher bestätigten Diagnosen.

Ein anderer großer Anwendungsbereich ist die Auswahl und der Kauf von Produkten, der wegen der subjektiven Auswahlkriterien zum Problemtyp Präzedenzauswahl gehört. Bei komplexen Produkten gibt es oft eine Fülle von Angeboten mit unterschiedlichem Leistungsspektrum. Ein Diagnosesystem erfragt Wünsche vom Kunden und verweist dann auf passende Produkte aus einem elektronischen Katalog. Ein Unterschied zu Bewertungsaufgaben besteht darin, daß die Kundenangaben subjektiv und daher leicht veränderbar sind. Daher sollte bei der Auswahl auch auf günstige "near misses" aufmerksam gemacht werden, d.h. Produkte, die fast den Kundenwünschen entsprechen, aber erheblich preisgünstiger sind. Dafür eignet sich insbesondere die fallbasierte Klassifikation, die auch den Vorteil hat, daß eine Aktualisierung des Wissens leichter durchzuführen ist. Ein wichtiger Bestandteil eines solchen Systems ist, wie bei den Beratungssystemen, die Abbildung einer kundengerechten Terminologie in die des Produktkataloges. Da viele Produkte konfigurierbar sind, ergibt sich entsprechend der Komplexität der Konfigurationsmöglichkeiten ein fließender Übergang von Diagnose- zu Konfigurierungssystemen.

Beispiele von mit D3 erstellten Wissensbasen zur Produktauswahl sind die Auswahl von Zimmerpflanzen für einen bestimmten Standort oder die Werkzeugauswahl bei der Konstruktion von Werkstücken.

Ein anders gearteter Anwendungsbereich ist die Objekterkennung, bei der aus überwiegend optischen Daten ein Gegenstand aus einer Menge möglicher Objekte identifiziert werden soll. Dazu gehört z.B. die Identifikation von Unterschriften, das Erkennen von Gegenständen auf dem Fließband oder die Identifikation von Zellen unter dem Mikroskop. Die Hauptschwierigkeit dabei ist die Extraktion von Merkmalen, für die Methoden der Bildverarbeitung erforderlich sind. Für die Weiterverarbeitung der Merkmale bieten sich vor allem Lernverfahren an, insbesondere die fallbasierte, statistische und neuronale Diagnostik sowie induktive Lernverfahren (s. Abschnitt 6.3).

Wenn dagegen die Merkmalserkennung vom Menschen geleistet werden kann, kann man ein klassisches Diagnose- und Informationssystem entwickeln. Beispiele dafür sind die Pflanzen- oder Pilzerkennung. Während es dafür botanische Schlüssel gibt, die entsprechend einem Entscheidungsbaum aufgebaut sind, ist eine überdeckende oder heuristische Wissensrepräsentation oft robuster: Wenn einige Merkmale nicht oder falsch erkannt werden (weil z.B. die Hilfsmittel dazu fehlen), verlieren Entscheidungsbäume beträchtlich an Wert. Dagegen können überdeckendes und heuristisches Wissen die wegen der Vielzahl von Erkennungsmerkmalen gegebene hohe Redundanz wesentlich besser ausnutzen. Für ein Informationssystem sind weiterhin Bilder zur anschließenden Validierung durch den Benutzer erforderlich. Da die verbale Beschreibung visueller Merkmale für viele Benutzer nicht leicht ist, sind für die Merkmalseingabe Hilfsmittel wie Skizzen, Erläuterungen und Beispiele sehr hilfreich. Für diese Aufgaben und zur Integration von informellem Wissen über die Pflanzen oder Pilze ist die Kopplung mit einem Buch oft der einfachste Weg.

Das vom Biologiestudenten Roman Ernst an der Universität Würzburg entwickelte heuristische, überdeckende und fallbasierte Klassifikationssystem zur Bestimmung krautiger Blütenpflanzen entspricht einem Blütenbestimmungsatlas mit ca. 100 Pflanzen und einigen hundert Bildern zu Blütenpflanzen und Pflanzenmerkmalen [Ernst 96]. Das multimediale Trainingssystem wurde als Zusatzangebot für Studenten in einem Bestimmungskurs im Botanischen Institut erprobt, mit dem die Pflanzenerkennung und vor allem deren korrekte Merkmalsbeschreibung am Computer geübt werden konnte (Beispiele s. in Abschnitt 2.8).

4. Entwicklung von Diagnose- und Informationssystemen

4.1 Übersicht

In diesem Kapitel wird die Entwicklung von Diagnose- und Informationssystemen für die in Kapitel 2 behandelten Nutzungsarten beschrieben. Der Schwerpunkt liegt auf der Modellierung und Akquisition des erforderlichen Wissens. Dies wird anhand des Shell-Baukastens D3 konkretisiert. Die vorgestellten Prinzipien gelten jedoch auch unabhängig von D3.

Das erforderliche Wissen läßt sich grob in drei Bereiche gliedern:

- Das diagnostische Basiswissen definiert vor allem die Fachterminologie, d.h. die Merkmale, Merkmalsabstraktionen und Lösungen, sowie definitorisches Wissen über ihre Beziehungen. Seine Formalisierung ist meist nicht besonders schwierig, da hier kein unsicheres Wissen eingeht. Jedoch sind Festlegungen in der Terminologie später nur mit überproportionalem Aufwand korrigierbar, weswegen man sich vor allem den Detaillierungsgrad der Datenerfassung schon zu Anfang genau überlegen sollte. Großen Wert haben wir darauf gelegt, das Basiswissen so zu formalisieren, daß alle Problemlösungsmethoden darauf aufbauen können. Für sich genommen reicht es zur Falldokumentation und allen damit zusammenhängenden Nutzungsarten aus. Das Basiswissen wird in Abschnitt 4.2 beschrieben.
- Das diagnostische Bewertungswissen hängt stark von den Besonderheiten der Anwendung und der gewählten Problemlösungsmethode ab. In Abschnitt 4.3 geben wir eine Übersicht über die verschiedenen Wissensarten (sicher, heuristisch, statistisch, überdeckend, funktional, fallbasiert) und zugehörigen Verarbeitungstechniken, die auch kombiniert werden können.
- Die Parametrisierung der Benutzungsoberfläche und der Problemlöser hängt stark von dem intendierten Einsatzszenario und den Bedürfnissen der Benutzer ab (Abschnitt 4.4).

Wichtige Hilfsmittel beim Aufbau von Wissensbasen sind deren übersichtlicher Ausdruck auf Papier zur manuellen Kontrolle und die automatische Evaluation durch Fälle mit bekannter Lösung (Abschnitt 4.5). Außerdem werden das Übersetzen von Wissensbasen und der nichtgrafische Wissenserwerb behandelt. Schließlich werden in Abschnitt 4.6 Strategien beim Aufbau großer Wissensbasen diskutiert.

Im folgenden werden die einzelnen Bereiche genauer charakterisiert. Entsprechend der Grundstruktur der Klassifikation (Abb. 1.1) muß zunächst festgelegt werden, welche Merkmale und Lösungen benutzt werden. Die weiteren Schritte sind:

- Für die *Datenerfassung* müssen die Merkmale strukturiert werden. Während die einfachste Form eine Ansammlung von ja/nein-Fragen ist, wie sie Abb. 1.1 suggeriert, empfiehlt sich insbesondere für größere Wissensbasen eine Strukturierung. Strukturierungsprinzipien sind die Gruppierung zusammen erfragter Merkmale zu Frageklassen (Tests), deren Einteilung in Standardfragen und Folgefragen sowie die Zusammenfassung ähnlicher Ausprägungen in Fragen mit mehreren Antwortalternativen. Weiterhin sollte Wissen zum Erkennen offensichtlich falscher Antworten auf Fragen formuliert werden (Plausibilitätskontrolle). Falls Daten nicht von einem Benutzer, sondern von externen Datenbanken oder Sensoren erfaßt werden, sind entsprechende Schnittstellen und eventuell Programme zur Vorverarbeitung erforderlich.
- Vor der eigentlichen diagnostischen Auswertung empfiehlt sich die Abstraktion der Daten in Begriffe der jeweiligen Fachsprache. Für diese *Datenabstraktion* muß das Wissen über die Definitionen der Fachbegriffe formalisiert werden.
- Die diagnostische Auswertung kann mit sicherem oder unsicherem Wissen realisiert werden. Falls eine *sichere Lösungsbewertung* zumindest für einige Lösungen möglich ist, sollte dieses Wissen zunächst mit sicheren Regeln formuliert werden, unabhängig davon, welche Problemlösungsmethode und Wissensrepräsentation für das unsichere Wissen gewählt wird.
- Die wichtigste Differenzierung in Klassifikationssystemen erfolgt bei der Formulierung des Wissens zur *unsicheren Lösungsbewertung*. Dafür stehen in D3 Methoden zur heuristischen, statistischen, überdeckenden, funktionalen und fallbasierten Problemlösung zur Verfügung, die jeweils unterschiedliches Bewertungswissen benötigen.
- Oft reichen die anfangs vorgegebenen Daten nicht aus, um einen Problemfall zu lösen. Die Anforderung weiterer Daten kann sowohl standardisiert als auch nach einer Kosten-Nutzen-Analyse erfolgen. Für diese beiden Formen der *Testauswahl* ist jeweils unterschiedliches Wissen erforderlich.
- Zu den Merkmalen und Lösungen läßt sich noch vielfältiges informelles Zusatzwissen angeben, das den Charakter eines Informationssystems ausmacht, z.B. zu Merkmalen Beschreibungen, Zeichnungen und Bilder bzw. Töne oder zu Lösungen Handlungsvorschläge und Prognosen usw. Falls solches Wissen bereits dokumentiert ist (z.B. in Lehr- oder Handbüchern), sollten diese Dokumente integriert werden.

Vorgehensweisen beim Wissenserwerb

Ausgehend von dem Schema der Klassifikation in Abb. 1.2 gibt es zwei komplementäre Vorgehensweisen: lösungsorientierter oder merkmalsorientierter Wissenserwerb. Beiden gemeinsam ist, daß man erst die Begriffe und ihre elementaren Relationen und darauf aufbauend das unsichere Wissen abhängig von der gewählten diagnostischen Problemlösungsmethode formalisiert.

1. Lösungsorientierte Vorgehensweise	2. Merkmalsorientierte Vorgehensweise
I. Lösungen erfassen und strukturieren	I. Merkmale erfassen und strukturieren
II. Lösungsprofile erstellen	II. Einfache Merkmalsabstraktionen ergänzen
III. Merkmalsabstraktionen auflösen	III. Lösungen erfassen und strukturieren
IV. Merkmale zusammenfassen und strukturieren	IV. Lösungsprofile erstellen
V. Weiteres Wissen hinzufügen (Evidenzen, Empfehlungen, Merkmalserfassung usw.)	

Abb. 4.1.1. Vorgehensweisen beim Wissenserwerb für die Klassifikation

Bei der lösungsorientierten Vorgehensweise beginnt man mit der Erfassung und hierarchischen Strukturierung der Lösungen, die das System erkennen soll. Für diese Lösungen werden Profile erstellt, d.h. es werden jeweils alle Merkmale bzw. Merkmalsabstraktionen aufgelistet, die für die Herleitung der Lösung relevant sind. Anschließend werden die Merkmalsabstraktionen zu erfragbaren Daten aufgelöst, die Daten in Merkmale und Merkmalsgruppen zusammengefaßt und die Fragen hierarchisch strukturiert.

Die lösungsorientierte Vorgehensweise eignet sich vor allem zur schnellen Entwicklung von Prototypen. Ihr Nachteil ist ihre Änderungsfeindlichkeit, da die so erfaßten Merkmale sich nur für die Herleitung der anfangs berücksichtigten Lösungen eignen. Beim Hinzufügen von weiteren Lösungen bzw. einer Ausweitung des Anwendungsgebietes muß im allgemeinen die Merkmalsstruktur mit den darauf aufbauenden Regeln geändert werden.

Diesen Nachteil kann man durch die merkmalsorientierte Vorgehensweise vermeiden. Voraussetzung ist, daß man bereits einen verhältnismäßig guten Überblick über das Anwendungsgebiet besitzt. Man beginnt dann mit der systematischen Erfassung und Strukturierung aller Merkmale, von denen man weiß, daß sie wichtig sind. Zur Herleitung von Lösungen erstellt man sich die Lösungsprofile auf dem Fundament der bereits erfaßten Merkmale und Merkmalsabstraktionen, so daß das Hinzufügen weiterer Lösungen ohne Umstrukturierung der existierenden Wissensbasis erfolgen kann.

In ähnlicher Weise geht man auch bei der Dialogsteuerung vor: Entweder man beginnt mit den Tests und überlegt sich, unter welchen Bedingungen sie indiziert werden sollen, oder man geht von den Lösungen aus und legt fest, welche Tests zur Überprüfung der Lösungen notwendig sind.

Interne Wissensrepräsentation und grafische Wissenseingabe

Während die interne Wissensrepräsentation auf einer verschachtelten Objekt-Attribut-Wert-Struktur operiert, gibt der Experte sein Wissen mit komfortablen grafischen Wissenseditoren ein. Die Wissenserwerbskomponente übersetzt die grafischen Eingaben in die interne Struktur, überprüft soweit möglich deren Korrektheit und führt einige Vorberechnungen zur Erhöhung der Laufzeiteffizienz durch. Zum Verständnis sind beide Ebenen nützlich: Während die interne Wissensrepräsentation beim genauen Verständnis der Problemlösungsmethoden hilft, machen die grafischen Editoren das Wissensmodell für Experten transparent und bieten die vor allem bei großen Wissensbasen erforderliche Übersicht. Letzteres wird einerseits durch verschiedene Sichten mit variablem Detaillierungsgrad, andererseits durch Zusammenfassung semantisch zusammengehöriger Attribute in einem Editor erreicht. Im folgenden geben wir eine Übersicht über die Prinzipien der internen Wissensrepräsentation und der grafischen Wisseneingabe.

Grundlagen der internen Wissensrepräsentation

Bei der Wissenseingabe werden Objekttypen instanziiert. Die wichtigsten vorgegebenen Objekttypen sind:

- *Merkmale (Symptome)* mit Untertypen für Fragen und Merkmalsabstraktionen, die jeweils noch nach ihrem Wertebereichstyp weiter differenziert sind.
- *Frageklassen (Tests)*, die Merkmale zusammenfassen.
- *Lösungen (Diagnosen).*
- *Regeln,* die komplexe Relationen darstellen und als eigenständige Objekte repräsentiert werden.

Die Objekttypen werden durch eine Menge von Attributen charakterisiert, die beim Wissenserwerb belegt werden. Dabci gibt es drei Komplexitätstypen von Attributen:

- Attribute, die lokale Eigenschaften des Objekts beschreiben, z.B. die Kosten eines Tests oder die Apriori-Häufigkeit einer Lösung.
- Attribute, die einfache Beziehungen zwischen dem Objekt und anderen Objekten ausdrücken, z.B. die Liste der Standardfragen eines Tests oder die Liste der Frageklassen zur Klärung einer Lösung.
- Attribute, die komplexe Beziehungen zwischen Objekten ausdrücken. Das sind vor allem Vorbedingungen und Formeln bei Regeln.

Die Elemente der Vorbedingung einer Regel sind Prädikate über den Objekten, z.B. (Fieber > 37,5) oder (Motorstart = "springt nicht an"). Diese sogenannten Einzelkonditionen können mit den logischen Operatoren "und", "oder" und "Negation" verknüpft werden. Zusätzlich gibt es auch sogenannte "n-aus-m"-Regeln, mit denen spezifiziert wird, daß aus einer Menge von Einzelkonditionen mindestens n und höchstens m zutreffen. Damit lassen sich z.B. Schemata für komplexe Lösungsbewertungen elegant definieren, bei denen viele gleichwertige Merkmale kombiniert werden müssen und die mit den einfachen Operatoren "und" und "oder" zu umständlich wären. Da alle Operatoren verschachtelt werden können, lassen sich auch komplexe Beziehungen kompakt formalisieren. Zur besseren Strukturierung und Erklärbarkeit von Regeln kann man die Vorbedingung weiterhin in Hauptbedingungen, Kontextbedingungen und Ausnahmen aufteilen. Kontextbedingungen beschreiben den Kontext, in dem die Hauptbedingungen gelten. Ausnahmen repräsentieren seltene Randbedingungen, die man nicht routinemäßig überprüfen will, die aber – wenn sie explizit bekannt sind – zur Rücknahme der Regel führen.

Die Aktion einer Regel ändert meist den Status eines Objekts. Je nachdem, welcher Objekttyp betroffen ist und welche Art von Aktion ausgeführt wird, gibt es verschiedene Regeltypen, z.B. für die Herleitung der Evidenz einer Lösung in der heuristischen Klassifikation oder dem Grad der Überdeckung eines beobachteten Merkmals bei der überdeckenden Klassifikation. Die komplexeste Form der Regelaktion sind Formeln, mit denen der Wert einer Symptomabstraktion ermittelt wird. Die Formeln können die Werte von anderen Objekten arithmetisch verknüpfen, z.B. zur Berechnung der prozentualen Kraftstoffverbrauchserhöhung beim Auto:

$$100 * \frac{(\text{"tatsächlicher Kraftstoffverbrauch"} - \text{"üblicher Kraftstoffverbrauch"})}{\text{"üblicher Kraftstoffverbrauch"}}$$

Prinzipien der grafischen Wissenseingabe

Programmierer sind gewöhnt, ihre Programme als Text in der vorgegebenen Syntax einer Programmiersprache einzugeben. Da dies einerseits eine genaue Kenntnis der Syntax voraussetzt, andererseits keinen Überblick über die Programmstruktur vermittelt, werden grafische (visuelle) Programmiersprachen insbesondere bei gelegentlichen Programmierern immer beliebter. Jedoch ist der erreichbare Grad an grafischer Unterstützung stark von der Komplexität der Syntax abhängig. Grundsätzlich gilt: je eingeschränkter die Syntax, desto mehr grafische Unterstützung ist möglich. Die Stärke mancher Problemlösungsmethoden liegt gerade in ihrer guten grafischen Darstellbarkeit, wie z.B. bei den kompakt darstellbaren Entscheidungsbäumen. Im folgenden geben wir eine Übersicht über die wichtigsten grafischen Grundprimitive und ihre Funktionsweise beim Aufbau von Wissensbasen.

Das einfachste Grafikprimitiv ist das *Formular*, da es unmittelbar die Objekt-Attribut-Wert-Struktur der internen Wissensrepräsentation widerspiegelt (Abb. 4.1.2). Es zeigt eine Übersicht über die Attribute eines Objekts sowie deren Wertebereichstypen an. Es wird durch Textangabe bzw. Auswahl von vorgegebenen Alternativen ausgefüllt. Weiterhin gibt es Abhängigkeiten zwischen den Attributen, z.B. wenn je nach Wert gewisser Attribute andere Attribute ihren Syntaxtyp ändern, ein- oder ausgeblendet werden. Eine einfache Form des grafischen

Wissenserwerbs ist fast ausschließlich mit Formularen machbar, deren Struktur automatisch aus der zugrundeliegenden internen Wissensrepräsentation generiert werden kann. Zusätzlich ist nur eine Navigationsstruktur zum Wiederfinden von Objekten erforderlich.

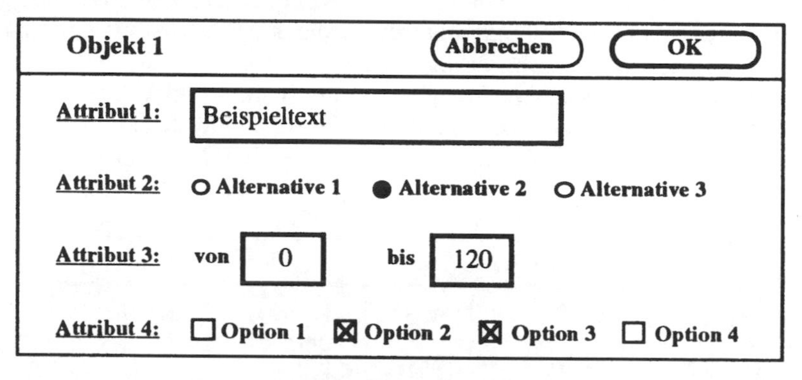

Abb. 4.1.2. Formular

Zur Navigation in Wissensbasen dienen alphabetische oder hierarchische Auflistungen von Objekten. *Hierarchien* lassen sich vielfältig darstellen, Abb. 4.1.3 zeigt eine Variante. Sie eignen sich sowohl zur Auswahl vorhandener Objekte, z.B. um deren Formulare zu öffnen, als auch zur Eingabe neuer Objekte, indem diese an der richtigen Position hinzugefügt werden. Verschiedene Objekttypen werden durch verschiedene Kästchen- oder Schriftlayouts der Objekte visualisiert. Heterarchische Strukturen lassen sich durch zusätzliche Linien visualisieren.

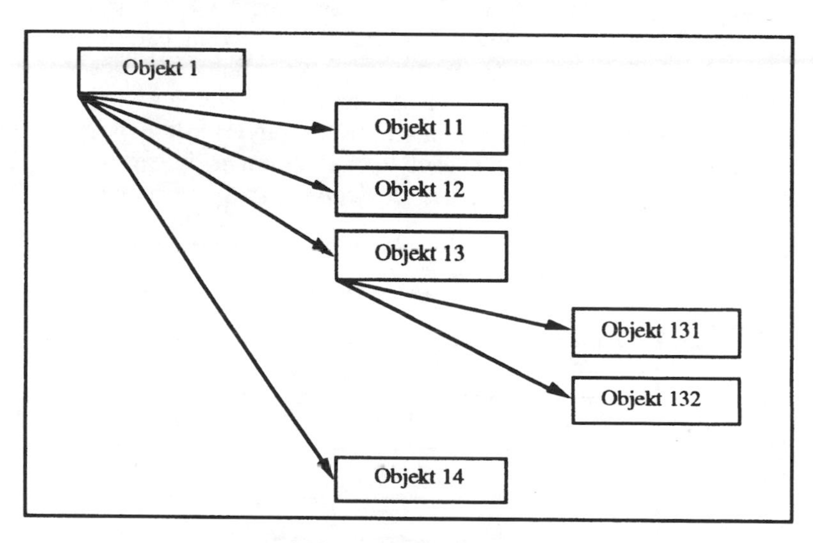

Abb. 4.1.3. Hierarchie

Während Hierarchien und Formulare das Pflichtprogramm eines objektbasierten grafischen Wissenserwerbssystems darstellen, bilden verschiedene Formen von

Tabellen die Kür. Ihre Vorzüge sind vor allem ihre Kompaktheit, da ein wesentlicher Teil des Wissens in der Zeilen- und Spalten-Position repräsentiert ist.

Die einfachsten Tabellen sind *Attributtabellen*, die viele Objektformulare für Objekte gleichen Typs zusammenfassen. Ihre Zeilen enthalten Objekte, die Spalten Attribute und die Einträge in den Kästchen Werte. Sie eignen sich weniger für Attribute mit umfangreicher Texteingabe, da die Kästchen dafür meist zu klein sind, sondern eher zur Eingabe durch Ankreuzen, zur Auswahl mittels Pop-Up-Menü oder zur Zahleneingabe. Ihr großer Vorteil im Vergleich zu Formularen ist, daß ähnliche Werte von unterschiedlichen Objekten gleichzeitig bearbeitet und leicht verglichen werden können. Sie entsprechen den Tabellen in relationalen Datenbanken (Abb. 4.1.4).

	Attribut 1	Attribut 2	Attribut 3	...
Objekt 1	Wert 11	Wert 21	...	
Objekt 2	Wert 12	Wert 22		
Objekt 3	Wert 13	...		
Objekt 4	...			
...				

Abb. 4.1.4. Attributtabelle

Tabellen für einfache Relationen haben in den Spalten und Zeilen Objekte, während die Werte in den Kästchen die Existenz bzw. Art der Relation zwischen den Objekten spezifizieren. Sie vereinfachen die Eingabe einfacher Relationen zwischen Objekten im Vergleich zu Formularen erheblich, weil der gewöhnlich mühselige Schritt zur Suche eines Objekts nur einmal – bei der Konfiguration der Tabelle – und nicht mehr bei jedem einzelnen Eintrag erforderlich ist. Sie eignen sich ebenfalls als Abstraktion für komplexe Relationen, indem nur die beiden wichtigsten beteiligten Objekte und ihre Beziehung gezeigt werden (Abb. 4.1.5).

	Objekt 21	Objekt 22	Objekt 23	...
Objekt 11	Wert11	×		
Objekt 12		×		
Objekt 13	Wert 12			
Objekt 14			×	
...				

Abb. 4.1.5. Tabelle für die Eingabe einfacher Relationen

Tabellen für komplexe Relationen eignen sich insbesondere für die Eingabe von Constraints oder Regeln zur Herleitung eines Objekts, wenn die Vorbedingungen der Regeln oder Constraints sich auf viele Objekte beziehen. Eine Spalte bedeutet eine bestimmte Verknüpfung (z.B. und, oder, ...) der folgenden Einträge, wobei die Aktion der Regel in der untersten Zeile steht (Abb. 4.1.6, z.B. zweite Spalte: wenn Objekt 11 oder Objekt 12 zutrifft, dann ist Objekt 2 möglich).

	Regel 1	Regel 2	Regel 3	Regel 4	...
Art der Verknüpfung	2 aus 3	oder	und	und	
Objekt 11	–	×	×		
Objekt 12	–	×		×	
Objekt 13	–		×	×	
...					
Objekt 2	nie	möglich	wahr-scheinlich	sicher	

Abb. 4.1.6. Tabelle für die Eingabe komplexer Relationen

Für die Eingabe von Formeln gibt es schließlich einen Formeleditor, der die beteiligten Objekte sowie die erforderlichen Operatoren und eventuell Zahlen bereitstellt. Der Benutzer definiert dann seine Formel durch Anklicken der jeweiligen Bestandteile (Abb. 4.1.7).

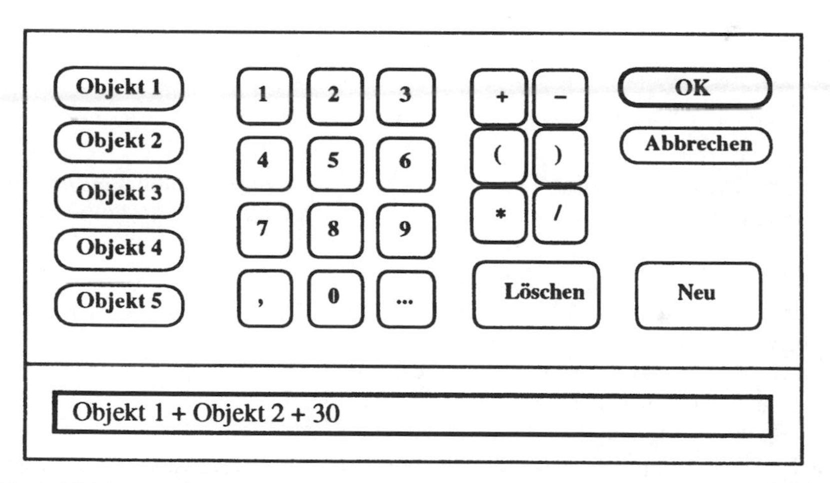

Abb. 4.1.7. Formeleditor zur Eingabe beliebig komplexer Verschachtelungen von Objekten

Da Wissensbasen hauptsächlich Beziehungen zwischen Objekten formalisieren, ist für ein effektives Arbeiten ein effizienter *Objekttransfer* erforderlich, um Referenzen auf bereits definierte Objekte in Formularen, Tabellen usw. einzutragen. Dabei sollte nach Möglichkeit das Eintippen eines Objektnamens vermieden werden, da dies sowohl zeitaufwendig als auch fehleranfällig ist. Der Objekttransfer basiert auf den Navigationsmechanismen der hierarchischen (Abb. 4.1.3) und alphabetischen Suche. Bei letzterer wird ein (Teil-)String und eventuell der Objekttyp eingegeben, woraufhin alle passenden Namen aufgelistet werden. In beiden Fällen erfolgt der Objekttransfer durch Auswahl des oder der zu übertragenden Objekte.

Besonders häufig ist ein Objekttransfer bei der Zusammenstellung der Tabellen erforderlich, da zunächst die in den Zeilen und Spalten vorkommenden Objekte ausgewählt werden müssen, bevor Einträge möglich sind. Ein typischer Fall dabei sind Tabellen, die zur Bewertung eines Objekts (z.B. einer Lösung oder einer Merkmalsabstraktion) dienen. Für diesen Fall empfiehlt es sich, die dafür relevanten Objekte separat zu speichern. Dazu dienen Regelelementtabellen, die nur aus einer Liste dieser Objekte ohne jegliche Zusatzangaben bestehen. Abb. 4.1.8 zeigt eine Regelelementtabelle für mehrere Diagnosen, die aus einer Liste der für die Herleitung der Diagnosen relevanten Symptomwerte und Diagnosen besteht.

	Diagnose 1	Diagnose 2	Diagnose 3	...
Symptom 1	= Wert 11	= Wert 21	...	
Symptom 2	= Wert 12	Wert 22 oder Wert 23		
Symptom 3	= Wert 13	...		
Diagnose 4	...			
...				

Abb. 4.1.8. Regelelementtabelle

Prinzipien des Einbindens von Texten und multimedialen Dokumenten

Im Gegensatz zu einer diagnostischen Wissensbasis, die normalerweise explizit eingegeben werden muß, liegen Texte und multimediale Dokumente häufig schon in elektronisch verfügbarer Form vor, so daß sie "nur" eingebunden werden müssen. Die Grundidee für die Einbindung ist, daß die Dokumente möglichst automatisch in ein Standardformat konvertiert und die relevanten Abschnitte des Dokuments manuell markiert und verknüpft werden. Als Standardformat eignet sich z.B. HTML, da es wegen seiner weiten Verbreitung im World Wide Web viele Konverter von gängigen Textsystemen gibt. Die Hauptarbeit besteht darin, den Text zu strukturieren. So werden Diagnosen domänenabhängig oft nach einem relativ einheitlichen Schema beschrieben, z.B. bei Druckmaschinen: Reparaturinformationen, Zeichnungen, zugehörige Stücklisten usw. Für die Einbindung werden zunächst passende Kategorien im Informationssystem definiert. Anschließend werden für jedes Objekt und jede Kategorie Zeiger auf die entsprechenden Texte oder Bilder gesetzt (vgl. Abb. 2.28).

Die Kategorien sieht der Benutzer als Pop-Up-Menüs, wenn er Zusatzwissen über die entsprechende Diagnose anfragt. Dabei ist es im Prinzip egal, ob er die Begriffe aus dem Expertensystem oder aus anderen Dokumenten auswählt. Weiterhin können Kategorien zum Anfrage-Pop-Up-Menü hinzugefügt werden, die den Zugriff auf das formalisierte Expertenwissen ermöglichen, z.B. das Symptomprofil der Diagnose, ihre genaue Bewertung in den verschiedenen Wissensarten und Beispielfälle dazu.

Eine weitere Informationsquelle sind multimediale Dokumente, die meist einfache Bilder oder Zeichnungen, aber auch Geräusche oder Bewegtbilder enthalten können. Häufig müssen diese Dokumente noch mit Erklärungen versehen werden. Dazu gibt es einen entsprechenden Editor. Das Einbinden dieser Dokumente in das Informationssystem erfolgt über eine Zuordnung zu den entsprechenden Kategorien im Pop-Up-Menü. Eine ausführliche Beschreibung enthält Abschnitt 4.4.2.

Menü-Struktur des Wissenserwerbs in D3

Die Kommandos für eine Wissenserwerbskomponente lassen sich durch Menüs ausführen. Abb. 4.1.9 zeigt eine Übersicht über die verfügbaren Optionen in D3.

Das Menü "Ablage" dient der allgemeinen Verwaltung von Wissensbasen. Das Menü "Bearbeiten" wird dynamisch generiert und bezieht sich jeweils auf den Editortyp des aktuellen Fensters – in Abb. 4.1.9 auf eine Symptomhierarchie. Bei anderen Editortypen erscheinen andere Optionen wie z.B. bei Tabellen "Zeilen einfügen".

Die drei Menüs "Begriffe", "Dialog" und "Diagnostik" dienen dem Aufrufen verschiedener Editortypen zur Eingabe und zum Ändern des Wissens. Ein ">" vor einem Menüpunkt bedeutet, daß sich der Menüpunkt auf ein selektiertes Objekt im aktuell geöffneten Fenster bezieht.

Die Terminologie des Anwendungsbereichs wird mit dem Menü "Begriffe" eingegeben, wobei die beiden zentralen Hierarchien jeweils für Diagnosen (Lösungen) und Symptome (Merkmale) dienen. Die übrigen Hierarchien (Fragehierarchie, Frageklassenhierarchie) können durch Herausfiltern bestimmter Objekttypen die Übersicht und Laufzeiteffizienz verbessern. Die lokalen Eigenschaften der Objekte werden in "Objektformularen" für einzelne Objekte und "Attributtabellen" für mehrere Objekte gleichzeitig eingegeben. Der Menüpunkt "Regelelemente" ermöglicht die abstrakte Spezifikation der zur Herleitung von Objekten erforderlichen Regelelemente, ohne daß dabei schon konkrete Regeln definiert werden müssen. Der Editor "Statistikobjekte" erlaubt die Definition von Diagnosen und Symptomen, für die man Häufigkeiten und statistische Korrelationen aufgrund einer Fallmenge ausrechnen lassen möchte. Globale Angaben zur Wissensbasis wie ein Kommentar zur Wissensbasis oder die Startfrageklassen für den Dialog werden im Menüpunkt "Zur Wissensbasis" eingegeben.

Das Wissen zur Herleitung von Objekten kann teilweise bereits in den Hierarchien durch "Doppelklick" auf die Linien zwischen Objekten eingegeben werden. Die Menüs "Dialog" und "Diagnostik" bieten darüber hinaus verschiedene Tabellentypen zur Eingabe von Regelmengen und Formulare zur Eingabe einzelner Regeln an. Für den "Dialog" sind die beiden wichtigsten Wissensarten die lokale Steuerung zur Ermittlung von Folgefragen und die globale Steuerung zur Indikation von Frageklassen (Menüpunkte "Dialogsteuerung-Folgefragentabelle" und "Dialogsteuerung-Übersichtstabelle").

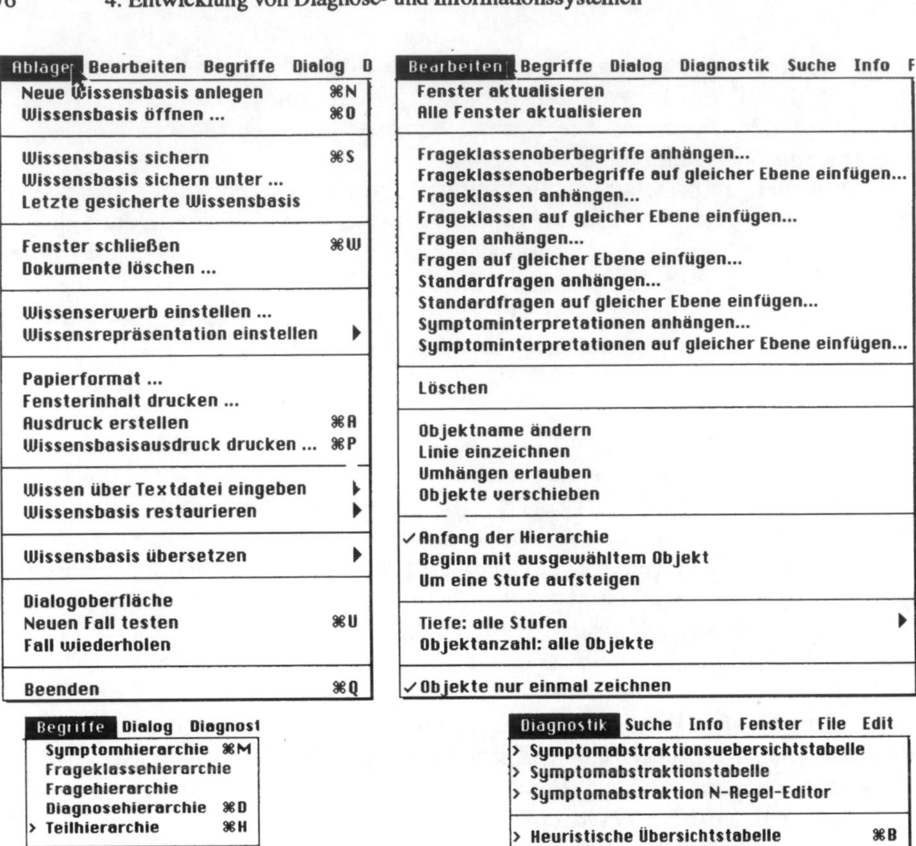

Abb. 4.1.9. Menüstruktur der Wissenserwerbsoberfläche in D3

Das Menü "Diagnostik" dient zur Eingabe des Wissens zur Herleitung von Diagnosen. Dazu stellt D3 heuristische, statistische, überdeckende, funktionale und fallbasierte Problemlösungsmethoden mit jeweils eigenen Eingabeformen zur Verfügung. Für die Herleitung von Symptomabstraktionen sowie heuristischen und überdeckenden Diagnosen gibt es jeweils vier Eingabemöglichkeiten: Übersichtstabellen, Detailtabellen, Einzelregeln und N-Regelformulare. Übersichtstabellen eignen sich zur Eingabe von vielen Regeln zur Herleitung verschiedener Objekte mit jeweils einer singulären Vorbedingung. Detailtabellen eignen sich zur Eingabe von vielen Regeln für ein Objekt, wobei auch ein- oder zweistufige Verknüpfungen von Einzelbedingungen erlaubt sind (z.B. "A und B und C" oder "A und (B oder C) und (2 von 3 aus D, E, F)"). Die Option Diagnostikregel erlaubt die Eingabe einer einzigen, aber beliebig komplexen Regel. N-Regelformulare entsprechen Einzelregeln mit einem Mechanismus zum leichten Hin- und Herspringen zwischen allen Regeln zur Herleitung eines Objekts. Beim überdeckenden und fallbasierten Problemlöser sind zusätzlich spezielle Angaben zu den Symptomen (z.B. über ihre Relevanz) erforderlich, wofür entsprechende Attributtabellen angeboten werden. Ein spezieller Editor für "Entscheidungsbäume" erlaubt die kompakte Eingabe von allem dafür notwendigen Wissen.

Das Menü "Suche" dient zum schnellen Finden von Objekten, was insbesondere für den Objekttransfer zum Eintragen von Objekten in Regelformulare oder in die Zeilen und Spalten von Tabellen gebraucht wird. Die aufklappbaren Hierarchien haben im Vergleich zu den Komplett-Hierarchien aus dem Menü "Begriffe" den Vorteil, daß sie sehr schnell auf dem Bildschirm angezeigt werden. Sie dienen zur hierarchischen Suche, während eine textuelle Suche über "Objektnamen" möglich ist. Die Menüpunkte "Schlußfolgerungs-" bzw. "Herleitungsregeln" dienen zur Anzeige und Auswahl von Regeln, die aus dem Objekt Schlußfolgerungen ziehen bzw. an der Herleitung des Objekts beteiligt sind.

Im Menü "Info" werden Informationen über die Anzahl der Objekte in der Wissensbasis und über syntaktische Inkonsistenzen wie z.B. partiell definierte Objekte angezeigt. Unterstützung bei der Identifizierung von semantischen Inkonsistenzen bietet der Menüpunkt "Wissensbasis mit Fällen testen", mit dem automatisch überprüft werden kann, ob bei einer Menge von Fällen die richtige Lösung hergeleitet wird, falls diese bekannt ist. Auch der Lösungsweg, d.h. die Reihenfolge der indizierten Frageklassen, wird aufgezeichnet. Der Menüpunkt "Generierter Entscheidungsbaum" vereinfacht den zu einer Frageklasse gehörenden Teil der Wissensbasis zu einem Entscheidungsbaum, damit der Experte die zugrundeliegende Wissensstruktur leichter überprüfen kann.

4.2 Diagnostisches Basiswissen

Das Wissen, das für alle diagnostischen Problemlösungsmethoden benötigt wird, bezeichnen wir als diagnostisches Basiswissen. Um die diagnostischen Problemlösungsmodule möglichst klein zu halten, wird es unabhängig von diesen repräsentiert. Zum Basiswissen gehört die Definition der Objekte mit ihren Eigenschaften, die Datenabstraktion, die Dialogsteuerung und die Datenerfassung.

4.2.1 Formalisierung von begrifflichem Wissen

Der erste Schritt beim Aufbau einer Wissensbasis ist die Identifikation der relevanten Objekte, also der Merkmale und Lösungen. Wegen der großen Anzahl von Objekten in den meisten Anwendungen ist eine hierarchische oder heterarchische Strukturierung erforderlich, um die Übersicht zu behalten. Da in der Klassifikation meist sehr viele Merkmale auf viel weniger Lösungen abgebildet werden, empfiehlt sich weiterhin eine Gruppierung zusammengehöriger Merkmale in Frageklassen. Im folgenden werden die Eigenschaften der Merkmale, Frageklassen und Lösungen beschrieben.

Formalisierung von Merkmalen

Zu den Eigenschaften der Merkmale gehören vor allem Angaben über den Wertebereich, über die Abnormität der Werte und den Herleitungstyp (erfragt oder hergeleitet). Der Wertebereich kann einfach aus den Werten "ja" und "nein", aus einer Auswahl aus einer Wertemenge (one-choice oder multiple-choice), aus einem Zahlenwert (numerisch), einer Zeitangabe oder aus freiem Text bestehen. Abhängig von diesem Typ sind verschiedene Angaben zum Wertebereich erforderlich: die Liste der möglichen Antwortalternativen bei one-choice und multiple-choice bzw. die Unter- und Obergrenze bei Zahlenwerten. Bei Zahlenwerten sind weiterhin eine Einheit sowie eine Standard-Intervalleinteilung zur Charakterisierung diagnostisch wichtiger Regionen ("Abschnitte") nützlich. Bei allen Typen ist zusätzlich der Wert "unbekannt" zulässig. Bei multiple-choice-Merkmalen ist außerdem ein weiterer Wert ausgezeichnet, der bedeutet, daß keine der angegebenen Alternativen zutrifft. Dieser Wert heißt standardmäßig "nein/sonstiges", kann aber auch anders benannt werden. Da es bei der Diagnostik meist auf abnorme (fehlerhafte) Werte ankommt, kann man weiterhin definieren, welche Werte normal und welche in welcher Abstufung abnorm sind.

Eine wichtige Unterscheidung besteht zwischen erfragten und hergeleiteten Merkmalen. Während letztere in Abschnitt 4.2.3 (Herleitung von Merkmalsabstraktionen) erläutert werden, gehen wir hier auf die Eigenschaften von erfragten Merkmalen ein. Sie umfassen alle Angaben, die zur Generierung der Dialogoberfläche (s. Abschnitt 4.2) erforderlich sind: Außer dem Namen der Frage und dem Wertebereich gehören dazu ein Fragetext und Erläuterungen zum Fragetext und zu den Werten. Für Fragen vom Typ Text ist eine Angabe über die zu erwartende Länge des Textes nützlich (z.B. bei einer Adresseneingabe drei Zeilen).

Formalisierung von Frageklassen

Frageklassen fassen Merkmale für die Datenerfassung zusammen. Typische Beispiele aus der Medizin sind Leitsymptome wie Brustschmerzen oder Luftnot sowie Tests wie ein EKG oder eine Röntgenaufnahme. Die Frageklasse umfaßt dann alle Daten, die bei einem solchen Test anfallen. Um die Flexibilität zu wahren, kann ein Merkmal auch zu mehreren Frageklassen gehören. Außer der geordneten Liste von Merkmalen gehören zu einer Frageklasse Angaben über den Aufwand ihrer Erfassung. Dieser wird mit zwei Werten angegeben: eine Aufwandsklasse (geringer bis sehr hoher Aufwand) für die kategorische Indikation, sowie eine numerische Kostenangabe für die Kosten/Nutzen-Indikation. Beide werden genauer bei der Datenerfassung (Abschnitt 4.2.2) diskutiert.

Formalisierung von Lösungen

Zu einer Lösung gehören Basisangaben, die unabhängig von der jeweiligen Wissensart sind. Auch die Lösungen werden zwecks Übersichtlichkeit in Hierarchien strukturiert. Dabei kann eine Lösung auch mehrere Vorgänger haben, so daß es sich wie bei den Merkmalen eigentlich um eine Heterarchie handelt. Für die Testauswahl (Abschnitt 4.2.4) können zu einer Lösung zwei geordnete Listen von Frageklassen definiert werden:Eine dient zur Klärung einer verdächtigten, aber noch nicht bestätigten Lösung und die andere wird nach der Bestätigung der Lösung abgearbeitet. Zur Ermittlung spezieller Lösungsparameter (z.B. Schweregrad, detaillierte Empfehlungen usw.) kann man eine weitere "Eigenschaften"-Frageklasse angeben. Weiterhin kann man zu einer Lösung eine Reihe von Texten definieren: Handlungsempfehlungen, eine Prognose über den zukünftigen Verlauf (z.B. bei Diagnosen in der Medizin) und eine informelle Beschreibung. Da die Häufigkeit von Lösungen in der Klassifikation eine große Rolle spielt, kann man sie in neun Stufen von extrem selten über durchschnittlich bis extrem häufig charakterisieren. Wenn man Lösungen nur für die interne Verarbeitung braucht, aber sie dem Benutzer eingeschränkt oder gar nicht zeigen will, kann man sie als Kontext- oder Hilfsdiagnosen deklarieren.

Wissensrepräsentation

Fragen (erfragete Merkmale)

- Name: ein Text.
- Wertebereichstyp: ja/nein, one-choice, multiple-choice, numerisch, Zeitpunkt, Text.
- Wertebereich:
  bei one-choice und multiple-choice: Liste von Werten;
  bei numerisch: Unter- und Obergrenze;
  bei Text: eine Angabe über die Länge des zu erwartenden Textes;
  ansonsten: keine Angabe.
- Einheit (nur bei numerischem Wertebereichstyp): ein Text.
- Abschnitte (nur bei numerischem Wertebereichstyp): Folge von Zahlen.

- Abnormität: Für jeden Wert bzw. bei numerischen Werten für jedes Intervall eine Angabe, wie abnorm der Wert ist: A0 (irrelevant), A1 (normal), ... , A5 (abnorm). Der Defaultwert ist A5 (abnorm).
- Fragetext: ein Text.
- Erläuterung zum Fragetext: ein Text.
- Erläuterung zum Wertebereich (nur bei one-choice und multiple-choice): für jeden Wert ein Text.
- Bilder zum Wertebereich.

Frageklassen

- Name: ein Text.
- Frageliste: geordnete Liste von zu erfragenden Merkmalen.
- Erfassungstyp: "im Dialog" oder "durch Programmkopplung".
- Aufwandsklasse: eine positive Zahl: 1 (gering), 2 (mäßig), .. , n (extrem hoch).
- Kosten: eine negative Zahl.

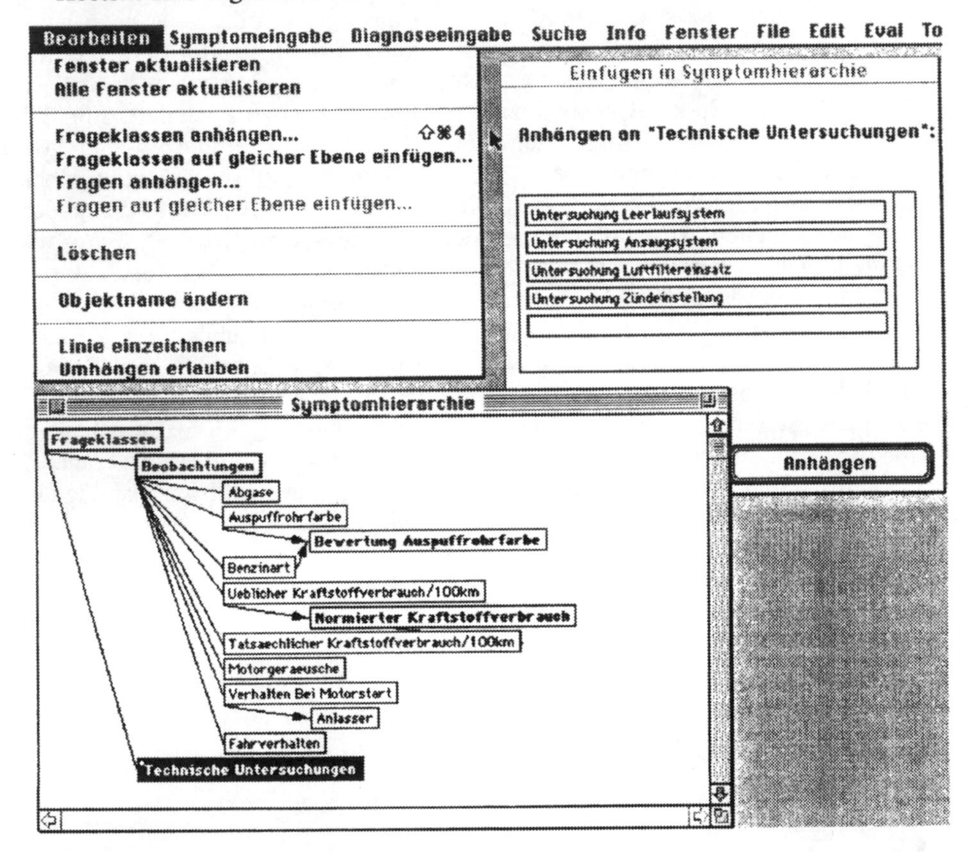

Abb. 4.2.1. Eingabe von neuen Objekten (hier Frageklassen) in Hierarchien. In einer Hierarchie (unten) wird ein Objekt markiert (hier "technische Untersuchungen"), dann wird im Bearbeiten-Menü die Option "Frageklassen anhängen" gewählt (links), woraufhin das Formular zur Eingabe der neuen Begriffe (rechts) erscheint. Nach Ausfüllen werden die neuen Objekte in der Hierarchie mitangezeigt.

Frage "Fahrverhalten"

Name: Fahrverhalten

Abbrechen | OK

Fragetext: Beanstanden Sie das Fahrverhalten Ihres Autos?

Erklärung:

Antworttyp: ○ ja/nein ○ numerisch ○ Zeitfrequenz ○ one-choice ○ Zeitpunkt ○ Text ◉ multiple-choice ○ Zeitdauer

Wertebereich:
- verzögertes Anfahren
- schlechte Beschleunigung
- Leerlauf ist zu niedrig
- Leerlauf ist unregelmäßig
- zu wenig Leistung bei Teillast
- zu wenig Leistung bei Vollast

Text nein/sonstiges: keine Beanstandungen

Buchtext nein/sonstiges:

Wert: ◉ erfragen ○ herleiten

Sitzung: ◉ nur in der 1.Sitzung ○ ab der 2.Sitzung ○ in allen Sitzungen

Bild: ◉ kein Bild ○ Bild im Dialog ○ Bildaufruf im Dialog

Kommentar:

Erklärungen zum Wertebereich | Buchtext zum Wertebereich | Bild zur Frage

Abb. 4.2.2. Eingabe von Eigenschaften einer multiple-choice-Frage mit einem Formular. Dazu muß in der Hierarchie (s. Abb. 4.2.1) ein Objekt markiert werden, aus dem Menü "Begriffe" der Menüpunkt "Objektformular" (s. Abb. 4.1.9) gewählt und das objekttypspezifische Formular ausgefüllt werden. Bei One-Choice-Fragen, bei denen im Unterschied zu multiple-choice-Fragen nur genau einer der angegebenen Werte im Wertebereich zutreffen kann, entfallen lediglich die Attribute, die die Option "nein/sonstiges" betreffen.

Lösungen

- Name: ein Text.
- Typ: Standard, Kontext oder Hilfsdiagnose.
- Apriori-Häufigkeit: extrem selten, sehr selten, selten, relativ selten, durchschnittlich, relativ häufig, häufig, sehr häufig, extrem häufig.
- Vorgänger: Menge von Lösungen.
- Nachfolger: Menge von Lösungen.
- zur_Klärung: Liste von Frageklassen.
- nach_Bestätigung: Liste von Frageklassen.
- Eigenschaften: Frageklasse.
- Vorschlag: Text oder Programmaufruf.
- Prognose: Text.
- Beschreibung: Text.

Grafische Wisseneingabe

Die Wisseneingabe von Frageklassen und Merkmalen erfolgt in zwei Schritten. Zunächst werden sie in einer Hierarchie eingegeben (Abb. 4.2.1), und danach werden ihre Eigenschaften in Formularen (Abb. 4.2.2–4.2.4) und Attributtabellen spezifiziert (Abb. 4.2.5).

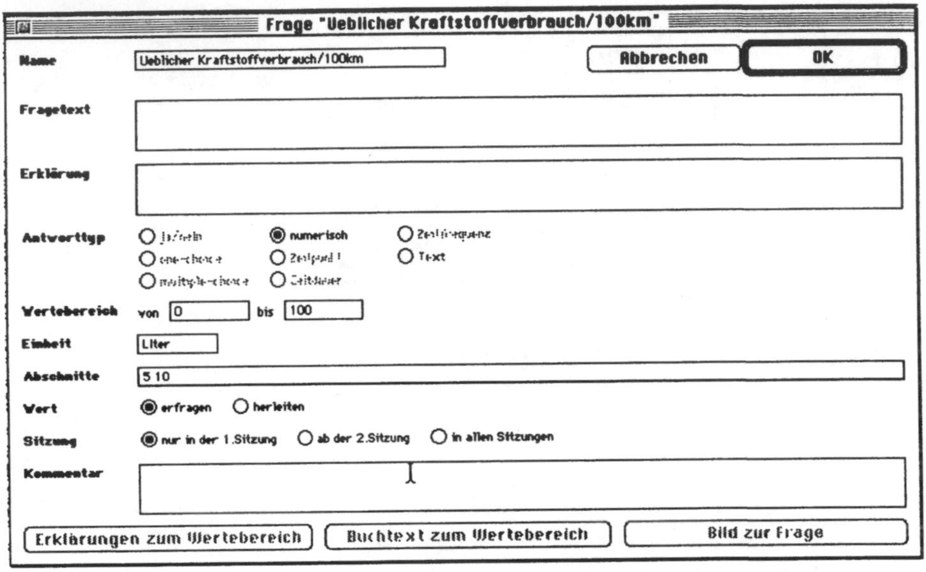

Frage "Ueblicher Kraftstoffverbrauch/100km"

Name: Ueblicher Kraftstoffverbrauch/100km — Abbrechen — OK

Fragetext

Erklärung

Antworttyp: [illegible] · numerisch · [illegible] · [illegible] · [illegible] · Text · [illegible] · [illegible]

Wertebereich: von 0 bis 100

Einheit: Liter

Abschnitte: 5 10

Wert: erfragen · herleiten

Sitzung: nur in der 1.Sitzung · ab der 2.Sitzung · in allen Sitzungen

Kommentar

Erklärungen zum Wertebereich — Buchtext zum Wertebereich — Bild zur Frage

Abb. 4.2.3. Eingabe von Eigenschaften einer numerischen Frage in einem Formular. Im Unterschied zu multiple-choice-Fragen besteht hier der Wertebereich aus einer numerischen Unter- und Obergrenze. Hinzu kommen ein Attribut für die Einheit der numerischen Frage (hier "Liter") und Abschnitte, die typische Grenzen angeben (hier:< 5 Liter, 5–10 Liter und > 10 Liter), die später Eingabe von Regeln oder Abnormitäten vereinfachen.

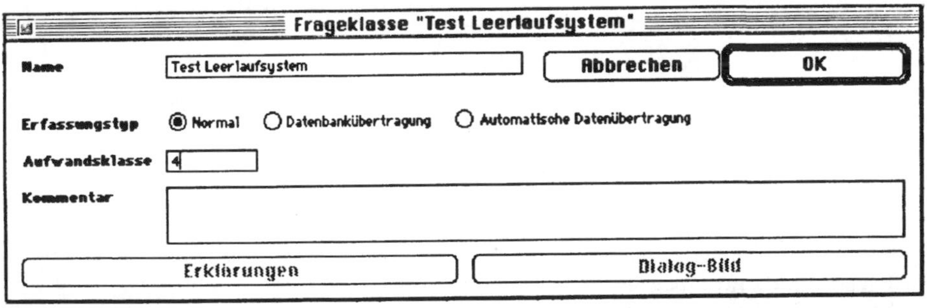

Frageklasse "Test Leerlaufsystem"

Name: Test Leerlaufsystem — Abbrechen — OK

Erfassungstyp: Normal · Datenbankübertragung · Automatische Datenübertragung

Aufwandsklasse: 4

Kommentar

Erklärungen — Dialog-Bild

Abb. 4.2.4. Eingabe von Eigenschaften für Frageklassen. Wichtig ist hier der Erfassungstyp und die Aufwandsklasse, die angibt, wie aufwendig die Untersuchung ist (z.B. ist ein übliches Schema in der Medizin: Aufwandsklasse 1 = Anamnese, 2 = körperliche Untersuchung, 3 = Labor, 4 = einfache technische Untersuchung wie z.B. EKG oder Röntgen, höhere Aufwandsklassen: zunehmend aufwendigere technische Untersuchungen).

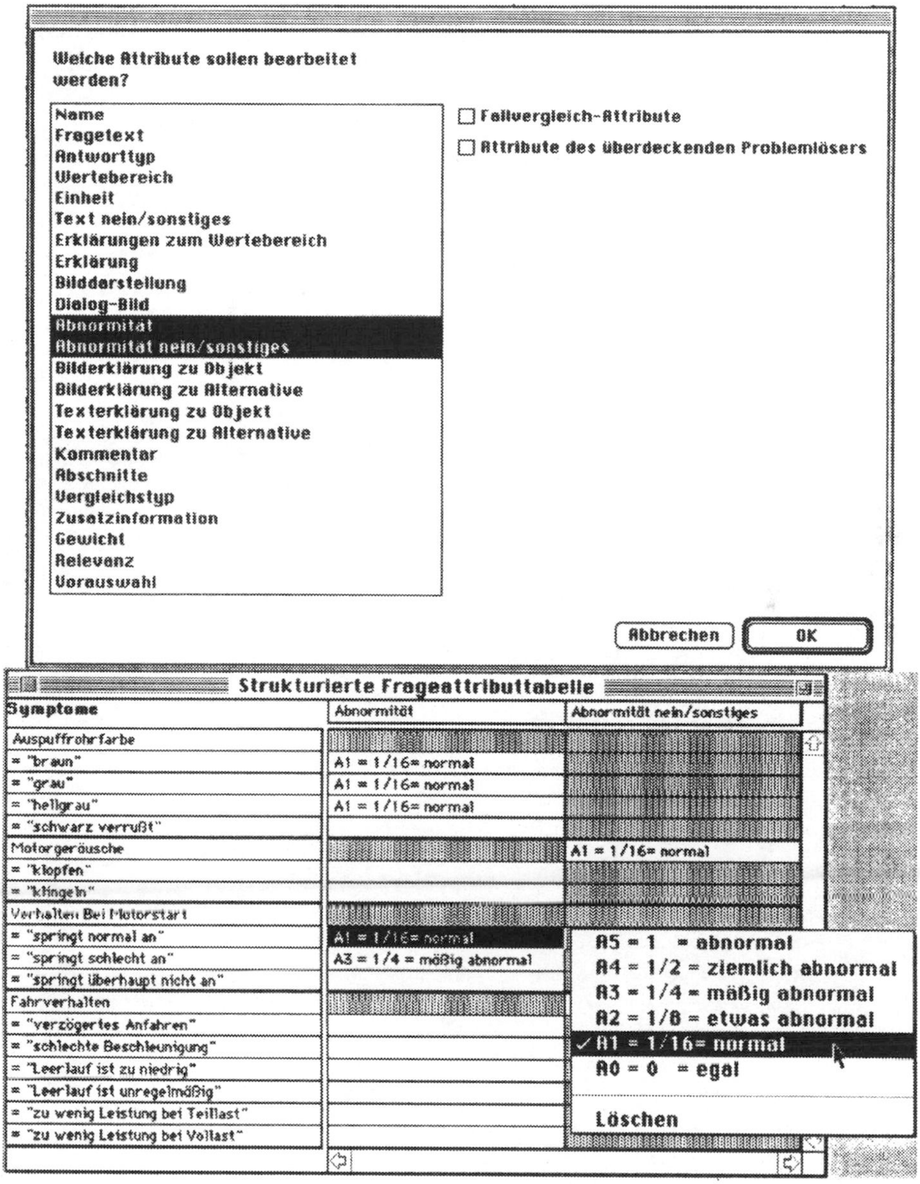

Welche Attribute sollen bearbeitet werden?

- Name
- Fragetext
- Antworttyp
- Wertebereich
- Einheit
- Text nein/sonstiges
- Erklärungen zum Wertebereich
- Erklärung
- Bilddarstellung
- Dialog-Bild
- Abnormität
- Abnormität nein/sonstiges
- Bilderklärung zu Objekt
- Bilderklärung zu Alternative
- Texterklärung zu Objekt
- Texterklärung zu Alternative
- Kommentar
- Abschnitte
- Vergleichstyp
- Zusatzinformation
- Gewicht
- Relevanz
- Vorauswahl

☐ Fallvergleich-Attribute

☐ Attribute des überdeckenden Problemlösers

Abbrechen | OK

Strukturierte Frageattributtabelle

Symptome	Abnormität	Abnormität nein/sonstiges
Auspuffrohrfarbe		
= "braun"	A1 = 1/16= normal	
= "grau"	A1 = 1/16= normal	
= "hellgrau"	A1 = 1/16= normal	
= "schwarz verrußt"		
Motorgeräusche		A1 = 1/16= normal
= "klopfen"		
= "klingeln"		
Verhalten Bei Motorstart		
= "springt normal an"	A1 = 1/16= normal	
= "springt schlecht an"	A3 = 1/4 = mäßig abnormal	
= "springt überhaupt nicht an"		
Fahrverhalten		
= "verzögertes Anfahren"		
= "schlechte Beschleunigung"		
= "Leerlauf ist zu niedrig"		
= "Leerlauf ist unregelmäßig"		
= "zu wenig Leistung bei Teillast"		
= "zu wenig Leistung bei Vollast"		

A5 = 1 = abnormal
A4 = 1/2 = ziemlich abnormal
A3 = 1/4 = mäßig abnormal
A2 = 1/8 = etwas abnormal
✓ A1 = 1/16= normal
A0 = 0 = egal
Löschen

Abb. 4.2.5. Eingabe von Eigenschaften in Attributtabellen, bei denen im Gegensatz zum Formular die Eigenschaften vieler Objekte gleichzeitig bearbeitet werden können. Die Bearbeitung erfolgt in drei Schritten: 1. Auswahl der zu bearbeitenden Objekte mit Menüpunkt "Attributtabelle" (hier nicht gezeigt) 2. Auswahl der zu bearbeitenden Attribute (oberes Fenster; hier die Abnormität). 3. Eingabe der Eigenschaften (unteres Fenster). Die Abnormität der Werte gibt an, wie normal (A1) oder abnorm (A2–A5) die Werte sind. Da bei der Diagnostik die meisten Werte abnorm sind, gilt der maximale Abnormitätswert A5 als Standardeintrag.

Die Wisseneingabe von Lösungen erfolgt analog zu der von Merkmalen: zunächst definiert man sich eine Heterarchie von Lösungen mittels der Diagnosehierarchie. Zu jeder Lösung kann man in einem Formular lokale Eigenschaften angeben (Abb. 4.2.6).

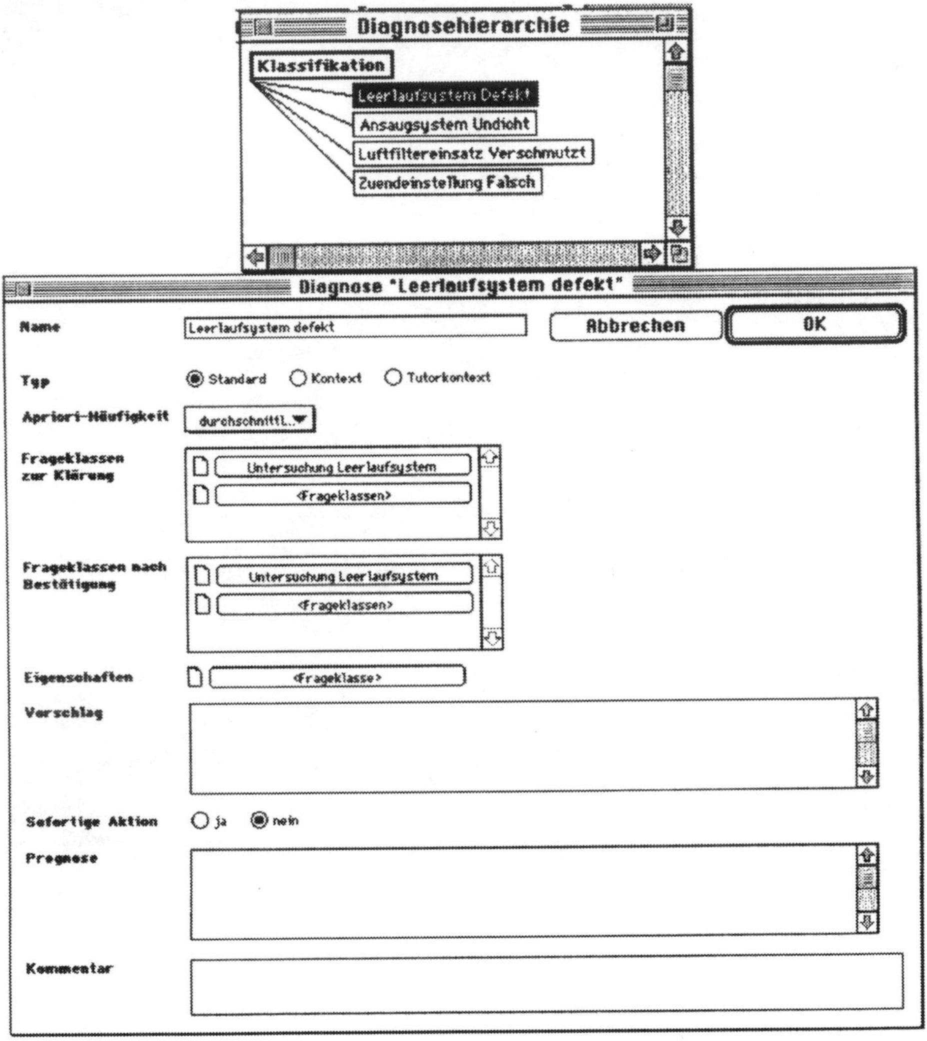

Abb. 4.2.6. Diagnoseformular, das über das selektierte Objekt "Leerlaufsystem Defekt" der Diagnosehierarchie und den Menüpunkt "Objektformular" aus Abb. 4.1.9 aufgerufen wurde.

4.2.2 Datenerfassung

In interaktiven Diagnosesystemen spielt die Dialogsteuerung eine überragende Rolle. Sie ist dafür verantwortlich, daß nicht mehr Fragen als nötig in der richtigen Reihenfolge gestellt werden. Alternativ kann der Benutzer jederzeit die Initiative bei der Dialogsteuerung ergreifen. Da normalerweise eine Wissensbasis sehr viele Fragen enthält, ist jedoch das Auswahlproblem für den Benutzer relativ zeitraubend.

Während in klassischen Expertensystemen wie MYCIN die Dialogsteuerung untrennbar mit der Problemlösungsmethode gekoppelt ist, ermöglicht eine getrennte Darstellung des "strategischen" Dialogwissens von dem "strukturellen" diagnostischen Wissen eine wesentlich höhere Flexibilität. Das zentrale Element der Dialogsteuerung ist die Modularisierung mit Frageklassen. Dadurch entstehen zwei weitgehend unabhängige Phasen: Zum einen müssen geeignete Frageklassen ausgewählt werden (Testauswahl, s. Abschnitt 4.2.4), zum anderen muß die Auswahl und Reihenfolge der Fragen bzw. Folgefragen innerhalb einer Frageklasse spezifiziert werden, worauf im folgenden eingegangen wird.

Multimediale Illustration von Fragen

Eine Frage enthält einen Fragetext, einen Wertebereichstyp und Angaben zum Wertebereich, woraus die Präsentation der Frage im Dialog generiert wird. Zusätzlich kann man auch eine Erläuterung zur Frage und zu den einzelnen Antwortalternativen angeben, die der Benutzer sich bei Bedarf im Dialog anschauen kann. Eine weitere Möglichkeit besteht darin, daß man zu der Frage ein Bild definiert, das Illustrationen zu den einzelnen Antwortalternativen enthält. Dazu muß die Korrespondenz von Bildregionen zu Antwortalternativen spezifiziert werden (vgl. Abb. 2.5). Weitere multimediale Illustrationen können durch Kopplung mit Hypertextsystemen ergänzt werden (s. Abschnitt 4.4.2).

Lokale Dialogsteuerung

Wenn eine Frageklasse aktiviert ist, werden zunächst die Fragen ihrer "Frageliste" in der Reihenfolge aus der Hierarchie abgearbeitet (s. z.B. Abb. 4.2.1: zur Frageklasse "Beobachtungen" kommen die Fragen in der Reihenfolge "Abgase", "Auspuffrohrfarbe" usw.). Sie werden – außer im Einfrage-Dialog – zu einem Bildschirmfragebogen zusammengefaßt (s. Abschnitt 2.1). Abhängig von ihrer Beantwortung werden dann Folgefragen gestellt. Das erforderliche Wissen wird in Frage-Regeln repräsentiert. Ihre typische Struktur ist: "Wenn bei einer Frage eine bestimmte Antwort angegeben wurde, dann stelle eine oder mehrere Folgefragen" (s. Abb. 4.2.7). Da sich aus Folgefragen mit Regeln weitere Folgefragen aktivieren lassen, kann man alleine mit diesem Mechanismus einen komplexen Dialog gestalten und die Problemlösungsmethode der Entscheidungsbäume (s. Abschnitt 4.3.1) simulieren.

Plausibilitätskontrolle der Benutzerantworten

Die eleganteste Form, mit widersprüchlichen Benutzereingaben umzugehen, ist, sie gar nicht erst zuzulassen, d.h. die entsprechenden Fragen und Antwortalternativen gar nicht auf dem Bildschirm zu präsentieren. Dazu trägt die lokale Dialogsteuerung (s.o.) und auch die Spezifikation des Wertebereichs bei Fragen (Abschnitt 4.2.1) durch den impliziten Auswahlvorgang bei. Weiterhin gibt es spezielle Plausibilitätsregeln, mit denen logische Widersprüche zwischen Antworten auf verschiedene Fragen erkannt werden. Sie können in zwei Varianten genutzt werden: eventuell inkonsistente Antwortalternativen zu Fragen werden vor dem Benutzer verborgen, oder sie werden angezeigt, aber das System macht den Benutzer gegebenenfalls auf die Widersprüche aufmerksam.

Wissensrepräsentation

Während ein Teil des Wissens mit bereits besprochenen Attributen zu den jeweiligen Objekten definiert wird, muß ein anderer mit Regeln spezifiziert werden. Zum ersten Teil gehört die in der Hierarchie spezifizierte Reihenfolge von Fragen einer Frageklasse.

Das übrige hier eingeführte Wissen wird mit Regeln definiert. Sie besitzen eine Vorbedingung, deren struktureller Aufbau für alle Regeln gleich ist (vgl. Abschnitt 4.3.1), und eine spezifische Aktion. Für die Dialogsteuerung sind drei Aktionstypen relevant, die jeweils unterschiedliche Aktionen bedingen:

- Folgefrage-Regeln: Ihre Aktion besteht aus einer geordneten Liste von Fragen, die im Dialog gestellt werden.
- Widerspruchs-Regeln: Ihre Aktion ist die Meldung eines Widerspruchs.
- Unterdrückungs-Regeln: Ihre Aktion besteht aus einer Frage und den im Dialog zu unterdrückenden Antwortalternativen.

Grafische Wisseneingabe

Ausgangspunkt der grafischen Wisseneingabe ist immer die Symptomhierarchie. Die genauen Bedingungen von Folgefrage-Regeln werden durch die Pfeile zwischen Frage und Folgefrage symbolisiert und eingegeben (Abb. 4.2.7 mit Regelformular). Für Plausibilitätsregeln eignen sich am besten Tabellen (Abb. 4.2.8).

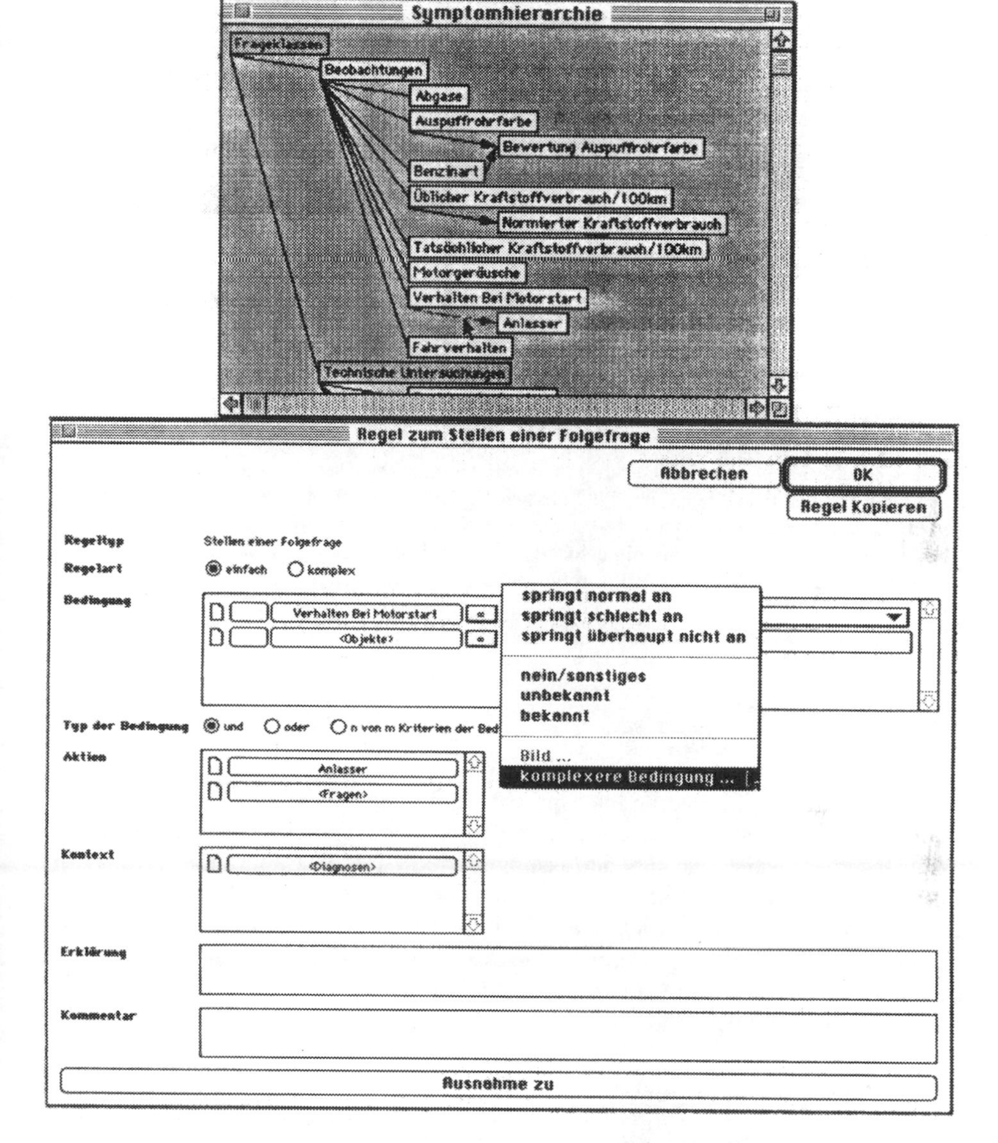

Abb. 4.2.7. Eingabe von Wissen zur lokalen Dialogsteuerung: Die Hierarchie oben gibt an, in welcher Reihenfolge Standardfragen zu einer Frageklasse gestellt werden. Zusätzlich können Folgefragen aktiviert werden, die nur bei bestimmten Antworten der Vorfragen erscheinen (z.B. soll die Frage nach dem "Anlasser" nur gestellt werden, wenn "Verhalten bei Motorstart" = "springt schlecht an" oder "springt überhaupt nicht an"). Das zugehörige Regelformular ist unten gezeigt; es wird durch einen Doppelklick auf den Pfeil zwischen der Vorfrage und der Folgefrage (hier zwischen "Verhalten bei Motorstart" und "Anlasser") aktiviert. In dem Formular sind bereits die beteiligten Objekte (in der Bedingung "Verhalten bei Motorstart" und in der Aktion "Anlasser") eingetragen und es muß nur noch die Bedingung präzisiert werden, was gerade mit einem Pop-Up-Menü geschieht.

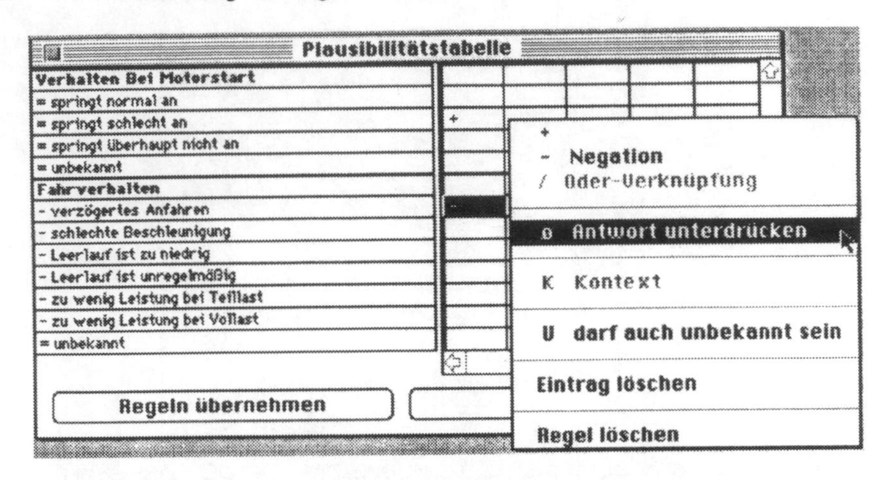

Abb. 4.2.8. Eingabe von Wissen zur Plausibilitätskontrolle. Dazu werden zunächst aus der Hierarchie im oberen Teil von Abb. 4.2.7 die beteiligten Objekte (hier "Verhalten bei Motorstart" und "Fahrverhalten") selektiert und der Menüpunkt "Plausibilitätskontrolle der Eingabedaten" aus Abb. 4.1.9 gewählt. In der daraufhin erscheinenden Tabelle werden wahlweise Widerspruchsregeln eingegeben (z.B. Wenn der Motor schlecht anspringt, und das Fahrverhalten ist nicht verzögertes Anfahren, dann sei dies ein Widerspruch) oder die kritische Antwortalternative wird gleich unterdrückt, so daß der Benutzer nichts Falsches eingeben kann (diese Option wird gerade im Pop-Up-Menü ausgewählt).

4.2.3 Datenabstraktion

Experten benutzen meist eine Fachsprache, in der sie sich wesentlich knapper und präziser ausdrücken können als in der Umgangssprache. Da diese Fachsprache sich oft nur teilweise zur Datenerfassung eignet, ist es in Expertensystemen hilfreich, die erfragten Merkmale zu abstrahieren, bevor Schlußfolgerungen für Diagnosen spezifiziert werden. Das wird mit der Datenabstraktion realisiert, die aus erfragten Merkmalen Merkmalsabstraktionen herleitet. Dazu müssen zunächst die Abstraktionen angegeben und dann mit Regeln definiert werden. Beispiele für Merkmalsabstraktionen sind:

- Arithmetische Berechnungen, z.B. Berechnung der prozentualen Erhöhung eines Meßwertes im Vergleich zum Normalwert oder "Schockindex" = "Puls" dividiert durch "Blutdruck".
- Abstraktionen von numerischen zu qualitativen Werten, z.B. (Wenn "Benzinverbrauch" > 8 Liter/100km bei Autotyp X dann "Benzinverbrauch zu hoch") oder (wenn "Puls" > 90 Schläge pro Minute dann "Tachykardie"). Die Einteilung von Meßwerten in Kategorien wie "zu niedrig", "normal" oder "zu hoch" bildet in vielen Anwendungsbereichen die Basis der Diagnostik.
- Zusammenfassungen von Einzelbeobachtungen zu lokalen Abstraktionen, die noch nicht den Stellenwert globaler Lösungen haben, z.B. Zusammenfassung von verschiedenen gestörten Sprachfunktionen zur Typisierung "aphasische Sprachstörung" (s. auch. Abb. 4.5.3).

Da häufig numerische Daten in qualitative Daten umgewandelt werden müssen, existiert dafür ein spezielles Konzept. Dabei wird bei der Merkmalsabstraktion der numerische Rohwert durch ein Intervallschema in qualitative Werte transformiert. So wird der oben erwähnte Puls mit dem Intervallschema (60 90) auf den Wertebereich (Bradykardie, normal, Tachykardie) abgebildet, d.h. wenn der Puls kleiner oder gleich 60 ist, dann Bradykardie, wenn kleiner oder gleich 90, dann normal, ansonsten Tachykardie.

Der Wert von Merkmalsabstraktionen wird mit Regeln hergeleitet. Die Vorbedingung kann eine beliebige logische Verknüpfung über anderen Merkmalen oder Merkmalsabstraktionen sein. Die Aktion kann den Wert der Merkmalsabstraktion direkt setzen, Punkte addieren oder gemäß einer arithmetischen Formel berechnen. Wenn die Symptomabstraktionen einen one-choice-Wertebereich besitzen, dann können die Punkte mit dem oben angegebenen Intervallschema in Werte umgewandelt werden.

Wissensrepräsentation

Merkmalsabstraktionen (hergeleitete Merkmale) haben mit Fragen die Attribute Name, Wertebereichstyp, Einheit, Intervalle und Abnormität gemeinsam, während die Attribute Fragetext, Erläuterungen zum Fragetext und zum Wertebereich wegfallen. Neu hinzu kommt nur das optionale Attribut:

- Intervallschema (Auswertungsschema): Liste von Zahlen, die um ein Element kleiner sein muß als der Wertebereich.

Sie werden mit Symptomabstraktions-Regeln hergeleitet, die drei Arten von Aktionen zum Setzen der Symptomabstraktion haben können:

- qualitativer Wert (falls die Symptomabstraktion vom Typ one-choice ist)
- Punkte: sie werden zu dem bisherigen Wert hinzu addiert.
- Formel: ein beliebiger arithmetischer Ausdruck, der sich auch auf andere numerische Merkmale oder Merkmalsabstraktionen beziehen kann und als Ergebnis Punkte liefert.

Grafische Wisseneingabe

Die Eingabe von Regeln zur Herleitung von Symptomabstraktionen kann wahlweise mit Regelformularen oder verschiedenen Formen von Tabellen geschehen. Ausgangspunkt ist wie bei Folgefragen immer die Symptomhierarchie (Abb. 4.2.7), wobei die Relation der beteiligten Objekte ebenfalls durch Pfeile dargestellt wird (und auch durch Doppelklick auf eine Linie manipuliert werden kann). Abb. 4.2.9 und 4.2.10 zeigen je eine Symptomabstraktion, die berechnet bzw. hergeleitet wird.

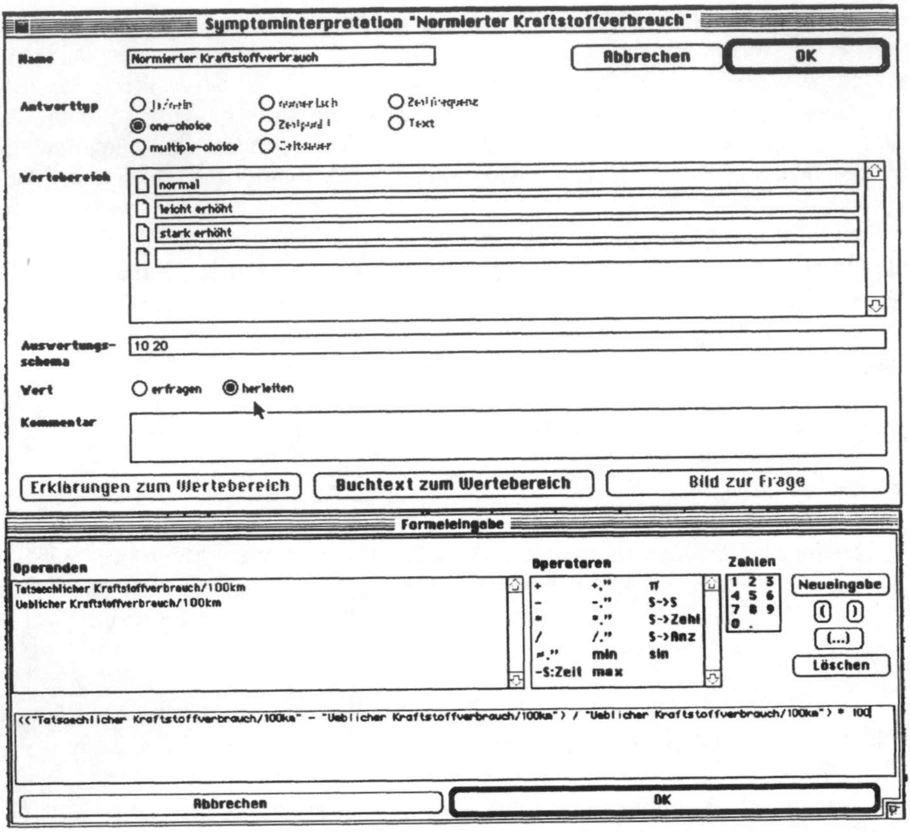

Abb. 4.2.9. Eingabe einer Symptomabstraktion (Symptominterpretation). Zur Eingabe der Berechungsvorschrift wird in einem Regelformular (analog zu 4.2.7; aber für Symptomabstraktionen) in der Aktion ein Formeleditor aufgerufen, in dem die Objekte aus der Vorbedingung ("Tatsächlicher bzw. Ueblicher Kraftstoffverbrauch/100km") voreingetragen sind, und der Benutzer durch Anklicken auf die Objekte, Operatoren und Zahlen seine Formel definiert (unteres Fenster; hier die prozentuale Erhöhung des tatsächlichen im Vergleich zum üblichen Kraftstoffverbrauch). Der Wert wird mit dem "Auswertungsschema" (10 20) in eine der drei Kategorien "normal" (numerischer Wert < 10), "leicht erhöht" (≥ 10 < 20) oder "stark erhöht" (≥ 20) umgesetzt (oberes Fenster).

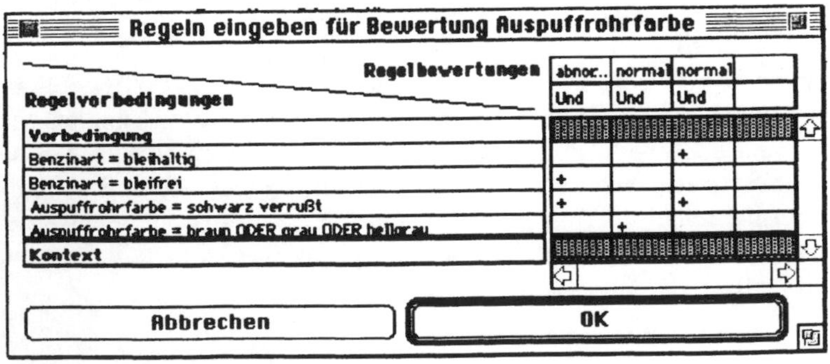

Abb. 4.2.10. Eingabe von Regeln zur Herleitung einer Symptomabstraktion mit einer Tabelle (ausführliche Darstellung von Tabellen in Abschnitt 4.3).

4.2.4 Testauswahl

Während in Abschnitt 4.2.2 besprochen wurde, wie zu einer aktivierten Frageklasse Fragen und Folgefragen gestellt und deren Antworten überprüft werden, beschäftigt sich dieser Abschnitt mit der Auswahl von Frageklassen. Normalerweise beginnt ein Dialog mit der Aktivierung der Startfrageklassen und wird in Abhängigkeit der gegebenen Antworten mit der gezielten Aktivierung weiterer Tests fortgesetzt.

Auswahlstrategien

Die Auswahl von Frageklassen geschieht nach folgenden Prioritäten:
1. Immer: Mit diesen Frageklassen wird ein Dialog gestartet.
2. Benutzerauswahl: Zu jedem Zeitpunkt kann der Benutzer Frageklassen auswählen, die dann vorrangig aktiviert werden.
3. Routine-Indikation: In vielen Anwendungsbereichen gibt es standardisierte Vorgehensweisen zur Datenerfassung, wenn ein bestimmter Zustand vorliegt. Diese werden am einfachsten mit dem Attribut "nach_Bestätigung" einer Lösung spezifiziert, wobei diese Frageklassen aktiviert werden, sobald die Lösung bestätigt ist. Weiterhin können Frageklassen auch mit Regeln indiziert werden, was eine sehr flexible Form der Dialogsteuerung ist (z.B. wenn der Patient Brustschmerzen hat, dann mache ein EKG und eine Röntgenuntersuchung der Brust). Wenn mehrere solcher Routine-Indikationen gleichzeitig aktiviert sind, dann werden von den insgesamt aktivierten Frageklassen die mit der geringsten Aufwandsklasse (s. Abschnitt 4.2.1) zuerst abgearbeitet.
4. Kosten-Nutzen-Indikation: Falls nach den ersten drei Punkten keine Frageklasse gefunden wurde, dann werden Frageklassen zur Klärung der gerade verdächtigten Lösungen ausgewählt. Verdächtigte Lösungen sind solche, für die zwar Anhaltspunkte vorliegen, die aber noch nicht bestätigt sind (genaue Charakterisierung s. Abschnitt 4.3 bei den jeweiligen Problemlösungsmethoden). Im einfachsten Fall wird die erste noch nicht beantwortete Frageklasse ausgewählt, die bei der am stärksten verdächtigten Lösung auf dem Attribut "Klärung" notiert ist. Alternativ kann man auch die Frageklasse auswählen, die den größten akkumulierten Nutzen und die geringsten Kosten (s. Abschnitt 4.2.1) für einige oder alle verdächtigten Lösungen besitzen. Nach Abarbeitung einer Frageklasse wird der Auswahlzyklus wiederholt, damit der bisherige Spitzenreiter zugunsten einer anderen verdächtigten Lösung zurückgestellt werden kann, falls er entweder zurückfällt oder bestätigt wird.

Unter gewissen Bedingungen möchte man bestimmte Frageklassen auf keinen Fall durchführen, z.B. bei der Autodiagnostik, wenn die Untersuchung teurer als der Wert des Autos ist. Dazu werden sogenannte "Kontraindikations-Regeln" spezifiziert.

Wissensrepräsentation

Die Wissensrepräsentation zur Testauswahl enthält Attribute und Regeln. Zu den Attributen gehören die bereits besprochenen Frageklassen zur_Klärung und nach_Bestätigung einer Lösung (s. Abschnitt 4.3.1). Die immer zu aktivierenden Startfrageklassen werden als Liste global zur Wissensbasis definiert und beim Starten eines neuen Dialoges in der angegebenen Reihenfolge aktiviert (Menüpunkt "Zur Wissensbasis" in Abb. 4.1.9).

Für die standardisierte Testauswahl sind zwei neue Regeltypen relevant, die jeweils spezifische Angaben in der Aktion bedingen:

- Indikations-Regeln: Ihre Aktion enthält eine Liste von Frageklassen, die in der angegebenen Reihenfolge aktiviert werden sollen.
- Kontraindikations-Regeln: Ihre Aktion enthält eine Menge von Frageklassen, die auf keinen Fall aktiviert werden sollen.

Grafische Wisseneingabe

Mit der in Abb. 4.2.11 gezeigten Frageklassen-Übersichtstabelle läßt sich alles Wissen zur Aktivierung einer oder mehrerer Frageklassen kompakt eingeben. Alternativ kann man das Wissen auch in den entsprechenden Einzelformularen eingeben.

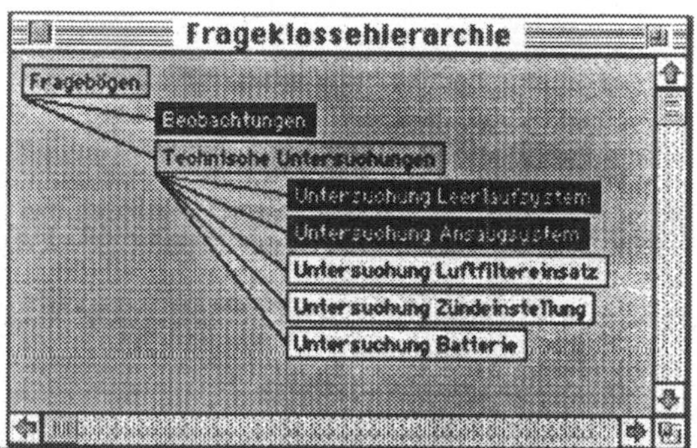

Frageklassen Übersichtstabelle

Bedingungen — Frageklassen	Beobachtungen	Untersuchung Leerl..	Untersuchung Ansa...
Startfrageklassen	X		
Indikation nach Bestätigung von			
Ansaugsystem undicht			X
Leerlaufsystem defekt		X	
Indikation			
Fahrverhalten = Leerlauf ist zu niedrig		X	
Kontraindikation			
Nutzen zur Klärung von			
Ansaugsystem undicht			10
Leerlaufsystem defekt		10	
Statische Kosten		-3	-5
Dynamische Kosten			

Abb. 4.2.11. Ein Beispiel für die Indikation von Frageklassen zeigt die Tabelle im unteren Fenster für die drei in der Hierarchie im oberen Fenster markierten technischen Untersuchungen (Menüpunkt "Dialogsteuerung-Übersichtstabelle" in Abb. 4.1.9).

- Unter "Startfrageklassen" stehen die Untersuchungen, die – falls angekreuzt – immer am Anfang eines Dialoges gestellt werden.
- Im zweiten Tabellenabschnitt "Indikation nach Bestätigung von" stehen Diagnosen. Die angekreuzten Frageklassen werden nach Bestätigung dieser Diagnosen aktiviert.
- Im dritten Tabellenabschnitt "Indikation" stehen in den Zeilen Bedingungen (hier "Fahrverhalten = Leerlauf ist zu niedrig"), bei deren Zutreffen die angekreuzten Untersuchungen indiziert werden. Kompliziertere Bedingungen werden mit einem Regelformular eingegeben, das über ein Pop-Up-Menü direkt aufgerufen werden kann.
- Bei "Kontraindikation" kann man auf die gleiche Weise wie bei "Indikation" Bedingungen angeben, wann eine Untersuchung auf keinen Fall gemacht werden darf.
- Im fünften Abschnitt "Nutzen zur Klärung von" stehen in den Zeilen Diagnosen. Die bewerteten Frageklassen werden aktiviert, wenn die Diagnosen verdächtigt, aber noch nicht bestätigt sind.
- Falls mehrere Diagnosen verdächtigt sind, wird der Nutzen mit den jeweiligen Kosten verrechnet (statische und dynamische Kosten).

4.3 Diagnostische Wissensarten und Problemlösungsmethoden

Die diagnostischen Problemlösungsmethoden bauen auf dem im letzten Abschnitt besprochenen Basiswissen auf. Da das zusätzlich erforderliche Wissen für die Zuordnung von Merkmalen zu Lösungen am schwierigsten zu formalisieren ist, konnte sich bisher keine einzelne Wissensart durchsetzen, sondern es gibt eine Reihe von Methoden mit verschiedenen Vor- und Nachteilen. In erster Linie unterscheiden sie sich dadurch, welche Art von Wissen sie benutzen (sicheres, heuristisches, kausales, fallbasiertes Wissen; jeweils in verschiedenen Varianten; s. Abschnitt 1.5). Normalerweise genügt eine Wissensart für ein Anwendungsgebiet, es ist in D3 aber auch möglich, mehrere zu kombinieren. Die Menüstruktur zur Eingabe des Problemlösungswissens zeigt Abb. 4.1.9 im Menü "Diagnostik".

4.3.1 Sichere Klassifikation: Entscheidungsbäume

Bei der sicheren Lösungsbewertung werden Lösungen mit Regeln entweder sicher hergeleitet oder ausgeschlossen. Dabei gibt es zwei Varianten: Entscheidungsbäume und die im nächsten Abschnitt diskutierten Entscheidungstabellen.

Entscheidungsbäume sind ein wichtiger Spezialfall der Klassifikation, die durch Einschränkungen der Wissensrepräsentation eine kompakte Darstellung und einen eleganten grafischen Wissenserwerb ermöglichen. Sie integrieren Wissen über die Datenerfassung, die Dialogsteuerung und die diagnostische Auswertung in einer Datenstruktur.[1] Da Entscheidungsbäume auch ohne Computer von Menschen leicht interpretierbar sind, sind sie weit verbreitet. Eine Verallgemeinerung der Idee von Entscheidungsbäumen auf unsicheres Wissen ist die Establish-Refine-Strategie als eine Variante der heuristischen Klassifikation (s. Abschnitt 4.3.3).

Ein Entscheidungsbaum ist ein Baum, dessen innere Knoten Fragen, dessen Kanten Antwortalternativen und dessen Blätter Lösungen oder Aufrufe anderer Entscheidungsbäume darstellen (Abb. 4.3.1). In Abhängigkeit von der Beantwortung einer Frage wird in den entsprechenden Nachfolgeknoten verzweigt.

Wissensrepräsentation

Entscheidungsbäume benötigen eine Teilmenge des in Abschnitt 4.2 vorgestellten Basiswissens und der sicheren Regeln zur Lösungsbewertung, die im nächsten Abschnitt ausführlich behandelt werden. Ein Entscheidungsbaum als ganzes wird durch eine Frageklasse repräsentiert, Aufrufe anderer Entscheidungsbäume werden durch die standardisierte Indikation mittels Regeln zur Indikation von Frageklassen umgesetzt. Die Fragen und Folgefragen sind in der Datenerfassung enthalten. Die Einschränkungen von Entscheidungsbäumen beziehen sich darauf, daß Regeln normalerweise nur eine Einzelkondition haben und keine Datenabstraktion mit Merkmalsabstraktionen existiert. Das ermöglicht ihre kompakte Darstellung.

---

[1] Daraus folgt, daß zur Eingabe von Entscheidungsbäumen im Prinzip auf die vorhergehende Spezifikation des diagnostischen Basiswissens (Abschnitt 3.2, mit Ausnahme der Eingabe von Diagnosen und Frageklassen) verzichtet werden kann.

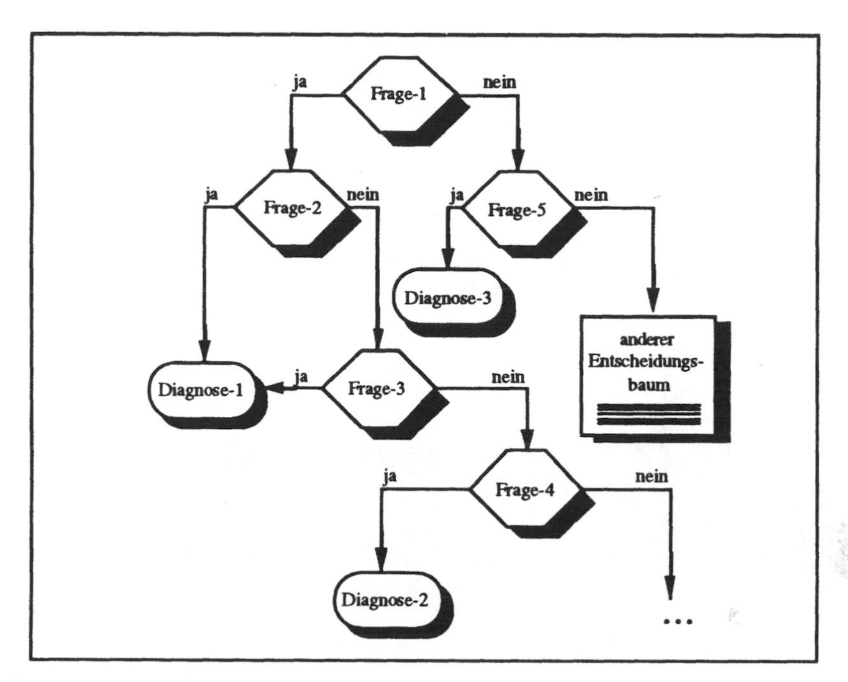

Abb. 4.3.1. Struktur von Entscheidungsbäumen

Wissensmanipulation

Ein Entscheidungsbaum wird abgearbeitet, indem abwechselnd eine Frage gestellt wird und die zugehörigen Regeln zur Bestimmung der Folgefrage ausgewertet werden. Wenn ein Endknoten erreicht ist, stellt dieser die Lösung dar oder ruft einen anderen Entscheidungsbaum auf.

Wissenserwerb

Der Wisseneditor ist so konzipiert, daß der Aufbau eines typischen Entscheidungsbaumes mit Fragen, Folgefragen und sicheren Diagnosebewertungen sehr einfach ist. Da häufig Entscheidungsbäume in andere diagnostische Problemlösungsmethoden eingebettet sind, sollte auch die Eingabe und Darstellung untypischer Elemente wie kombinierte oder unsichere Diagnosebewertungen oder Benutzung von Symptomabstraktionen unterstützt werden. Das wird durch direkte Aufrufe der entsprechenden Spezialeditoren ermöglicht.

Der Aufbau eines Entscheidungsbaums beginnt mit der Auswahl einer Frageklasse. Die beiden Hauptoperationen sind das Anhängen von Antwortalternativen an eine Frage und das Anhängen von Folgefragen, Diagnosen oder anderer Entscheidungsbäume an eine Antwortalternative. Bei letzterem wird intern eine Regel generiert (wenn Antwortalternative X, dann stelle Frage Y bzw. leite Diagnose Z her). Falls der Zusammenhang komplexer ist, kann die Regel anschließend mit einem Regelformular editiert werden. Entsprechend können auch die definierten Objekte nacheditiert werden. Abb. 4.3.2 zeigt einen Auszug eines typischen Entscheidungsbaumes aus der Druckmaschinen-Wissensbasis, in dem die beiden Hauptaktionsmöglichkeiten mit Pop-Up-Menüs angedeutet sind.

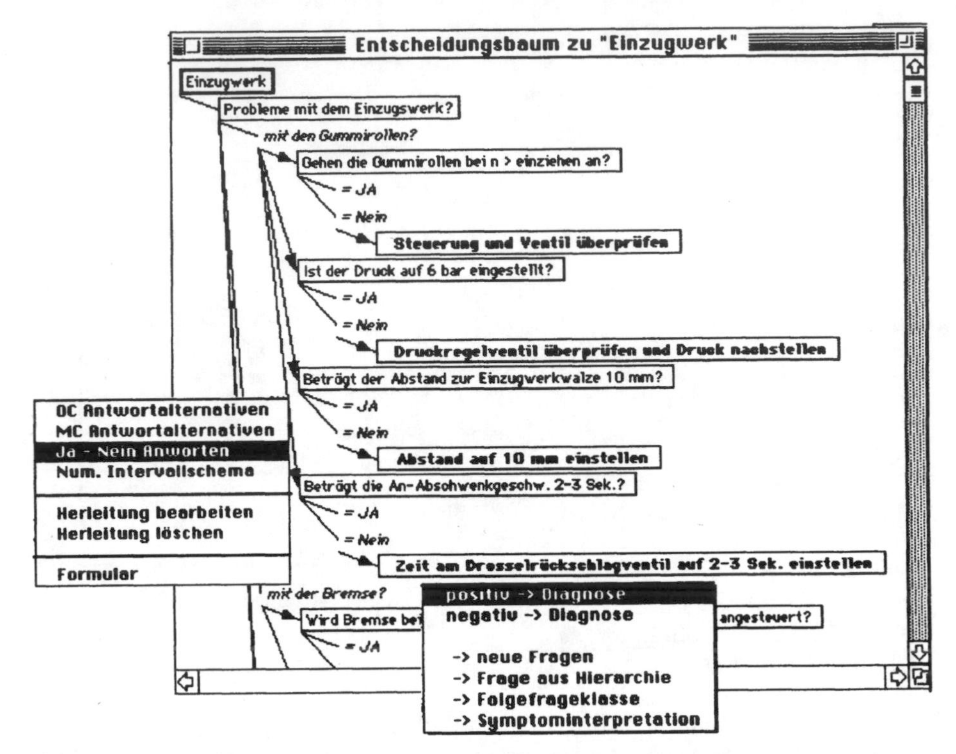

Abb. 4.3.2. Entscheidungsbaum-Editor mit Beispiel aus Druckmaschinen-Wissensbasis. Das linke Pop-Up-Menü deutet an, wie zu einer Frage (hier "Beträgt der Abstand zur Einzugwerkwalze 10 mm?") Antwortalternativen definiert werden (hier einfach "ja/nein"). Das untere Pop-Up-Menü deutet an, wie an eine Antwortalternative (hier "Beträgt die An-/Abschwenkgeschw. 2–3 Sek.?" = "nein") Schlußfolgerungen angehängt werden.

Diskussion

Entscheidungsbäume stellen Wissen in einer sehr komprimierten Form dar. Sie kombinieren Wissen über die Dialogführung und das Auswählen der Lösungen. Die Regeln haben nur genau eine explizite Vorbedingung, während alle vorher gestellten Fragen mit ihren Antworten implizite Vorbedingungen sind. Günstige Eigenschaften sind die Verständlichkeit und – insbesondere bei kleinen Problemen – die Kompaktheit. Ungünstige Eigenschaften sind die Änderungsfeindlichkeit und – insbesondere bei großen Problemen – die Unübersichtlichkeit. Die Änderungsfeindlichkeit ergibt sich daraus, daß lokale Änderungen globale Auswirkungen haben können. So bewirkt die Änderung einer Frage, daß alle nachfolgenden Knoten mitbetroffen sind, da sie indirekt von dieser Frage abhängen.

4.3.2 Sichere Klassifikation: Entscheidungstabellen

Im Vergleich zu den im letzten Abschnitt besprochenen Entscheidungsbäumen sind die Regeln zur Herleitung einer Lösung bei Entscheidungstabellen (Abb. 4.3.3) voneinander unabhängig[2] und erlauben daher eine sehr modulare Wissensstrukturierung. Der Preis, der dafür gezahlt werden muß, ist – wie bei allen folgenden Wissensarten – eine separate Spezifikation des Wissens zur Datenerfassung und zur Dialogsteuerung (s. Abschnitt 4.2). Im Vergleich zur unsicheren Lösungsbewertung kann wegen der Modularität eine kompliziertere Struktur der Regelvorbedingungen erforderlich sein. Daher müssen beliebig verschachtelte logische Verknüpfungen über Merkmalen, Merkmalsabstraktionen oder anderen Lösungen formulierbar sein, was in diesem Abschnitt illustriert wird.

Entscheidungs-tabelle-1	Regel-1	Regel-2	Regel-3	Regel-4	Regel-5
Frage-1	x	x	x	–	–
Frage-2	x	–	–		
Frage-3		x	–		
Frage-4			x		
Frage-5				x	–
Diagnose-1	x	x			
Diagnose-2			x		
Diagnose-3				x	
Entscheidungs-tabelle-2					x

x = ja
– = nein
leer = nicht relevant

Abb. 4.3.3. Abstrakte Struktur einer einfachen Entscheidungstabelle mit ja/nein-Fragen, in der die Vorbedingungen (Frage-1 bis Frage-5) mit "und" verknüpft sind (Konkrete Beispiele siehe z.B. Abb. 4.3.6).

Wissensrepräsentation

Entscheidungstabellen benötigen als Erweiterung zur Basiswissensrepräsentation nur Regeln zur Herleitung von Lösungen. Die Lösung kann entweder sicher bestätigt (Kategorie: p7 = sicher; vergleiche unsichere Bewertungen in Abschnitt 4.3.4) oder ausgeschlossen (Kategorie n7 = nie) werden. Wir besprechen hier ausführlich die Komplexität der Vorbedingungen von Regeln, da sie bei sicheren Regeln besonders wichtig ist. Jedoch ist dieselbe Komplexität der Vorbedingung für alle Regeltypen erlaubt, insbesondere auch für die heuristische und überdeckende Herleitung von Lösungen und zur Herleitung von Symptomabstraktionen.

In Abb. 4.3.3 sind die Regeln in der Vorbedingung mit "und" verknüpft. So heißt dort die erste Regel: "Wenn Frage-1 = ja und Frage-2 = ja, dann setze

[2] Eine (inkonsistente) Ausnahme ist, wenn eine Diagnose gleichzeitig bestätigt und ausgeschlossen wird. Dann wird die Diagnose als ausgeschlossen bewertet.

Diagnose-1 auf gesichert". Alternativ können die Objekte der Vorbedingung in D3 auch mit "oder" oder mit "n-aus-m" verknüpft sein. N-aus-m bedeutet, daß von einer Menge von Bedingungen mindestens n und höchstens m zutreffen müssen, z.B. wenn bei 5 möglichen Bedingungen für eine Lösung bereits 3 für deren Bestätigung ausreichen. Dabei ist es egal, welche 3 Bedingungen zutreffen. Da es immerhin 10 (d.h. 5*4*3/1*2*3) verschiedene Möglichkeiten gibt, 3 aus 5 Bedingungen zu kombinieren, wird ersichtlich, daß man mit n-aus-m-Regeln variable Zusammenhänge elegant darstellen kann.

Noch mehr Komplexität erreicht man, indem als Teilbedingung einer Regel nicht nur die Antwort auf eine Frage, sondern wiederum eine Kombination aus Bedingungen eingetragen wird, was man sich als beliebig geschachtelte Unterregel vorstellen kann, z.B. Regeln der Art: (wenn ((a oder b) und (c oder d) und (3-von-4 aus e, f, g, (h oder i))), dann x).

Eine Besonderheit stellt die Behandlung der Negation dar. Da bei der Klassifikation eine vollständige Datenerfassung viel zu aufwendig bzw. teuer ist und außerdem die Merkmale oft nur schrittweise erfaßt werden, wird bei unbekannten Merkmalen nicht angenommen, daß sie nicht vorliegen (d.h. keine vereinfachende "closed world assumption"). Eine Negation trifft daher nur dann zu, wenn explizit bekannt ist, daß die Bedingung nicht zutrifft, d.h. das Merkmal erfaßt wurde und den falschen Wert hat. Daher erlaubt D3 eine Negation nur über Einzelkonditionen[3], nicht über zusammengesetzten Ausdrücken, da schon bei einem unbekannten oder nicht erfaßten Merkmal im Ausdruck die Negation nicht mehr hergeleitet werden kann.

Wissensmanipulation

Eine Entscheidungstabelle wird abgearbeitet, indem alle ihre Regeln ausgewertet werden.

Wissenserwerb

Während aus logischer Sicht zusammengesetzte Regelvorbedingungen leicht aus dem Grundschema verständlich sind, ist deren grafische Darstellung relativ komplex. Daher gibt es für einfache Regeln auch einfache und für komplexe Regeln besondere grafische Darstellungen. Im folgenden zeigen wir die verschiedenen grafischen Eingabeformen für Regeln in D3 (vgl. Menüpunkte für heuristische und überdeckende Regeln in Abb. 4.1.9).

Die einfachste Eingabeform sind Regelformulare, bei denen jede Regel einzeln eingegeben wird. Die Regelformulare sehen ähnlich aus wie die bei der Eingabe von Folgefragen, mit dem Unterschied, daß als Aktion eine Diagnose zusammen mit einer Bewertung eingetragen werden muß. Da jedoch gewöhnlich pro Diagnose mehr als eine Regel eingegeben werden muß, sind Regeltabellen weit bequemer zu handhaben und bieten vor allem auch eine bessere Übersicht als Regelformulare. Im folgenden zeigen wir verschiedene Arten von Tabellen in D3.

---

[3] Das ist keine Einschränkung der Ausdrucksstärke, da man durch logische Umformungen zusammengesetzte Negationen in Einzelnegationen überführen kann.

Bei der Eingabe von Regeln und anderem relationalen Wissen ist die Auswahl der beteiligten Objekte eine häufige Handlung. Die Auswahl von Objekten wird in D3 mit einem einheitlichen Objekttransfer (vgl. Abschnitt 4.1) erleichtert, bei dem die Objekte aus der Symptom- oder Diagnosehierarchie oder einem Namen-Suchfenster ausgewählt werden. Eine weitere Vereinfachung besteht darin, daß zunächst alle Objekte zur Herleitung einer Diagnose als Regelelemente zusammengestellt werden können. Den Objekttransfer und die Erstellung des Diagnoseprofils zeigen die Abbildungen 4.3.4 und 4.3.5.

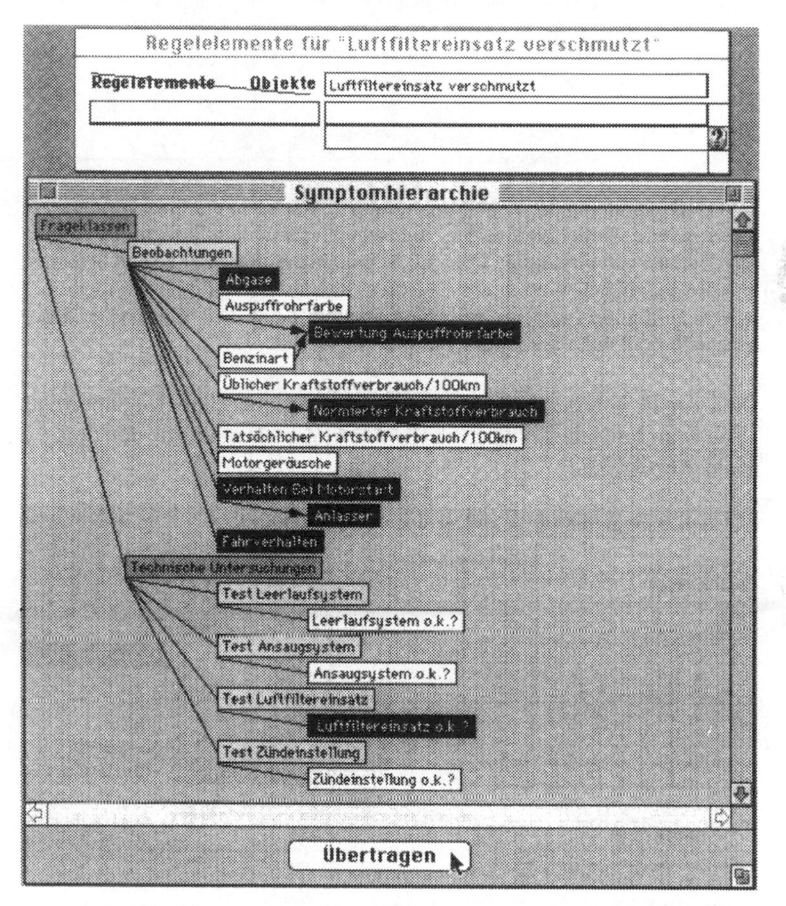

Abb. 4.3.4. Eingabe von Regelelementen. Zunächst wird in einer Diagnosehierarchie eine Diagnose selektiert und der Menüpunkt "Regelelemente" gewählt (vgl. Abb. 4.1.9). Daraufhin erscheint eine noch leere Regelelementtabelle (oberes Fenster), in die man mit dem "Bearbeiten"-Menü eingibt, ob man neue Objekte über das Namen-Suchfenster oder die Hierarchie auswählen will. Hier wurde die Symptomhierarchie gewählt. Daraufhin erscheint das untere Hierarchiefenster, aus der man ein oder mehrere Objekte überträgt (s. Abb. 4.3.5).

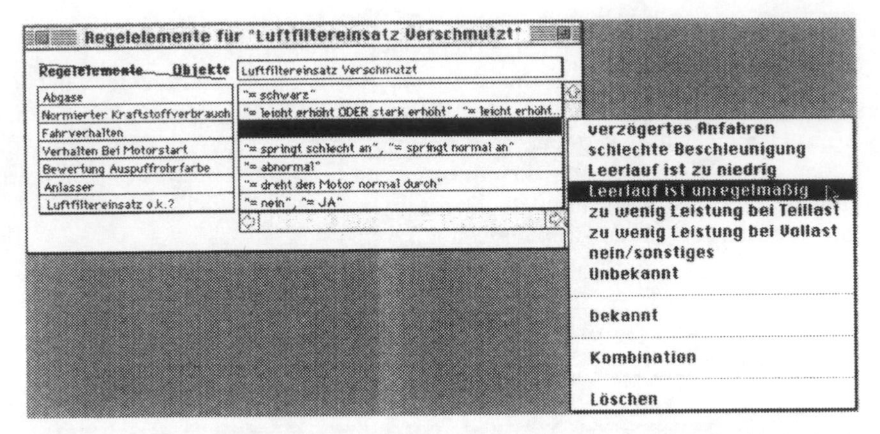

Abb. 4.3.5. Vervollständigung der Regelelementtabelle. Nachdem die linke Spalte in der letzten Abb. zusammengestellt wurde, werden hier die Regelelemente durch Angabe der Werte zu den ausgewählten Objekten vervollständigt. Dazu klickt man in die rechte Spalte und bekommt ein Pop-Up-Menü mit den möglichen Werten des Objektes (rechts), aus der ein oder mehrere Elemente ausgewählt werden können (letzteres mit "Kombination"; z.B. bei "Normierter Kraftstoffverbrauch: = leicht erhöht ODER stark erhöht").

Die Tabellen zur Regeleingabe werden automatisch aus den Regelelementen konfiguriert. Die Standardtabelle zeigt Abb. 4.3.6, die Bedeutung der darin eingegebenen Regeln Abb. 4.3.7.

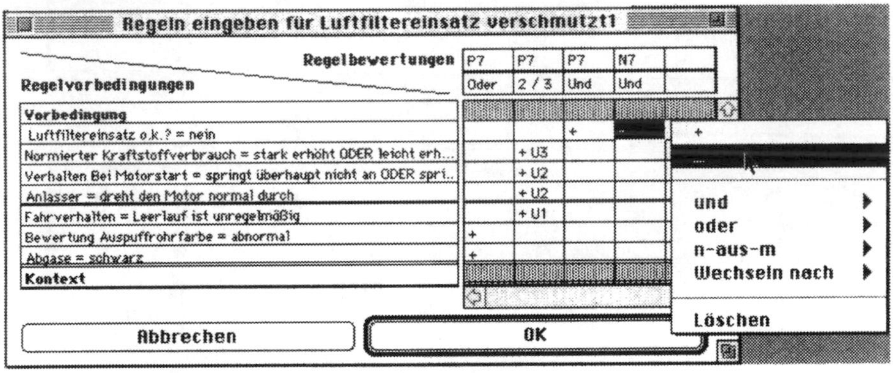

Regeln eingeben für Luftfiltereinsatz verschmutzt1

Regelvorbedingungen \ Regelbewertungen	P7	P7	P7	N7
	Oder	2 / 3	Und	Und
Vorbedingung				
Luftfiltereinsatz o.k.? = nein			+	–
Normierter Kraftstoffverbrauch = stark erhöht ODER leicht erh...		+ U3		
Verhalten Bei Motorstart = springt überhaupt nicht an ODER spri...		+ U2		
Anlasser = dreht den Motor normal durch		+ U2		
Fahrverhalten = Leerlauf ist unregelmäßig		+ U1		
Bewertung Auspuffrohrfarbe = abnormal	+			
Abgase = schwarz	+			
Kontext				

+
–
und
oder
n-aus-m
Wechseln nach
Löschen

Abbrechen OK

Abb. 4.3.6. Regel-Detailtabelle. Eine Regel ist durch eine Spalte repräsentiert, die mit "und", "oder" oder "n-aus-m" verknüpft ist, wobei die Aktionsbewertung der Diagnose (hier nur p7 = bestätigt oder n7 = ausgeschlossen) ganz oben steht. Eine Regelvorbedingung kann selbst wieder aus Teilen zusammengesetzt sein. Zusammengehörige Teile sind durch einen identischen Zusatz gekennzeichnet, z.B. die beiden mit "U2" markierten Einzelbedingungen in der Regel aus der zweiten Spalte, wobei das "U" eine Und-Verknüpfung der zusammengehörigen Konditionen bedeutet ("O" stände für Oder und zwei Zahlen für n-aus-m). Diese Regel bedeutet, daß von den drei Bedingungen "Fahrverhalten = Leerlauf ist unregelmäßig", "Anlasser = dreht den Motor normal durch UND Verhalten bei Motorstart = springt überhaupt nicht oder schlecht an", "Normierter Kraftstoffverbrauch = stark oder leicht erhöht" mindestens zwei zutreffen müssen, damit der "Luftfiltereinsatz verschmutzt" bestätigt (p7) ist (vgl. nächste Abb.).

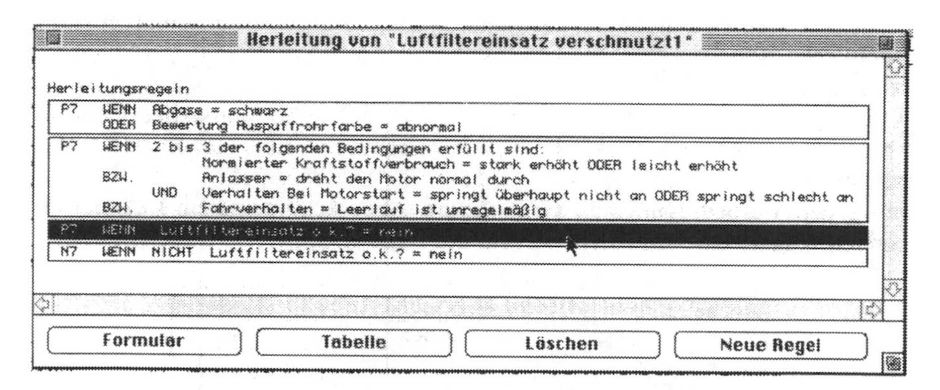

Abb. 4.3.7. Auflistung aller Regeln aus Abb. 4.3.6. So bedeutet die schwarz markierte Regel, daß die Diagnose "Luftfiltereinsatz verschmutzt" bestätigt ist ("p7"), wenn die Frage nach "Luftfiltereinsatz o.k.? mit "Nein" beantwortet wird.

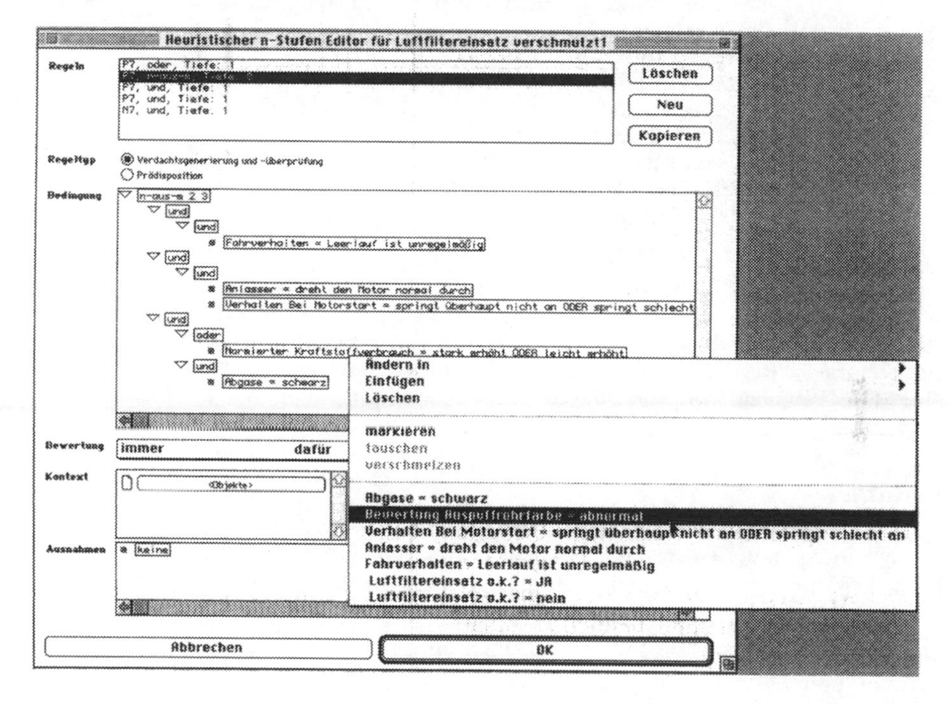

Abb. 4.3.8. Eingabe noch komplexerer Regeln im N-Regelformular. In dem Bedingungsfeld können durch Hinzufügen weiterer Strukturknoten (und, oder, n-aus-m) bzw. Inhaltsknoten (Abgase = schwarz usw.) beliebig verschachtelte Bedingungen aufgebaut werden. Die Elemente der Inhaltsknoten werden mit Regelelementtabellen (Abb. 4.3.4 und 4.3.5) eingegeben. Im Beispiel wird gerade zu einer dreistufigen Regel in einem Oder-Knoten eine zweite Einzelbedingung hinzugefügt. Das Formular im obersten Feld zeigt alle Regeln zur Herleitung der Diagnose "Luftfiltereinsatz verschmutzt" an.

Im Gegensatz zu Detailtabellen abstrahieren Diagnose-Übersichtstabellen von der tatsächlichen Regelstruktur. Sie ermöglichen vor allem auch den Vergleich mehrerer ähnlicher Diagnosen in derselben Tabelle. Nachteilig ist, daß man eine Regel nur noch durch ein einziges Kästchen statt einer Spalte darstellen kann. Dies ist besonders angemessen, falls die Regeln ohnehin nur aus einer Einzelkondition bestehen (vgl. Abschnitt 4.3.4 und 4.3.5). Komplexere Regeln werden nur durch ihren ersten Vorbedingungsteil symbolisiert. Abb. 4.3.9 zeigt ein Beispiel einer Übersichtstabelle passend zu den Regeln aus Abb. 4.3.8 .

Heuristische Übersichtstabelle

Diagnosen / Bedingungen	Luftfiltereinsatz ve...	
	+	-
Apriori Häufigkeit		
Apriori Regeln		
Heuristische Herleitung		
Luftfiltereinsatz o.k.? = JA		
Abgase = schwarz	+ P7	
Bewertung Auspuffrohrfarbe = abnormal		
Normierter Kraftstoffverbrauch = stark e..	+ P7	
Verhalten Bei Motorstart = springt überha..		
Anlasser = dreht den Motor normal durch		
Fahrverhalten = Leerlauf ist unregelmäßig		
Luftfiltereinsatz o.k.? = nein	P7	N7

Abb. 4.3.9. Diagnoseübersichtstabelle, die dieselben Regeln wie die Detailtabelle von Abb. 4.3.6 repräsentiert. Die komplexe Regel aus 4.3.6 ist hier nur durch ihren ersten Vorbedingungsteil (Normierter Kraftstoffverbrauch = stark erhöht) dargestellt, wobei das "+" vor dem Eintrag "p7" andeutet, daß die Regel komplexer ist (Aufruf durch Menüpunkt "heuristische Übersichtstabelle" über Menü "Diagnostik" aus Abb. 4.1.9 zu einer selektierten Diagnose).

Diskussion

Entscheidungstabellen mit sicherer Bewertung haben den großen Vorteil, daß die Regelbedingungen für dieselbe Diagnose voneinander unabhängig sind. Entsprechende Wissensbasen lassen sich daher relativ leicht warten. Jedoch werden sie den in vielen Anwendungsbereichen inhärent vorhandenen Unsicherheiten nicht gerecht.

4.3.3 Heuristische Klassifikation

Die heuristische Klassifikation eignet sich für Klassifikationsprobleme, bei denen Erfahrungswissen verfügbar ist, welche Merkmale oder Merkmalskombinationen mit welcher Unsicherheit auf Zwischen- und Endlösungen hindeuten. Es wird die Lösung ausgewählt, die die höchste Gesamtbewertung auf der Basis der beobachteten Merkmale erzielt (Abb. 4.3.10).

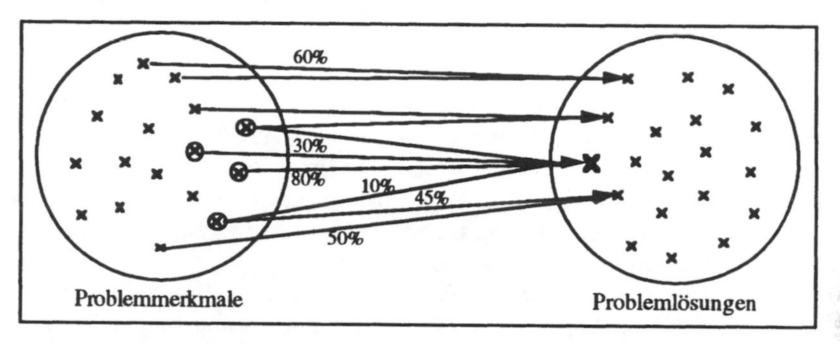

Abb. 4.3.10. Unsicherheiten bei der heuristischen Klassifikation

Die heuristische Klassifikation unterscheidet sich von Entscheidungstabellen dadurch, daß unsicheres Wissen benutzt wird. Der Hauptunterschied zur statistischen Klassifikation (s. Abschnitt 4.3.4) besteht darin, daß die Unsicherheiten (Evidenzen) von Experten geschätzt statt aus einer Falldatenbank berechnet und wegen der unterschiedlichen Bedeutung auch mit verschiedenen Verrechnungsschemata ausgewertet werden. Dabei gibt es zwei Beziehungen zwischen Merkmal und Lösung: der positive Vorhersagewert, der angibt, wie stark die Anwesenheit des Merkmals auf die Lösung hindeutet, und der negative Vorhersagewert, der angibt, wie stark die Abwesenheit des Merkmals gegen die Lösung spricht.

Wenn für eine Lösung zwar Anhaltspunkte vorhanden sind, so daß sie verdächtigt ist, aber noch nicht genug Evidenz, um sie zu bestätigen, dann ist es oft sinnvoll, zusätzliche Tests (Frageklassen) zu ihrer Überprüfung zu indizieren. Dies wird mit der Hypothesize-and-Test-Strategie umgesetzt (s. Abb. 1.3).

Als einen Spezialfall der Hypothesize-and-Test-Strategie kann man die Establish-Refine-Strategie (Abschnitt 1.1) auffassen, bei der in Lösungshierarchien abwechselnd eine Lösung bestätigt und ihre Nachfolger verdächtigt werden, bis eine Enddiagnose erreicht ist (Abb. 4.3.11).

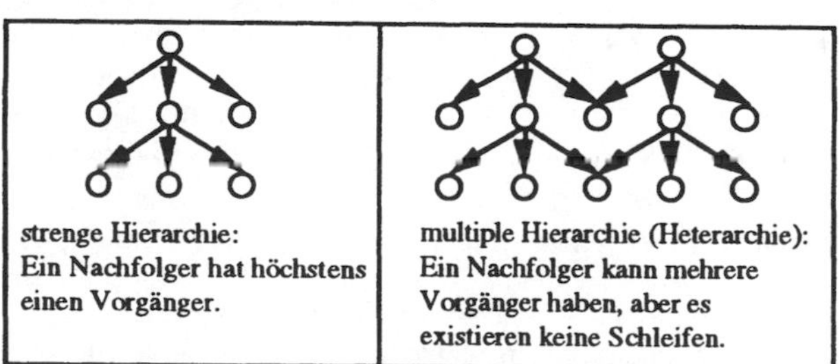

Abb. 4.3.11. Strenge und multiple Hierarchien, die sich für Establish-Refine eignen.

Die notwendigen Tests zur Überprüfung von Lösungen können wahlweise als Tests "nach_Bestätigung" der übergeordneten Lösung oder als Tests "zur_Klärung" ihrer Nachfolger repräsentiert werden (vgl. Abschnitt 4.2.1). Im Unterschied zu Entscheidungsbäumen, bei denen die inneren Entscheidungsknoten aus einfachen Fragen bestehen, entsprechen sie bei der Establish-Refine-Strategie Lösungen, die weit mehr Möglichkeiten bieten, da zur Herleitung einer Lösung Merkmale in komplexer Weise verknüpft werden können.

Wissensrepräsentation

Im Vergleich zur Basiswissensrepräsentation sind im wesentlichen nur zusätzliche Lösungsregeln erforderlich, die im Unterschied zu den Lösungsregeln aus Entscheidungstabellen (Abschnitt 4.3.2) mit einer Evidenz gewichtet werden. Wenn verschiedene Regeln für oder gegen eine Lösung sprechen, müssen die Evidenzen verrechnet werden. Da es erfahrungsgemäß sehr schwierig ist, Evidenzen genauer zu quantifizieren, haben wir Evidenzkategorien vorgegeben, die sich in anderen Expertensystemen bewährt haben. Falls statistische Wahrscheinlichkeiten zur Verfügung stehen, sind die Evidenzkategorien zu grob und man sollte mit einer Variante der statistischen Klassifikation arbeiten (s. Abschnitt 4.3.4).

Das wohl einfachste Schema für die Verknüpfung geschätzter Evidenzwerte ist das INTERNIST-Schema, das wir leicht modifiziert haben. Dabei haben die Evidenzkategorien folgende Bedeutung:[4]

a) Sichere Grundbewertung

p7 = hinreichend (immer): 100%
n7 = ausschließend (nie): –100%
pp = notwendig

Erläuterung: Wenn eine Regel mit der Bewertung n7 gefeuert hat, ist die Lösung in jedem Fall ausgeschlossen. Wenn eine Regel mit der Bewertung pp *nicht* gefeuert hat, kann die Lösung nicht bestätigt werden. Wenn eine Regel mit der Bewertung p7 gefeuert hat und keine der ersten beiden Bedingungen zutrifft, ist sie bestätigt.

b) Unsichere Grundbewertung (p = für die Lösung; n = gegen die Lösung):

p6 = fast immer: ≈ 95% (80 Punkte)	n6 = fast immer: ≈ –95% (–80 Punkte)
p5 = weitaus meistens: ≈ 80% (40 Punkte)	n5 = weitaus meistens: ≈ –80% (–40 Punkte)
p4 = mehrheitlich: ≈ 60% (20 Punkte)	n4 = mehrheitlich: ≈ –60% (–20 Punkte)
p3 = häufig: ≈ 40% (10 Punkte)	n3 = häufig: ≈ –40% (–10 Punkte)
p2 = manchmal: ≈ 20% (5 Punkte)	n2 = manchmal: ≈ –20% (–5 Punkte)
p1 = selten: ≈ 10% (2 Punkte)	n1 = selten: ≈ –10% (–2 Punkte)

[4] Positive Evidenzkategorien beginnen mit "p", negative mit "n", wobei das zugrundeliegende Regelschema der Art ist: "Wenn die Regelvorbedingung zutrifft, dann ist die zugehörige Diagnose mit der angegebenen Evidenzkategorie (p7–p1; n7 –n1; pp) bewertet". Zu jeder Regelbewertung ist eine Verbalisierung, eine ungefähre Prozentzahl und die zur internen Verrechnung benutzte Punktzahl angegeben.

Erläuterung: Wenn kein sicheres Kriterium erfüllt ist, werden die Kategorien aller gefeuerten Regeln zu der Grundbewertung zusammengefaßt. Dazu werden einfach ihre Punktzahlen addiert. Sie bewirken gerade, daß die Addition zweier Bewertungskategorien einer Klasse eine Bewertungskategorie der nächsthöheren Klasse ergeben, z.B. p3 + p3 = p4; p4 + p4 = p5 usw., und daß sich gleiche Klassen mit umgekehrtem Vorzeichen aufheben, z.B. p3 + n3 = 0. Die Grundbewertung wird mit der Prädisposition verrechnet und dann mit Schwellwerten verglichen (s.u.).

c) Prädispositionsbewertung:

p5 = extrem häufig: Faktor 1,8	n5 = extrem selten (–40 Punkte)
p4 = sehr häufig: Faktor 1,4	n4 = sehr selten (–20 Punkte)
p3 = häufig: Faktor 1,2	n3 = selten (–10 Punkte)
p2 = relativ häufig: Faktor: 1,1	n2 = relativ selten (–5 Punkte)

keine Angabe = durchschnittlich

Erläuterung: Die Prädisposition basiert auf der Apriori-Häufigkeit der Lösung (s. Abschnitt 4.2.1) und kann durch Prädispositionsregeln modifiziert werden. Die Kategorien entsprechen denselben Punktzahlen wie bei der Grundbewertung und werden ebenfalls einfach addiert. Die Summe wird wieder in eine Kategorie zurückgerechnet und gegebenenfalls abgerundet. Beispiel: Wenn die Apriori-Häufigkeit für eine Lösung p3 ist, und eine Regel eine Prädisposition von n5 berechnet, dann ergibt sich als Punktwert 10 – 40 = –30, was zu der Kategorie n4 abgerundet wird. Die Ergebniskategorie wird mit der Grundbewertung wie folgt verrechnet: wenn die Kategorie negativ ist, dann wird sie wie eine normale negative Regel behandelt; wenn die Kategorie positiv ist, dann wird die Grundbewertung mit dem zugehörigen Faktor multipliziert. Beispiel: Angenommen, die Grundbewertung sei 45 Punkte und die Prädisposition sei häufig (p3), dann ist die Gesamtbewertung 45 * 1.2 = 54.

d) Interpretation:

Wenn die Gesamtbewertung ≥ 42 Punkte (> p5), dann ist die Lösung bestätigt.
Wenn die Gesamtbewertung 10–41 Punkte (≥ p3), dann ist die Lösung verdächtigt.
Wenn die Gesamtbewertung –41–9 Punkte (< p3), dann ist die Lösung unklar.
Wenn die Gesamtbewertung ≤ –42 Punkte (< n5), dann ist die Lösung ausgeschlossen.

Diese Schwellwerte haben zwei Einschränkungen: (1) wenn eine notwendige Regel mit der Bewertung pp nicht gefeuert hat, kann die Lösung nicht bestätigt, sondern nur verdächtigt werden, und (2) wenn der Experte eine Menge von Lösungen als Konkurrenten definiert hat, dann wird die relativ beste Lösung aus dieser Menge ausgewählt, auch wenn der Punktestand unterhalb der Schwelle von 42 liegt.

Weiterhin gibt es bei bestätigten Lösungen noch eine Differenzierung entsprechend ihrer Punktzahl, die jedoch nur beim Ausdruck der Endergebnisse für den Benutzer erscheint und bei der internen Verrechnung keine Rolle spielt.

Wenn die Gesamtbewertung 42–79 Punkte (< p6), dann ist die Lösung wahrscheinlich,
Wenn die Gesamtbewertung 80–998 Punkte (< p7), dann ist sie höchstwahrscheinlich,
Wenn die Gesamtbewertung ≥ 999 Punkte (≥ p7), dann ist die Lösung gesichert.

Wissensmanipulation

Die heuristische Klassifikation baut auf dem Basiswissen auf und übernimmt die lokale und globale Dialogsteuerung und die Datenabstraktion (s. Abb. 4.3.12). Der charakteristische Teil ist die heuristische Bewertung. Sie wird inkrementell durchgeführt, d.h. nach jeder beantworteten Frage werden die von der Frage ausgehenden heuristischen Regeln abgearbeitet.

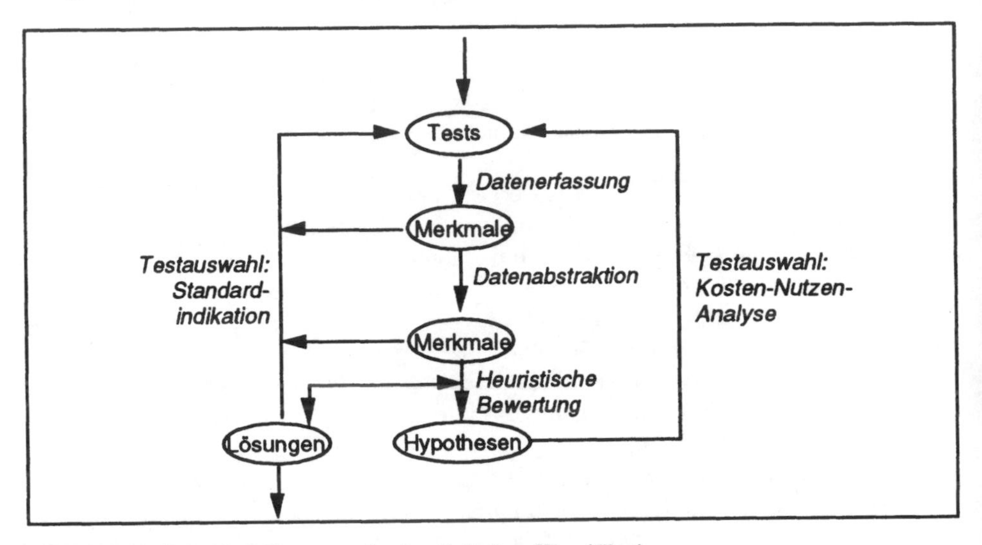

Abb. 4.3.12. Datenflußdiagramm der heuristischen Klassifikation

Falls die Vorbedingung einer Regel erfüllt ist, wird die entsprechende positive oder negative Evidenz auf ein Konto der Lösung nach dem skizzierten Verfahren gutgeschrieben und der Status der Lösung (bestätigt, verdächtigt, unklar, ausgeschlossen) aktualisiert. Falls eine Lösung bestätigt oder ausgeschlossen ist, wird sie wie ein Merkmal behandelt und aktiviert wiederum Regeln, in der die Lösung als Vorbedingung vorkommt. Wenn eine Frageklasse abgearbeitet ist und keine neue Frageklasse standardisiert indiziert werden kann, dann wird im einfachsten Fall für die verdächtigste Lösung deren nächste Frageklasse "zur_Klärung" ausgewählt (s. Abschnitt 4.3.1). Dieser Zyklus wiederholt sich, bis es entweder keine verdächtigten Lösungen mehr gibt (weil sie auf- oder abgewertet wurden) oder bis alle möglichen Untersuchungen für die verdächtigten Lösungen vorgenommen wurden (oder bis der Benutzer abbricht).

Der genaue Algorithmus für die heuristische Bewertung sieht wie folgt aus (als "Bedeutungsregeln" eines Objektes werden alle Regeln bezeichnet, die Schlußfolgerungen aus diesem Objekt ziehen):

Inkrementeller Algorithmus "**Heuristische Bewertung**"
Eingabe: Merkmale (einschl. Merkmalsabstraktionen) mit Werten
Ausgabe: Lösungen
1. Für jedes noch nicht bearbeitete Merkmal tue:
1.1 Aktiviere alle heuristischen Bedeutungsregeln des Merkmals.
1.2 Falls die Vorbedingung einer noch nicht gefeuerten Regel erfüllt ist, führe die Aktion der Regel aus und ändere den Punktestand der betroffenen Lösung entsprechend.
1.3 Überprüfe aufgrund des aktuellen Punktestands und eventueller Konkurrenten den Status der Lösung. Falls die Lösung in den Status "bestätigt" wechselt, notiere sie auf der globalen Variablen "bestätigte_Lösungen" und aktiviere ihre Bedeutungsregeln. Falls die Lösung den Status "bestätigt" verliert, dann überprüfe ihre Bedeutungsregeln und ziehe sie gegebenenfalls zurück. Verfahre entsprechend, wenn die Lösung in den Status "ausgeschlossen" wechselt oder dieser zurückgenommen wird. Falls eine Lösung in den Status "verdächtigt" wechselt, notiere sie auf der globalen Variablen "Hypothesen".
1.4 Aktualisiere gegebenenfalls Informationsfenster mit "Hypothesen" und "bestätigte_Lösungen".
1.5 Falls alle Merkmale abgearbeitet sind, aktiviere die Testauswahl (s. Abschnitt 4.2.4), die gegebenenfalls die Liste der zu bearbeitenden Merkmale ergänzt.
2. Gib "bestätigte_Lösungen" als Endergebnis aus.

Wissenserwerb

Beim Wissenserwerb für die heuristische Klassifikation gibt es verschiedene Grundstrategien, wie das unsichere Wissen organisiert wird. Wir zeigen im folgenden Beispiele für die Establish-Refine-Strategie und die Diagnosebewertung mit sehr vielen einfachen und sehr wenigen komplexen Regeln.

Die Establish-Refine-Strategie setzt voraus, daß man bei der Diagnosefindung streng hierarchisch vorgehen kann, z.B. in Abb. 4.3.13 zunächst feststellt, daß ein Schock vorliegt, dann entscheidet, ob es sich um einen hypovolämischen, kardiogenen oder vasogenen Schock handelt und schließlich wiederum die Nachfolger des ausgewählten Schocktypus untersucht, bis eine Enddiagnose erreicht ist. Typischerweise kommt dabei in jeder Regel für eine untergeordnete Diagnose die übergeordnete Diagnose als eine Teilbedingung vor.

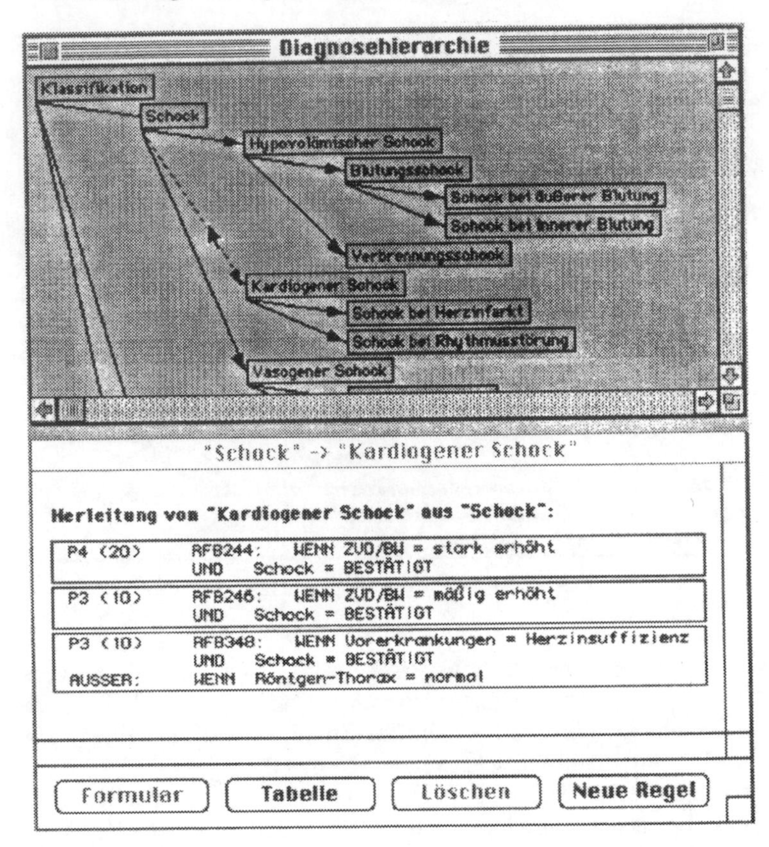

Abb. 4.3.13. Teil einer Diagnosehierarchie für die Differenzierung des Kreislaufschocks (oberes Fenster), die sich für eine Establish-Refine-Strategie eignet, wenn man immer erst die Vorgänger-Diagnose bestätigt und dann deren Nachfolger untersucht (entsprechende Regeln für die Herleitung von "kardiogenem Schock" im unteren Fenster).

Die folgenden beiden Abbildungen stellen zwei extreme Grundstrategien zum Umgang mit unsicherem Wissen gegenüber, nämlich einerseits die Diagnosebewertung mit Einzelsymptomen hinsichtlich einer Diagnose (Abb. 4.3.14 am Beispiel der Pflanzenklassifikation) und andererseits die Diagnosebewertung mit wenigen komplexen Regeln (Abb. 4.3.15 und 4.3.16 am Beispiel der medizinischen Diagnostik im Bereich der Rheumatologie). Dabei gibt es nur je eine Regel zur Verdächtigung und Bestätigung der Diagnose. Die komplexe Regelstruktur in Abb. 4.3.16 deutet auch die Grenzen von Tabellen an, da die Regeln kaum noch verständlich sind (Abb. 4.3.17 zeigt sie in einfacher lesbarer Form). Bei noch stärkerer Verschachtelung reichen Tabellen nicht mehr; Abb. 4.3.18 zeigt die Regeleingabe mit Klapphierarchien.

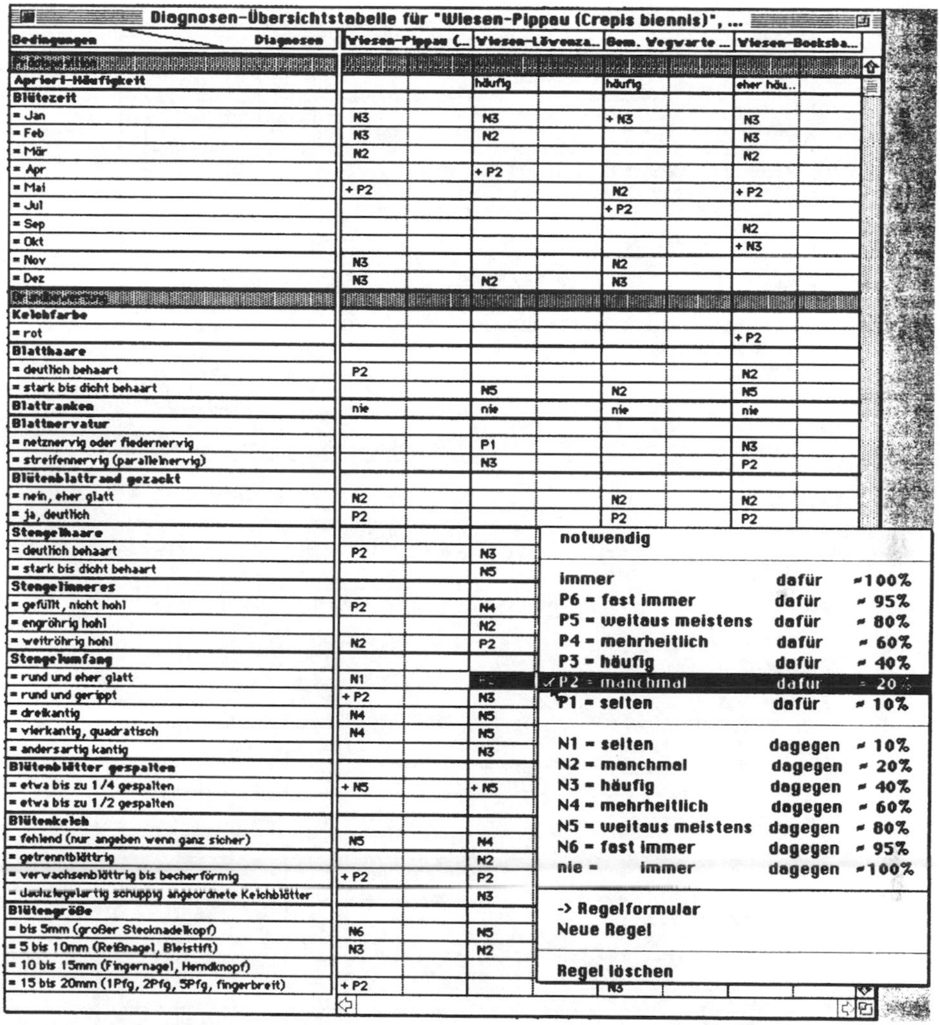

Diagnosen-Übersichtstabelle für "Wiesen-Pippau (Crepis biennis)", ...

Bedingungen / Diagnosen	Wiesen-Pippau (...	Wiesen-Löwenza...	Gem. Wegwarte ...	Wiesen-Bocksba...
[illegible]				
Apriori-Häufigkeit		häufig	häufig	eher häu...
Blütezeit				
= Jan	N3	N3	+ N3	N3
= Feb	N3	N2		N3
= Mär	N2			N2
= Apr		+ P2		
= Mai	+ P2		N2	+ P2
= Jul			+ P2	
= Sep				N2
= Okt				+ N3
= Nov	N3		N2	
= Dez	N3	N2	N3	
[illegible]				
Kelchfarbe				
= rot				+ P2
Blatthaare				
= deutlich behaart	P2			N2
= stark bis dicht behaart		N5	N2	N5
Blattranken	nie	nie	nie	nie
Blattnervatur				
= netznervig oder fiedernervig		P1		N3
= streifennervig (parallelnervig)		N3		P2
Blütenblattrand gezackt				
= nein, eher glatt	N2		N2	N2
= ja, deutlich	P2		P2	P2
Stengelhaare				
= deutlich behaart	P2	N3		
= stark bis dicht behaart		N5		
Stengelinneres				
= gefüllt, nicht hohl	P2	N4		
= engröhrig hohl		N2		
= weitröhrig hohl	N2	P2		
Stengelumfang				
= rund und eher glatt	N1	P2		
= rund und gerippt	+ P2	N3		
= dreikantig	N4	N5		
= vierkantig, quadratisch	N4	N5		
= andersartig kantig		N3		
Blütenblätter gespalten				
= etwa bis zu 1/4 gespalten	+ N5	+ N5		
= etwa bis zu 1/2 gespalten				
Blütenkelch				
= fehlend (nur angeben wenn ganz sicher)	N5	N4		
= getrenntblättrig		N2		
= verwachsenblättrig bis becherförmig	+ P2	P2		
= dachziegelartig schuppig angeordnete Kelchblätter		N3		
Blütengröße				
= bis 5mm (großer Stecknadelkopf)	N6	N5		
= 5 bis 10mm (Reißnagel, Bleistift)	N3	N2		
= 10 bis 15mm (Fingernagel, Hemdknopf)				
= 15 bis 20mm (1Pfg, 2Pfg, 5Pfg, fingerbreit)	+ P2		N3	

notwendig

immer	dafür	≈100%
P6 = fast immer	dafür	≈ 95%
P5 = weitaus meistens	dafür	≈ 80%
P4 = mehrheitlich	dafür	≈ 60%
P3 = häufig	dafür	≈ 40%
✓ P2 = manchmal	dafür	≈ 20%
P1 = selten	dafür	≈ 10%
N1 = selten	dagegen	≈ 10%
N2 = manchmal	dagegen	≈ 20%
N3 = häufig	dagegen	≈ 40%
N4 = mehrheitlich	dagegen	≈ 60%
N5 = weitaus meistens	dagegen	≈ 80%
N6 = fast immer	dagegen	≈ 95%
nie = immer	dagegen	≈100%

-> Regelformular
Neue Regel

Regel löschen

Abb. 4.3.14. Eingabe von einfachen Regeln mittels der Diagnosen-Übersichtstabelle. Im Beispiel wird gerade die Regel: Wenn der "Stengelumfang" "rund und eher glatt" ist, dann spricht das manchmal (p2) für einen "Wiesen-Löwenzahn (Taraxacum officinalis)". Falls ein "+" vor einer Bewertung steht, enthält die Regel weitere Vorbedingungen, die man z.B. über das "Regelformular" (im Pop-Up-Menü drittunterste Option) anschauen und editieren kann. Es sind aus Platzgründen nur etwa die Hälfte der Regeln gezeigt, d.h. die vollständige Tabelle ist mehr als doppelt so lang.

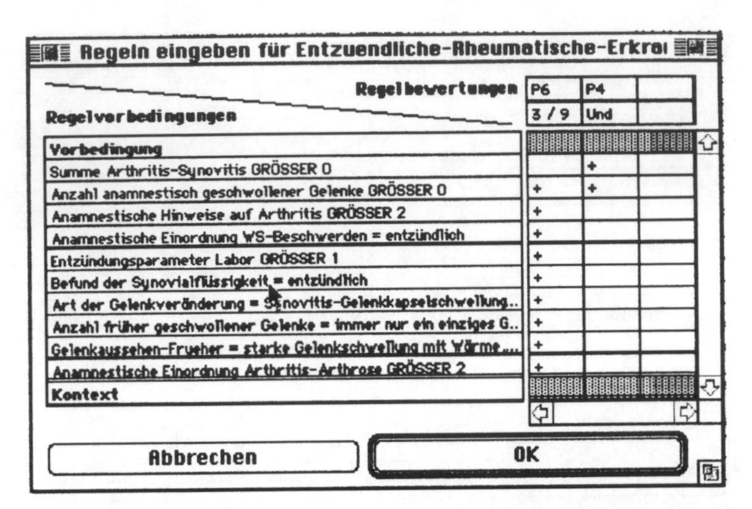

Regeln eingeben für Entzuendliche-Rheumatische-Erkra...

Regelvorbedingungen / Regelbewertungen	P6	P4	
	3 / 9	Und	
Vorbedingung			
Summe Arthritis-Synovitis GRÖSSER 0		+	
Anzahl anamnestisch geschwollener Gelenke GRÖSSER 0	+	+	
Anamnestische Hinweise auf Arthritis GRÖSSER 2	+		
Anamnestische Einordnung WS-Beschwerden = entzündlich	+		
Entzündungsparameter Labor GRÖSSER 1	+		
Befund der Synovialflüssigkeit = entzündlich	+		
Art der Gelenkveränderung = Synovitis-Gelenkkapselschwellung..	+		
Anzahl früher geschwollener Gelenke = immer nur ein einziges G..	+		
Gelenkaussehen-Frueher = starke Gelenkschwellung mit Wärme....	+		
Anamnestische Einordnung Arthritis-Arthrose GRÖSSER 2	+		
Kontext			

Abbrechen OK

Abb. 4.3.15. Bewertung einer Diagnose ("Entzuendliche-Rheumatische-Erkrankungen") mit Regeln mittlerer Komplexität. Die Regel in der ersten Spalte bedeutet, daß mindestens 3 von den angegebenen 9 Bedingungen zutreffen müssen, damit die Diagnose bestätigt ist (Bewertung "p6").

Regeln eingeben für Chondropathia patellae

Regelvorbedingungen / Regelbewertungen	P5	P4	N4	
	Und	Und	Oder	
Vorbedingung				
Anamnestische Einordnung Arthritis-Arthrose KLEINER GLEICH 0				
Ort-Druckschmerz = Kniekehle re ODER Kniekehle li				
Ort-Druckschmerz = Epicond.fem.lat.li ODER Epicond.fem.med.li ...			+ U2	
Ultraschall-Gelenk-Befund = Arthritis-Gelenkerguß ODER Norma..				
Ultraschall welches Gelenk = Kniegelenk				
Anzahl Schmerzregionen KLEINER GLEICH 2				
Anzahl Schmerzregionen KLEINER GLEICH 4		+ U2		
Anzahl früher geschwollener Gelenke = mehr als 3 Gelenke gleic...				
Rö Befund Kniegelenk = BEKANNT			+ U3	
Rö Befund Kniegelenk = normaler Gelenkbefund	+ Nm1		- U3	
Schmerzen wo ? = Kniekehle re ODER Kniekehle li	- U2	- U2		
Schmerzen wo ? = Epicond.fem.lat.li ODER Epicond.fem.med.li OD..	+ U2	+ U2		
Schmerzabhaengigkeit = Schmerzen sind in Ruhe praktisch nicht...	+ 01	+ 02		
Probleme-bei-Beinbewegung = Gehen auf abschüssiger Strecke 0..	+ 01	+ 02		
Entzündungsparameter Labor KLEINER GLEICH 1	+ Nm1			
Art der Gelenkveränderung = Patelladruckschmerz	+ Nm1		- U1	
Art der Gelenkveränderung = Druck-Bewegungsschmerz			- U2	
Art der Gelenkveränderung = BEKANNT			+ U2,..	
Geschlecht = weiblich	+ U1	+ U1		
Alter bei Erkrankungsbeginn KLEINER GLEICH 40	+ U1	+ U1		
Anamn.Hinweis auf Hautbeteiligung bei SLE GRÖSSER 1		- 01		
Allgemeinzustand = mit Fieber über 38,5°C ODER mit Fieber bis...		- 01		
Gelenkaussehen = deutlich sichtbare Gelenkschwellung mit Über...		- 01		
Kontext				

Abbrechen OK

Abb. 4.3.16. Eingabe einer Diagnosebewertung mit komplexen Regeln. Dabei entspricht einer Spalte eine Regel, deren Bewertung in der obersten Zeile und deren Verknüpfungsart in der zweiten Zeile steht. Zusatzbezeichnungen in den Kästchen neben dem "+" oder "-" geben an, welche Einträge zusammengehören. So gibt es in der ersten Spalte 4 Gruppen zusammengehöriger Symptomwerte, die mit "Nm1", "U1", "U2" und "O1" gekennzeichnet sind (s. auch Abb. 4.3.17).

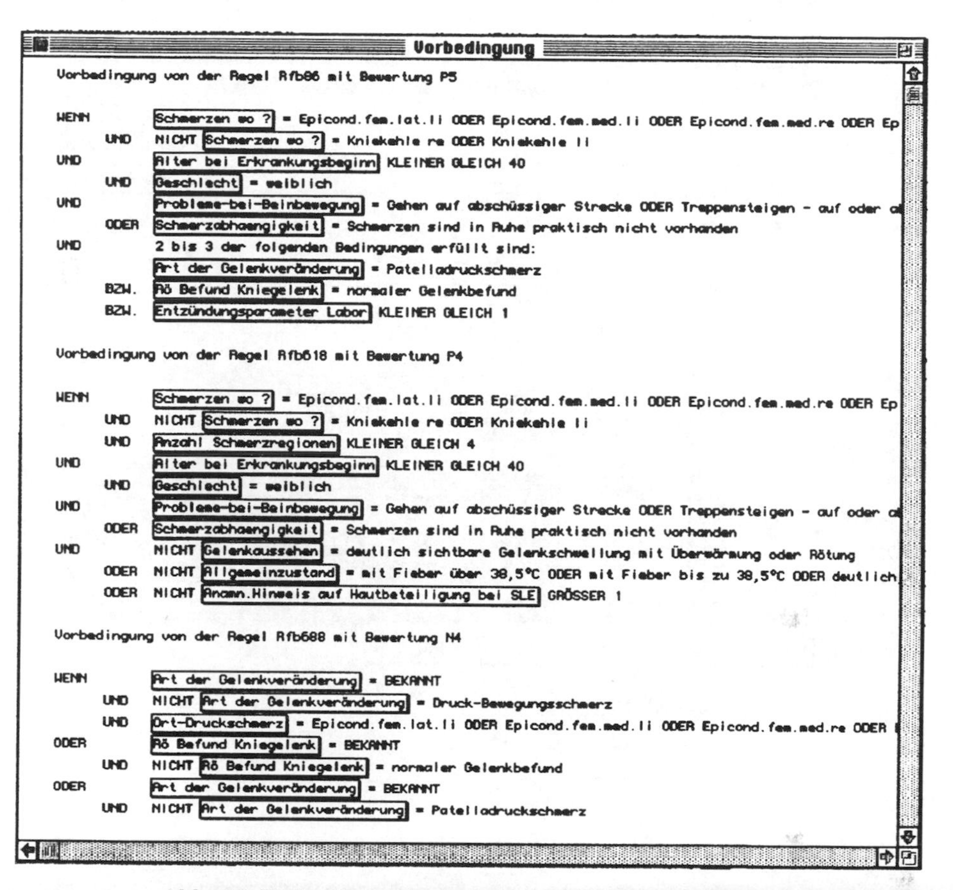

Abb. 4.3.17. Auflistung der in Abb. 4.3.16 definierten Regeln.

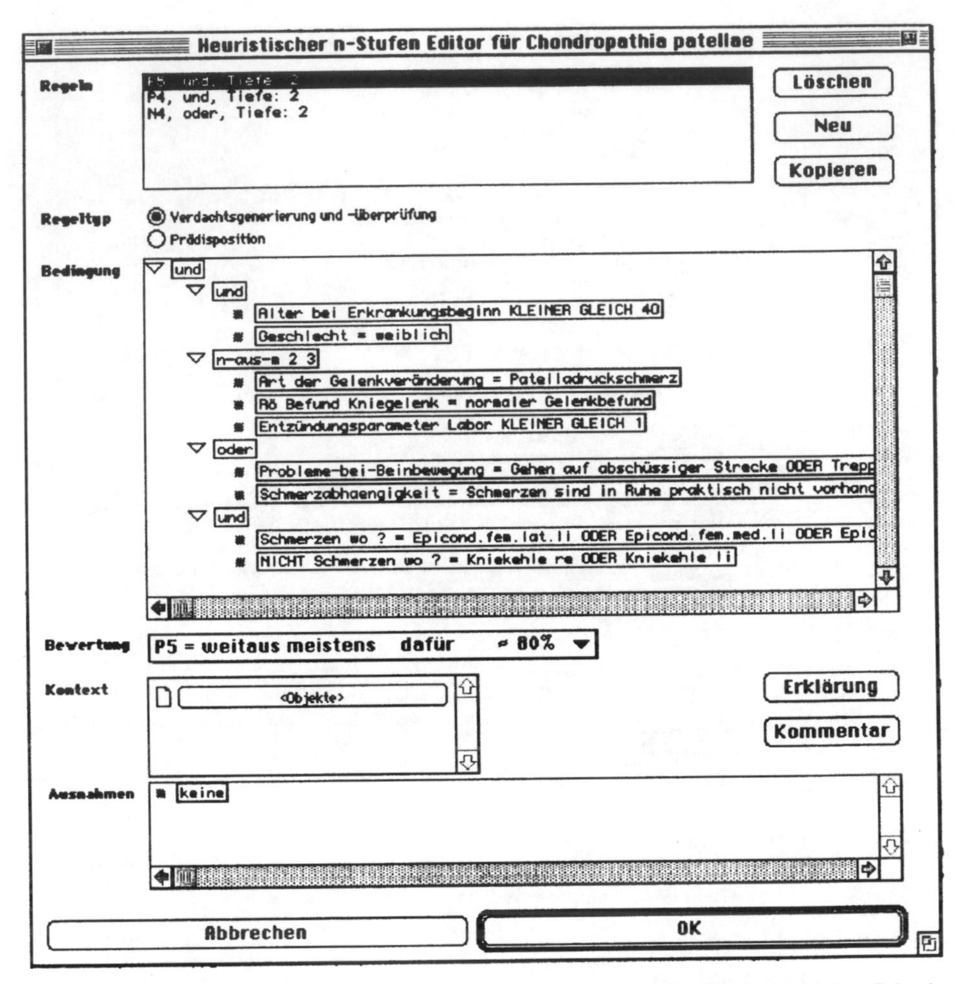

Abb. 4.3.18. Da die Tabelle in Abb. 4.3.16 relativ komplex ist und außerdem nur eine Schachtelungstiefe von 2 zuläßt, wird ein weiterer Regeleditor benötigt, in dem man Regeln mit beliebiger Schachtelungstiefe bearbeiten kann (vgl. Abb. 4.3.8).

Neben den beiden gezeigten Extremen mit vielen einfachen oder wenigen komplexen Regeln gibt es natürlich auch Mittelwege, die jedoch insgesamt eher schwieriger zu verstehen sind, da hier Merkmale gewöhnlich in mehreren Regeln und wechselnden Konstellationen vorkommen. Abb. 4.3.19 zeigt ein Beispiel für die Herleitung der Diagnose "Multiple Sklerose" aus einer Neurologiewissensbasis, die nur Regeln mittlerer Komplexitätsstufe enthält.

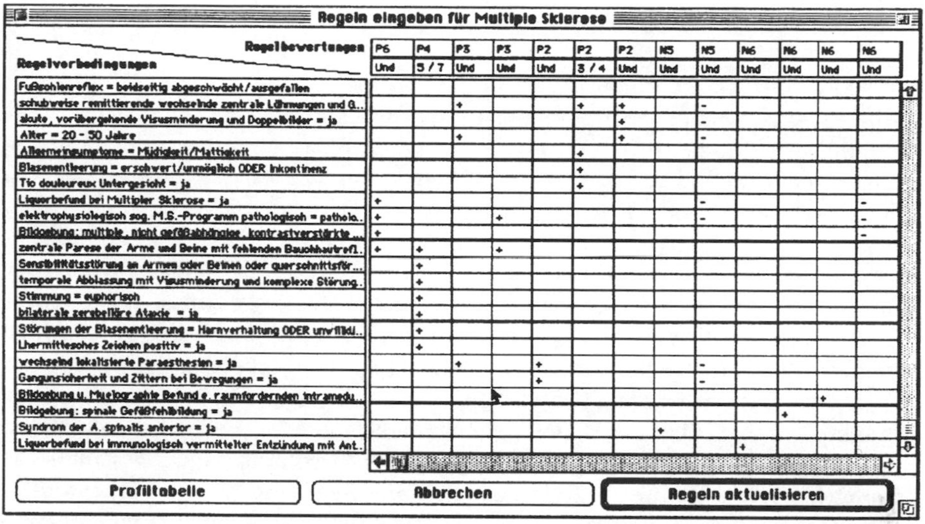

Regeln eingeben für Multiple Sklerose

Regelvorbedingungen / Regelbewertungen	P6	P4	P3	P3	P2	P2	P2	N5	N5	N6	N6	N6	N6
	Und	5 / 7	Und	Und	Und	3 / 4	Und	Und	Und	Und	Und	Und	Und
Fußsohlenreflex = beidseitig abgeschwächt/ausgefallen													
schubweise remittierende wechselnde zentrale Lähmungen und G..			+			+	+		-				
akute, vorübergehende Visusminderung und Doppelbilder = ja							+		-				
Alter = 20 - 50 Jahre			+				+		-				
Allgemeinsymptome = Müdigkeit/Mattigkeit						+							
Blasenentleerung = erschwert/unmöglich ODER Inkontinenz						+							
Tic douloureux Untergesicht = ja						+							
Liquorbefund bei Multipler Sklerose = ja	+								-				-
elektrophysiologisch sog. M.S.-Programm pathologisch = patholo..	+			+					-				-
Bildgebung: multiple, nicht gefäßabhängige, kontrastverstärkte ...	+												-
zentrale Parese der Arme und Beine mit fehlenden Bauchhautrefl..	+	+		+									
Sensibilitätsstörung an Armen oder Beinen oder querschnittsför...		+											
temporale Abblassung mit Visusminderung und komplexe Störung..		+											
Stimmung = euphorisch		+											
bilaterale zerebelläre Ataxie = ja		+											
Störungen der Blasenentleerung = Harnverhaltung ODER unwillkü..		+											
Lhermittesches Zeichen positiv = ja		+											
wechselnd lokalisierte Paraesthesien = ja			+		+				-				
Gangunsicherheit und Zittern bei Bewegungen = ja					+				-				
Bildgebung u. Myelographie Befund e. raumfordernden intramedu..												+	
Bildgebung: spinale Gefäßfehlbildung = ja											+		
Syndrom der A. spinalis anterior = ja								+					
Liquorbefund bei immunologisch vermittelter Entzündung mit Ant..										+			

Profiltabelle | Abbrechen | Regeln aktualisieren

Abb. 4.3.19. Bewertung einer Diagnose (hier "Multiple Sklerose") mit vielen Regeln mittlerer Komplexität.

Diskussion

Mit heuristischen Regeln hat man viele Freiheiten, wie man die Regeln organisiert. Man kann sowohl sehr unübersichtliche als auch hochgradig strukturierte Wissensbasen aufbauen, wobei insbesondere für Erklärungs- und tutorielle Zwecke Struktur dringend notwendig ist. Sowohl die Technik mit vielen einfachen als auch die mit wenigen komplexen Regeln ermöglichen eine schöne Struktur, die sich auch kompakt grafisch darstellen läßt. Weiterhin sollte man prüfen, ob für den Anwendungsbereich das hierarchische Vorgehen gemäß der Establish-Refine-Strategie angemessen ist, was vor allem eine einfache Dialogsteuerung ermöglicht. Allerdings eignet sich nach unseren Erfahrungen die Establish-Refine-Strategie nur für relativ wenige Anwendungsbereiche.

4.3.4 Statistische Klassifikation

Die statistische Klassifikation eignet sich für Klassifikationsprobleme, für die eine große, repräsentative Sammlung erfolgreich gelöster Fälle existiert. Die Grundidee entspricht der der heuristischen Klassifikation, wobei jedoch die Beziehungen zwischen Merkmalen und Lösungen aus Falldatenbanken mit statistischen Methoden extrahiert und nicht von Experten geschätzt werden. Ihr großer Vorteil ist die Objektivierbarkeit des Wissens. Die Einschränkungen der statistischen Klassifikation resultieren daraus, daß zu ihrer Anwendbarkeit gewisse Voraussetzungen erfüllt sein müssen. Der Ansatz kann zwar auch erfolgreich bei Verletzungen der Voraussetzungen benutzt werden, muß dann aber zu den heuristischen Verfahren gezählt werden, da die Objektivierbarkeit verloren geht.

Die Basis der statistischen Klassifikation ist das Theorem von Bayes. Zu seinen Voraussetzungen gehören (1) die Unabhängigkeit der Merkmale untereinander, (2) die Vollständigkeit der Lösungsmenge, (3) der wechselseitige Ausschluß von Lösungen, (4) die Repräsentativität der Fallsammlung und (5) ausreichend viele Fälle für jede Lösungsalternative. Um die ersten beiden Voraussetzungen herzustellen, kann man manchmal abhängige Merkmale zu unabhängigen Merkmalen durch partielles Ausblenden oder durch Merkmalsabstraktion verdichten und eine unvollständige Lösungsmenge durch Hinzufügen einer Lösung "Sonstige" vervollständigen. Da in großen Domänen oft Mehrfachlösungen möglich sind bzw. für seltene Lösungen zu wenig Fälle existieren, wird die statistische Klassifikation nicht für die ganze Domäne, sondern eher für gut abgegrenzte Teilbereiche eingesetzt. Dazu eignet sich z.B. oft die Differenzierung einer bestätigten Lösungsklasse, da unter den Nachfolgern normalerweise keine Mehrfachlösungen zu erwarten sind.

Wissensrepräsentation

Das Theorem von Bayes benötigt für jede Lösung ihre Apriori-Wahrscheinlichkeit und für jedes Merkmal die bedingte Wahrscheinlichkeit, in wieviel Prozent der Fälle das Merkmal bei der Lösung vorkommt. Beide Arten von Wahrscheinlichkeiten werden aus Fallsammlungen automatisch berechnet, daher müssen nur die zu berücksichtigenden Merkmale und die Lösungen sowie die Situation spezifiziert werden, in der das Theorem von Bayes angewendet werden soll.

Zu beachten ist, daß Ja/nein-Merkmale am besten ausgewertet werden können und insbesondere numerische Intervalle erst transformiert werden müssen. Die transformierten Merkmale können mit Merkmalsabstraktionen (s. Abschnitt 4.2.1) dargestellt werden.

Wissensmanipulation

Die Wissensmanipulation besteht aus dem einfachen Ausrechnen der Bayes´schen Formel (Abb. 4.3.20), wobei als Eingabe die tatsächlich beobachteten Merkmale M_1 ... M_m benutzt werden. Die Formel liefert aus den Apriori-Wahrscheinlichkeiten der Lösungsalternativen P(L) und den bedingten Wahrscheinlichkeiten P(M/L) relative Wahrscheinlichkeiten aller Lösungsalternativen.

$$P_r(L_i / M_1 \& \ldots \& M_m) = \frac{P(L_i) * P(M_1/L_i) * \ldots * P(M_m/L_i)}{\sum_{j=1}^{n} P(L_j) * P(M_1/L_j) * \ldots * P(M_m/L_j)}$$

Abb. 4.3.20. Variante des Theorems von Bayes zur Berechnung der relativen Wahrscheinlichkeit P_r einer Lösung L_i aus einer Menge von n sich wechselseitig ausschließenden Lösungen bei Vorliegen der unabhängigen Merkmale $M_1 \ldots M_m$.

Wenn man auch die Abwesenheit von Merkmalen berücksichtigen möchte, kann man die Formel leicht erweitern, indem man bei abwesenden Merkmalen mit dem Komplement (1 – P(M/L)) statt wie bei zutreffenden Merkmalen mit P(M/L) multipliziert.

Wissenserwerb

Der Wissenserwerb umfaßt den Aufbau und die Auswertung großer Falldatenbanken. Die Fälle in der Falldatenbank enthalten eine Menge von Merkmalen und die zutreffende Lösung. Daraus werden die erforderlichen Wahrscheinlichkeiten wie folgt berechnet: Die Apriori-Wahrscheinlichkeit einer Lösung P(L) ergibt sich aus dem Quotienten *Häufigkeit der Lösung / Anzahl aller Fälle*, und eine bedingte Wahrscheinlichkeit P(M/L) berechnet sich aus dem Quotienten *Häufigkeit des Zutreffens von Merkmal und Lösung / Häufigkeit der Lösung.*

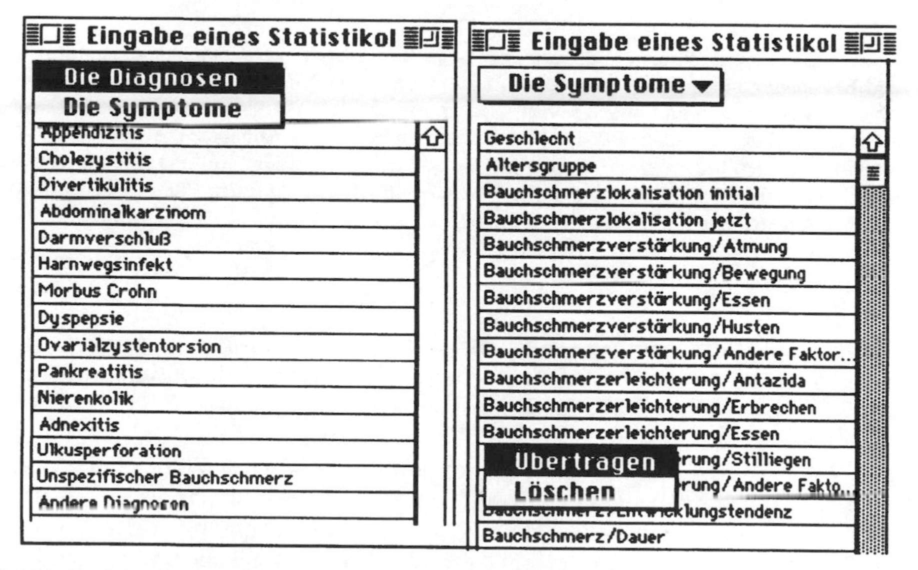

4.3.21. Definition einer Menge von Diagnosen und Symptomen aus einer Bauchschmerzwissensbasis zur statistischen Auswertung.

Der manuelle Aufwand für den Wissenserwerb besteht in der Auswahl der Merkmale und Lösungen, die zur Berechnung der Wahrscheinlichkeiten benutzt werden sollen (Abb. 4.3.21; Abb. 4.3.22 zeigt einen Ausschnitt aus der Häufigkeitstabelle). Oft müssen Merkmale zu Merkmalsabstraktionen vorverarbeitet werden, um deren notwendige Unabhängigkeit zu gewährleisten.

Statistik

Bedingungen / Diagnosen	Gesamt	Appendizitis	Cholezystitis	Divertikulitis
Gesamt	1254=100.0%	211=16.8%	86= 6.9%	28= 2.2%
Gesamtleukozyten/Bewertung = erniedrigt	89= 7.1%	7= 3.3% | 7.9%	1= 1.2% | 1.1%	3=10.7% | 3.4%
Gesamtleukozyten/Bewertung = normal	357=28.5%	36=17.1% | 10.1%	20=23.3% | 5.6%	6=21.4% | 1.7%
Gesamtleukozyten/Bewertung = grenzwe...	221=17.6%	42=19.9% | 19.0%	14=16.3% | 6.3%	3=10.7% | 1.4%
Gesamtleukozyten/Bewertung = erhöht	437=34.8%	109=51.7% | 24.9%	41=47.7% | 9.4%	15=53.6% | 3.4%
Hautfarbe = blaß	286=22.8%	47=22.3% | 16.4%	19=22.1% | 6.6%	6=21.4% | 2.1%
Hautfarbe = gerötet	40= 3.2%	6= 2.8% | 15.0%	4= 4.7% | 10.0%	3=10.7% | 7.5%
Hautfarbe = ikterisch	15= 1.2%	1= 0.5% | 6.7%	5= 5.8% | 33.3%	–
Hautfarbe = normal	897=71.5%	156=73.9% | 17.4%	55=64.0% | 6.1%	18=64.3% | 2.0%
Hautfarbe = zyanotisch	2= 0.2%	–	1= 1.2% | 50.0%	–
Verfassung = leidend/akut krank wirkend	344=27.4%	45=21.3% | 13.1%	32=37.2% | 9.3%	5=17.9% | 1.5%
Verfassung = normal	769=61.3%	141=66.8% | 18.3%	43=50.0% | 5.6%	20=71.4% | 2.6%
Verfassung = angespannt/besorgt	112= 8.9%	22=10.4% | 19.6%	7= 8.1% | 6.2%	3=10.7% | 2.7%
Hämaturie anamnestisch = ja	2= 0.2%	–	–	–
Hämaturie anamnestisch = nein	1224=97.6%	210=99.5% | 17.2%	85=98.8% | 6.9%	27=96.4% | 2.2%
Dunkler Urin = ja	31= 2.5%	1= 0.5% | 3.2%	10=11.6% | 32.3%	–
Dunkler Urin = nein	1195=95.3%	209=99.1% | 17.5%	75=87.2% | 6.3%	27=96.4% | 2.3%
Pollakisurie = ja	30= 2.4%	4= 1.9% | 13.3%	3= 3.5% | 10.0%	1= 3.6% | 3.3%
Pollakisurie = nein	1196=95.4%	206=97.6% | 17.2%	82=95.3% | 6.9%	26=92.9% | 2.2%
Dysurie = ja	60= 4.8%	6= 2.8% | 10.0%	2= 2.3% | 3.3%	1= 3.6% | 1.7%
Dysurie = nein	1166=93.0%	204=96.7% | 17.5%	83=96.5% | 7.1%	26=92.9% | 2.2%
Stuhlbeimengung = Blut	15= 1.2%	–	–	1= 3.6% | 6.7%
Stuhlbeimengung = Schleim	9= 0.7%	2= 0.9% | 22.2%	1= 1.2% | 11.1%	–
Stuhlbeimengung = keine	1210=96.5%	207=98.1% | 17.1%	81=94.2% | 6.7%	27=96.4% | 2.2%

Naives Bayes a...

4.3.22. Häufigkeitszählungen und bedingte Wahrscheinlichkeiten aus einer Fallsammlung von 1254 Bauschmerzfällen zu der in Abb. 4.3.21 definierten Tabelle (gezeigt ist nur ein kleiner Ausschnitt). In den Kästchen unter "Gesamt" stehen die absolute und prozentuale Häufigkeit des Merkmals bzw. der Diagnose. In den übrigen Kästchen stehen drei Angaben: die absolute Häufigkeit und die beiden bedingten Wahrscheinlichkeiten P(Diagnose/Symptom) und P(Symptom/Diagnose). Mit dem Knopf "Naive Bayes" kann man sich zu dem aktuellen Fall das Ergebnis der einfachen Anwendung des Theorems von Bayes ausrechnen lassen.

Diskussion

Neben den theoretischen Voraussetzungen ist ein großes Problem, genügend Fälle zu bekommen, so daß auch bei seltenen Lösungen jede mögliche Merkmalsausprägung tatsächlich in den Fällen vorkommt. Andernfalls erhält man "Nullwahrscheinlichkeiten", d.h. P(M/L) wird 0, was sich in dem Produkt aus der Formel von Abb. 4.3.20 für die Diagnosebewertung als 0% Wahrscheinlichkeit fortpflanzt. Daß Nullwahrscheinlichkeiten selbst in großen Fallmengen nicht selten sind, kann man schon in dem kleinen Ausschnitt einer Tabelle aus Abb. 4.3.22 erkennen, wo diese mit einem "–" in den Kästchen gekennzeichnet sind.

4.3.5 Überdeckende Klassifikation

Die überdeckende Klassifikation eignet sich für Klassifikationsprobleme, bei denen die Lösungen (Ursachen) – eventuell über Zwischenzustände – relativ zuverlässig bestimmte Merkmale (Wirkungen) hervorrufen. Charakteristisch sind Regeln der Art: Lösung verursacht Merkmal (L -> M). Eine Lösung oder eine Gruppe von Lösungen ist um so besser bewertet, je vollständiger sie die beobachteten Merkmale gemäß ihrer Regeln erklärt, d.h. überdeckt, und je weniger nichtbeobachtete Merkmale sie herleitet. Wenn keine einzelne Lösung alle beobachteten Merkmale erklären kann, können problemlos Gruppen von Lösungen betrachtet werden, die zusammen eine bessere Erklärungsfähigkeit besitzen. Die Grundstruktur wird in folgender Abbildung illustriert:

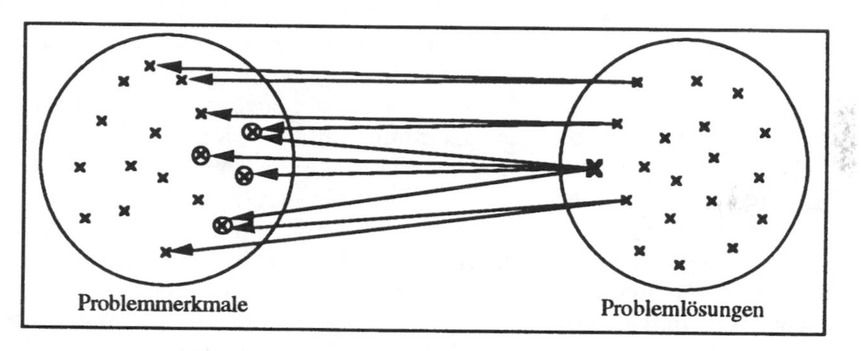

Abb. 4.3.23. Grundstruktur der überdeckenden Klassifikation. Es wird die Lösung ausgewählt, die die beobachteten Merkmale am besten überdeckt.

Die Differenzierungsfähigkeit ist um so besser, je größer der Detaillierungsgrad der Wissensbasis ist. Der mögliche Detaillierungsgrad hängt von der Ausdrucksstärke der Wissensrepräsentation ab. Letztere kann man erhöhen, wenn man den Merkmalen und Lösungen Eigenschaften zuordnet, z.B. Schweregrad, Dauer, Beginn, Auftreten (plötzlich oder allmählich). Die Regeln eines Zustandes nehmen dann auch Bezug auf seine Eigenschaften und sagen zusätzlich zu den Folgezuständen auch deren Eigenschaften voraus. Da nicht alle Merkmale in gleichem Umfang erklärungsbedürftig sind, sollte man sie gewichten.

Im Vergleich zu heuristischen Regeln "Merkmal deutet auf Lösung" sind die kausalen Regeln meist einfacher anzugeben, aber schwieriger auszuwerten. Sie sind einfach, weil sie das Kausalitätsprinzip direkt abbilden und Evidenzwerte weniger wichtig sind. Die schwierigere Auswertung rührt daher, daß kausale Regeln (L -> M) bei gegebenen Merkmalen (M) nicht direkt anwendbar sind. Das gilt insbesondere für detaillierte Modelle mit Eigenschaften von Lösungen und Merkmalen, da z.B. mit einem aus mehreren Ursachen hergeleiteten Schweregrad eines Merkmales nicht mehr die Schweregrade der Ursachen eindeutig rekonstruierbar sind. Um eine effiziente Auswertung zu gewährleisten, verwenden wir keine in die Wissensrepräsentation eingebauten Eigenschaften von Lösungen, sondern diese müssen gegebenenfalls explizit als Merkmale dargestellt werden.

Wissensrepräsentation

Die Merkmale benötigen ein zusätzliches Attribut "Relevanz", das angibt, wie erklärungsbedürftig sie sind (so sind z.B. leichte Kopfschmerzen weniger erklärungsbedürftig als etwa ausgefallene Reflexe). Da dies auch von den konkreten Werten des Merkmals abhängt (je abnormer, desto erklärungsbedürftiger), wird die Relevanz mit der bereits im Basiswissen eingeführten "Abnormität" von Merkmalen verknüpft.

Da die überdeckenden Regeln eine andere Struktur als die heuristischen Regeln haben, unterscheidet sich auch der interne Aufbau. Sie benötigen eine Ursache (Lösung), eine Wirkung (eine andere Lösung oder ein Merkmal) und eine Qualifikation, welche Ausprägung die Wirkung haben soll. Weiterhin kann die Beziehung mit einer Evidenz bewertet werden und es können zusätzliche Randbedingungen angegeben werden, unter denen die angegebene Beziehung gültig ist. Wenn nur Einfach-Lösungen möglich sind, wird die Lösung ausgewählt, die möglichst viele beobachtete und möglichst wenige nicht beobachtete Merkmale überdeckt (erklärt). Bei Mehrfachlösungen ist das Herausfinden von Kombinationen von Lösungen sehr aufwendig, da es bei n Lösungen 2^n Kombinationen gibt. Deswegen werden für diesen Schritt oft Verfahren eingesetzt, die die Kombinationen nach einem Kriterium der maximalen Einfachheit durchprobieren und abbrechen, sobald eine akzeptable Mehrfachlösung gefunden wurde. Geeignete Kriterien sind häufig Variationen von "Occam's Razor", z.B. erst Zweifachkombinationen, dann Dreifachkombinationen usw. zu testen oder die Kombination häufiger Einzellösungen der Kombination seltener Einzellösungen entsprechend den akkumulierten Apriori- bzw. Prädispostionswahrscheinlichkeiten vorzuziehen.

Wenn eine Lösung ein Merkmal nicht immer, sondern nur manchmal hervorruft, kann die Relation mit einer Evidenz bewertet werden. Sie werden so ausgewertet, daß die Punktbewertungen bei Überdeckung bzw. Nicht-Überdeckung entsprechend der Evidenz verringert werden.

Wissensmanipulation

Der Standardalgorithmus zur überdeckenden Klassifikation beginnt mit einer Verdachtsgenerierungsphase, in der aufgrund der vorliegenden Merkmale alle Lösungen ausgewählt werden, die mindestens ein Merkmal überdecken, und einer Verdachtsüberprüfungsphase, in der für diese Lösungen (bzw. Kombinationen daraus) simuliert wird, welche anderen Merkmale überdeckt bzw. nicht überdeckt werden, um dann die beste Lösung bzw. Kombination auszuwählen.

Wegen dem Verzicht auf die explizite Darstellung von Schweregraden für Lösungen kann ein wesentlich effizienterer Algorithmus benutzt werden. Er benötigt eine Kompilierung der Wissensbasis, indem für jedes Merkmal vorberechnet wird, welche Lösungen dieses Merkmal überdecken. Dazu werden Regelketten (z.B. Lösung1 -> Lösung2 -> ... -> Merkmal) zu Superregeln aggregiert (Lösung1 -> Merkmal), wobei alle Randbedingungen einer Regelkette addiert und eventuelle Regelevidenzen der Kette multipliziert werden. Mit den Superregeln kann in einem Schritt festgestellt werden, welches Merkmal von welchen Einzellösungen erklärt wird. Bei jedem neuen Merkmal wird dann inkrementell die

Liste der nach ihrer Erklärungsstärke geordneten Einzellösungen aktualisiert. Diese Hypothesen können auch zur Kosten-Nutzen-Analyse von Tests zu ihrer Klärung benutzt werden. Der genaue Algorithmus lautet:

Inkrementeller Algorithmus "**Berechnung Einfachüberdeckungen**"
Eingabe: Merkmale (einschl. Merkmalsabstraktionen) mit Werten
Ausgabe: Lösungen entsprechend ihrer Überdeckungsfähigkeit sortiert

1. Für jedes noch nicht bearbeitete Merkmal tue:
1.1 Überprüfe durch Vergleich der Zugehörigkeitsebene des Merkmals mit der globalen Zugehörigkeitsebene, ob das Merkmal ausgefiltert wird: Falls ja, ignoriere die restlichen Schritte.
1.2 Berechne das Gewicht des Merkmals aufgrund seiner Relevanz und der Abnormität des aktuellen Wertes des Merkmals.
1.3 Addiere das Gewicht zu der globalen Variablen "zu erklären".
1.4 Aktiviere die aggregierten überdeckenden Herleitungsregeln des Merkmals.
1.5 Falls die Vorbedingung einer noch nicht gefeuerten Regel erfüllt ist, prüfe die Qualifikation der Regel. Falls sie zutrifft, dann notiere bei der Lösung das Merkmal auf einer Liste "überdeckte Merkmale", falls nicht, auf der Liste "nicht-überdeckte Merkmale"; jeweils zusammen mit einer eventuell vorhandenen Evidenz der Regel.
1.6 Für alle betroffenen Lösungen aus Schritt 1.5 tue
1.6.1 Notiere die Lösung auf der globalen Variablen "Hypothesen".
1.6.2 Berechne aus der Liste "überdeckte Merkmale" eine positive Gesamtbewertung, indem die Produkte aus jeweiligem Gewicht und maximaler Evidenz addiert werden.
1.6.3 Berechne aus der Liste "nicht-überdeckte Merkmale" eine negative Gesamtbewertung, indem die Produkte aus jeweiligem Gewicht und maximaler Evidenz addiert werden.
1.6.4 Bilde die Differenz aus der positiven und negativen Gesamtbewertung aus 1.6.2 und 1.6.3.
1.6.5 Sortiere die Lösungen aus der globalen Variablen "Hypothesen" entsprechend der Gesamtbewertung aus 1.6.4
1.7 Falls alle Merkmale abgearbeitet sind, aktiviere die Testauswahl (s. Abschnitt 4.2.4), die gegebenenfalls die Liste der zu bearbeitenden Merkmale ergänzt.
2. Gib die Einzellösungen mit ihrer Gesamtbewertung als Ergebnis aus.

Wenn keine Einzellösung alle Merkmale erklären kann, dann müssen in einem zweiten Schritt Mehrfachlösungen generiert werden, wobei auf der Information aufgebaut wird, welche Einzellösungen welche Merkmale überdecken. Zur Begrenzung des Berechnungsaufwandes werden Lösungskombinationen in der Reihenfolge ihrer Apriori-Wahrscheinlichkeit und ihrer kombinierten Erklärungsstärke betrachtet. Wenn man ein vollständiges Wissensmodell voraussetzt, besitzt man ein gutes Abbruchkriterium, nämlich sobald alle beobachteten Merkmale überdeckt sind. Ansonsten muß heuristisch entschieden werden, wann es sich nicht mehr lohnt, weiterzusuchen, z.B. wenn die Kombination der betrachteten Lösungen extrem unwahrscheinlich wird. Da die Berechnung von Mehrfachüberdeckungen sehr aufwendig ist und die Dialogsteuerung auch mit der geordneten Liste von Einfachüberdeckungen möglich ist, wird der Algorithmus zur Mehrfachüberdeckung nur nach Abschluß der Datenerfassung und auf explizite Aufforderung durch den Benutzer gestartet.

Die Integration der Berechnung der Einfach- und der Mehrfachüberdeckungen mit den Phasen aus der Basiswissensrepräsentation zeigt Abb. 4.3.24.

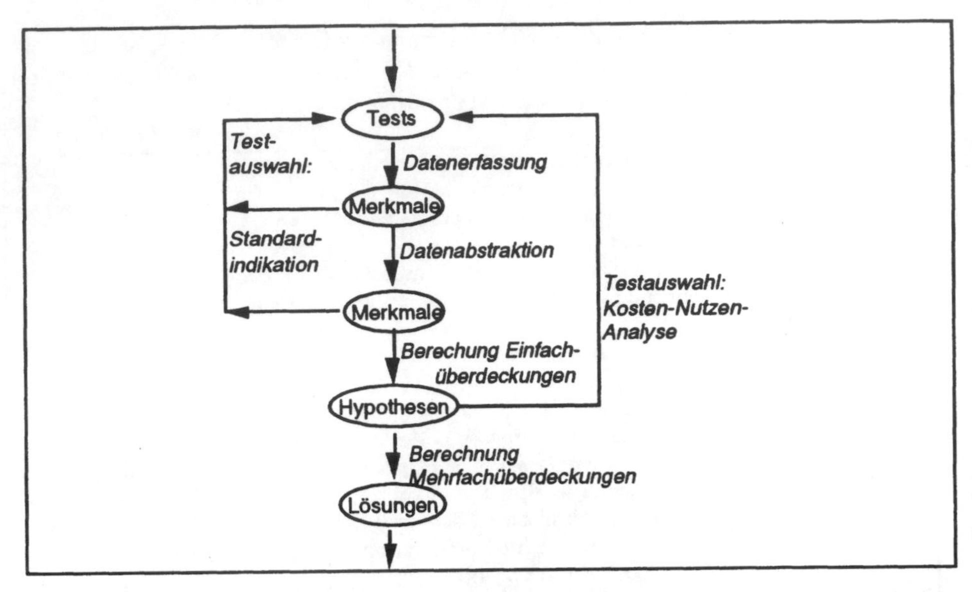

Abb. 4.3.24. Datenflußdiagramm der überdeckenden Klassifikation (vgl. mit heuristischer Klassifikation in Abb. 4.3.12).

Wissenserwerb

Der Wissenserwerb besteht aus zwei Schritten: Zum einen müssen die Relevanzen der Merkmale definiert werden, wozu sich am besten eine Attributtabelle eignet. Zum anderen müssen die Überdeckungsrelationen zwischen den Lösungen und den Merkmalen spezifiziert werden, wozu sich am besten Tabellen oder Graphen eignen.

Diskussion

In vielen Fällen läßt sich das überdeckende Wissen einfacher angeben als das heuristische Wissen. Das wird besonders deutlich an Domänen wie der Pflanzenklassifikation, wo man leicht sagen kann, welche Merkmale eine Pflanze hat (z.B., daß ein Löwenzahn eine gelbe Blüte, gezackte Blätter usw. hat), aber es wesentlich schwerer ist, die Evidenz anzugeben, wie häufig eine gelbe Blüte oder gezackte Blätter auf einen Löwenzahn hindeuten. Die Attraktivität für die überdeckende Klassifikation sinkt dagegen beträchtlich, wenn die überdeckenden Relationen auch überwiegend unsicher sind, z.B. Zündaussetzer manchmal, aber nicht zwingend zu Motorstartproblemen führen. Da der Aufwand, zu einer heuristischen Wissensbasis überdeckendes Wissen hinzuzufügen oder umgekehrt, vergleichsweise gering ist, kann es lohnend sein, beide Formalismen gleichzeitig zu verwenden, um die Ergebnisse zu vergleichen (s. Abschnitt 4.4.1 über die Konfigurierung).

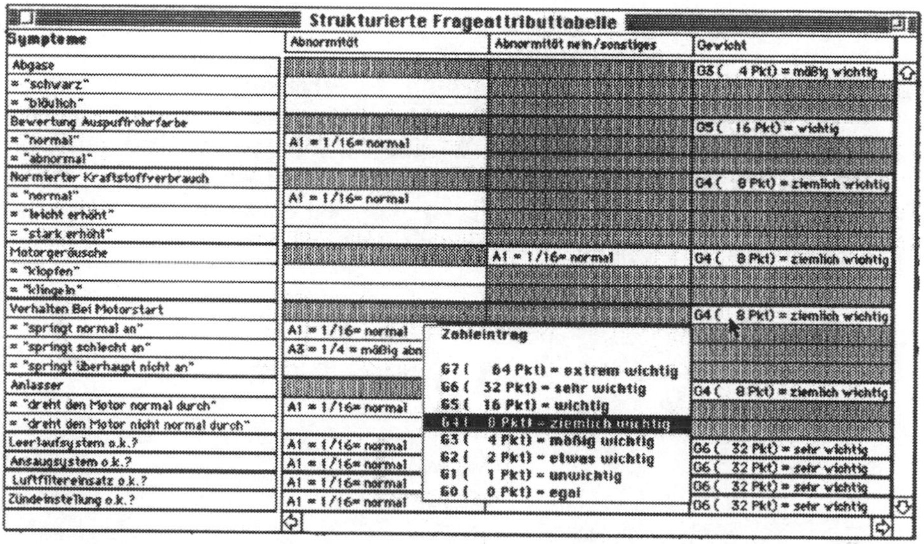

Abb. 4.3.25. Eingabe der Gewichte und Abnormitäten der Merkmale mittels einer Attributtabelle. Die Objekte werden in der Symptomhierarchie markiert und der Menüpunkt "Überdeckende Symptomübersichtstabelle" aus dem Menü in Abb. 4.1.9 aufgerufen.

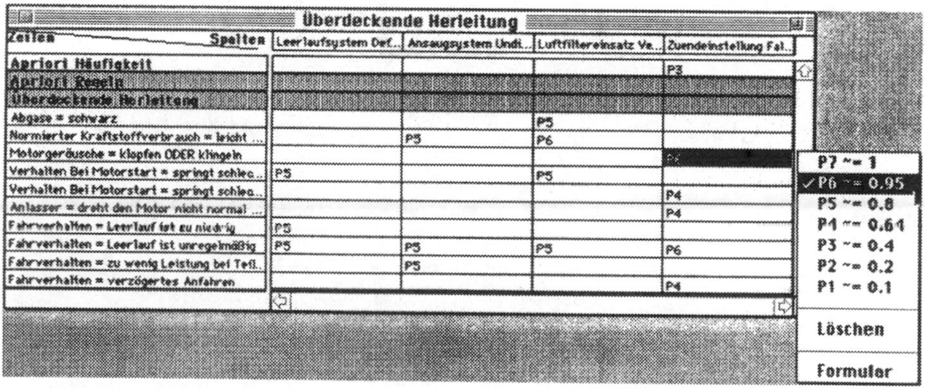

Abb. 4.3.26. Eingabe der Überdeckungsrelationen in einer Übersichtstabelle (Menüpunkt "Überdeckende Übersichtstabelle" im Menü aus Abb. 4.1.9). Die gerade eingegebene Relation besagt, daß die Diagnose "Zündeinstellung falsch" fast immer zu dem Symptom "Motorgeräusche = klingeln ODER klopfen" führt und daher dieses mit hoher Wahrscheinlichkeit (p6 ≈ 95%) überdeckt. Da Überdeckungsrelationen oft unabhängig von anderen Bedingungen sind, reichen die kompakten Übersichtstabellen meist aus; falls zusätzliche Bedingungen relevant werden (z.B. die Umgebungstemperatur oder wie hochtourig der Motor gefahren wird), dann können diese über Aufruf des Formulars im obigen Pop-Up-Menü oder über überdeckende Detailtabellen eingegeben werden.

4.3.6 Funktionale Klassifikation

Die funktionale Klassifikation eignet sich für die Fehlersuche in einem System, das sich so beschreiben läßt, daß Komponenten, die in verschiedenen Zuständen sein können, Materialien verarbeiten.[5] Wichtig ist, daß abnormes Verhalten aus dem Modell für das normale Verhalten generiert werden kann, z.B. durch Änderung des Zustandes von Komponenten. Ein funktionales Modell eines Systems beschreibt, wie Eingangs- in Ausgangs-Materialien umgewandelt werden.

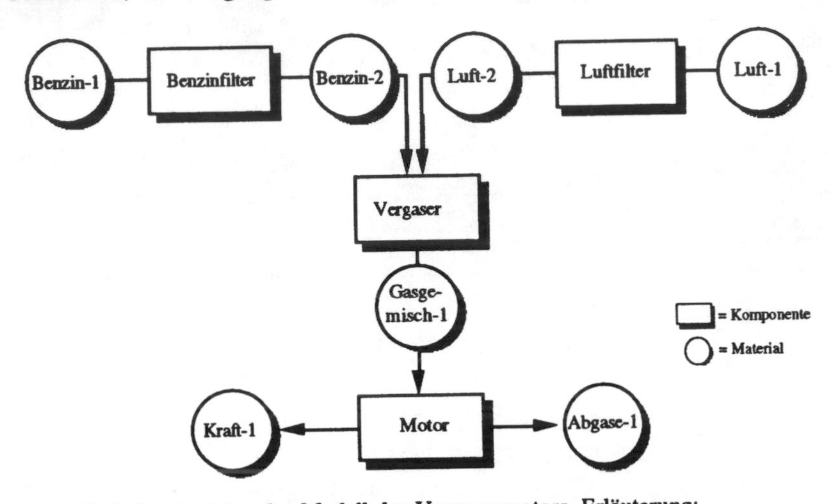

Abb. 4.3.27. Einfaches funktionales Modell des Vergasermotors. Erläuterung:

Materialien:

Luft-1, Luft-2:	Typ Luft mit Attributen Verschmutzungsgrad {dreckig, sauber} und Druck {normal, zu niedrig}
Benzin-1, Benzin-2:	Typ Benzin mit Attributen Verschmutzungsgrad {dreckig, sauber} und Druck {normal, zu niedrig}
Gasgemisch-1:	Typ Gasgemisch mit Attribut Verhältnis {zu fett, normal, zu mager}
Abgase-1:	Typ Abgase mit Attribut Farbe {farblos, schwarz}
Kraft-1:	Typ Kraft mit Attribut Intensität {normal, zu niedrig}

Komponenten: Luftfilter in verschiedenen Zuständen {Normal, Verstopft, Gerissen} mit Regeln:

Normal:	Luft-2.Verschmutzungsgrad ::= sauber Luft-2.Druck ::= Luft-1.Druck
Verstopft:	Luft-2.Verschmutzungsgrad ::= sauber Luft-2.Druck ::= zu niedrig
Gerissen:	Luft-2.Verschmutzungsgrad ::= Luft-1. Verschmutzungsgrad Luft-2.Druck ::= Luft-1.Druck

Beschreibung der übrigen Komponenten entsprechend.

Eine attraktive Eigenschaft der funktionalen Klassifikation ist, daß man beim Wissenserwerb mit der Spezifikation des korrekt funktionierenden Systems be-

[5] Die Begriffe "Komponenten" und "Materialien" werden hier abstrakt verwendet. Komponenten entsprechen eher den festen, aktiven Teilen und Materialien eher den beweglichen, passiven Teilen eines Systems. Materialien kann man sich als eine Art Leitung vorstellen, in der Material, Energie oder Information von einer Komponente zur nächsten transportiert wird.

ginnen kann und Fehler als lokale Abweichungen vom korrekten Verhalten definiert. Sie eignet sich daher besonders gut für die Diagnose technischer Systeme mit einer modularen, komponentenbasierten Beschreibung. Ein stark vereinfachtes Beispiel für einen Vergasermotor zeigt Abb. 4.3.27.

Das Verhalten der Komponenten wird durch eine Menge von Regeln beschrieben, wie sie ihre Eingangs- in ihre Ausgangs-Materialien umwandeln. Die Materialien sind durch eine Menge von Eigenschaften (Parametern) charakterisiert, deren Werte vom Benutzer vorgegeben oder von Komponenten hergeleitet werden. So setzt z.B. beim Automotor die Komponente "Luftfilter" den Wert des Parameters "Verschmutzungsgrad" des Materials "Luft-2" auf "sauber", während andere Parameter der "Luft-2" unverändert von "Luft-1" übernommen werden. Wenn jedoch der "Luftfilter" verstopft ist, wird der "Druck" der "Luft-2" auf "zu niedrig" gesetzt und der verminderte Wert an andere Komponenten weitergeleitet, was schließlich zu den Symptomen, d.h. abnormen Werten bei den Ausgangs-Materialien führt.

In funktionalen Modellen entspricht jede Diskrepanz zwischen den aufgrund des Modells erwarteten und den beobachteten Werten bei Materialien einem Merkmal und jedes abnorme Verhalten einer Komponente einer Lösung. Jedoch ist nicht jedes logisch mögliche abnorme Verhalten auch physikalisch möglich. Deswegen und auch zur Komplexitätsreduktion kann man die typischen Fehler einer Komponente explizit als ihre Zustände und das jeweilige Fehlverhalten mit spezifischen Regeln angeben.

Im Prinzip korrespondieren die Parameterwerte der Materialien mit meßbaren Werten des realen Systems. Da man sich jedoch hauptsächlich für die Diskrepanzen interessiert, repräsentiert man bei der Klassifikation mit funktionalen Modellen eher Abweichungen der Werte vom Normalzustand als ihre Absolutwerte. Im einfachsten Fall kann man sich mit den beiden Werten "normal" und "abnorm" begnügen, aber man kann auch mehr Differenzierungen einführen, z.B. die Unterscheidung in die Werte "zu niedrig", "normal" und "zu hoch". Die Abbildung der Meßwerte in qualitative Kategorien kann im Rahmen der Datenabstraktion (Abschnitt 4.2.3) vorgenommen werden.

Wissensrepräsentation

Im folgenden untersuchen wir, wie ein Problemlösungsverfahren zur funktionalen Klassifikation auf das bekannte Problemlösungsverfahren zur überdeckenden Klassifikation (Abschnitt 4.3.6) zurückgeführt werden kann. Dabei werden die funktionalen Zustände auf die überdeckenden Lösungen und die funktionalen Material-Parameter auf die überdeckenden Merkmale abgebildet. Materialien und Komponenten sind neue Objekttypen. Sie beschreiben, welche Merkmale und Lösungen physikalisch zusammengehören, sind jedoch zur eigentlichen Problemlösung nicht erforderlich. Die Beziehungen zwischen Lösungen und Merkmalen können dann genauso wie in der überdeckenden Klassifikation spezifiziert werden.

Der Hauptnachteil bei dieser einfachen Transformation ist, daß potentiell extrem viele Merkmale generiert werden. Den Grund kann man schon in obigem Beispiel zum Vergasermotor sehen, in dem jeweils zwei Materialien-Objekte vom

Typ "Luft" bzw. "Benzin" vorhanden waren. Wenn noch mehr Komponenten betrachtet werden, die diese Materialien verarbeiten, vermehren sich die zur Repräsentation erforderlichen Objekte entsprechend, insbesondere wenn man berücksichtigt, daß jedes Material aus einer Vielzahl von Parametern besteht und jeder Parameter als eigenes Merkmal repräsentiert wird. Dadurch wird das Wissensmodell überproportional groß, während die diagnostische Aussagekraft der vielen Parameter gering ist. Typischerweise wird nämlich ein Parameter, wenn er einmal einen abnormen Wert angenommen hat, diesen auch bei der Bearbeitung durch die folgenden Komponenten beibehalten (was nicht zwingend ist, z.B. kann es auch Komponenten geben, die genau dazu eingebaut wurden, um einen abnormen Parameterwert wieder auf normal zu korrigieren). Um den typischen Fall auszunutzen, kann man daher bei einer Kette von Komponenten, die nacheinander ein Material bearbeiten, die verschiedenen Instanzen des Materials zu einem virtuellen Materialobjekt zusammenfassen, d.h. jeder Parameter des virtuellen Materialobjektes wird nur mit einem Merkmal repräsentiert. Dadurch geht zwar zunächst die Differenzierungsfähigkeit für die genaue Position verloren, nach welcher Komponente ein Parameterwert von "normal" nach "abnorm" wechselt, diese kann jedoch bei Bedarf über die verursachende Komponente rekonstruiert werden. Ob und welche Materialieninstanzen zusammengefaßt werden, wird in der Wissensbasis spezifiziert.

Daraus ergeben sich folgende neue Objekttypen:

1. Komponenten
- Name
- Eingangs-Materialien
- Ausgangs-Materialien
- Zustände (Menge der möglichen Zustände)
- Normalzustand
- Direktuntersuchung (Frageklasse)
- Position im Graph

2. Materialtypen
- Name
- Instanzen (Liste von Materialien)
- Standardparameter (Materialattribute, dargestellt als Merkmale, die als Defaultwerte bei den Materialinstanzen gelten)

3. Materialien
- Name
- Materialtyp (Verweis auf Materialtyp)
- Vorkomponenten (Komponenten, bei denen das Material Ausgabe ist)
- Nachkomponenten (Komponenten, bei denen das Material Eingabe ist)
- Parameter (Materialattribute, repräsentiert als Merkmale)
- Position im Graph

- *Wissensmanipulation*

Die wesentlichen Schritte des Algorithmus für die funktionale Klassifikation sind:

Eingabe: Wertebelegungen von Eingangs- und Ausgangs-Materialien, globale Systemparameter.
Ausgabe: Zustände von Komponenten.

1. *Entdeckung von Diskrepanzen:* Berechne mit den globalen Systemparametern die Werte der Ausgangs-Materialien unter der Annahme, daß alle Komponenten im Normalzustand sind, und vergleiche sie mit den vorgegebenen Werten. Jede Differenz ist eine Diskrepanz. Dieser Schritt ist nicht nötig, wenn die Eingabedaten bereits als Abweichungen vom Normalzustand angegeben sind.
2. *Verdachtsgenerierung:* Ermittle für jede Diskrepanz eine "Konfliktmenge", die alle Komponenten und ihre in Frage kommenden Zustände enthält, die direkt oder indirekt an der Berechnung der Diskrepanz beteiligt sind. Bilde "minimale Treffermengen" aller Konfliktmengen. Treffermengen sind Mengen von Komponenten, die aus jeder Konfliktmenge mindestens ein Element enthalten.
3. *Verdachtsüberprüfung:* Jede Treffermenge ist eine Verdachtshypothese, die simuliert wird, indem die entsprechenden Zustände von Komponenten verändert werden.
4. *Differentialdiagnostik:* Vergleiche bei jeder Simulation die vorhergesagten mit den beobachteten Zuständen. Kriterien für die vergleichende Bewertung verschiedener Hypothesen sind: a) Herleitung aller beobachteten Diskrepanzen b) Herleitung keiner nicht beobachteten Diskrepanz c) möglichst kleine Menge defekter Komponenten (die mit der Apriori-Wahrscheinlichkeit der Zustände gewichtet werden kann).

Dieser Grundalgorithmus wird wie folgt in das Modell der überdeckenden Klassifikation (s. Abschnitt 4.3.5) abgebildet:

1. *Entdeckung von Diskrepanzen:* Da das korrekte Verhalten eines technischen Systems gewöhnlich genau bekannt ist, kann man Beobachtungen leicht in normal oder abnorm klassifizieren. Falls diese Klassifikation von globalen Parametern wie Umgebungswerten oder Grundeinstellungen des technischen Systems abhängen, dann werden diese Zusammenhänge ebenfalls im Rahmen der Datenabstraktion hergeleitet und mit den entsprechenden Merkmalsabstraktionen weitergearbeitet.
2. *Verdachtsgenerierung:* Für die weitere Verarbeitung der Diskrepanzen wird der inkrementelle Algorithmus der Berechnung der Einfachüberdeckungen (s. Abschnitt 4.3.5) genutzt. Er liefert eine Liste möglicher Einzelfehler mit Angabe, welche Diskrepanzen dadurch erklärt werden. Die Berechnung der Mehrfachüberdeckungen konstruiert daraus Treffermengen.
3. *Verdachtsüberprüfung:* Durch die Beschränkung auf eine einfache Darstellung von Zuständen ohne Parameter, insbesondere ohne Schweregrade, liefert der letzte Schritt bereits alle Angaben, die ansonsten mittels Simulation hergeleitet werden müßten. Dadurch kann der Schritt der Verdachtsüberprüfung entfallen.
4. *Differentialdiagnostik:* Die Bewertung der in Schritt 2 generierten Lösungen ist aufgrund der zusätzlich erzeugten Datenstrukturen direkt möglich. Es ist jedoch aus Effizienzgründen vorteilhaft, die Kriterien der Differentialdiagnostik bereits in den Algorithmus zur Berechnung der Mehrfachüberdeckungen einfließen zu lassen, so daß von vornherein möglichst wenige schlecht bewertete Hypothesen generiert werden. Dabei sollte man sich bewußt sein, ob man die Vollständigkeit der Modelle annimmt und alle beobachteten Diskrepanzen erklären will oder bei Unvollständigkeit der Modelle die relativ besten Erklärungen sucht.

Das Datenflußdiagramm der funktionalen Klassifikation entspricht daher dem der überdeckenden Klassifikation (Abb. 4.3.24). Der Hauptunterschied liegt im Vorgehen beim Wissenserwerb und in der Erklärung von Fehlern für den Endbenutzer (s. Abschnitt 2.7).

Wissenserwerb

Ein wesentlicher Vorteil der funktionalen Klassifikation ist, daß man den Wissenserwerb auf vorhandenen Funktionszeichnungen des technischen Systems aufbauen kann, in denen man die Komponenten und Materialien markiert. Dazu werden die Funktionszeichnungen eingescannt, darin Kästchen und Linien eingezeichnet und erstere beschriftet. Das Ergebnis ist ein Graph aus Komponenten und Materialien (s. unterer Teil von Abb. 4.3.28), der die wesentlichen Funktionsbeziehungen widerspiegelt. Auf dieser Basis werden dann die Eigenschaften der Materialien und der Komponenten definiert; der obere Teil von Abb. 4.3.28 zeigt ein Formular für Komponenten und Abb. 4.3.29 eine Tabelle zur Verhaltensspezifikation aller Fehlerzustände der Komponente.

Diskussion

Das hier vorgestellte funktionale Modell ermöglicht den Aufbau eines Modells aus Funktionszeichnungen heraus, indem die relevanten Komponenten und Materialien in einem Graph markiert und verbunden werden und dann ihr Verhalten relativ einfach in Formularen und Tabellen definiert wird. Das setzt Erfahrungswissen über das typische Fehlverhalten von Komponenten voraus (vgl. Abschnitt 6.1.4).

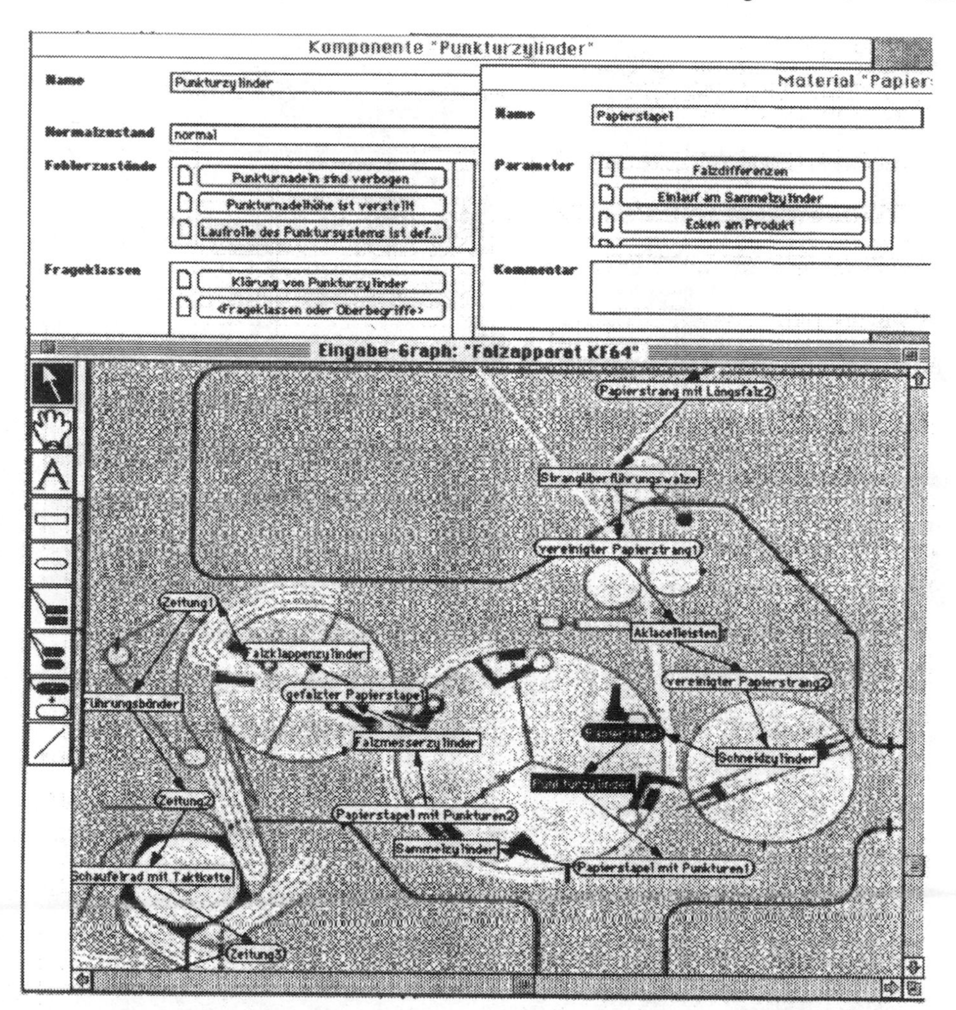

Abb. 4.3.28. Funktionales Modell für einen Teil des Falzapparates einer Druckmaschine. Die Rechtecke bezeichnen Komponenten, die Ellipsen Materialien. Mit der Werkzeugpalette links wird der Graph editiert. Mit den Symbolen für Rechteck und Ellipse (4. und 5. Symbol) kann man neue Objekte kreieren, die mit dem Handsymbol (2. Symbol) verschoben werden können. Bereits vorhandene Objekte werden mit den grauen Symbolen für Kästchen und Linie (6. und 7. Symbol) einkopiert. Mit dem Liniensymbol (9. Symbol) werden die Beziehungen als gerichtete Linien eingezeichnet, z.B. daß der "Papierstapel" ein Eingangsmaterial für die Komponente "Punkturzylinder" ist. Im Pfeil-Modus (1. Symbol) kann man Objekte markieren, um z.B. dazu Formulare (oben) und Tabellen (Abb. 4.3.29) zur weiteren Wisseneingabe aufzurufen. Im Formular für Komponenten (oben links) werden die möglichen Fehlerzustände (Diagnosen) der Komponente eingegeben. Weiterhin kann man Frageklassen spezifizieren, die Fragen zur direkten Ermittlung eines Komponentenfehlers beinhalten. Im Formular für Materialien (oben rechts) werden die Parameter (Fragen oder Symptomabstraktionen) spezifiziert.

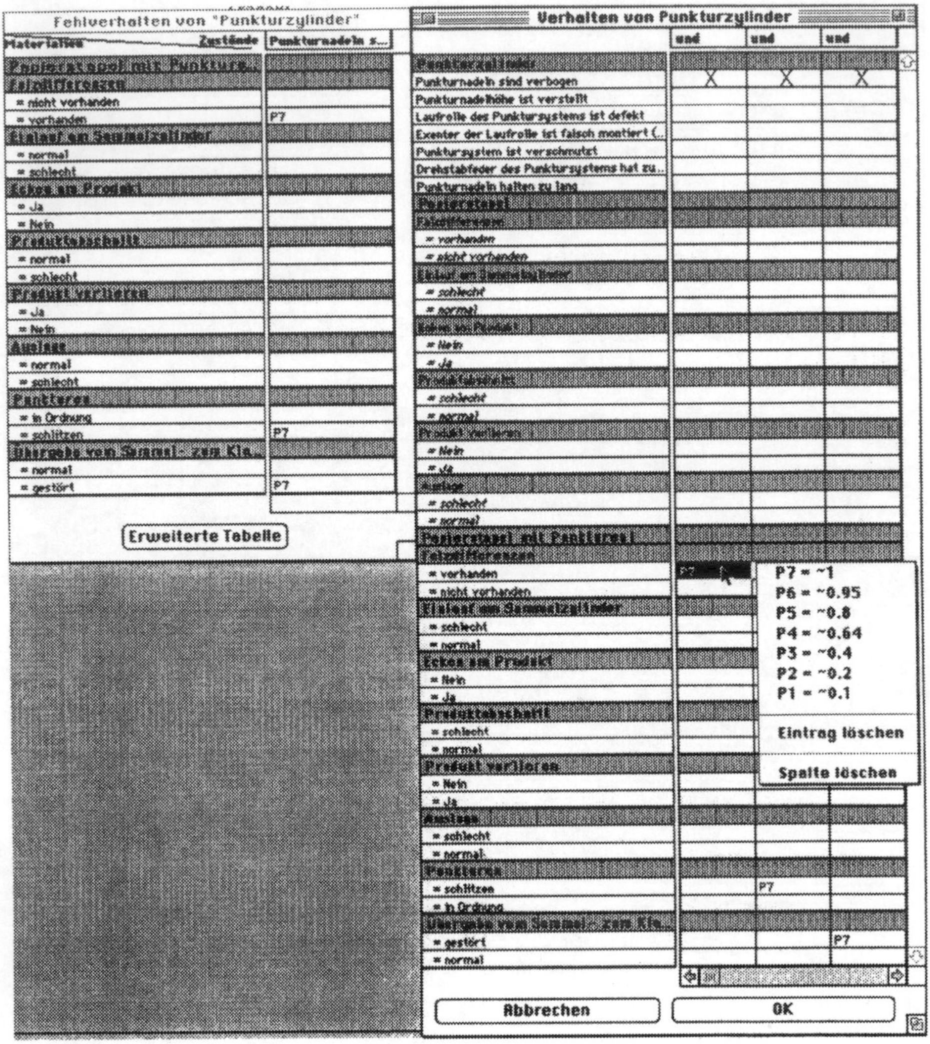

Abb. 4.3.29. Eingabe des Verhaltens der Zustände einer Komponente mit Tabellen. Die Zeilen- und Spaltenbeschriftungen der Tabelle werden direkt aus dem Graph aus Abb. 4.3.28 generiert, da eine Komponente nur lokal ihre Eingangsparameter in ihre Ausgangsparameter abbilden darf. So besagt z.B. die erste Regel: *Wenn sich die Komponente "Punkturzylinder" im Zustand "Punkturnadeln sind verbogen" befindet, dann sind "Falzdifferenzen = vorhanden"*. In der erweiterten Tabelle (rechts) können zusätzlich zur Übersichtstabelle (links) auch Kombinationen von Eingangsparametern berücksichtigt werden.

4.3.7 Fallbasierte Klassifikation

Die fallbasierte Klassifikation eignet sich für Klassifikationsprobleme, für die eine große Sammlung echter oder ausgedachter Fälle mit korrekter Lösung und detaillierter Protokollierung der Merkmale vorhanden ist. Im Gegensatz zur statistischen Klassifikation (Abschnitt 4.3.4) werden dabei keine formalen Anforderungen an die Fallsammlung gestellt. Beim fallbasierten Schließen wird der zu den vorliegenden Beobachtungen ähnlichste Fall gesucht und dessen Lösung übernommen, sofern die Fälle hinreichend ähnlich sind und es keine vergleichbaren Fälle mit einer anderen Lösung gibt. Dabei werden jeweils korrespondierende Merkmale aus beiden Fällen verglichen und aus diesen Einzelvergleichen eine gewichtete Summe unter Berücksichtigung der Bedeutung der Merkmale und der partiellen Ähnlichkeiten ihrer Ausprägungen berechnet. Falls keine einfachen Defaultwerte benutzt werden, müssen die Bedeutung der Merkmale und die Angaben zur Berechnung der partiellen Ähnlichkeiten vom Experten eingegeben werden. Die Vergleichsfälle stammen aus einer Datenbank, in der die bekannten Fälle mit korrekter Lösung abgespeichert sind.

Ein sehr einfaches Beispiel für die fallbasierte Diagnostik, an dem die Grundprinzipien im folgenden erläutert werden, zeigt Abb. 4.3.30.

	Neuer Fall	Bekannter Fall 1	Bekannter Fall 2	Bekannter Fall 3
Autotyp	Marke A	Marke B	Marke A	Marke C
Km-Stand	100.000	110.000	95.000	105000
Benzinverbrauch	7	8	8	13
Motor ruckelt	ja	ja	nein	ja
Springt nicht an	meistens	manchmal	immer	meistens
Geräusche	Klopfen	Klingeln und Klopfen	keine	unbekannt
Lösung	?	Zündkerzen verbraucht	Batterie leer	C-Turbo defekt

Abb. 4.3.30. Fallbasierte Diagnostik: Zu welchem bekannten Fall ist der neue Fall am ähnlichsten?

Ein neuer Fall besteht aus einer Menge von Merkmalen mit Ausprägungen (Autotyp = Marke A, Km-Stand = 100 000 usw.) ohne Lösung. Ein bekannter Fall besteht aus einer Menge von Merkmalen mit Ausprägungen und der korrekten Lösung. In der einfachsten Situation, in der alle Merkmale gleich wichtig sind und nur die Ausprägungen "vorhanden" und "nicht vorhanden" vorkommen, berechnet sich die Ähnlichkeit zwischen zwei Fällen als Verhältnis der Anzahl gleicher Merkmale geteilt durch die Anzahl aller Merkmale. Wenn die Merkmale unterschiedlich wichtig sind, muß dieses als Gewicht repräsentiert werden, z.B. ist das Merkmal "Motor springt nicht an" im allgemeinen sicher wichtiger als der "Km-Stand". Das Gewicht kann von der Ausprägung des Merkmals abhängen, so ist z.B. beim Merkmal "Motor ruckelt" das Gewicht bei "ja" höher als bei "nein".

Das Gewicht kann auch von der Lösung eines Falles abhängen: So ist das Gewicht des "Autotyps" normalerweise gering. Es kann aber sehr wichtig werden, wenn z.B. die Lösung "C-Turbo defekt" nur bei einem bestimmten Autotyp, nämlich der Marke C, vorkommt. In diesem konkreten Beispiel ist es allerdings besser, wenn man alle Vergleichsfälle mit der Lösung "C-Turbo defekt" mit einer kategorischen Regel ausschließt, falls der aktuelle Fall nicht der Marke C entspricht.

Wenn Merkmale mehr als nur die beiden Ausprägungen "vorhanden" und "nicht vorhanden" haben, sollte deren Ähnlichkeit spezifiziert werden: So sind die beiden Ausprägungen "manchmal" und "meistens" von "Motor springt nicht an" sicher ähnlicher als die beiden Ausprägungen "manchmal" und "nie".

Eine weitere Schwierigkeit ergibt sich beim Vergleich des Benzinverbrauchs, da er vom jeweiligen Autotyp abhängt. Deswegen muß er vor dem Vergleich in eine aussagekräftige Merkmalsabstraktion "Benzinverbrauch-Bewertung" umgewandelt werden, die den normalen Benzinverbrauch bei dem Autotyp mitberücksichtigt. Dies geschieht im Rahmen der Datenabstraktion (Abschnitt 4.2.3).

Wissensrepräsentation

Das fallbasierte Zusatzwissen bezieht sich vor allem auf das Ähnlichkeitsmaß zum Vergleich korrespondierender Merkmale. Es umfaßt für jedes Merkmal das Gewicht, das durch die zum Basiswissen gehörende Abnormität modifiziert wird, den Ähnlichkeitstyp und das zugehörige Schema zur Berechnung der partiellen Ähnlichkeit und die Zugehörigkeitsebene. Letztere dient dazu, verschiedene Filter zu definieren und so einen Fallvergleich auf der Basis unterschiedlicher Merkmalsmengen zu ermöglichen (z.B. Beschränkung auf elektrische oder mechanische Merkmale beim Auto). Zur Feinabstimmung des Ähnlichkeitsmaßes ist weiterhin Wissen erforderlich, ob sich die Bedeutung einzelner Merkmale für spezielle Lösungen im Vergleich zur Standardbewertung verändert, z.B. wenn sie für eine Lösung besonders wichtig sind. Das wird in den Gewichts- und Ähnlichkeitsmodifikationen von Lösungen repräsentiert.

Merkmale

- Gewicht: dargestellt mit 7 Gewichtskategorien von extrem wichtig bis unwichtig, wobei eine Kategorie immer doppelt so viel zählt wie die nächst niedrigere, sowie einer Kategorie "irrelevant".
- Ähnlichkeitstyp und Ähnlichkeitsangabe: zur Berechnung der partiellen Ähnlichkeit zwischen zwei Merkmalsausprägungen, wobei für die Wertebereichstypen numerisch, one-choice und multiple-choice (s. Abschnitt 4.2.1) jeweils verschiedene Berechnungsschemata angeboten werden. Während bei numerischen Angaben verschiedene Arten von Ähnlichkeitsformeln definiert werden können, kann für one-choice und multiple-choice Fragen eine Matrix mit einer Ähnlichkeitsdefinition für jedes Paar von Werten angegeben werden. Für die relativ häufig vorkommenden skalierten one-choice Fragen gibt es dafür auch ein vereinfachtes Eingabeschema.
- Zugehörigkeitsebene: Angabe einer oder mehrerer Zugehörigkeitsebenen (als Liste von Zahlen), in denen das Merkmal berücksichtigt werden soll.

Lösungen

- Gewichtsmodifikationen: Liste von Paaren aus Merkmal und Gewicht.
- Ähnlichkeitsmodifikationen: Liste von Paaren aus Merkmal und Ähnlichkeitsangabe.

Die statischen und dynamischen Gewichtungen sowie die partiellen Ähnlichkeiten sind Expertenwissen. Es ist jedoch insgesamt wesentlich weniger Wissen erforderlich als etwa bei der heuristischen oder der überdeckenden Klassifikation.

Wissensmanipulation

Beim Fallvergleich muß theoretisch der neue Fall mit allen bekannten Fällen aus der Datenbank verglichen werden, um den ähnlichsten Fall herauszufinden. Eine erste Maßnahme, den hohen Aufwand zu verringern, besteht darin, daß man sehr ähnliche Fälle zu Clustern zusammenfaßt, die durch einen Vertreter repräsentiert sind. Weiterhin sind Strategien zur Vorauswahl nützlich. Zwei solche Strategien sind eine Vorauswahl von Fällen anhand wichtiger Merkmale des neuen Falles und das Hill-Climbing über Fallnachbarschaften (s. auch Abschnitt 4.4.5). Dabei sind zu jedem Fall n ähnliche Fälle als Nachbarn gespeichert und es wird sukzessive immer der ähnlichste Nachbar aus einer Nachbarschaft gewählt, bis der ähnlichste Fall oder ein lokales Minimum gefunden wurde. Letzteres kann man erkennen, wenn man von verschiedenen Nachbarschaften aus startet.

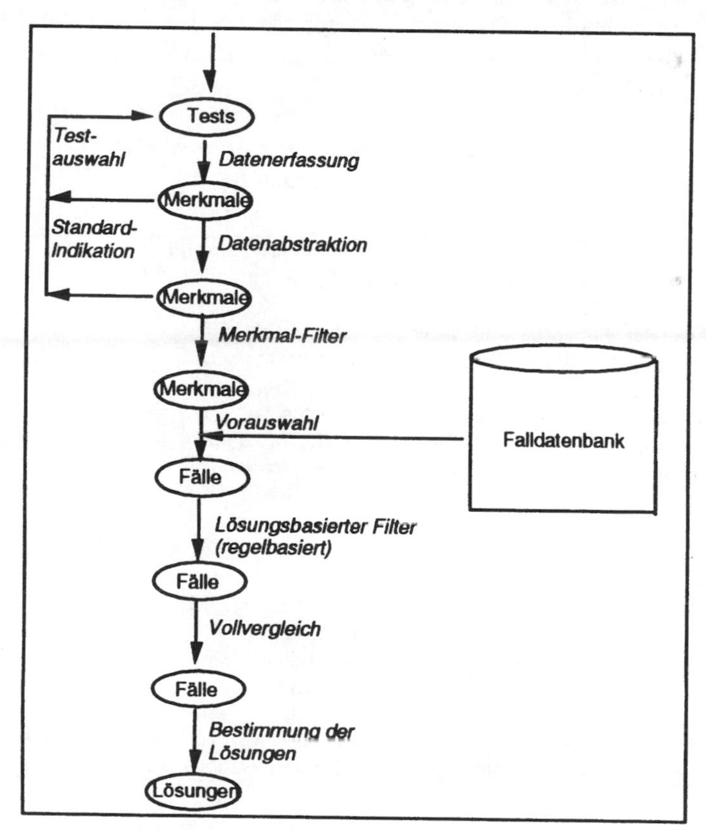

Abb. 4.3.31. Datenflußdiagramm der fallbasierten Klassifikation

Ein Problem beim Fallvergleich sind inkrementelle Algorithmen, da jedes neu erfaßte Merkmal auch bisher nicht betrachtete Fälle aufwerten kann. Daher müßte man bei inkrementellen Verfahren theoretisch in jedem Schritt die komplette Fallbasis betrachten. Das kann bei großen Fallbasen und vielen Merkmalen pro Fall – außer eventuell auf Parallelrechnern – viel zu langsam werden, insbesondere wenn die Fallbasis auf einem externen Speichermedium wie einer Datenbank gehalten wird. Daher betrachten wir im folgenden ein Verfahren, in dem Kosten-Nutzen-Analysen von Tests zur weiteren Abklärung von Fällen nicht routinemäßig wie in den anderen Algorithmen angestoßen werden.

Das Datenflußdiagramm zur fallbasierten Klassifikation mittels Vorauswahl über gewichtete Merkmale zeigt Abb. 4.3.31. Die ersten Schritte Datenerfassung, -abstraktion und die standardisierte Testauswahl stammen aus dem Basiswissen. Anschließend werden mittels der Zugehörigkeitsebene die relevanten Merkmale herausgefiltert und die mit dem höchsten Gewicht zur Vorauswahl von Fällen aus der (entsprechend indizierten) Falldatenbank verwendet. Aus diesen Kandidaten-Fällen werden zunächst alle herausgefiltert, die aufgrund von sicheren Regeln unmöglich zu einer richtigen Lösung führen können und mit den restlichen Fällen wird ein Vollvergleich durchgeführt. Aus der absoluten und relativen Ähnlichkeit des besten Vergleichsfalles im Vergleich zu seinen Konkurrenten wird dann die Lösung zu dem neuen Fall bestimmt.

Die Gesamt-Ähnlichkeit zweier Fälle berechnet sich aus Gewicht und partieller Ähnlichkeit der korrespondierenden Merkmale. Der Ähnlichkeitsvergleich bei der fallbasierten Diagnostik besteht aus folgenden Schritten:

Nicht-inkrementeller Algorithmus zum Vergleich zweier Fälle

Eingabe: Merkmale und Merkmalsabstraktionen des neuen Falles, Zugehörigkeitsebene, Falldatenbank mit gelösten Fällen.

Ausgabe: Liste der ähnlichsten Fälle aus der Falldatenbank.

1. Eliminierung aller Merkmale und Merkmalsabstraktionen, die nicht die gültige Zugehörigkeitsebene besitzen.
2. Vorauswahl von Vergleichsfällen aus der Falldatenbank.
3. Berechnung der Ähnlichkeit zwischen dem neuen Fall und den Vergleichsfällen, indem für jeden Vergleichsfall folgende Schritte ausgeführt werden:

3.1 Überprüfe mit kategorischen Regeln, ob die Lösung des Vergleichsfalles ausgeschlossen werden kann.

3.2 Falls die Lösung des Vergleichsfalles ein Bedeutungsprofil hat, dann modifiziere die Gewichte der Merkmale entsprechend.

3.3 Berechne für jedes Merkmal aufgrund des lösungsspezifisch modifizierten Gewichts und der Abnormität der Ausprägungen das tatsächliche Gewicht des Merkmals.

3.4 Berechne für jedes Merkmal die partielle Ähnlichkeit zwischen den Merkmalsausprägungen aus dem aktuellen Fall und dem Vergleichsfall.

3.5 Bilde aus dem tatsächlichen Gewicht und der partiellen Ähnlichkeit eine gewichtete Summe, die die Ähnlichkeit zwischen den Fällen repräsentiert.

4. Ausgabe der ähnlichsten Fälle, gegebenenfalls Interpretation der Differenzen.

Wissenserwerb

Die Hauptattraktion der fallbasierten Klassifikation liegt in dem vergleichsweise geringen Minimalaufwand zum Wissenserwerb und der Tatsache, daß sich die Problemlösungsfähigkeit mit jedem neuen Fall verbessert. In der einfachsten Situation bei Benutzung von Defaulteinträgen braucht man gar kein Ähnlichkeitswissen, dann wird nur gezählt, wieviele Merkmale bei zwei Fällen übereinstimmen. Jedoch läßt sich die Trefferquote des Fallvergleichs durch Angabe von Gewichten und Ähnlichkeitsangaben erheblich verbessern (Abb. 4.3.32). Da diese Angaben proportional zur Anzahl der Merkmale und unabhängig von der Anzahl der betrachteten Lösungen ist, ist der Aufwand dafür wesentlich geringer als bei der heuristischen, überdeckenden oder funktionalen Klassifikation. Wenn man noch einen Schritt weitergeht und lösungsspezifische Modifikation hinzufügt (Abb. 4.3.33), kann man zwar die Trefferquote weiter steigern, aber damit erhöht sich auch der Wissensakquisitionsaufwand, der dann mit dem der anderen Problemlösungsmethoden vergleichbar wird.

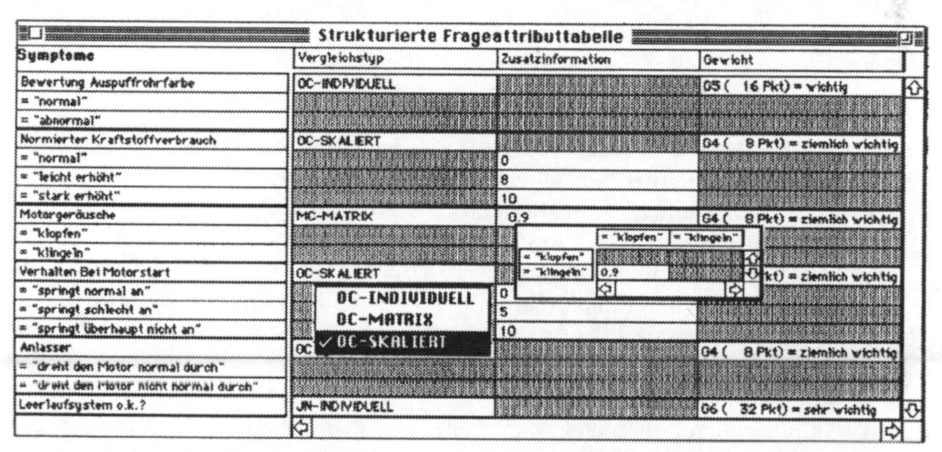

Abb. 4.3.32. Eingabe von Grundwissen über das Ähnlichkeitsmaß für die fallbasierte Klassifikation. Die Attributtabelle wird aufgerufen, indem die entsprechenden Merkmale in einer Symptomhierarchie selektiert werden und der Menüpunkt "Fallbasierte Attributtabelle" aus Abb. 4.1.9 aufgerufen wird. Für jedes Merkmal wird die Bedeutung von Merkmalen (Spalten "Gewicht" und "Abnormität", letzteres hier nicht gezeigt, identisch wie in Abb. 4.3.25) und die relative Ähnlichkeit von Merkmalsausprägungen (Spalte "Zusatzinformation") eingegeben, wobei die Einträge von dem Typ des Merkmals (Spalte "Vergleichstyp") abhängen. Gewicht und Abnormität entsprechen den Angaben bei der überdeckenden Klassifikation. Bei der Ähnlichkeit sind drei Typen gezeigt:

- Individueller Typ: Jeder Wert eines Merkmals ist nur zu sich selbst ähnlich (Beispiele: Bewertung Auspuffrohrfarbe und Leerlaufsystem o.k.?; keine Angabe in Spalte Ähnlichkeit).
- Skalierter Typ (Normierter Kraftstoffverbrauch), wo die Ausprägungen mit aufsteigenden Zahlen bewertet werden ([1] "normal" = 0, [2] "leicht erhöht" = 8, [3] "stark erhöht" = 10), was bedeutet, daß zwischen den Alternativen [1] und [2] eine Ähnlichkeit von 20% besteht, zwischen [2] und [3] von 80% und zwischen [1] und [3] von 0%.
- Matrixtyp, der den skalierten Typ als Spezialfall einschließt und bei dem zwischen jedem Paar von Alternativen explizit ein Ähnlichkeitswert als Zahl zwischen 0 und 1 definiert wird; in der Beispielmatrix rechts wird klingeln und klopfen als zu 90% (0.9) ähnlich gewertet.

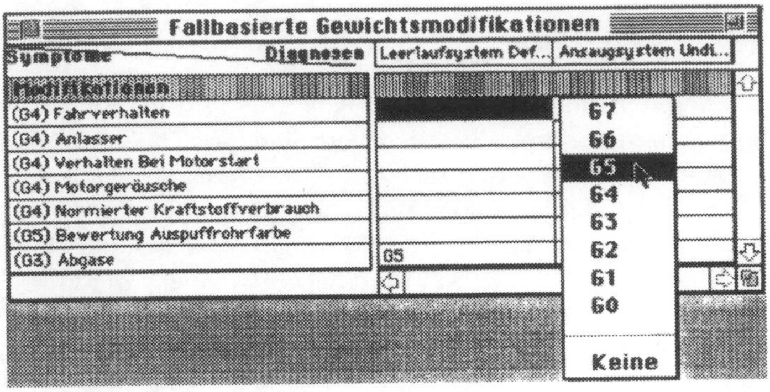

Abb. 4.3.33. Eingabe von lösungsspezifischen Modifikationen zu den Attributen aus Abb. 4.3.32. Damit können die dort spezifizierten Standard-Gewichte und -Ähnlichkeitsangaben speziell für einzelne Lösungen geändert werden, z.B. wird gerade das Standardgewicht von Fahrverhalten (G4 = ziemlich wichtig) auf einen anderen Wert geändert, der nur für Fälle mit der Lösung "Leerlaufsystem Defekt" gelten soll.

Diskussion

Von allen Problemlösungsmethoden benötigt die fallbasierte Klassifikation am wenigsten Expertenwissen (mit Ausnahme der statistischen Klassifikation, die jedoch aufgrund ihrer Voraussetzungen nur sehr begrenzt anwendbar ist). Außer dem Wissen zum Ähnlichkeitsmaß erfordert sie eine gute Terminologie, die vor allem durch die Datenabstraktion definiert wird. Jedoch hat die fallbasierte Klassifikation große Schwierigkeiten beim Umgang mit Mehrfachdiagnosen, da wegen der Vielzahl möglicher Kombinationen wahrscheinlich zu wenig Vergleichsfälle vorhanden sind. Auf der anderen Seite hat sie die angenehme Eigenschaft, daß sie Problemlösen und Lernen integriert, da ihre Kompetenz mit jedem neuen Fall wächst. Sie ist auch als Ergänzung zu anderen Problemlösern attraktiv, da bei sehr ähnlichen Fällen andere Problemlöser nicht mehr benötigt werden und so eventuelle Mängel derer Wissensbasen umgangen werden können.

Der Fallvergleich kann auch direkt von anderen Problemlösern profitieren. Einerseits können diese die Testauswahl über Kosten-Nutzen-Analyse verbessern, andererseits kann man die Vorauswahl über die Hypothesen der anderen Problemlöser steuern. Letzteres dient dann zur Bestätigung der gefundenen Lösungen und kann relativ effizient ablaufen.

4.4 Parametrisierung der Benutzungsoberfläche und der Problemlöser

Neben dem Aufbau von Wissensbasen ist eine wichtige Aufgabe des Experten, die Benutzungsoberfläche an die intendierte Zielgruppe anzupassen. Dazu bietet D3 einerseits eine Reihe von einfach zu ändernden Konfigurierungsoptionen, andererseits auch die Möglichkeit, durch standardisierte Programmierschnittstellen fremde Benutzungsoberflächen für die verschiedenen Nutzungsarten einzubinden (s. Abschnitt 5.3). Im folgenden werden die Konfigurierungsmöglichkeiten für die Dialogoberfläche und Problemlöserauswahl, die Erklärungs- und Informationsoberfläche, die Berichtsgenerierung, die Fallverwaltung, den fallbasierten und überdeckenden Problemlöser und die tutorielle Oberfläche beschrieben. Einen Überblick über die Menü-Optionen zeigt Abb. 4.4.1. Während es die Aufgabe des Experten ist, eine angemessene Default-Einstellung zu setzen, kann der Benutzer diese gemäß seinen Wünschen überschreiben.

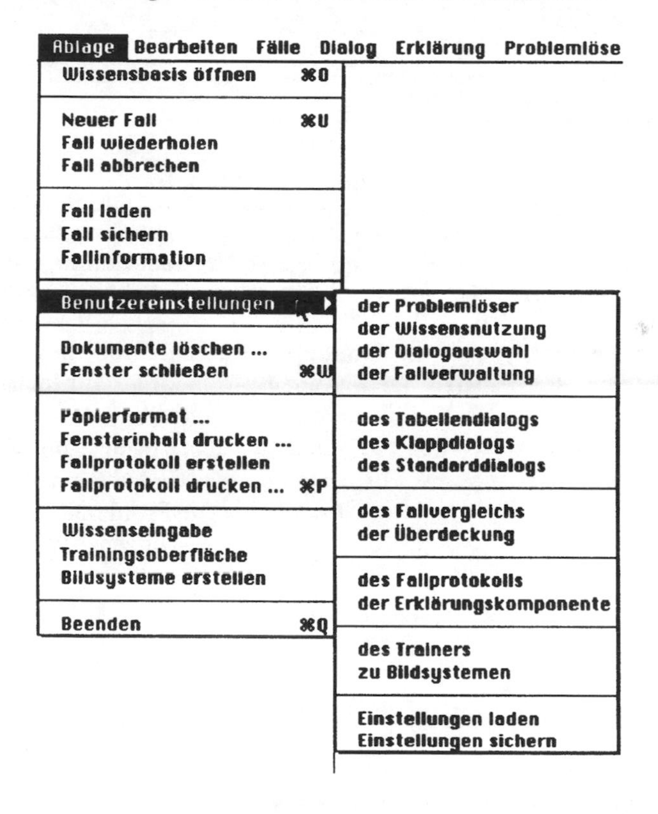

Abb. 4.4.1. Konfigurierungsoptionen zur Benutzungsoberfläche in D3. Die eingestellten Optionen können durch den untersten Unter-Menüpunkt "Einstellungen sichern" konserviert werden. Wenn verschiedene Benutzer verschiedene Einstellungen nutzen wollen, kann man die Einstellungen unter verschiedenen Namen sichern und dann mit "Einstellungen laden" die jeweils gewünschte nachladen.

4.4.1 Dialogoberfläche und Problemlöserauswahl

Bei den aus Benutzersicht kritischsten Komponenten eines Diagnosesystems, der Dialogoberfläche zur Eingabe von Daten und der Inferenzkomponente zur Interpretation der Daten, bietet D3 die meisten Variationsmöglichkeiten. So kann der Benutzer in einem einfachen Konfigurationsmenü wählen, welche Problemlöser aktiv sein sollen. Dabei können auch mehrere gleichzeitig gewählt werden, sofern für sie jeweils Wissen vorhanden ist (s. Abschnitt 4.3). Falls mehrere Problemlöser aktiv sind, dann muß einer ausgewählt werden, der die globale Dialogsteuerung (Frageklassengenerierung) übernimmt (Abb. 4.4.2). Die Problemlöser können auch die Dialogoberfläche mitgestalten, indem sie ihre Zwischenergebnisse während der Problemlösung laufend in dafür vorgesehenen Fenstern aktualisieren, was ebenfalls konfiguriert werden kann (Abb. 4.4.2).

der Problemlöser

Problemlöser / Spalten	Interpretation	Frageklassengenerierung	Ergebnisausgabe	Anzeige von Zwischenerge...
Fallbasiert	Nach Datenerfassung			
Überdeckend	Problemlösung inkrementell		X	X
Heuristisch	Problemlösung inkrementell	X	X	X
Kategorisch	Problemlösung inkrementell			

Abb. 4.4.2. Einfache Konfigurierung einiger Problemlöser und der Ergebnisausgabe. Die erste Spalte gibt an, ob der Problemlöser inkrementell arbeitet (also z.B. die Informationsfenster aus Abb. 2.15 laufend aktualisiert) oder erst nach Abschluß des Dialogs seine Lösungen berechnet. Die zweite Spalte gibt an, welcher Problemlöser für die globale Dialogsteuerung zuständig ist. In der dritten und vierten Spalte wird eingestellt, zu welchen Problemlösern Zwischen- und Endergebnisse gezeigt werden sollen.

Die verschiedenen Typen von Dialogoberflächen sind in Abschnitt 2.1 beschrieben. Da die meisten Dialogtypen (Standard-, Einfach- Tabellen-, hierarchischer Klapp- oder Spezialdialog) automatisch aus den Angaben der Wissensbasis generiert werden, können sie durch eine einfache Auswahl umgeschaltet werden (Abb. 4.4.3). In einem zweiten Schritt können dann die Details der Oberfläche konfiguriert werden (Abb. 4.4.4–4.4.6).

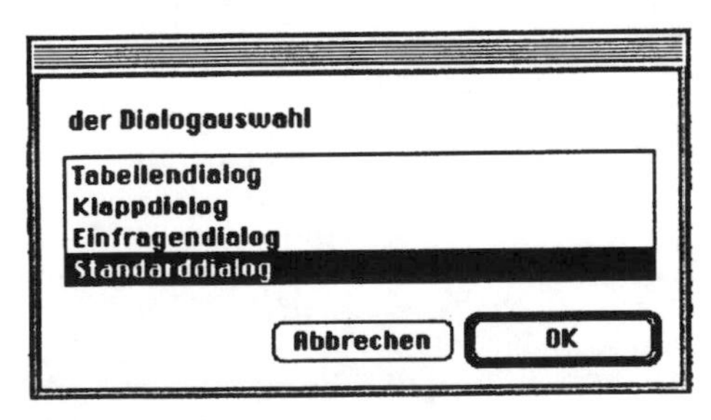

Abb. 4.4.3. Auswahl des Dialogtyps über den Menüpunkt "Dialogauswahl" aus Abb. 4.4.1.

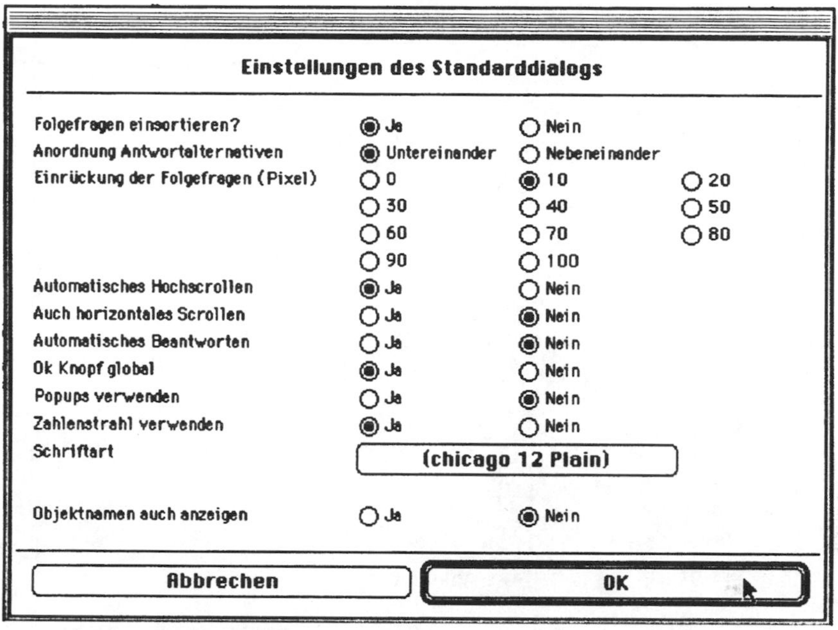

Einstellungen des Standarddialogs

Folgefragen einsortieren?	(•) Ja	( ) Nein	
Anordnung Antwortalternativen	(•) Untereinander	( ) Nebeneinander	
Einrückung der Folgefragen (Pixel)	( ) 0	(•) 10	( ) 20
	( ) 30	( ) 40	( ) 50
	( ) 60	( ) 70	( ) 80
	( ) 90	( ) 100	
Automatisches Hochscrollen	(•) Ja	( ) Nein	
Auch horizontales Scrollen	( ) Ja	(•) Nein	
Automatisches Beantworten	( ) Ja	(•) Nein	
Ok Knopf global	(•) Ja	( ) Nein	
Popups verwenden	( ) Ja	(•) Nein	
Zahlenstrahl verwenden	(•) Ja	( ) Nein	
Schriftart	(chicago 12 Plain)		
Objektnamen auch anzeigen	( ) Ja	(•) Nein	

Abbrechen   OK

Abb. 4.4.4. Konfigurierungsmöglichkeiten zum Standarddialog (Aufruf über entsprechenden Unter-Menüpunkt in Abb. 4.4.1; Beispiel s. Abb. 2.2 und 2.5). Die Optionen bestimmen, ob zu stellende Folgefragen unter die aufrufenden Fragen einsortiert oder hinten an den Fragebogen angefügt werden (1. Option) und um wieviel sie zur Hervorhebung eingerückt werden (3. Option), ob die Antwortalternativen untereinander oder – platzsparender, aber unübersichtlicher – nebeneinander angeordnet werden (2. Option), ob immer automatisch auf die oberste noch nicht beantwortete Frage hochgescrollt wird (4. Option; besonders bei kleinen Bildschirmen sehr nützlich) und ob der bei allen Fragen angegebene "OK"-Knopf nur die aktuelle Frage oder alle bereits beantworteten Fragen abschickt (7. Option) bzw. ob er gar nicht benötigt wird (6. Option).

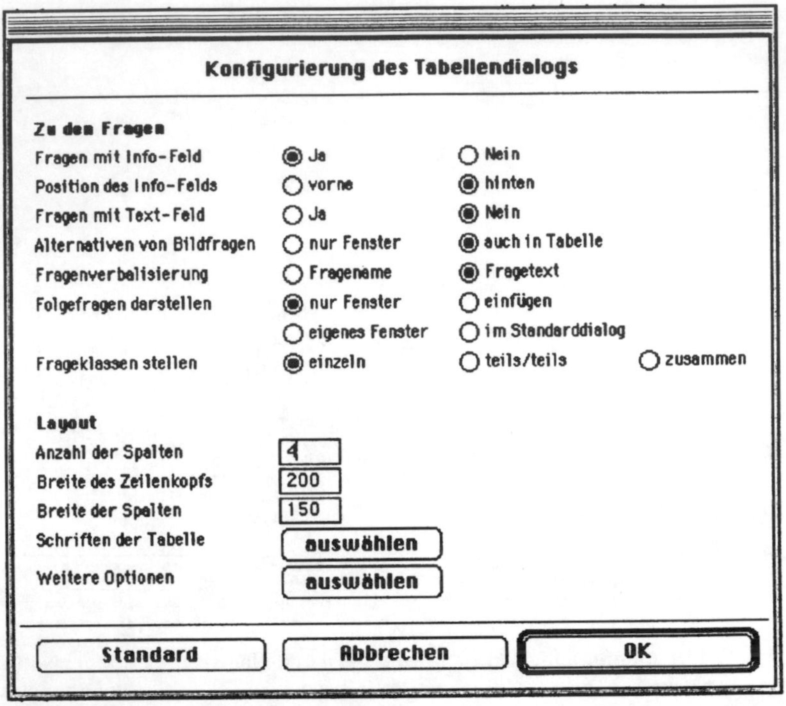

Konfigurierung des Tabellendialogs

Zu den Fragen

Fragen mit Info-Feld	(●) Ja	( ) Nein	
Position des Info-Felds	( ) vorne	(●) hinten	
Fragen mit Text-Feld	( ) Ja	(●) Nein	
Alternativen von Bildfragen	( ) nur Fenster	(●) auch in Tabelle	
Fragenverbalisierung	( ) Fragename	(●) Fragetext	
Folgefragen darstellen	(●) nur Fenster	( ) einfügen	
	( ) eigenes Fenster	( ) im Standarddialog	
Frageklassen stellen	(●) einzeln	( ) teils/teils	( ) zusammen

Layout

Anzahl der Spalten	4
Breite des Zeilenkopfs	200
Breite der Spalten	150
Schriften der Tabelle	auswählen
Weitere Optionen	auswählen

Standard | Abbrechen | OK

Abb. 4.4.5. Konfigurierungsmöglichkeiten zum Tabellendialog (Aufruf über entsprechenden Unter-Menüpunkt in Abb. 4.4.1; Beispiel s. Abb. 2.3). Besonders wichtig für den Tabellendialog ist die Anzahl und Breite der Kästchen, die man mit den unter "Layout" angegebenen Optionen passend zur Wissensbasis-Terminologie und zur vorgesehenen Bildschirmgröße einstellen kann. Dazu dient auch die Option "Fragenverbalisierung", bei der der kürzere Fragename oder der längere Fragetext im Zeilenkopf bevorzugt werden kann (5. Option). Ebenso wie beim Standarddialog gibt es eine Option zum Umgang mit Folgefragen, ob alle in inaktiver Form gezeigt, ob sie nach Bedarf in die Tabelle eingefügt (schöner, aber ineffizienter) oder ob sie in einem eigenem zusätzlichen Fenster in Tabellenform oder in Form des Standarddialogs gezeigt werden (6. Option). Mit dem Tabellendialog kann man auch zusammen indizierte Frageklassen zusammen darstellen, während sie normalerweise einzeln gezeigt werden (7. Option).

des Klappdialogs

Indizierte Frageklassen stellen	(●) indizierte	( ) alle indizierten ( ) Keine
Weitere Frageklassen stellen	(●) Ja	( ) Nein
Farbe im Dialog	(●) Ja	( ) Nein
Pop Up für MC-Fragen	(●) Ja	( ) Nein
Automatisch zuklappen	(●) Ja	( ) Nein
Fenstergroesse merken	( ) Ja	(●) Nein

Farbe für beantwortete Fragen [Auswahl]
Farbe für nicht beantwortete Fragen [Auswahl]
Farbe für Oberbegriffe [Auswahl]

[Abbrechen] [OK]

Abb. 4.4.6. Konfigurierungsmöglichkeiten zum hierarchischen Klappdialog (Aufruf über entsprechenden Unter-Menüpunkt in Abb. 4.4.1; Beispiel s. Abb. 2.4). Mit den ersten beiden Optionen bestimmt man, wieviele Frageklassen erscheinen; in der angegebenen Einstellung werden alle Frageklassen gezeigt, wobei die gerade indizierte Frageklasse aufgeklappt ist.

Der Vorteil dieser drei Dialogtypen ist, daß sie automatisch aus der Wissensbasis generiert werden, der Nachteil, daß sie deswegen nicht optimal an ihre Eigenheiten angepaßt sein können. Daher gibt es für besondere Ansprüche an die Dialogoberfläche eine eigene Sprache zum Layout an, mit der der Bildschirmplatz in rechteckige Regionen und Unterregionen aufgeteilt und für jede Region ein eigenes Layout gewählt wird. Bei diesem Spezialdialog hat der Experte sehr viel mehr Gestaltungsfreiheiten, allerdings ist das Layout auch wesentlich aufwendiger einzugeben.

4.4.2 Erklärungs- und Informationsoberfläche

Die Erklärungskomponente baut auf einer hypertextartigen Verknüpfungsstruktur auf, bei der man sich zu jedem Begriff auf dem Bildschirm zusätzliche Informationen anzeigen lassen kann. Die Optionen lassen sich in drei Bereiche aufteilen:

- Fallbezogene, dynamische Erklärungen zu allen Wissensarten (s. Abbildungen in Abschnitt 2.4–2.7). Dazu gehören z.B. die Begründungen, warum Lösungen, Tests oder Merkmalsabstraktionen hergeleitet wurden, aber auch, warum sie nicht hergeleitet wurden, d.h. welche Regeln aus welchem Grund nicht gefeuert haben. Umgekehrt kann sich der Benutzer die Bedeutung von Merkmalen und Lösungen zur Herleitung von anderen Objekten anzeigen lassen.

- Fallunabhängiges, formales Wissen zu allen Wissensarten. Dabei wird alles Wissen angezeigt, das zur Problemlösung verfügbar ist, z.B. alle Regeln zur Herleitung einer Lösung oder Merkmalsabstraktion (vgl. Abschnitt 4.5.1).
- Informelles Zusatzwissen. Dazu gehören z.B. textuelle oder bildhafte Erläuterungen zu Fragen und Antwortalternativen, die bei der Datenerfassung (Abschnitt 4.2.2) hilfreich sind. Zum informellen Zusatzwissen gehört auch alles Wissen, was in Lehr- und Handbüchern, Bildarchiven usw. vorhanden ist. Dessen Einbindung wird im folgenden genauer besprochen.

Für die Anzeige von informellen Wissen sind viele Hypertextsysteme verfügbar. Da informelles Wissen meist nicht neu eingegeben werden muß, sondern aus vorhandenen Dokumenten, z.B. Textsystemen, übernommen werden kann, ist ein Format, für das viele Konverter existieren, vorteilhaft. Ein möglicher Kandidat sind z.B. Netscape-Browser, wie sie im Internet verwendet werden. Beispiele finden sich in Abschnitt 2.8.

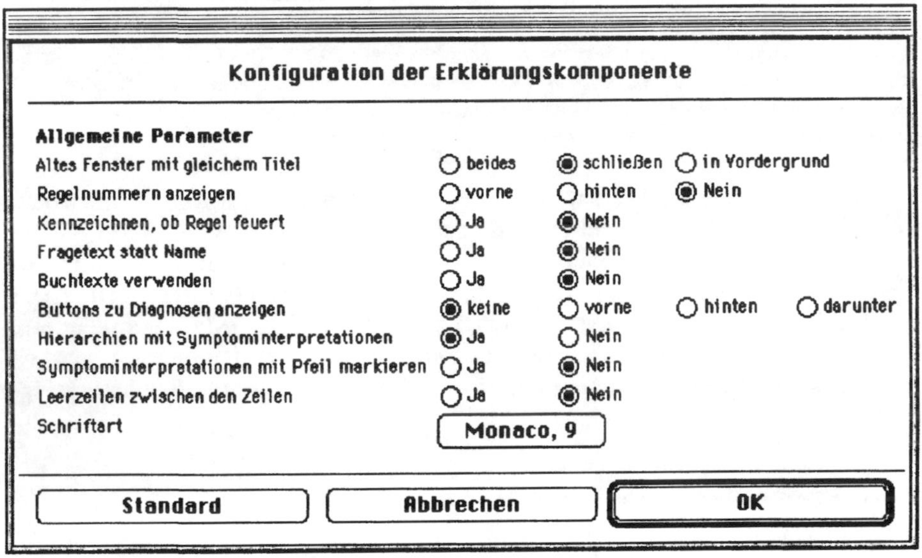

Konfiguration der Erklärungskomponente

Allgemeine Parameter
Altes Fenster mit gleichem Titel ○ beides ◉ schließen ○ in Vordergrund
Regelnummern anzeigen ○ vorne ○ hinten ◉ Nein
Kennzeichnen, ob Regel feuert ○ Ja ◉ Nein
Fragetext statt Name ○ Ja ◉ Nein
Buchtexte verwenden ○ Ja ◉ Nein
Buttons zu Diagnosen anzeigen ◉ keine ○ vorne ○ hinten ○ darunter
Hierarchien mit Symptominterpretationen ◉ Ja ○ Nein
Symptominterpretationen mit Pfeil markieren ○ Ja ◉ Nein
Leerzeilen zwischen den Zeilen ○ Ja ◉ Nein
Schriftart [Monaco, 9]

[Standard] [Abbrechen] [OK]

Abb. 4.4.7. Konfigurierungsmöglichkeiten zur Erklärungskomponente. Die meisten Optionen sind hauptsächlich für den Experten da, damit er sich zusätzliche Informationen anzeigen lassen kann, die für den Endbenutzer weniger wichtig sind.

Für den Wissenserwerb sind vor allem Verzeigerungen zwischen den Begriffen der Wissensbasis und den textuellen oder bildhaften Dokumenten mit dem Zusatzwissen erforderlich. Auch hier ist aus pragmatischer Sicht ähnlich wie beim Wissenserwerb von formalem Wissen die Änderungsfreundlichkeit entscheidend. Folgendes Konzept bietet sich an: Das textuelle oder bildhafte Zusatzwissen wird in gängigen Textsystemen wie z.B. WORD oder LaTeX verwaltet. In den Texten werden Marker eingefügt, die das Wissen über die Zuordnung von Begriffen zu Textteilen kodieren. Dazu braucht nur im Text eine Einfügestelle selektiert und ein Begriff ausgewählt werden. Das bewirkt dann die automatische Generierung von Verweisen zwischen dem Begriff und dem Marker. Im einfachsten Fall kann man für jede Diagnose nur einen Verweis auf den zugehörigen Abschnitt im Textsystem setzen. Eine höhere Granularität erreicht man, wenn man lange Textteile zu einem Begriff untergliedert, z.B. für eine Diagnose über verschiedene Kategorien wie Definition, Häufigkeit, Entwicklung, Prognose usw. Verweise auf kürzere Textteile setzt (s. Abschnitt 2.8).

4.4.3 Ergebnisausgabe und Generierung von Berichten

Bei der Generierung von Dokumenten (Abschnitt 2.2) kann man einerseits die Struktur des Standardfallprotokolls und andererseits mit einer Schablone seinen eigenen Berichtstyp konfigurieren. Die Einstellungen zum Standardallprotokoll bieten vielfältige Filtermechanismen zum Unterdrücken von Informationen an, damit der Benutzer der Dokumente nur die für ihn wesentlichen Angaben findet (Abb. 4.4.8).

Konfiguration des Standard-Fallprotokolls

mit Fallinformation	☒ Datum & Autor...	☒ Benutzerkommentar	
Fragen ausfiltern	☒ unwichtige	☒ unbekannte	
Notiz bei Fragen	◉ Ja	○ Nein	
Einzeilige Ausgabe bei Fragen	○ Ja	◉ Nein	
mit Symptominterpretationen	○ Ja	◉ Nein	
Überschriften im Fallprotokoll	◉ pro Frageklasse	○ pro Aufwandklasse	
Diagnosen mit	☒ bestätigte	☒ verdächtige	☒ tatsächliche (vom Benutzer)
Diagnosen ausfiltern	☐ außer spezifischste	☐ Kontext-Diagnosen	
Bewertung einer Diagnose	◉ nur Bewertung	○ Bewertung/Punkte	○ keine
für Diagnosen wichtige Fragen	○ markieren	○ getrennt ausgeben	◉ nicht markieren
Diagnose-Zusatzinformation	☒ Therapien	☒ Prognosen	☒ Eigenschaften
Einrücktiefe der Antworten	50		

Standard | Abbrechen | OK

Abb. 4.4.8. In den Einstellungen zum Standardfallprotokoll kann der Umfang der ausgedruckten Informationen relativ fein reguliert werden.

Im folgenden werden die Grundideen beschrieben, wie man Schablonen zur Erstellung eigener Berichtstypen definieren kann.

Die Schablonen dienen dazu, aus den Falldaten einen flüssig lesbaren Text zu erzeugen. Zu einer Wissensbasis können beliebig viele Schablonen definiert werden. Man kann sie als eine Erweiterung der Funktionalität von Serienbriefen auffassen, die es in vielen Textsystemen gibt. Die Schablonen werden in einem normalen Textsystem erstellt, wobei derzeit WORD und ASCII-Editoren unterstützt werden. Der Hauptaufwand bei der Erstellung der Schablonen besteht darin, daß man sich für die Merkmale der Wissensbasis textuelle Umschreibungen überlegt.

Am einfachsten ist es, wenn man bei der Verbalisierung eines Merkmals eine Satzschablone findet, die zu allen Merkmalsausprägungen paßt.

Beispiel: Wir betrachten zwei Merkmale: "Schmerzintensität" mit dem Wertebereich: "gering, mäßig, stark, sehr stark" und "Schmerzauftreten" mit dem Wertebereich: "überwiegend morgens", "hauptsächlich bei Belastung", "immer". Die Schablone sei "Die (%<Schmerzintensität>)en Schmerzen treten (%<Schmerzauftreten>) auf.", woraus z.B. ein Satz wie "Die sehr starken Schmerzen treten hauptsächlich bei Belastung auf." bei der entsprechenden Belegung der Merkmale generiert wird.

Eine Erweiterung besteht darin, daß man die Merkmalsausprägungen umbenennt, bevor sie in die Satzschablone eingesetzt werden.

Beispiel: Bei der Anrede soll das Merkmal "Geschlecht" mit dem Wertebereich: "1 = männlich", "2 = weiblich" in "Herr" oder "Frau" umbenannt werden, woran sich der "Name" anschließen soll. Die Schablone sei: "Sehr (%<Geschlecht> ((1 "geehrter Herr") (2 ("geehrte Frau"))) (% <Name>),", woraus z.B. eine Anrede wie "Sehr geehrte Frau Dr. Müller," bei entsprechender Belegung der Merkmale generiert wird.

Komplizierter ist es, wenn für die verschiedenen Merkmalsausprägungen verschiedene Satzteile erforderlich sind. Um zu vermeiden, daß für jede Ausprägung ein separater Satz definiert werden muß, kann man in den Schablonen eine Regelsyntax verwenden, die eine Teilmenge der Regelsyntax von D3 ist.

Beispiel: Wir erweitern das letzte Beispiel, indem wir in Betracht ziehen, daß das Geschlecht auch "unbekannt" sein kann. Dann soll eine Default-Anrede erfolgen: "Sehr geehrte(r) Herr/Frau <Name>". Dazu wird eine if-then-else-Regel formuliert: Wenn das Geschlecht bekannt (Prädikat "$ex") ist, dann die Formulierung aus dem letzten Beispiel, sonst die Default-Anrede. Eine mögliche Schablone ist: "Sehr (# ($ex <Geschlecht>) (%<Geschlecht> ((1 "geehrter Herr") (2 ("geehrte Frau"))) ## geehrte(r) Herr/Frau)# (% <Name>)", wobei die Zeichen "(#" bzw. ")#" den Beginn bzw. das Ende der Bedingung angeben und ## den Beginn des else-Zweigs. Wenn das Geschlecht tatsächlich unbekannt ist, würde analog zum letzten Beispiel die Anrede "Sehr geehrte(r) Herr/Frau Dr. Müller" erzeugt werden.

Bedingungen können auch verschachtelt werden, um Sätze mit vielen variablen Teilen zu erzeugen. Um die Schreibarbeit bei der Erstellung der Schablonen gering zu halten, werden die Objekte gewöhnlich mit ihrer internen Nummer referiert, die man sich bei Wissensbasis-Ausdrucken (s. Abschnitt 4.5.1) mit anzeigen lassen kann.

Weiterhin können mit Schlüsselwörtern auch die bestätigten Diagnosen sowie deren Therapie, Prognose und Eigenschaften in den zu generierenden Bericht übernommen werden.

Im folgenden zeigen wir ein kleines, aber vollständiges Beispiel, bestehend aus dem Ausdruck einer Wissensbasis mit internen Bezeichnern (Abb. 4.4.9), einem Fall, der im Standardformat ausgedruckt ist (oberer Teil von Abb. 4.4.10), einer Schablone passend zu der Wissensbasis (mittlerer Teil von Abb. 4.4.10) und dem mit der Schablone generierten Bericht zu demselben Fall (unterer Teil von Abb. 4.4.10).

Allgemeine Fragen (Qgd)

Problemcharakterisierung (Mgd1): Charakterisieren sie Ihren Anwendungsbereich!
Δ1 Wiedererkennen bekannter Muster
Δ2 Fehlersuche in technischem oder biologischem System
Δ3 Entwurf eines Objektes, das bestimmten Anforderungen genügt
Δ4 Bestimmung einer Sequenz von Aktionen zum Erreichen eines Zielzustandes
Δ0 nein/sonstiges
Δ unbekannt

Nur, falls Problemcharakterisierung (Mgd1) IST Wiedererkennen bekannter Muster
Generierbarkeit Der Muster (Mgd11): Gibt es ein Schema für die Erzeugung der zu erkennenden Muster?
(wie z.B. bei Molekülstrukturen oder Computerkonfigurationen)
o 1 ja
o 0 nein
o unbekannt

Nur, falls Problemcharakterisierung (Mgd1) IST Fehlersuche in technischem oder biologischem System
Einsatzgebiet (Mgd12): Charakterisieren sie das Einsatzgebiet genauer!
o 1 Innere Medizin
o 2 Kfz-Diagnostik
o unbekannt

Kosten (M2):
________ DM

Abb. 4.4.9. Ausdruck der Fragebögen einer Wissensbasis mit internen Objektbezeichnern, wie man sie für die Erstellung von Schablonen (s. Abb. 4.4.10) benötigt.

Fragen und Antworten aller bearbeiteten Frageklassen:

Allgemeine Fragen :

Problemcharakterisierung :	*Fehlersuche in technischem oder biologischem System*
Einsatzgebiet :	*Kfz-Diagnostik*
Kosten :	*50 DM*

Bericht zur Problemanalyse:

Bei dem Problem handelt es sich um
(#($= mgd1 2) die Fehlersuche in einem technischen oder biologischen System)#
(#($= mgd1 4) die)#
(#($or mgd1 1) das)#
(#($or mgd1 3) den)#
(# mgd1 (% mgd1 - (1 3 4))## ein (unbekanntes) Problem)#
.
(# mgd11 Die Muster können(#($= mgd11 2) nicht)# generiert werden.)#
(# mgd12 Das Einsatzgebiet ist _ .)#
(# m2 Eine Problemlösung kostet _ .)#

Das Ergebnis der Problemanalyse ist:

(% etab-diagnosen unter).

Mit freundlichen Grüßen

Ihr

Generator

Bericht zur Problemanalyse:

Bei dem Problem handelt es sich um die Fehlersuche in einem technischen oder biologischen System. Das Einsatzgebiet ist Kfz-Diagnostik. Eine Problemlösung kostet 50 DM.

Das Ergebnis der Problemanalyse ist:

Diagnostik,
Eignung für Expertensystem.

Mit freundlichen Grüßen

Ihr

Generator

Abb. 4.4.10. Beispiel für eine zu der Wissensbasis aus Abb. 4.4.9 passende WORD-Schablone (mittlerer Teil) mit Standardbericht (oberer Teil) und generiertem Bericht aus der Schablone (unterer Teil).

4.4.4 Fallverwaltung

Standardmäßig werden Fälle in D3 in einzelnen Dateien abgespeichert. Für den Fallvergleich und die Fallsuche, in der viele Fälle gleichzeitig betrachtet werden müssen, müssen die Fälle in einem Fallspeicher zusammengefaßt werden. Er stellt eine Art Hauptspeicher-Datenbank mit Indexierungen für alle Merkmale und Lösungen dar, die wegen der schnelleren Zugriffszeiten im Hauptspeicher gehalten wird. Als grobe Richtlinie für den Hauptspeicherbedarf kann etwa 1 Megabyte pro 1000 Fälle gelten, wobei der tatsächliche Bedarf natürlich stark von der Anzahl der Merkmale pro Fall abhängt. Die Einstellungen betreffen, ob man immer auf dem Fallspeicher arbeiten will, und ob man zu den Fällen die tatsächlichen Lösungen eingeben kann. Ein Fällespeicher kann auch nachträglich aus einer Menge von einzeln auf Datei abgespeicherten Fällen generiert werden. Dazu dient der Menüpunkt "Ordner als Fallspeicher laden" im Menü "Fälle" der Wissensnutzungsoberfläche.

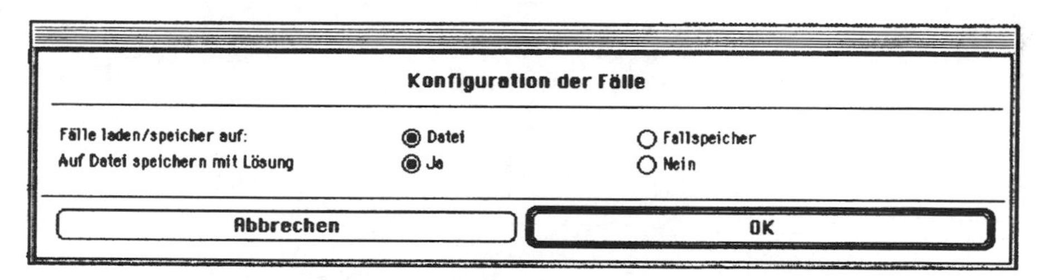

Abb. 4.4.11. Einstellungen zur Fallverwaltung.

4.4.5 Fallbasierte Klassifikation

Während das Ähnlichkeitsmaß der fallbasierten Klassifikation in der Wissensbasis definiert wird (Abschnitt 4.3.7), bleiben noch einige Freiheitsgrade, mit denen man globale Parameter beim Fallvergleich einstellen kann. Dazu gehört vor allem, wie effizient der ähnlichste Fall gefunden wird, wobei der Effizienzgewinn auf heuristischen Funktionen beruht, die nicht garantieren können, alle sehr ähnlichen Fälle zu finden. Der ähnlichste Fall wird aber fast immer gefunden.

- Vollvergleich mit allen Fällen: Der Rechenaufwand steigt proportional zur Anzahl und Größe der Fälle an.
- Vorauswahl von Fällen auf der Basis der wichtigen Merkmale des neuen Falles. Wesentlich effizienter als der Vollvergleich, aber ebenfalls mit annähernd linearer Progession bei wachsender Anzahl der Vergleichsfälle.
- Hill-Climbing über Fallnachbarschaften: Bei kleinen Fallmengen umständlich, aber bei sehr großen Fallmengen ist der Rechenaufwand kaum noch abhängig von der Anzahl der Vergleichsfälle. Für diese Methode sind Vorberechnungen erforderlich, die man bei erstmaliger Nutzung in den Einstellungen durchführen muß und die bei kontinuierlicher Benutzung automatisch weitergeführt werden.

Weiterhin kann man in den Einstellungen auswählen, welche Merkmale in den Fallvergleich eingehen sollen, so daß z.B. Vergleiche auf verschiedenen Abstraktionsebenen oder aus verschiedenen Sichten heraus möglich sind (welche Merkmale zu welcher Ebene gehören, muß vorher im Wissenserwerb eingegeben werden; s. Abschnitt 4.3.7). Ein Problem beim Fallvergleich stellt die Bedeutung von solchen Merkmalen dar, die in einem Fall bekannt und im anderen Fall unbekannt oder nicht erfaßt sind. Das Gewicht dieser Merkmale wird entsprechend einem einstellbaren Faktor abgewertet. Da man sich meist nur für die ähnlichsten Fälle interessiert, kann man auch die Anzahl der angezeigten Fälle begrenzen.

Wenn man kein Wissen zum Ähnlichkeitsvergleich eingegeben hat, kann man Defaultwissen automatisch eintragen lassen. Eine Übersicht über die Einstellungen zeigt Abb. 4.4.12.

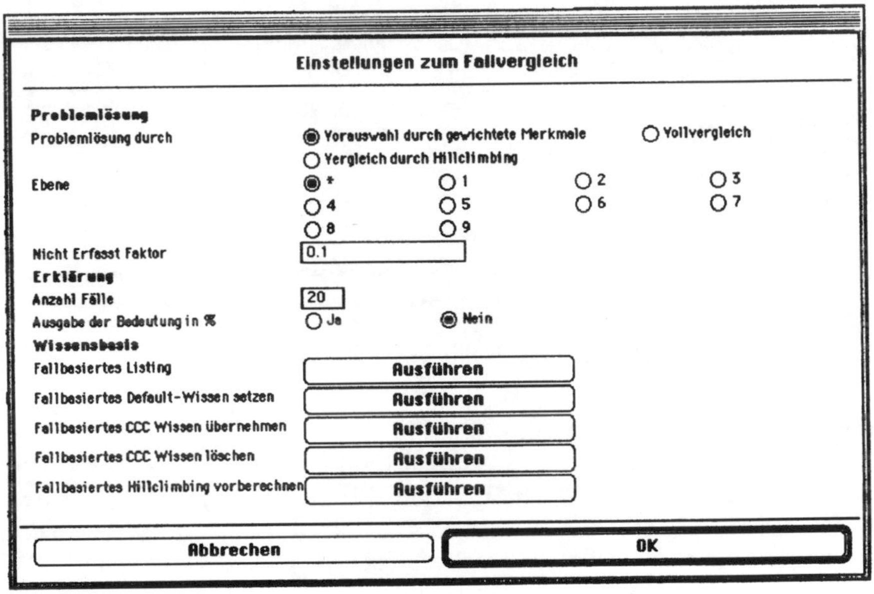

Abb. 4.4.12. Einstellungen zum Fallvergleich.

4.4.6 Überdeckende Klassifikation

Ähnlich wie beim Fallvergleich kann man bei der überdeckenden Klassifikation auch auswählen, welche Merkmale überhaupt berücksichtigt werden sollen, und wieviele der besten Lösungen angezeigt werden sollen. Weiterhin kann man spezifizieren, wie schwerwiegend es ist, wenn eine Lösung bei einem Merkmal einen falschen Wert vorhersagt (überdeckt), was entsprechend dem "Fehlerfaktor" (verrechnet mit dem Gewicht des Merkmals) zu einem Punktabzug führt. Wenn der überdeckende Problemlöser eingeschaltet ist, werden inkrementell nur Einfachlösungen berechnet. Da das Berechnen von Mehrfachlösungen einen exponentiellen Zeitaufwand im Verhältnis zu der Anzahl der theoretisch möglichen Lösungen besitzt, wird es nur bei Bedarf ausgeführt. Es kann durch die Anzahl, aus wievielen Einzellösungen eine Mehrfachlösung bestehen darf, und durch eine vorgegebene Zeitschranke parametrisiert werden, bei deren Überschreiten die Berechnung abbricht und die bis dahin gefundenen besten Lösungen ausgegeben werden. Abb. 4.4.13 zeigt die möglichen Einstellungen.

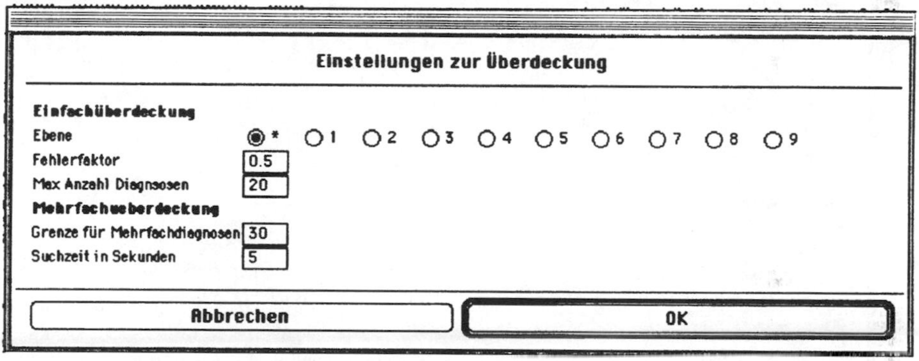

Einstellungen zur Überdeckung

Einfachüberdeckung
Ebene ◉ * ○ 1 ○ 2 ○ 3 ○ 4 ○ 5 ○ 6 ○ 7 ○ 8 ○ 9
Fehlerfaktor 0.5
Max Anzahl Diagnsosen 20
Mehrfachueberdeckung
Grenze für Mehrfachdiagnosen 30
Suchzeit in Sekunden 5

Abbrechen OK

Abb. 4.4.13. Einstellungen zur überdeckenden Klassifikation.

4.4.7 Trainingsoberfläche

Bei der Trainingsoberfläche (vgl. Abschnitt 2.8) kann man vor allem einstellen, wie ausführlich ein Fall präsentiert werden soll und wie detailliert das Feedback bei der Kritik von Benutzerlösungen sein soll (Abb. 4.4.14).

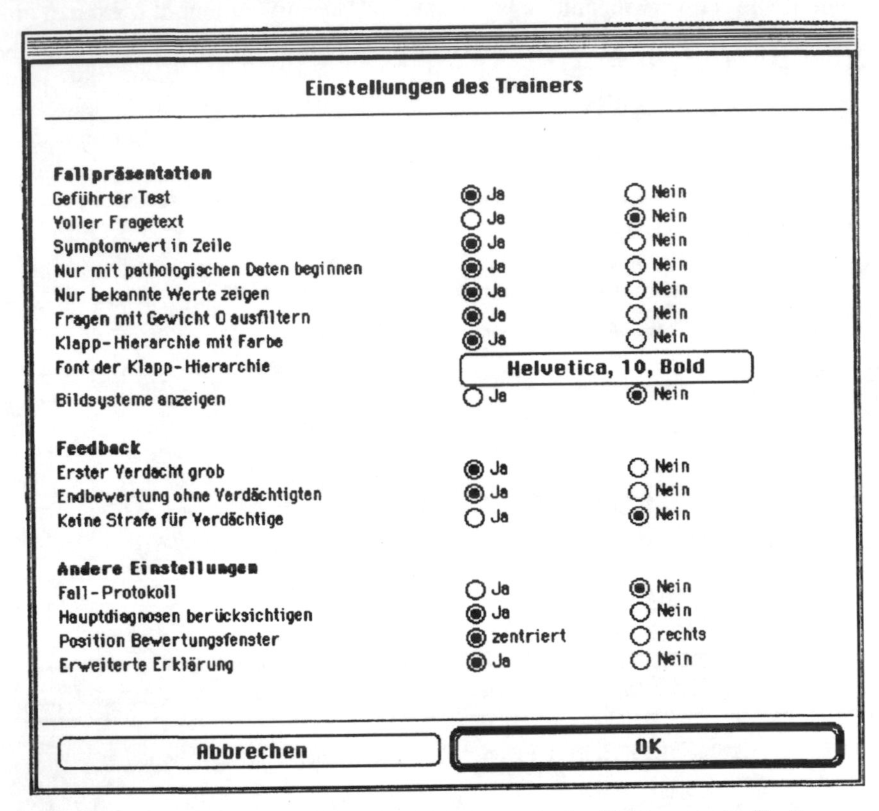

Abb. 4.4.14. Einstellungen zur Trainingsoberfläche (Erläuterung im Text)

Im folgenden sind die wichtigsten Optionen der Trainer-Einstellungen beschrieben.

Fallpräsentation:

Die beiden Pole bei der Fallpräsentation sind, den Trainer mit möglichst wenigen vorgegebenen Informationen – was länger dauert, aber der realen Problemsituation ähnlicher ist – oder möglichst schnell durchzuspielen. In dem Teil Fallpräsentation kann dies eingestellt werden. Die Spalte "ja" steht für die schnelleren Varianten, wohingegen die Einstellungen "nein" die realistischeren sind. Dabei ist aber jede Mischung der Varianten erlaubt.

Geführter Test: Bei "ja" wird die Fallsymptomatik vom Trainer schrittweise präsentiert, wobei der Benutzer nur Verdachtsdiagnosen auswählt, während bei "nein" (ausführlicher Test) der Benutzer die relevanten Untersuchungen selbst anfordern muß.

Symptomwert in Zeile: Bei "ja" wird der Wert eines Symptoms direkt in die Zeile geschrieben (siehe Abbildung unten rechts). Wird "nein" gewählt, muß auf jedes Symptom geklickt werden, bevor der Wert sichtbar wird. Diese Variante entspricht dem expliziten Nachfragen einzelner Befunde (siehe Abbildung).

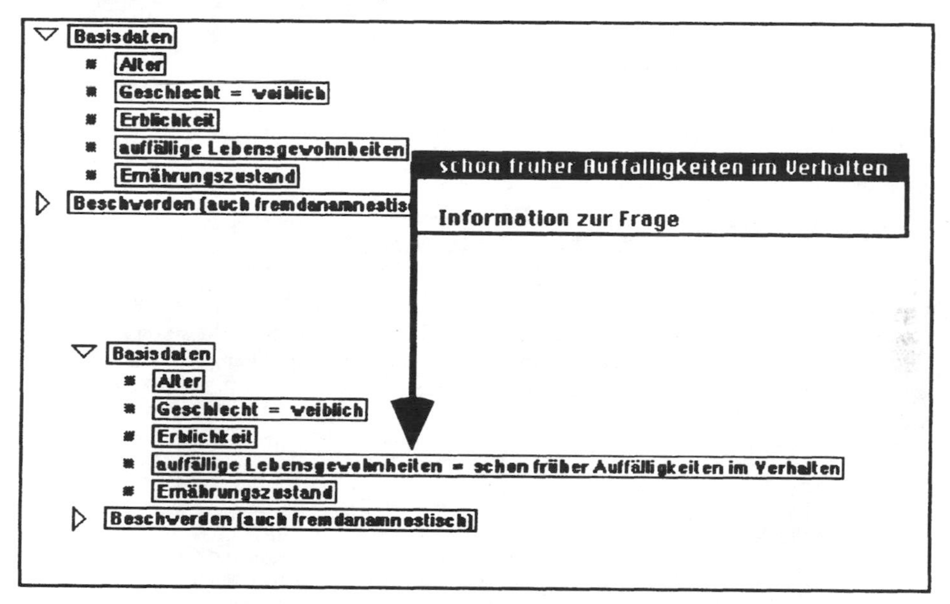

Nur mit pathologischen Daten beginnen: Jeder Patient hat normale und pathologische Befunde. Die realistischere Einstellung wäre also mit "nein" zu beginnen, was bewirkt, daß sowohl pathologische als auch Normalbefunde angezeigt werden. Dies kann mitunter sehr unübersichtlich werden. Mit "ja" werden nur die pathologischen Befunde angezeigt, was zwar weniger realistisch, aber übersichtlicher ist. In den Fenstern zur Anzeige dieser Befunde kann jederzeit zwischen den zwei Modi gewechselt werden.

Nur bekannte Werte zeigen: Wenn Untersuchungen nicht durchgeführt wurden, erhalten sie den Wert "Unbekannt". Wenn man trotzdem alle Untersuchungen sehen möchte, muß "nein" gewählt werden. Diese Option ist vor allem in Verbindung mit *Symptomwert in Zeile* "nein" sinnvoll.

Klapphierarchie mit Farbe: Bei "ja" werden abnorme Merkmale farblich hervorgehoben.

Bildsysteme anzeigen: Bei "ja" wird der Fall multimedial präsentiert, d.h. es werden Bilder gezeigt, auf denen der Benutzer die Merkmale erst erkennen muß, bevor er sie diagnostisch interpretieren kann. Voraussetzung dafür ist, daß der Experte entsprechende Bildsysteme zu den Fällen eingegeben hat. Einstellungen zu den Bildsystemen sind in Abb. 4.4.15 beschrieben.

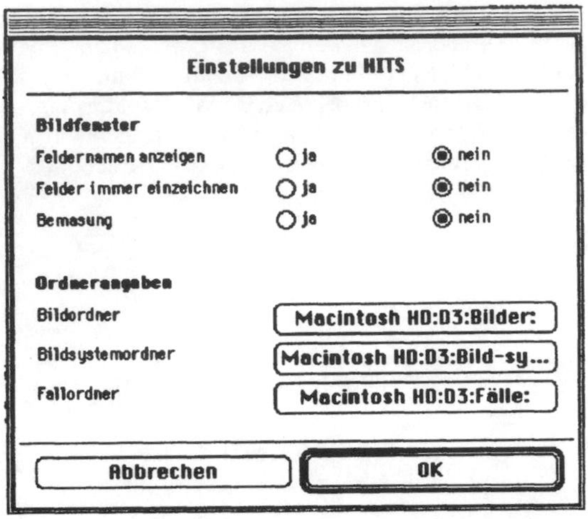

Einstellungen zu HITS

Bildfenster

Feldernamen anzeigen ja nein

Felder immer einzeichnen ja nein

Bemasung ja nein

Ordnerangaben

Bildordner Macintosh HD:D3:Bilder:

Bildsystemordner Macintosh HD:D3:Bild-sy...

Fallordner Macintosh HD:D3:Fälle:

Abbrechen OK

Abb. 4.4.15. Einstellungen zum Bildsystem. Eine nützliche Option ist die Bemaßung, bei der man ein Werkzeug im Bildsystem bekommt, mit dem man Aspekte des Bildes ausmessen kann, falls das erforderlich ist (z.B. bei der EKG-Interpretation). In den Ordnerangaben können die Defaulteinstellungen überschrieben werden, wo die Ordner mit Bildern auf dem Rechner zu finden sind.

Feedback:

Erster Verdacht grob: Im Schnelltest muß nach jeder Fragegruppe (Anamnese, Untersuchungsbefund, Labor und technische Untersuchungen) ein Diagnoseverdacht gestellt werden. Bei der Option "ja", wird der Diagnoseverdacht des Benutzers nach der Anamnese nur grob kritisiert.

Endbewertung ohne Verdächtigten: Der Trainer klassifiziert Diagnosen als *bestätigt*, *verdächtigt*, *unklar* oder *ausgeschlossen*. Auf diese Einteilung bezieht sich die Kritik der vom Benutzer ausgewählten Diagnosen. Bei der Option "ja" werden bei der letzten Diagnosekritik im *geführten Test* nur bestätigte, also als sicher angesehene Diagnosen betrachtet.

Keine Strafe für Verdächtigte: Ähnlich wie *Endbewertung ohne Verdächtigten* kann auch generell ausgeschlossen werden, daß verdächtigte Diagnosen zur Beurteilung von ausgewählten Diagnosen herangezogen werden. Bei der Option "ja" werden generell nur bestätigte Diagnosen berücksichtigt.

Andere Einstellungen:

Hauptdiagnosen berücksichtigen: Bei "ja" wird bei der Kritik berücksichtigt, daß bei Vorliegen von Mehrfachdiagnosen manche Diagnosen wichtiger als andere sind. Die Bedeutung der Diagnosen muß vorher als relativer Faktor im Fenster beim Abspeichern der tatsächlichen Lösungen eines Falles spezifiziert werden (s. Abb. 2.7).

Erweiterte Erklärung: Da der Benutzer Lösungen nur durch Angaben der dafür relevanten Merkmalswerte begründen kann, werden bei der Erklärung durch das System normalerweise auch nur diese Merkmalswerte angezeigt. Bei der Option "ja" werden Funktionen der Erklärungskomponente verfügbar gemacht, in denen auch der diagnostische Mittelbau angezeigt wird.

4.5 Hilfsmittel beim Aufbau von Wissensbasen

Zentrale Hilfsmittel beim Aufbau von Wissensbasen sind die Generierung von verschiedenen Arten von Ausdrucken der Wissensbasis auf Papier und die automatische Evaluation von Wissensbasen anhand von Fällen mit bekannter Lösung. Weitere wichtige Optionen betreffen die Übersetzung der Wissensbasis in andere Sprachen, eine Überprüfung der Wissensbasis auf syntaktisch erkennbare Fehler bzw. Inkonsistenzen und die nichtgrafische Eingabe.

4.5.1 Ausdrucken von Wissensbasen

Eine Wissensbasis über ein Fachgebiet zu entwickeln hat viele Gemeinsamkeiten mit dem Schreiben eines entsprechenden Buches, wobei der Hauptunterschied in der stärkeren Formalisierung besteht. Daher liegt es nahe, eine Wissensbasis auch in buchähnlicher Form auszudrucken (Optionen s. Abb. 4.5.1). Damit kann der Experte das Wissen leichter überblicken, da man große Mengen von Information vom Papier schneller aufnehmen kann als vom Bildschirm. Die Ausdrucke haben jedoch auch einen Wert in sich. So kann z.B. ein Ausdruck der Frageklassen auch als Papierfragebogen verwendet werden (Abb. 4.5.2), und ein Ausdruck der Diagnosen mit Herleitungsregeln eignet sich zur Veröffentlichung als Nachschlagewerk mit Tabellensammlung (Abb. 4.5.3).

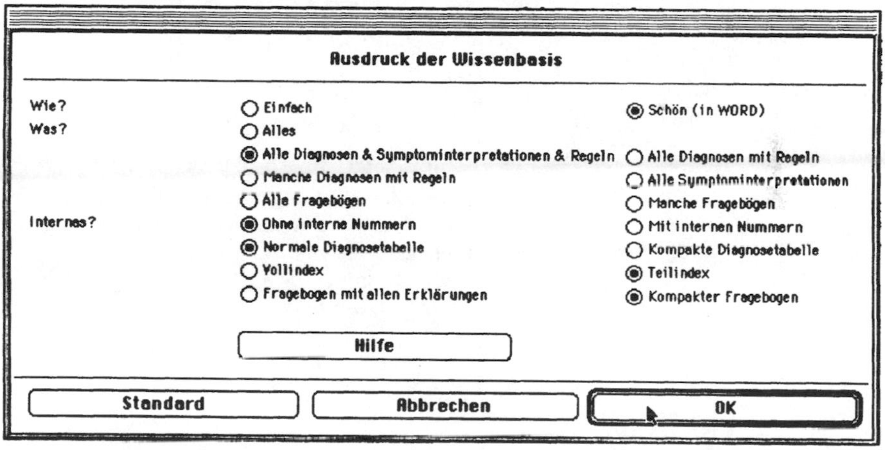

Abb. 4.5.1. Optionen beim Ausdruck einer Wissensbasis. Die zentralen Optionen sind "Alle Fragebögen" mit dem Wissen zur Datenerfassung (einen Auszug zeigt Abb. 4.5.2) sowie "Alle Diagnosen & Symptominterpretationen & Regeln" (einen Auszug zeigt Abb. 4.5.3) mit dem Wissen zur Herleitung der Diagnosen.

Beschwerden (auch fremdanamnestisch)

Sehstörungen:
o nicht vorhanden
o vorhanden
o unbekannt

Nur, falls Sehstörungen IST vorhanden
Art der geklagten Sehstörungen:
Δ Verminderung/Verlust der Sehkraft rechtes Auge
Δ Verminderung/Verlust der Sehkraft linkes Auge
Δ Verminderung/Verlust der Sehkraft beide Augen
Δ Doppeltsehen
Δ Gesichtsfeldausfall rechts
Δ Gesichtsfeldausfall links
Δ Flimmern vor beiden Augen
Δ Erschwerung des Nahesehens
Δ Blendungsempfindlichkeit
Δ Verschwommensehen
Δ Unscharfsehen
Δ nein/sonstiges
Δ unbekannt

Nur, falls Sehstörungen IST vorhanden
Verlauf der geklagten Sehstörungen:
o akut, rasch vorübergehend
o akut, bleibend
o langsam fortschreitend
o belastungsabhängig
o akut, für Stunden oder Tage
o unbekannt

Hörstörungen:
o nicht vorhanden
o vorhanden
o unbekannt

Abb. 4.5.2. Auszug aus einem Wissensbasisausdruck über Neurologie mit dem Beginn des Fragebogens "Beschwerden (auch fremdanamnestisch)". Antwortalternativen mit Kreisen sind vom Typ one-choice, mit Dreiecken vom Typ multiple-choice.

Chronische alkoholbedingte Polyneuropathie

relativ häufig

Anamnese:

auffällige Lebensgewohnheiten = regelmäßiger, reichlicher Alkoholkonsum
Auftreten der geklagten Schwäche/Lähmung = langsam zunehmend
Lokalisation der geklagten Schwäche/Lähmung = beide Beine ODER rechtes Bein distal/Fuß ODER linkes Bein distal/Fuß
Art der unwillkürlichen Bewegungen = Zittern (Tremor) in Ruhe ODER bei Bewegungen
wo unwillkürliche Bewegungen lokalisiert = beide Arme und Hände
-> Beschwerden bei distaler Polyneuropathie = ja

Untersuchungsbefund:

Tremor = Ruhetremor rechts- ODER linksseitig ODER Haltetremor rechts- ODER linksseitig
Potenz = erloschen ODER vermindert

Labor:

Untersuchung der Leberfunktion, Befund = Zeichen einer Leberfunktionsstörung

Technische Untersuchungen:

-> Befund bei axonaler distaler Polyneuropathie der Beine = ja

Genaue Bewertung der Symptome:

auffällige Lebensgewohnheiten = regelmäßiger, reichlicher Alkoholkonsum	+	+	+	
Auftreten der geklagten Schwäche/Lähmung = langsam zunehmend		+		
Lokalisation der geklagten Schwäche/Lähmung = beide Beine ODER rechtes Bein distal/Fuß ODER linkes Bein distal/Fuß		+		
Art der unwillkürlichen Bewegungen = Zittern (Tremor) in Ruhe ODER bei Bewegungen		+	+	
wo unwillkürliche Bewegungen lokalisiert = beide Arme und Hände		+		
-> Beschwerden bei distaler Polyneuropathie = ja			+	
-> Befund bei axonaler distaler Polyneuropathie der Beine = ja	+			-
Tremor = Ruhetremor rechts- ODER linksseitig ODER Haltetremor rechts- ODER linksseitig	+			
Potenz = erloschen ODER vermindert		+		
Untersuchung der Leberfunktion, Befund = Zeichen einer Leberfunktionsstörung	+			
Art der Verknüpfung der Spalte	&	&	&	&
Bewertung für chronische alkoholbedingte Polyneuropathie	P 6	P 4	P 3	N 1

-> Beschwerden bei distaler Polyneuropathie wenn mindestens 4 Punkte:

1 wo Schmerzen lokalisiert = rechter Fuß und rechtes Bein UND linker Fuß und linkes Bein, peripher
1 wann Schmerzen vorhanden = ständig
1 wo Mißempfindungen empfunden = beide Füße
1 wann Mißempfindungen empfunden = ständig
1 Art der Mißempfindungen = Taubheitsgefühl ODER Kribbeln

-> Befund bei axonaler distaler Polyneuropathie der Beine, wenn mindestens 9 Punkte:

1 NLG-Befund = normal
2 EMG-Befund = Denervierungszeichen, betroffene Muskeln
1 Lokalisation der festgestellten Sensibilitätsstörungen = beide Füße/Beine
1 Art der festgestellten Sensibilitätsstörungen = Berührungsempfindung ODER Tiefensensibilität
2 Eigenreflexe der Beine, Seitigkeit = ASR rechts ODER ASR links ODER ASR beidseitig ODER PSR und ASR beidseitig ODER PSR und ASR rechtsseitig ODER PSR und ASR linksseitig
2 Eigenreflexe der Beine, Auslösbarkeit = PSR und ASR abgeschwächt ODER PSR und ASR ausgefallen ODER ASR abgeschwächt ODER ASR ausgefallen
1 Sicherheit beim Stehen = re. gestört in Romberg-Stellung, Augen offen, mit Fallneigung nach rechts ODER li. gestört in Romberg-Stellung, Augen offen, mit Fallneigung nach links ODER unsicher auch bei breitbeinigem Stehen
2 Beine = Fußheberlähmung beidseitig

Abb. 4.5.3. Auszug aus einem Wissensbasisausdruck (Neurologie) mit einer heuristischen Diagnoseherleitung (Tabelle) und der Definition von Fachbegriffen (unten).

4.5.2 Evaluation von Wissensbasen

Die Schwierigkeiten der Evaluation von Wissensbasen resultieren vor allem aus der Größe der Wissensbasen. So umfaßt die im letzten Abschnitt erwähnte Neurologie-Wissensbasis knapp 1000 Objekte und ca. 3000 Regeln (Abb. 4.5.4).

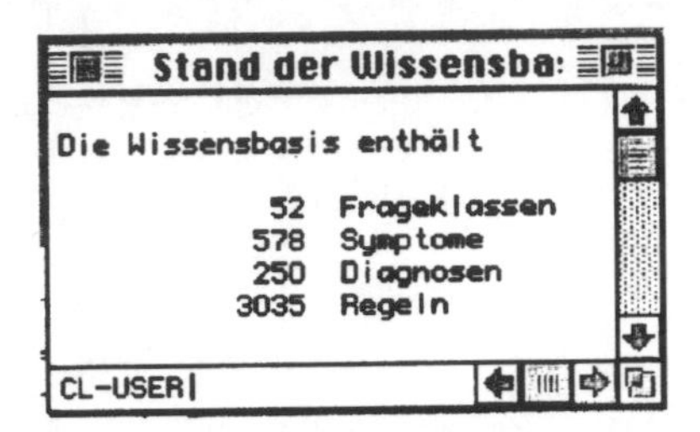

Abb. 4.5.4. Beispiel für den Umfang einer Wissensbasis (Neurologie).

Die Überprüfung einer Wissensbasis kann in Testen der syntaktischen Konsistenz und der semantischen Qualität unterteilt werden. Die syntaktische Konsistenz wird auf mehreren Stufen kontrolliert. Ein Nebeneffekt der interaktiven, grafischen Wisseneingabe ist, daß viele syntaktische Fehlermöglichkeiten einer textuellen Eingabe gar nicht erst zugelassen oder sofort erkannt werden. Da jedoch eine partielle Spezifikation der Objekte aus Bequemlichkeitsgründen zulässig sein soll, gibt es zwei Mechanismen zum Erkennen unvollständiger Objekte: Zum einen wird in der grafischen Hierarchie durch kleine schwarze Punkte in den Umrandungen der Objekte angezeigt, ob ein Objekt unvollständig definiert wurde und ob zu seiner Herleitung keine Regeln vorhanden sind (sofern welche erforderlich sind). Weiterhin kann man sich die unvollständigen Objekte auflisten lassen. Schließlich gibt es noch einen systematischen Konsistenztest der Wissensbasis und eine Möglichkeit des Restaurierens, die inkonsistente Objekte in der Wissenbasis löscht.

Wesentlich schwieriger ist die Überpüfung der semantischen Qualität einer Wissensbasis. Eine automatische Überpüfung scheitert vor allem an der gewöhnlich fehlenden formalen Spezifikation der Korrektheit einer Wissensbasis (eine hundertprozentige Treffsicherheit ist in den meisten Anwendungsbereichen völlig unrealistisch). Die beiden wichtigsten Evaluationstechniken von Wissensbasen sind daher die manuelle Überprüfung der Wissensbasis anhand von übersichtlichen Ausdrucken (wie im letzten Abschnitt beschrieben) und das automatische Durchspielen von Fällen mit bekannter Lösung. Damit kann man überprüfen, ob sich nach Änderungen der Wissensbasis das Gesamtverhalten bezogen auf eine vorher eingegebene Fallmenge verbessert oder vielleicht sogar verschlechtert hat. Voraussetzung ist, daß zu den Fällen die korrekte Lösung bekannt ist. Falls zu Beginn eines Projektes noch keine echten Fälle vorliegen, empfiehlt sich die Eingabe von Musterfällen, z.B. je einen leichten und schwierigen Fall pro zu stellender Diagnose, um so die Grundkompetenz des Systems prüfen zu können.

Beim Durchspielen der Fälle wird nicht nur das Endergebnis, sondern auch der Diagnoseprozeß berücksichtigt, indem nach Abarbeitung jeder Frageklasse das Zwischenergebnis protokolliert wird. Dabei kommt es vor allem auf die richtige Reihenfolge bei der Indikation von Frageklassen an (Abb. 4.5.5), die z.B. auch für die Nutzung der Fälle für Trainingszwecke sehr wichtig ist (s. Abschnitt 2.8).

Fall 6	Fallname: a-a-we II	Richtige Diagnosen: embolischer linkshirniger Gefäßinsult mit Wernicke-Aphasie, Apraxie u. Hemianopsie = X
Frageklassen	**Verdachtsdiagnosen**	**Bestätigte Diagnosen**
Startfrageklassen:		
Basisdaten		
Beschwerden (auch fremdanamnestisch)	Alzheimersche Krankheit (SDAT), X	
Begleitsymptome	Keine Änderungen	
Neurologischer Untersuchungsbefund pathologisch	Keine Änderungen	
Internistischer Befund: pathologisch	Keine Änderungen	
Allgemein- und Lokalbefunde: pathologisch	Keine Änderungen	
Psychischer Befund	Keine Änderungen	
Neuropsychologischer Befund: pathologisch	X	
Indizierte Frageklassen:		
EEG	Keine Änderungen	
craniales CT nativ	Keine Änderungen	
craniales CT mit Kontrast	Keine Änderungen	
Ultraschall-Dopplersonographie extrakraniell	Keine Änderungen	
Ultraschall-Dopplersonographie transkraniell		X
Restliche Frageklassen:		
MRT cranial nativ		Keine Änderungen
cerebrale Angiographie der A.carotis		Keine Änderungen

Abb. 4.5.5 (erster Teil; Legende siehe nächste Seite).

Fall 179	Fallname: traps	Richtige Diagnosen: epileptischer Anfall mit Dämmerzustand nach älterer traumatischer Hirnschädigung = X
Frageklassen	**Verdachtsdiagnosen**	**Bestätigte Diagnosen**
Startfrageklassen:		
Basisdaten		
Beschwerden (auch fremdanamnestisch)	X, Zustand nach Hirntrauma mit epileptischem Anfall (Contusio cerebri) links parietal	
Begleitsymptome	Keine Änderungen	
Neurologischer Untersuchungsbefund pathologisch	Keine Änderungen	
Internistischer Befund: pathologisch	Keine Änderungen	
Allgemein- und Lokalbefunde: pathologisch	Keine Änderungen	
Psychischer Befund	traumatische Psychose bei akuter bilateraler Hirnkontusion, X, Zustand nach Hirntrauma mit epileptischem Anfall (Contusio cerebri) links parietal	
Neuropsychologischer Befund: pathologisch	Keine Änderungen	
Indizierte Frageklassen:		
craniales CT nativ	traumatische Psychose bei akuter bilateraler Hirnkontusion, X	
craniales CT mit Kontrast	traumatische Psychose bei akuter bilateraler Hirnkontusion	X
EEG	Keine Änderungen	Keine Änderungen

Abb. 4.5.5 (zweiter Teil). Ergebnisausgabe der Evaluation von Wissensbasen mit zwei Fällen mit bekannten Lösungen. Beim ersten Fall (Fall 6) wird ab der Auswertung der zweiten Frageklasse "Beschwerden (auch fremdanamnestisch)" bereits die richtige Diagnose verdächtigt, was durch das "X" angezeigt wird, das auf die im Kopf erwähnte korrekte Diagnose verweist, und mit der letzten indizierten Frageklasse ist sie bestätigt. Weiterhin ersieht man die Reihenfolge der indizierten Frageklassen. Außerdem wird zeitweilig noch eine weitere Diagnose ("Alzheimersche Krankheit (SDAT)") verdächtigt, aber nach der Frageklasse "Neuropsychologischer Befund: pathologisch" wieder verworfen. Beim zweiten Fall (Fall 179) werden im Verlauf der Diagnostik noch mehr Verdachtsdiagnosen berücksichtigt.

4.5.3 Übersetzung von Wissensbasen in Fremdsprachen

Um ein Diagnosesystem in einer Fremdsprache ablaufen zu lassen, müssen zum einen die von D3 selbst erzeugten Texte und zum anderen die Texte aus der Wissensbasis in die Zielsprache übersetzt werden. Ein Problem dabei ist die kontinuierliche Wartung der Wissensbasis. Wenn man für jede Fremdsprache eine eigene (übersetzte) Wissensbasis bereitstellen würde, dann müßte jede Änderung der Wissensbasis entsprechend mehrfach durchgeführt werden. Um dies weitestgehend zu vermeiden, erlaubt D3 die Verwaltung einer separaten Textdatei, in der nur die zu übersetzenden Texte ausgelagert und übersetzt werden. Diese Datei kann man dann zu der Kernwissensbasis dazuladen und erhält so eine aktuelle Wissensbasis in der gewünschten Fremdsprache (Abb. 4.5.6). Nur falls in der Kernwissensbasis neue Begriffe eingeführt werden, muß dies in den Fremdsprachenversionen ergänzt werden. Deswegen sollte man mit Übersetzungen erst beginnen, wenn die Terminologie fertig definiert ist.

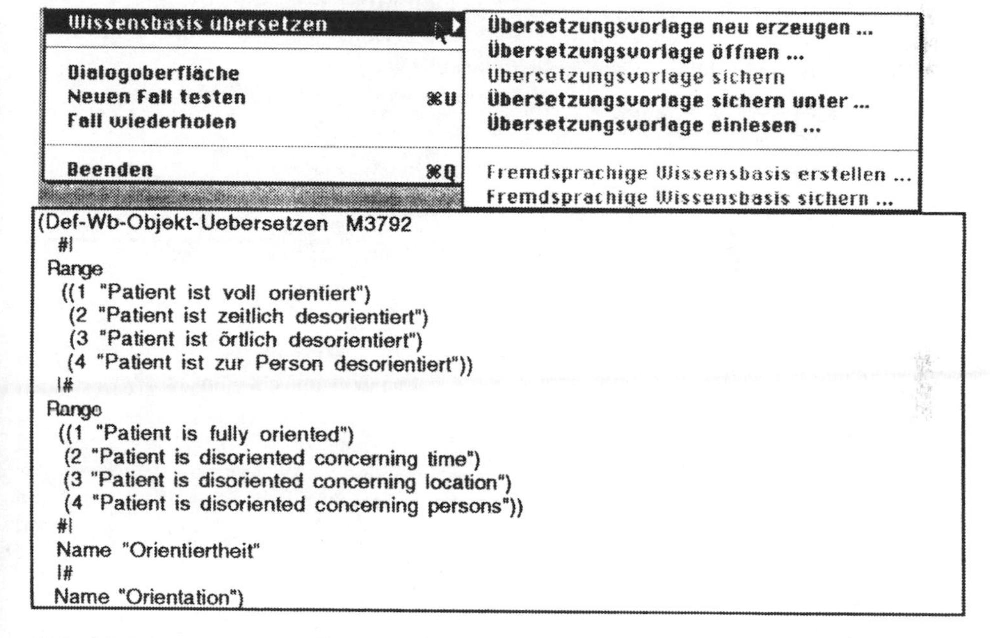

Abb. 4.5.6. Beispiel für eine Übersetzungsschablone. Zu einer Wissensbasis wird mit dem Unter-Menüpunkt "Übersetzungsvorlage neu erzeugen" eine Vorlage erzeugt, in der die deutschen Texte als Kommentar erscheinen (eingerahmt in die Zeichen #| ... |#) und darunter zunächst der gleiche Text steht, der dann übersetzt wird (s. unterer Teil). Eine fremdsprachige Wissensbasis ist ablauffähig, wenn die überarbeitete und abgespeicherte Übersetzungsvorlage zu der ursprünglichen Wissensbasis mit dem Menüpunkt "Fremdsprachige Wissensbasis erstellen ... " dazugeladen wird.

Ein ähnliches Konzept existiert für die internen Texte von D3, die ebenfalls übersetzt werden müssen. Während es für die englische Sprache eine vordefinierte Version gibt, können grundsätzlich auch für eventuelle weitere Sprachen Übersetzungen vorgenommen werden.

4.5.4 Nichtgrafischer Wissenserwerb

Das Wissen wird intern in einer Objekt-Attribut-Wert-Struktur kodiert. Diese kann man auch direkt zur Wisseneingabe benutzen. Obwohl dies im Vergleich zur grafischen Wisseneingabe relativ umständlich ist, hat sie in speziellen Situationen auch Vorteile:

- Sie ermöglicht eine automatische Generierung von Wissensbasen, falls man strukturiertes Wissen aus elektronisch verfügbaren Vorlagen extrahieren kann. Dazu muß ein zusätzliches Übertragungsprogramm geschrieben werden.
- Die nichtgrafische Wisseneingabe kann mit jedem Texteditor erstellt werden und ist somit unabhängig vom Rechnertyp.
- Manche Änderungen der Wissensbasis, z.B. das Suchen und Ändern bestimmter Texte, lassen sich in Textsystemen leichter durchführen.

Um die Vorteile von grafischem und nichtgrafischem Wissenserwerb zu kombinieren, kann man in D3 leicht zwischen beiden Modi wechseln. Abb. 4.5.7 zeigt die Aufrufstruktur für den nichtgrafischen Wissenserwerb und beispielhaft die interne Darstellung der Wissensrepräsentation.

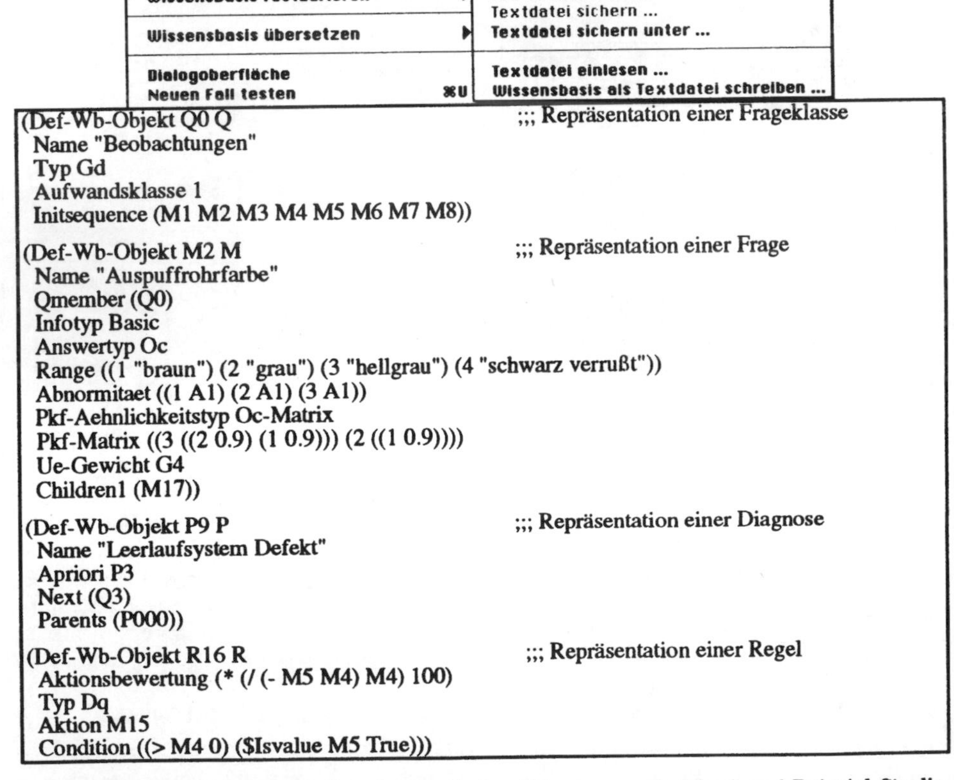


```
(Def-Wb-Objekt Q0 Q                          ;;; Repräsentation einer Frageklasse
  Name "Beobachtungen"
  Typ Gd
  Aufwandsklasse 1
  Initsequence (M1 M2 M3 M4 M5 M6 M7 M8))
(Def-Wb-Objekt M2 M                          ;;; Repräsentation einer Frage
  Name "Auspuffrohrfarbe"
  Qmember (Q0)
  Infotyp Basic
  Answertyp Oc
  Range ((1 "braun") (2 "grau") (3 "hellgrau") (4 "schwarz verrußt"))
  Abnormitaet ((1 A1) (2 A1) (3 A1))
  Pkf-Aehnlichkeitstyp Oc-Matrix
  Pkf-Matrix ((3 ((2 0.9) (1 0.9))) (2 ((1 0.9))))
  Ue-Gewicht G4
  Children1 (M17))
(Def-Wb-Objekt P9 P                          ;;; Repräsentation einer Diagnose
  Name "Leerlaufsystem Defekt"
  Apriori P3
  Next (Q3)
  Parents (P000))
(Def-Wb-Objekt R16 R                         ;;; Repräsentation einer Regel
  Aktionsbewertung (* (/ (- M5 M4) M4) 100)
  Typ Dq
  Aktion M15
  Condition ((> M4 0) ($Isvalue M5 True)))
```

Abb. 4.5.7. Menüstruktur für den nichtgrafischen Wissenserwerb (oben) und Beispiel für die nichtgrafische Wisseneingabe einiger Objekte (unten).

4.6 Strategien beim Aufbau großer Wissensbasen

Dieser Abschnitt beruht auf Erfahrungen bei der Entwicklung großer (medizinischer) Wissensbasen mit D3. Je umfangreicher eine Wissensbasis wird, um so wichtiger ist es, bei ihrem Aufbau eine Reihe von Prinzipien zu beachten, um in der wachsenden Zahl von Diagnosen, Symptomen und Regeln die Übersicht zu behalten. Dies ist die Voraussetzung nicht nur für den weiteren Ausbau der Wissensbasis, sondern auch für ihre qualitative Verbesserung. Schließlich erleichtert eine klare Wissensbasisstruktur denjenigen ihr Verständnis, die nicht an ihrer Entwicklung beteiligt waren.

Im Hinblick auf die Konzipierung und Strukturierung großer Wissensbasen sind folgende Gesichtspunkte von besonderer Bedeutung:

1. Einteilung der Symptomatik in Frageklassen
2. Detaillierungsgrad der Symptomerfassung
3. Erfassung und Auswertung von Zeitverläufen
4. Komplexität der Regeln
5. Diagnostischer Mittelbau
6. Modularer Wissensbasisaufbau
7. Testempfehlungen in richtiger Reihenfolge

4.6.1 Einteilung der Symptomatik in Frageklassen

Frageklassen dienen der Zusammenfassung zusammengehöriger Symptome (s. Abschnitt 4.2.1). Beispielsweise wird man die Fragen zur Erfassung der verschiedenen Ausprägungen eines Leitsymptoms wie Brust- oder Kopfschmerzen in einer Frageklasse zusammenfassen. Andernfalls verlöre man bei umfangreichen Wissensbasen mit zahlreichen Symptomen rasch die Übersicht. Zusammen mit Symptominterpretationen (Abschnitt 4.6.5) helfen Frageklassen, die Wissensbasis modular zu gestalten (Abschnitt 4.6.6).

Zusammengehörige Symptome werden gewöhnlich mit derselben Untersuchung erhoben. Deswegen ist es meistens korrekt, für jeden unabhängigen Test eine Frageklasse zur Erfassung seiner möglichen Ergebnisse zu bilden. Dies ist auch deswegen vorteilhaft, weil Tests nur dann gezielt indizierbar sind, wenn sie formal eine eigenständige Frageklasse bilden (Abschnitt 4.6.7).

Die vorgenannten Gründe favorisieren die Bildung möglichst zahlreicher Frageklassen. Dies verlangsamt jedoch die Befundeingabe während einer Konsultation, in deren Verlauf jede Frageklasse mindestens eine Antwort verlangt. Dementsprechend kann es mühsam und langweilig sein, beispielsweise 10 verwandte Frageklassen nacheinander mit "kein abnormer Befund" zu beantworten. Ökonomischer ist die summarische Verneinung der ganzen Frageklassen-Gruppe. Dazu muß man die entsprechenden Tests mit ihren möglichen Ergebnissen in ein- und derselben Frageklasse repräsentieren. Damit sind die Tests jedoch nicht mehr einzeln, sondern nur noch als Testgruppe indizierbar (vom System zur Durchführung vorschlagbar). Das nimmt man gerne in Kauf, wenn besagte Tests in der Praxis überwiegend zusammen als Gruppe durchgeführt werden. Ein

Beispiel dafür aus der medizinischen Diagnostik ist das Routinelabor, welches aus etwa 20 Einzeltests besteht.

Für Situationen, in denen man sich nicht eindeutig zwischen der Einzelrepräsentation in getrennten Frageklassen und der Gruppendarstellung entscheiden kann, bietet D3 die Möglichkeit der Kombination. Dies bedeutet, daß die Fragen eines Tests gleichzeitig als eigenständige Frageklasse wie auch als Teil einer umfassenderen Frageklasse darstellbar ist.

4.6.2 Detaillierungsgrad der Symptomerfassung

Die Genauigkeit der Symptomerfassung entscheidet maßgeblich über die Wissensbasisgröße. Diagnostische Befunde unterscheiden sich stark hinsichtlich ihres Detailgehaltes. Der eines Laborwertes beispielsweise ist minimal, besteht er doch lediglich aus einer Zahl plus Maßeinheit. Allenfalls lassen sich noch die Bedingungen der Probenentnahme und -Untersuchung als Randbedingungen erfassen. Dagegen ist die Schmerzerfassung wesentlich detailreicher, weil unüberschaubar viele Lebensumstände bei Entstehung und Entwicklung des Schmerzes eine Rolle gespielt haben können. Ebenfalls detailreich, wenn auch zu einem geringeren Grade, sind für Diagnosezwecke angefertigte Bilder (z.B. Röntgenbilder).

Es versteht sich von selbst, daß sich die Repräsentation von Befunddetails in Wissensbasen auf diagnostisch oder therapeutisch relevante beschränken sollte. Was relevant ist, hängt von den an das Expertensystem gestellten Erwartungen ab. Gibt man sich mit groben diagnostischen Klassifikationen zufrieden, kann man sich auch bei der Befunddarstellung auf die groben Unterscheidungen beschränken. Dabei ist allerdings zu bedenken, daß sich die Anforderungen an ein Expertensystem im Laufe der Zeit steigern können. Der nachträglichen Verfeinerung der Befunddarstellung sind gewisse Grenzen gesetzt. Bei ihrer Überschreitung kann eine tiefgreifende Umstrukturierung der Wissensbasis erforderlich werden bis hin zu ihrer Neuimplementierung.

Während einfache Fragestellungen oft auf der Basis einer groben Symptomerfassung gelöst werden können, ist bei komplizierteren Problemen häufig die Erfassung von Detailsymptomen erforderlich, um zu differenzieren, was auf den ersten Blick ähnlich wirkt. Fehlt in einer Wissensbasis diese Detaillierungsebene, muß das System bei der Lösung mancher diffizilen Aufgabe passen.

Für die Steigerung des Detaillierungsgrades der Befundbeschreibung gilt das aus der Ökonomie bekannte Gesetz des abnehmenden Grenznutzens: Wenn man mit einem bestimmten Detaillierungsnieveau etwa 80% aller Fragestellungen korrekt lösen kann, so ist zur Erhöhung dieser Quote auf etwa 90% mindestens eine Verdoppelung des Systemumfangs erforderlich.

So genügt bei einem Laborwert für viele Belange die Unterscheidung zwischen "normal", "erhöht" und "erniedrigt". Ein Großteil der so nicht korrekt klassifizierbaren Fälle läßt sich lösen, wenn man zusätzlich das Ausmaß der Abweichung des Laborwertes vom Normalbereich berücksichtigt. Für die wenigen dann noch verbleibenden Fälle müßte man darüber hinaus u.a. die Randbedingungen der Messung mit erfassen, was den Beschreibungsaufwand enorm vergrößerte.

Bei der Erfassung eines Kopfschmerzes dagegen wird man sich kaum mit der Registrierung seiner Existenz begnügen. Damit das System diagnostische Unterscheidungen treffen kann, müssen eine Reihe von Details erfaßt werden wie z.B. Intensität, Zeitverlauf und genaue Lokalisation des Schmerzes. Dies wäre der minimale Detaillierungsgrad. Eine differenzierte Diagnostik erfordert noch wesentlich mehr Details, wodurch der Umfang der Wissensbasis enorm wüchse.

Experten neigen häufig beim Aufbau von Wissensbasen zu einer übertrieben detaillierten Symptomerfassung. Dies erweist sich spätestens im Stadium der Formulierung der Diagnoseregeln, wenn viele Details in kaum einer Regel auftauchen und durch ihr Vorhandensein den Zeitbedarf für die Eingabe einer Fallsymptomatik vergrößern. Die Problemlösung kann sogar erschwert werden, wenn ein wenig qualifizierter Benutzer außerstande ist, seinen Fall in dem verlangten hohen Detaillierungsgrad zu beschreiben. Dies sollte man beim Wissensbasisaufbau berücksichtigen, und zwar dergestalt, daß das System, ähnlich wie ein Experte, auch aus einer groben bzw. rudimentären Befundbeschreibung diagnostische Schlüsse ziehen kann.

Eine Reduktion des Wissensbasisumfangs läßt sich durch Verwendung von Interpretationen anstelle der Rohdaten erreichen. In diesem Sinne kann man statt der zahlreichen Varianten einer bestimmten Brustschmerzqualität – wie drückend, pressend, beengend, einschnürend, wie-wenn-Elephant-auf-der-Brust-sitzt usw. – lediglich deren Interpretation (Angina-Pectoris-ähnlicher-Schmerz) erfassen. Damit wird man die erste Stufe der Befundinterpretation auf den Benutzer verlagern. Dies ist in anderen Bereichen, z.B. bei der Erfassung von Bildbefunden oder Zeitverläufen (vgl. Abschnitt 4.6.3), ohnehin unvermeidlich und qualifizierten Benutzern ohne weiteres zuzumuten. Teilweise bevorzugen diese sogar ein derartig erhöhtes Einstiegsniveau.

Häufig läßt sich Detailgenauigkeit von Anfang an nicht mit der Strategie des schnellen Erstellens eines Prototypen vereinbaren. Bei großer Detailgenauigkeit droht sogar die Gefahr, daß sich die Wissensbasisentwickler übernehmen und das Programm ein Torso bleibt. Wo dagegen ein rasch erstelltes Kernsystem beim anschließenden Ausbau nach Art des konzentrischen Wachstums an strukturelle Grenzen stößt, kann eine Neuimplementation des gesamten Systems erforderlich werden. Der damit verbundene Aufwand wird häufig durch eine wesentlich verbesserte Wissensrepräsentation belohnt.

4.6.3 Erfassung und Auswertung von Zeitverläufen

Der zeitliche Verlauf des Auftretens und Verschwindens von Symptomen ist diagnostisch oft von ausschlaggebender Bedeutung. Dasselbe gilt für die zeitliche Beziehung zwischen verschiedenen Befunden (z.B. gleichzeitig, vor, nach, immer wenn usw.). Ein gutes Diagnosesystem kommt deswegen nicht darum herum, auch die zeitliche Dimension zu berücksichtigen. Dabei stellt sich das im vorhergehenden Abschnitt diskutierte Detaillierungsproblem in einer speziellen Variante.

Die "große" Lösung der Erfassung der zeitlichen Variabilität von Symptomen besteht darin, für jedes Symptom zu registrieren, wann es anfing, wie lange es anhielt, wie oft es wiederkehrte etc. Der Nachteil dieser Vorgehensweise besteht in der damit einhergehenden enormen Aufblähung der Wissensbasis. Außerdem ist die genaue Kenntnis des Zeitverlaufs gewöhnlich für den Diagnostiker nicht erforderlich. Er stützt seine diagnostischen Schlüsse meistens auf Zeitverlaufsabstraktionen wie "akut", "chronisch", "rezidivierend" (wiederkehrend), "paroxysmal" (plötzlich auftretend), "progredient" (fortschreitend) usw. Die Herleitung dieser Abstraktionen aus den zeitlichen Rohdaten ist sehr aufwendig.

Wesentlich effizienter als diese große Lösung ist die direkte Erfragung der genannten Zeitverlaufskategorien vom Benutzer. Für vergangene Perioden fällt ihm dieses im allgemeinen leicht. Anders ist die Situation bei der aktuellen Überwachung von labilen Zuständen (z.B. "Monitoring" auf Intensivstationen). Hier besteht die wesentliche Aufgabe von Expertensystemen in der automatischen Erkennung von relevanten Zeitverläufen (und deren Signalisierung an das Personal).

Auch bei der Entscheidung für die "kleine" Lösung (direkte Erfragung der Zeitverlaufskategorien vom Programmbenutzer) besteht noch Spielraum bzgl. des Detaillierungsgrades. So kann man sich z.B. hinsichtlich des Zeitverlaufes bzw. der Zeitdauer eines Symptoms mit den Kategorien "akut" und "chronisch" zufriedengeben. Reicht dies nicht aus, könnte man "chronisch" in einer Anschlußfrage mit den Alternativen "monatelang", "jahrelang" und "jahrzehntelang" weiter präzisieren usw. Oberstes Kriterium für die Festlegung des Detaillierungsgrades der Symptombeschreibung ist die Relevanz der Differenzierung. Ist es z.B. belanglos, ob ein Befund vor 3 oder 4 Jahren erstmalig aufgetreten ist, dann genügt dafür die Zeitkategorie "vor Jahren".

Der Verzicht auf die Erfassung von absoluten Zeitdaten hat zur Folge, daß die zeitliche Reihenfolge des Auftretens mehrerer Symptome vom System nicht berechenbar ist. Wenn die Reihenfolge (vor, gleichzeitig, nach) interessiert, muß sie in der Wissensbasis explizit erfragt werden. Der damit verbundene Aufwand ist gering im Vergleich zur "großen" Lösung, bei der für jedes Symptom der Auftrittszeitpunkt festgehalten wird, wobei die meisten der dann berechenbaren Auftrittssequenzen diagnostisch und therapeutisch irrelevant sind. Ein weiteres Problem absoluter Zeitdaten ist die Notwendigkeit der exakten Vorabdefinition der Zeitrelationen. Tatsächlich ist ihre Abgrenzung im Einzelfall schwierig und teilweise Ermessenssache (zeitliches Kontinuum).

4.6.4 Komplexität der Regeln

Bei Lernverfahren (s. Abschnitt 6.3) sorgt ein Algorithmus für die mehr oder weniger angemessene Gewichtung aller zu einer Diagnose beitragenden Symptome. Ansonsten muß der Entwickler selbst deren Bewertung vornehmen. Dies ist prinzipiell einfach. Mit der Zunahme der Zahl der Einzelsymptome droht jedoch die Gefahr des Verlustes der Übersicht über den Gesamteffekt. Deswegen ist es erstrebenswert, die Zahl der unsicheren Regeln pro Diagnose zu minimieren.

Diesem Ziel dienen neben dem diagnostischen Mittelbau (Abschnitt 4.2.3 und 4.6.5) auch komplexe n-aus-m Regeln, die viele Einzelbefunde zusammenfassen (vgl. Abschnitt 4.3.3). Dadurch läßt sich im Idealfall die Zahl der Regeln pro Diagnose auf zwei reduzieren: je eine zur Begründung des Verdachtes in diese Diagnose und zu ihrer Bestätigung. Abb. 4.3.15–4.3.18 zeigen Beispiele aus einer Rheumatologie-Wissensbasis. Dies bedeutet den vollständigen Wegfall der üblichen intermediären Auswertungsschritte eines heuristischen Systems wie Addition der Gewichte von Einzelsymptomen und Interpretation der Summe mit Grenzwerten wie in Abb. 4.3.14 und 4.3.19.

Die mit der Reduktion der Regelzahl erzielte Vereinfachung wird allerdings erkauft durch eine höhere Komplexität der Regelstruktur. Ihre Aussage sollte ein Betrachter auf Anhieb verstehen. Andernfalls ist zu überlegen, ob dem Ziel der Transparenz und Verständlichkeit nicht mehr durch Aufspaltung einer komplexen Regel in zwei oder mehr Teile gedient ist. Letztendlich läuft dies auf einen Kompromiß zwischen den konkurrierenden Zielen der Minimierung von Regelzahl und Reduktion der Regelkomplexität hinaus.

Die Zusammenfassung von Einzelregeln zu einer komplexen Kombinationsregel stößt auch da auf Grenzen, wo verschiedene Befunde differenziert gewichtet werden müssen. Hat man z.B. 5 Laborwerte, die – wenn erhöht – auf eine Diagnose deuten, dann könnte man sie mittels zweier n-aus-m-Regeln wie folgt kombinieren: 1. Wenn 1–2 Werte erhöht sind, dann ist die Diagnose verdächtig. 2. Wenn 3–5 Werte erhöht sind, dann ist die Diagnose gesichert. Unterscheidet man dagegen für jeden erhöhten Laborwert zwischen "leicht erhöht", "deutlich erhöht" und "extrem erhöht" mit entsprechend unterschiedlicher Gewichtung bzgl. der Diagnose, dann bekommt man statt 2 komplexer Regeln 15 einfache Regeln. Eine detailliertere Darstellung vermehrt damit nicht nur die Zahl der Befunde, sondern auch die der Regeln.

Das Sprichwort "Keine Regel ohne Ausnahme" gilt auch für regelbasierte Expertensysteme. Die Formulierung von Ausnahmen macht ein Regelsystem nicht nur "richtiger", sondern auch übersichtlicher. Bei der Benutzung einer Regelsyntax ohne Ausnahmen behilft man sich häufig mit der Inkorporation von Ausnahmen in die eigentliche Regelvorbedingung. Eine der Bedingungsklauseln lautet dann, daß die Ausnahme nicht vorhanden sein darf. Dies wirkt sich nicht nur nachteilig auf die Systemfunktion aus, da die Regel nicht feuern kann, solange die Ausnahme noch nicht erfragt wurde. Es geht auch zu Lasten der Regelverständlichkeit, weil die Ausnahme gleichberechtigt und formal nicht unterscheidbar neben den Hauptklauseln steht, wie z.B. in folgender Regel: Wenn "Laborwert A = erhöht" und "Ausnahme B = nicht gegeben", dann besteht Verdacht auf Diagnose C. Angemessener ist der Sachverhalt dargestellt, wenn man formuliert: Wenn "Laborwert A = erhöht", dann besteht Verdacht auf Diagnose C, es sei denn, "Ausnahme B ist gegeben". In diesem Fall kann der Verdacht auf C schon dann hergeleitet werden, wenn die Ausnahme B noch unbekannt ist. Der Unterschied wird um so deutlicher, je mehr Hauptklauseln und Ausnahmen eine Regel umfaßt. Für die erwähnten komplexen Regeln mit zahlreichen Klauseln in der Vorbedingung ist die explizite Formulierbarkeit von Ausnahmen nahezu unverzichtbar. Dabei werden auch Ausnahmen durch komplexe Regeln mit beliebiger Verschachtelungstiefe repräsentiert.

4.6.5 Diagnostischer Mittelbau

Bei der Lösung komplexer mathematischer Aufgaben werden typischerweise zunächst mehrere Zwischenschritte berechnet, aus denen letztlich das Endergebnis resultiert. Komplizierte diagnostische Prozesse – z.B. in der Medizin – verlaufen ähnlich. Ein gutes Diagnosesystem sollte dieses sukzessive Verfahren nachbilden.

Die diagnostischen Zwischenschritte lassen sich meistens zwanglos der Terminologie des jeweiligen Fachgebietes entnehmen. Beispiele aus der Medizin sind Hyperglykämie, Hepatosplenomegalie, Lungenstauung, Linksherzinsuffizienz, supraventrikuläre Tachykardie, Peritonitis, akute Phase-Reaktion etc. Alle diese krankhaften Zustände haben noch nicht den Rang einer Krankheit bzw. Diagnose. Stattdessen sind sie interpretatorische Schritte auf dem Wege dahin.

Die Nachahmung des schrittweisen diagnostischen Vorgehens bietet für regelbasierte Diagnosesysteme den Vorteil der besseren Übersichtlichkeit. Statt beispielsweise 30 Regeln zur Herleitung einer speziellen Diagnose aus Rohsymptomen zu formulieren, leitet man besser zunächst mittels je 10 Regeln 3 Zwischenstufen her, aus deren Zusammenschau sich dann die Enddiagnose ergibt. Jeder der in diesem Beispiel erforderlichen 4 Einzelschritte ist wegen der geringeren Anzahl der beteiligten Symptome und Regeln besser überschaubar. Je umfangreicher eine Wissensbasis ist bzw. je höher der Detaillierungsgrad ihrer Symptombeschreibung, um so unverzichtbarer werden interpretatorische Zwischenschritte.

Die Annäherung an die Diagnose über Zwischenschritte ist eine so nützliche Strategie, daß sich ihr Einsatz auch dann empfiehlt, wenn die Zwischenergebnisse noch keinen Niederschlag in der jeweiligen Fachterminologie gefunden haben. Die Medizinterminologie ist außerordentlich reich an derartigen Begriffen, die wahlweise als pathophysiologische Zustände, Symptomkomplexe oder Syndrome bezeichnet werden. Ein typisches Beispiel für die Benutzung eines diagnostischen Mittelbaus zeigt Abb. 4.6.1.

Zur Repräsentation von diagnostischen Zwischenergebnissen dienen Grobdiagnosen und Symptominterpretationen. Erstere eignen sich insbesondere zur Kombination unsicherer Evidenzen gemäß der Establish-Refine-Strategie (vgl. Abb. 4.3.13). Letztere bieten eine größere Plastizität und lassen sich daher speziellen Intentionen des Wissensbasisentwicklers anpassen. Sie können wie gewöhnliche Symptome als Input für andere Symptominterpretationen dienen, d.h. das Ergebnis eines Herleitungsschrittes kann als Teil der Vorbedingung eines darauf aufbauenden Schrittes fungieren. Auf diese Weise lassen sich mehrere Symptominterpretationen kaskadenförmig hintereinanderschalten, wobei der Abstraktionsgrad bzw. das Aggregationsniveau der Anfangssymptomatik steigt. Im krönenden letzten Interpretationsschritt übergibt die höchste Symptominterpretation das Endergebnis der Abstraktionskaskade an ein Diagnoseobjekt der Wissensbasis. Dadurch tritt das Ergebnis der vorangegangenen Interpretationen erstmalig nach außen hin in Erscheinung. Die Herleitung von Symptominterpretationen während einer Konsultation wird von D3 auf der Benutzungsoberfläche nicht standardmäßig angezeigt, weil der Benutzer nicht mit einer Vielzahl von Zwischenergebnissen bombardiert werden soll. Er hat jedoch jederzeit die

Möglichkeit, mit Hilfe der Erklärungskomponente Einblick in den Stand der Zwischenergebnisse zu nehmen.

Der Vorteil eines diagnostischen Mittelbaus liegt nicht nur in der Komplexitätsreduktion der Diagnoseherleitungsschemata. Darüber hinaus fördert er den modularen Programmaufbau, dessen Vorteile im folgenden Abschnitt hervorgehoben werden. Schließlich sind Zwischenergebnisse – in der Praxis ebenso wie im Expertensystem – bevorzugte Ansatzpunkte für Differentialdiagnostik und standardisierte Vorgehensweisen zur Symptomerfassung (vgl. Abschnitt 4.6.7).

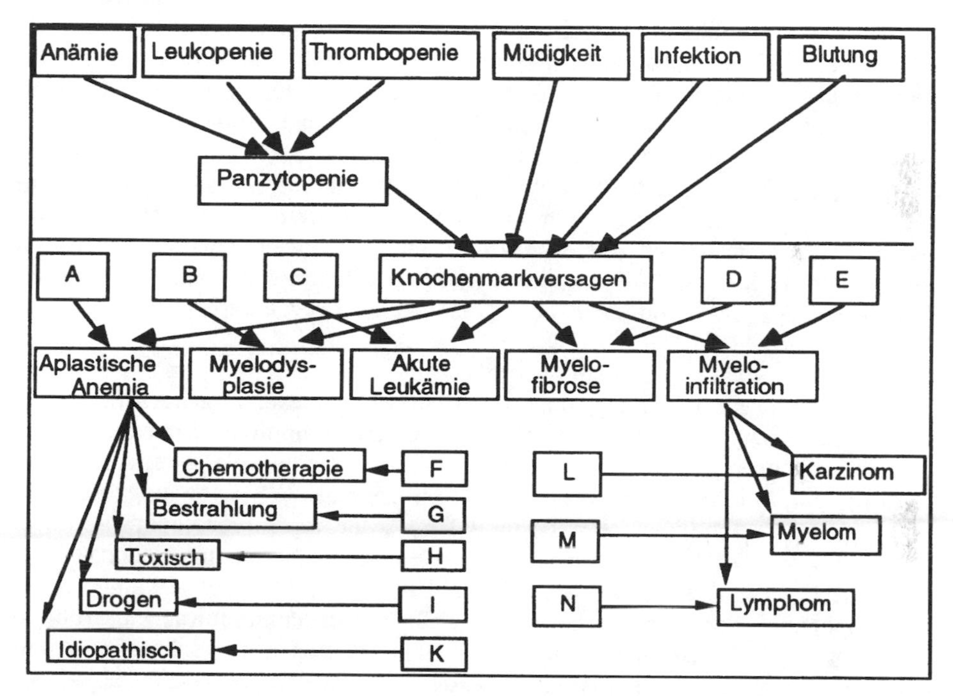

Abb. 4.6.1. Inkrementelle Diagnostik durch schrittweise Aggregation von Symptomen (von oben nach unten). Die Buchstaben A–N repräsentieren nicht-spezifizierte Symptome; "Chemotherapie" steht für "Aplastische Anämie verursacht durch Chemotherapie" usw., "Karzinom" steht für "Myeloinfiltration verursacht durch Karzinom" usw.

4.6.6 Modularer Wissensbasisaufbau

Ein modularer Aufbau ist für Wissensbasen so grundlegend wie für sonstige Software. Zu seinen wichtigsten Vorteilen zählen die Möglichkeit arbeitsteiliger Wissensbasisentwicklung, Verbesserung von Struktur und damit Übersichtlichkeit sowie Änderungsfreundlichkeit. Technisch realisiert wird die Modularität hauptsächlich durch entsprechende Verwendung von Frageklassen (Abschnitt 4.6.1) und Symptominterpretationen (Abschnitt 4.6.5).

Bei der Berücksichtigung von Laborwerten in der Diagnostik beispielsweise könnte man direkte Regeln vom Typ formulieren: "Wenn Laborwert größer Y (das sei der Schwellenwert zur pathologischen Erhöhung), dann denke an Diagnose A." Treten erhöhte Werte dieses Laborwertes bei mehreren Diagnosen auf, müssen entsprechend viele Regeln formuliert werden. Wird dann in einem späteren Stadium der Wissensbasisentwicklung der Normalbereich des Laborwertes geändert (wodurch sich auch der Schwellenwert Y verschiebt), müßten alle einschlägigen Diagnoseregeln angepaßt werden.

Dieser enorme Aufwand läßt sich durch eine modulare Konstruktion beträchtlich verringern. Dabei verzichtet man auf die obigen direkten Laborwertregeln. Statt dessen legt man zunächst den Normalbereich des Laborwertes fest (z.B. X < normal < Y). Anschließend interpretiert man ihn, wobei er als "normal", "erniedrigt" oder "erhöht" eingestuft wird. Danach werden Diagnoseregeln der Art formuliert: "Wenn Laborwert = erhöht, dann denke an Diagnose A." Die nachträgliche Änderung des Normalbereiches dieses Laborwertes würde keine derartige Diagnoseregel tangieren. Statt dessen müßte man lediglich einmalig das Auswertungsschema des Laborwertes korrigieren.

In obigem Beispiel tritt der Laborwert nicht mehr direkt mit Diagnosen in Verbindung, sondern nur noch mittels seiner Interpretation. Diese bildet die Schnittstelle zur restlichen Wissensbasis. Technisch realisiert man die Laborwertinterpretation als Symptominterpretation. Sie gehört zusammen mit der Erfassungsfrage des Laborwertes in eine gemeinsame Frageklasse (vgl. Abschnitt 4.6.1).

Dasselbe Verfahren läßt sich auch auf größere Einheiten anwenden, z.B. auf die diagnostische Auswertung eines Brustschmerzes. Beschreibt man ihn detailliert, kommt man leicht auf mehrere Dutzend Ausprägungen. Statt mit diesen direkte Diagnoseregeln zu formulieren, ist es wesentlich ökonomischer, zunächst mittels Symptominterpretationen eine Vorinterpretation zur Abstraktion bzw. Aggregation vorzunehmen. Ihr Ergebnis kann z.B. "typischer Angina-Pectoris-Schmerz" oder "fraglicher Pleuritis-Schmerz" sein, welche wiederum die Schnittstelle der Frageklasse "Brustschmerz" zur restlichen Wissensbasis bilden. Auch hier ergibt sich der Vorteil, daß man die Definition dessen, was unter einem typischen Angina-Pectoris-Schmerz zu verstehen ist, ändern kann, ohne die daran anknüpfenden Regeln mit anpassen zu müssen.

Als umfangreichste Module einer Wissensbasis bieten sich Untersuchungsverfahren an wie Elektro- oder Echokardiographie oder gar ganze Klassen von Verfahren wie Labor oder bildgebende Untersuchungen. Auch hier gilt, daß die diagnostische Auswertung zunächst frageklassenintern – oder auch innerhalb einer Frageklassen-Gruppe – erfolgt, wobei dann eine Gruppe von hochrangigen Symptominterpretationen als Schnittstelle die Kommunikation mit den übrigen Modulen übernimmt. Solche Module können ohne weiteres den Umfang von ausgewachsenen Diagnosesystemen annehmen. Zur Entlastung des Kernsystems ist in solchen Fällen eine noch größere Verselbständigung der Megamodule erwägenswert, etwa indem man sie ganz aus dem Kernsystem herauslöst und ihre Zusammenarbeit untereinander als Konsilium unabhängiger Expertensysteme konzipiert. Ein schematisches Beispiel zur modularen Herleitung einer Diagnose zeigt Abb. 4.6.2.

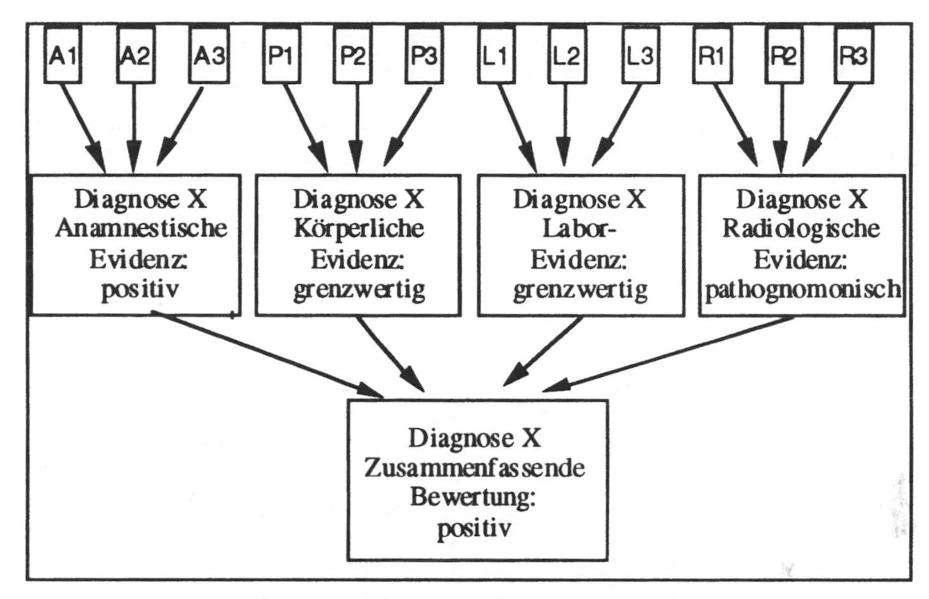

Abb. 4.6.2. Modulare Herleitungsstruktur der Diagnose X: Befunde der Anamnese (A1–3), körperlichen Untersuchung (P1–3), des Labors (L1–3) sowie der Radiologie (R1–3) werden im ersten Schritt getrennt interpretiert und dann im zweiten Schritt zur Diagnose zusammengefügt. Die modulare Struktur orientiert sich an den Untersuchungsmethoden.

4.6.7 Testempfehlung

Ein vollständiges Diagnosesystem sollte nicht nur eingegebene Befunde richtig interpretieren, sondern auch gezielte Hinweise zur Erhebung weiterer Befunde bzw. zur Durchführung spezieller Tests geben. Solche Hinweise können durchaus den hauptsächlichen Nutzen eines Diagnosesystems ausmachen.

Für die Testauswahl gibt es zwei Hauptstrategien (vgl. Abschnitt 4.2.4). Bei der Routine-Indikation gibt man für beliebige abnorme Zustände an, welche Tests bei ihrem Auftreten zur Durchführung vorgeschlagen werden sollen. Formal kommen als Zustand sowohl Symptome bzw. Symptomkombinationen als auch beliebige Ausprägungen von Symptominterpretationen sowie gesicherte Diagnosen in Frage. Bei der zweiten Alternative, der Kosten-Nutzen-Indikation zur Verdachtsüberprüfung, spezifiziert man Tests, die bei Stellung einer Verdachtsdiagnose gemacht werden sollen.

Die beiden Varianten der Testauswahl sind komplementär. Die Routine-Indikation ist wegen der Zulassung unterschiedlicher Objekte als Vorbedingung derartiger Indikationsregeln (Symptome, Symptominterpretationen, Diagnosen) sehr flexibel. Sie eignet sich vor allem zur Verankerung standardisierter Vorgehensweisen in Diagnose und Therapie, deren Gesamtheit man als prozedurales "Pflichtprogramm" bezeichnen kann.

Die Anwendbarkeit der Kosten-Nutzen-Indikation zur Verdachtsüberprüfung setzt eine Verdachtsdiagnose voraus. Als konstitutiver Bestandteil der Hypothese-and-Test-Strategie liegt ihre Stärke in der variablen Phase einer Problembewältigung, bei der standardisierte Vorgehensanleitungen fehlen und die Aufgabe mit Kreativität zu lösen ist.

Der Unterschied zwischen beiden Varianten kommt auch in der Abarbeitungsweise indizierter Untersuchungen zum Ausdruck. Bei der Routine-Indikation aktiviert das Programm bei Bekanntwerden eines entsprechenden Zustandes gleichzeitig alle daran geknüpften Untersuchungen, was den Pflichtcharakter dieser Indikationsform unterstreicht. Bei der zweiten Variante dagegen werden die zur Verdachtsüberprüfung angegebenen Tests einzeln vorgeschlagen und ausgeführt, woran sich jeweils eine Neubewertung der Verdachtsdiagnose anschließt. Wird diese durch ein Untersuchungsergebnis bestätigt oder ausgeschlossen, entfallen alle weiteren Untersuchungen. Das dadurch resultierende variable Programmverhalten erweckt den Eindruck der Nicht-Determiniertheit bzw. im Extremfall von Intelligenz. Deswegen ist diese Variante besonders zur Bewältigung von schwierigen Problemen bzw. der variablen Phase mittelschwerer Aufgaben geeignet.

Der Umfang der Benutzung der beiden Indikationsvarianten hängt u.a. von der Wissensmaterie ab. Auf einem Gebiet mit vielen standardisierten Vorgehensschemata sollte man diese bei der Wissensbasisentwicklung aufgreifen und mit Hilfe von Indikationsregeln in das Programm inkorporieren. Dies kann so weit gehen, daß kaum noch Bedarf für die Kosten-Nutzen-Indikation zur Verdachtsüberprüfung besteht. Da beim Wissensbasisaufbau Indikationsregeln zuerst benötigt werden, besteht die Tendenz zur Vernachlässigung der Kosten-Nutzen-Indikation. Deswegen sollte man bei der Eingabe von Wissen zur Testauswahl bzw. -Empfehlung sorgfältig überlegen, welche Variante den gewünschten Zweck besser erfüllt.

Werden bei Bekanntwerden eines bestimmten Zustandes mehrere Untersuchungen vorgeschlagen, muß das System ihre Reihenfolge festlegen. Die korrekte Reihenfolge ist von großer Wichtigkeit, da es unsinnig wäre, einen aufwendigen Test vor einem billigen vorzunehmen, besonders dann, wenn dessen Ergebnis den aufwendigen eventuell überflüssig macht. D3 stellt für jede der beiden Indikationsvarianten einen speziellen Mechanismus zur Festlegung der Reihenfolge zur Verfügung. Bei der Indikationsregelvariante quantifiziert man den mit einem Test oder einer Untersuchung verbundenen Aufwand (Aufwandsklasse der entsprechenden Frageklasse). Dies erlaubt dem Programm, bei Indikation mehrerer Frageklassen diese in der Reihenfolge steigenden Aufwandes zu stellen.

Der Mechanismus zur Festlegung der Reihenfolge von Tests zur Verdachtsüberprüfung beinhaltet eine ähnliche Aufwandsbewertung. Entsprechend der größeren Variabilität dieses Mechanismus entscheidet hier jedoch nicht allein der Testaufwand über die Reihenfolge. Zusätzlich ist bei der Kosten-Nutzen-Indikation zur Verdachtsüberprüfung der Nutzen der Durchführung einzelner Untersuchungen spezifizierbar. Dies bedeutet, daß aufwendige Untersuchungen auch vor einfachen indiziert werden können, wenn ihr Nutzwert entsprechend hoch ist. Dies trifft vor allem für Situationen zu, wo ein (aufwendiger) Test gleichzeitig der Überprüfung mehrerer Verdachtsdiagnosen dient.

5. Architektur eines Shell-Baukastens

5.1 Übersicht

Wiederverwendung möglichst mächtiger Komponenten ist ein wesentlicher Schlüssel zur kosteneffektiven Entwicklung von Softwaresystemen. In diesem Kontext ist die enorme Popularität von Visual BASIC in der WINDOWS-Welt zu sehen, für das eine Vielzahl von sogenannten Custom Controls (VBX) oder OLE Controls (OCX) zur Verfügung stehen [Hüskes 94]. Diese können, korrekte Funktionsweise vorausgesetzt, die Anwendungsentwicklung wesentlich beschleunigen.

Auch im Expertensystembereich wurde die Bedeutung der Wiederverwendung relativ früh erkannt und eine Vielzahl von Werkzeugen auf unterschiedlichem Abstraktionsniveau erstellt. Allgemeine, nicht problemspezifische Expertensystemwerkzeuge wie KAPPA oder SMART ELEMENTS erlauben zwar die Wiederbenutzung in Form von Regelinterpretierern oder Objektsystemen, liegen jedoch auf einer sehr implementierungsnahen Ebene und bieten wenig konzeptionelle Unterstützung zur Realisierung der Problemlösung und für die Wissensakquisition. Zwischen den zur Verfügung gestellten Mechanismen und dem Denken des Experten klafft die oft beklagte Knowledge-Engineering-Lücke. Wesentlich erfolgversprechender ist die Entwicklung und Wiederbenutzung von Werkzeugen auf der Basis von konzeptuellen Modellen, z.B. in Form von "role-limiting methods" [Mc Dermott 88] oder "starken Problemlösungsmethoden" [Puppe 90], die eine modellbasierte Wissensakquisition erlauben.

Problemspezifische Expertensystem-Shells, die auf der Implementierung einer starken Problemlösungsmethode beruhen, erreichen einen sehr hohen Grad an Wiederverwendung. Im günstigsten Fall ist bei der Nutzung eines solchen Werkzeuges keine Implementierung in der zugrundeliegenden Programmiersprache nötig, der Aufwand zur Systemerstellung beschränkt sich auf den Aufbau der Wissensbasis. Durch das festgelegte Modell der Problemlösung ist es möglich, grafische Wissensakquisitionssysteme zu entwickeln, die von der internen Struktur der Wissensbasis abstrahieren und es Experten des Anwendungsbereichs nach kurzer Einarbeitungszeit erlauben, Expertensysteme selbständig aufzubauen.

Obwohl problemspezifische Shells enorme Vorteile bieten, sofern sie für eine Anwendung geeignet sind, sind sie jedoch auf nur ein Modell der Problemlösung beschränkt und bezüglich der Integration neuer Mechanismen unflexibel. Das kann dazu führen, daß Expertenwissen in unnatürlicher Weise umformuliert werden muß oder gar einen Werkzeugwechsel erforderlich ist, so daß ein Irrtum bei der Werkzeugauswahl sehr hohe Kosten verursacht.

Zwischen der Wiederverwendung problemspezifischer Shells einerseits und erweiterten Programmiersprachen bzw. allgemeinen Expertensystemwerkzeugen andererseits gibt es verschiedene Kompromisse. Dazu gehören allgemeine Modulbaukästen für Expertensysteme, die vorgefertigte Module mit wohldefinierten Schnittstellen bereitstellen, in der Hoffnung, daß man eine neue Expertensystem-Shell aus diesen Modulen leicht zusammensetzen kann. Der bekannteste Versuch in dieser Richtung ist der Generic-Task-Ansatz von Chandrasekaran [Chandrasekaran 87, Chandrasekaran & Johnson 93], von dem allerdings nur wenige (Problemlöser-)Module implementiert worden sind und eine praktische Evaluation daher nicht möglich war.

Eine zentrale Schwierigkeit liegt in der Spezifikation der Module, da die Module Annahmen über die Wissensrepräsentation machen müssen, die deren Wiederverwendbarkeit in anderen Kontexten erheblich einschränken können. Beispielsweise läßt sich ein Modul zum Umgang mit unsicherem Wissen wegen der Vielfalt unterschiedlicher Techniken kaum als einheitliches Modul in einem Modulbaukasten standardisieren. Ein weiteres Problem ist der in jedem Fall verbleibende Aufwand für die Steuerung und Datentransformationen beim Zusammensetzen der Module.

Um die Festlegungen bei der Implementierung von Modulbaukästen zu vermeiden, kann man auch Problemlösungsmethoden auf der konzeptuellen Ebene auf Papier beschreiben wie z.B. in COMMONKADS [Breuker et al. 94]. Solche konzeptuellen Modulbaukästen haben den Vorteil, daß sie leicht variiert und an den Anwendungsbereich angepaßt werden können. Andererseits wird der Implementierungsaufwand kaum verringert. Wie weit und mit welchem praktischen Erfolg sich diese Vorgehensweise operationalisieren läßt, ist derzeit noch eine offene Frage. In [Fensel & van Harmelen 93] werden Ansätze für KADS-Operationalisierungssprachen dargestellt und verglichen.

Ein anderer Kompromiß besteht darin, Shells flexibler zu machen. Die einfachste Form ist ein Filtermechanismus, mit dem nicht benötigte Eigenschaften einer Shell ausgeblendet werden, sowie offene Schnittstellen für Bereiche, bei denen erfahrungsgemäß viele Adaptionen erforderlich sind. Der Vorteil der Filter ist, daß die Benutzer von Shells nicht durch unnötige Komplexität belastet werden und verschiedene Benutzer verschiedene Sichten auf die Shell haben können. Der Nachteil besteht darin, daß der Aufwand bei der Shell-Entwicklung steigt und die Beherrschung der wechselseitigen Abhängigkeiten zwischen möglicherweise ausgeblendeten Mechanismen Probleme bereiten kann. Falls dem Benutzer die vorhandenen Mechanismen nicht ausreichen, können offene Programmschnittstellen genutzt werden, was jedoch beim Benutzer Programmierarbeit erfordert und zudem nur auf bei der Shell-Entwicklung vorhergesehene Schnittstellen beschränkt bleibt. Außerdem stellen vom Benutzer hinzugefügte Programmteile oft den erwähnten Hauptvorteil von Shells in Frage, nämlich die Kohärenz zwischen Problemlösungs-, Wissensnutzungs- und Wissenserwerbskomponente. Offene Schnittstellen sind zwar notwendig, aber für größere Adaptionen ungeeignet und lösen das Problem der Starrheit nur sehr begrenzt.

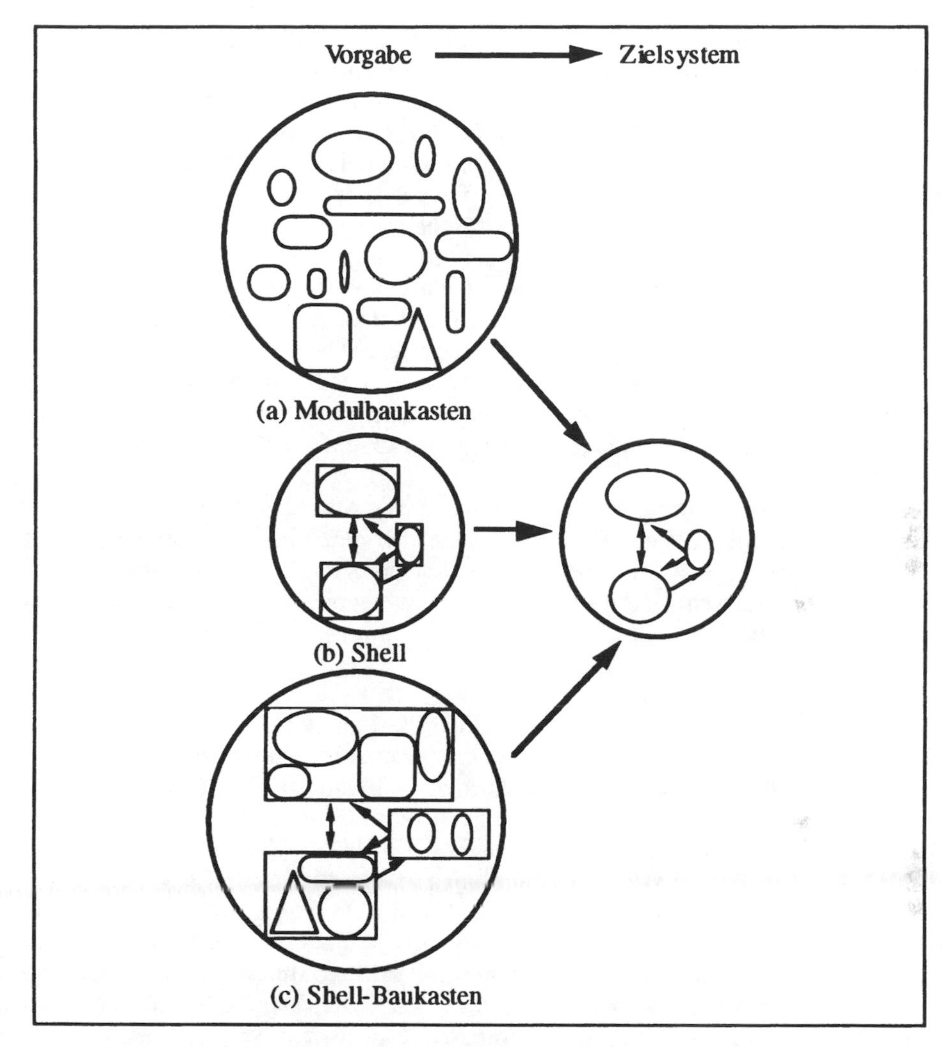

Abb. 5.1. Illustration der Wiederverwendungskonzepte: Um das anwendungsspezifische Rahmensystem auf der rechten Seite der Abbildung zu erstellen, kann man es (a) aus einem allgemeinen Modulbaukasten zusammenstellen, (b) direkt von einer Shell übernehmen (eventuell mit der Option, nicht benötigte Teile der Shell auszublenden) und (c) aus einem Shell-Baukasten mit vorgegebener funktionaler Grundstruktur, in dem für vorgegebene Aufgaben jeweils verschiedene Methoden zur Realisierung vorgesehen sind, zusammensetzen.

Eine stärkere Flexibilisierung von Shells kann durch Shell-Baukästen erreicht werden. Sie stellen einen attraktiven Kompromiß dar, der die Vorteile von problemspezifischen Shells beibehält, aber deren Flexibilität und damit auch das Einsatzspektrum deutlich erhöht. Die wesentlichen Ideen dabei sind die anwendungsspezifische Konfiguration von Problemlösungsmethoden und die Generierung zugehöriger Wissensakquisitionswerkzeuge.

Zur Konfigurierung einer Problemlösungsmethode werden die Methoden nicht mehr als monolithischer Blick dargestellt und realisiert, sondern in kleinere Bausteine zerlegt. Zu einzelnen Modulen oder Untermodulen können alternative Realisierungen angegeben werden, so daß sich ein Und/Oder-Konfigurationsbaum aus Aufgaben und Teilaufgaben ergibt, die jeweils von einer oder mehreren Methoden gelöst werden. Zusätzlich zu diesem Baum ist natürlich auch die Kontrolle und insbesondere die Wissensrepräsentation der Methoden zu spezifizieren. Da das Zusammenwirken der Methoden festgelegt ist, können auch deren Wissensrepräsentationen aufeinander abgestimmt werden. Wenn diese nicht direkt verträglich sind, müssen Abbildungsvorschriften angegeben werden, die das Wissen und die Daten transferieren, was von mehreren Methoden gemeinsam genutzt wird. Zur Konfiguration einer konkreten Problemlösungsmethode werden Auswahlentscheidungen für alle Alternativen getroffen. Diese Entscheidungen können z.B. von Präferenzen der Wissensbasisentwickler, der Verfügbarkeit von Wissen oder Laufzeitanforderungen an das System abhängen. Falls keine zufriedenstellende Konfiguration gefunden werden kann, kann der Konfigurationsbaum erweitert werden.

Die vorgegebene Kommunikation zwischen den Modulen unterscheidet Shell-Baukästen von allgemeinen Modulbaukästen, bei dem weit weniger Annahmen über den konkreten Einsatz der Module gemacht werden können. Abb. 5.1 illustriert die vorgestellten Modularisierungskonzepte, wobei für Shell-Baukästen aus Gründen der Übersichtlichkeit nur eine Hierarchieebene des Und/Oder-Baums angedeutet ist.

Neben D3 für die Diagnostik sind PLAKON bzw. KONWERK im Bereich des Planens und Konfigurierens [Syska 92, Günter 95] und COKE für die Zuordnung [Poeck 95] Beispiele für Shell-Baukästen aus anderen Problemklassen.

Noch attraktiver werden Shell-Baukästen in Zusammenhang mit der Generierung eines zugehörigen Wissensakquisitionssystems, da dessen manuelle Programmierung einen immensen Zeitaufwand bedeutet. Zur Generierung bietet es sich an, von einer Wissensbasis auszugehen, die aus Instanzen vorgegebener Objekttypen besteht. Diese Objekttypen haben eine Reihe von Attributen mit einem fest vorgegebenen Wertebereich wie z.B. Aufzählung, Zahl usw., dessen syntaktischer und teilweise auch semantischer Aufbau durch eine (attributierte) Grammatik beschrieben werden kann. Zwischen den Objekttypen können Relationen bestehen, die ebenfalls in der Grammatik spezifiziert werden. Des weiteren sollte ein Wissensakquisitionssystem vollständig aus einer Reihe von vorgegebenen generischen Wissenseditoren wie Formularen zur Eingabe von lokalen Wissen und Hierarchien, Übersichts-, Attribut- und Detailtabellen zur Eingabe von Beziehungswissen, zusammengesetzt werden können. Für jeden Wissenseditor kann der Zusammenhang zwischen interner Darstellung, etwa ein Attribut mit einer Aufzählung, und der externen Darstellung, etwa ein Pop-Up-Menü, angegeben werden. Bei der Akquisition von Relationswissen ist der Zusammenhang natürlich etwas komplizierter. Zusammen mit dieser Information kann dann ein Wissenseditor durch Angabe der zu akquirierenden Typen, Attribute und Relationen vollständig spezifiziert und generiert werden [Puerta et al. 92, Gappa 95].

Wenn die Wissensrepräsentation aller Bausteine des Konfigurationsbaumes in der so angegebenen Weise um Wissen für ihre Akquisition erweitert worden ist, kann für eine neue Problemstellung ein anwendungsspezifisches Expertensystemwerkzeug mit einer grafischen Wissensakquisitionskomponente weitgehend automatisch generiert werden.

Diese erhöhte Flexibilität macht nun ein gegenüber der Benutzung von monolithischen Expertensystemwerkzeugen verfeinertes Prozeßmodell möglich (Abb. 5.2). Während der Experte bei problemspezifischen Shells nach der Auswahl des geeignetsten Werkzeuges keinen weiteren Einfluß auf das Wissensmodell und das Wissenserwerbssystem hatte, können nun die gewonnenen Erfahrungen beim Aufbau und der Evaluation der Wissensbasis dazu benutzt werden, um das Werkzeug optimal an die konkreten Anforderungen und Bedürfnisse anzupassen. Die beiden Prozesse des Verfeinerns und Evaluierens der Wissensbasis und des Anpassens der Shell laufen dann in zwei miteinander verbundenen Zyklen ab, wie in Abb. 5.2 angedeutet.

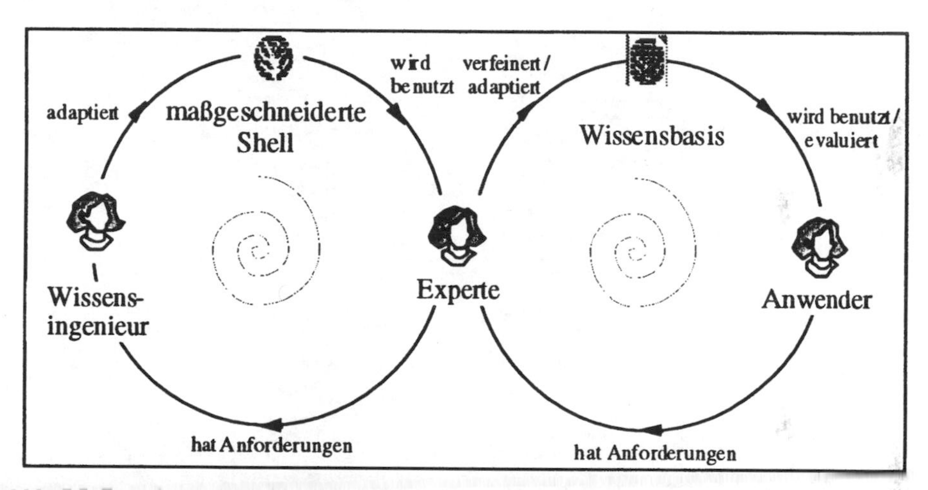

Abb. 5.2. Prozeßmodell bei Verwendung eines Shell-Baukastens mit folgenden Aktivitäten:
- Konfiguration einer für das Anwendungsprojekt maßgeschneiderten Shell mit einem Shell-Baukasten durch Wissensingenieure.
- Aufbau der Wissensbasis durch Experten. Aufgrund der beim Aufbau und der Evaluation der Wissensbasis gewonnenen Erfahrungen adaptieren sie die Wissensbasis und geben Anforderungen an das Entwicklungswerkzeug weiter.
- Evaluation des Expertensystems durch Anwender und Rückmeldung an die Experten.

Im folgenden wird das Konzept eines Shell-Baukastens anhand von D3 konkretisiert. Dabei gehen wir in Abschnitt 5.2 auf die Wissensnutzungskomponente (einschl. Problemlöser) und in Abschnitt 5.3 auf die Wissenserwerbskomponente ein.

5.2 Wissensnutzungskomponente

Wie in Kapitel 2 gezeigt, enthält die Wissennutzungskomponente eines Diagnose- und Informationssystems viele unterschiedliche Teilkomponenten. Abb. 5.3 zeigt eine Übersicht über die Architektur der Problemlösungs- und Interviewerkomponente des Shell-Baukastens D3. Um zu vermeiden, daß verschiedene Module direkt miteinander kommunizieren, gibt es in dem Shell-Baukasten fest vorgegebene Steuerungskomponenten, die die Kommunikation mit den verschiedenen

Modulen regeln. Auf diesem Konzept baut die in Kapitel 2 gezeigte Vielfalt von Dialogformen zur Dateneingabe und von Problemlösern zur diagnostischen Auswertung auf. Darüber hinaus kann man aufgrund der Schnittstellen-Spezifikation jeweils neue Modulalternativen hinzufügen, ohne die übrigen Module adaptieren zu müssen.

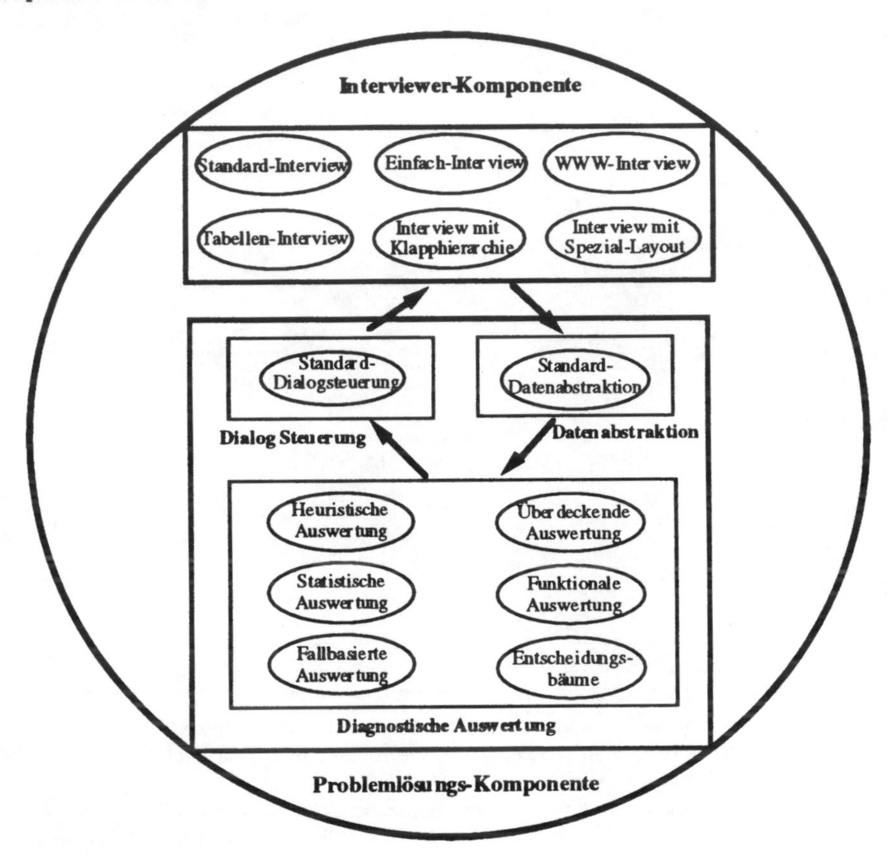

Abb. 5.3. Realisierung des Shell-Baukasten-Prinzips aus Abb. 5.1 in D3. Hauptmodule (Interviewer- und Problemlösungskomponente) und Untermodule (Dialogsteuerung, Datenabstraktion und diagnostische Auswertung) werden durch Rechtecke und implementierte Modulalternativen durch Ellipsen dargestellt. Die durch die Pfeile angedeutete Steuerung und die Schnittstellen sind durch den Shell-Baukasten fest vorgegeben. Eine detaillierte Unterteilung der Problemlösungskomponente zeigt Abb. 5.4.

Die Interviewerkomponente ermöglicht dem Benutzer die Eingabe von Symptomen und liefert als Ergebnis Diagnosen. Die Problemlösung muß der Interviewerkomponente mitteilen können, welche Symptome erfragt werden sollen, und die Interviewerkomponente muß die Antworten für angeforderte, aber auch vom Benutzer unaufgefordert eingegebene Symptome an die Problemlösung liefern.

Für die Problemlösungskomponente gibt es eine einheitliche Basiswissensrepräsentation und eine Steuerung mit vorgegebener Modulaufteilung. Die Kernmodule sind:

– Dialogsteuerung (Testauswahl und Datenerfassung)
– Datenabstraktion
– Diagnostische Auswertung (Sichere und unsichere Lösungsbewertung)

Während die Datenabstraktion gut standardisiert werden kann, gibt es für die diagnostische Auswertung viele Alternativen wegen des schwierigen Umganges mit unsicherem Wissen. Die Dialogsteuerung liegt dazwischen, da sie mehrere alternative Strategien umfaßt. Wir haben uns in dem Modulbaukasten D3 auf den Ausbau von Modulalternativen für die diagnostische Auswertung konzentriert und für die Datenabstraktion und die Dialogsteuerung nur jeweils ein Standardmodul vorgesehen. Da sich die alternativen Strategien der Dialogsteuerung ergänzen (vgl. Abschnitt 4.6.7), werden sie im Standardmodul kombiniert.

Weiterhin gehört zur Wissensnutzung eine Erklärungs- und Informationskomponente. Während erstere die Herleitung der Ergebnisse zu einem aktuellen Fall transparent macht, beantwortet die Informationskomponente allgemeine Anfragen durch Aufbereitung des formalisierten und informellen Wissens. Die wesentliche Gemeinsamkeit besteht in der Verwendung derselben Terminologie für Symptome, Diagnosen und Tests. Damit in beiden Bereichen alle Informationen zu den Begriffen leicht abrufbar sein sollen, liegt es nahe, das Wissen nach den zugrundeliegenden Objekttypen und den damit verbundenen Informationen zu organisieren. Die Gesamtinformation zu einem Objekttyp setzt sich aus Einzelinformationen aus verschiedenen Anfragekontexten zusammen. Typische Anfragekontexte beziehen sich auf das Wissen der verschiedenen diagnostischen Auswertungen, z.B. das heuristische, überdeckende oder funktionale Wissen zur Herleitung einer Diagnose. Diese lassen sich nochmals in statische und dynamische Informationen aufspalten, wobei dynamische Informationen eine Teilmenge der statischen Informationen sind, die für ein konkretes Problem relevant sind. Daraus ergibt sich folgende Organisation:

Objekttyp x Kontext x Modus

- *Objekttyp:*
  - Symptom (Frage, Symptomabstraktion),
  - Diagnose,
  - Test (Frageklasse).
- *Anfragekontext:*
  - Allgemeine Wissensbasisinformationen
  - Informationen aus Dialogsteuerung,
  - Informationen aus Datenabstraktion,
  - Informationen aus heuristischem Problemlöser,
  - Informationen aus überdeckendem Problemlöser,
  - Informationen aus funktionalem Problemlöser,
  - Informationen aus fallbasiertem Problemlöser,
  - Informelles Wissen (z.B. aus Lehrbüchern) usw.
- *Modus:*
  - statisch (generisches Wissen),
  - dynamisch (d.h. im Kontext des Lösungsprozesses eines konkreten Falles).

Im folgenden beschreiben wir die einzelnen Module der Problemlösungskomponente genauer. Abb. 5.4 zeigt einen Überblick über deren Aufgaben und Unteraufgaben, die anschließend erläutert werden. Dabei ist die Dialogsteuerung aus Abb. 5.3 in zwei Module zur Testauswahl und Datenerfassung und die diagnostische Auswertung in sichere und unsichere Lösungsbewertung aufgeteilt.

1. Klassifikation
1.1 Testauswahl
1.1.1 Benutzer-Auswahl
1.1.2 Standardisierte Indikation
1.1.3 Kosten-Nutzen-Analyse
1.2 Datenerfassung
1.2.1 -> Interviewerkomponente
1.2.2 Überprüfen der Antworten
1.2.3 Ableiten von Folgefragen
1.3 Datenabstraktion
1.4 Sichere Lösungsbewertung
1.5 Unsichere Lösungsbewertung
1.5.1 Heuristische Bewertung
1.5.1.1 Herleitung verdächtigter Lösungen
1.5.1.2 Herleitung bestätigter Lösungen
1.5.2 Statistische Bewertung
1.5.3 Fallbasierte Bewertung
1.5.3.1 Merkmal-Filter
1.5.3.2 Herleitung ähnlicher Fälle
1.5.3.2.1 Vorauswahl und Vergleich
1.5.3.2.1.1 Vorauswahl
1.5.3.2.1.1.1 Keine Vorauswahl
1.5.3.2.1.1.2 Mit gewichteten Merkmalen
1.5.3.2.1.2 Lösungsbasierter Filter (mit Regeln)
1.5.3.2.1.3 Vollvergleich der Restfälle
1.5.3.2.2 Hill-Climbing in Fallnachbarschaften
1.5.3.2.2.1 Wähle Startfälle
1.5.3.2.2.2 Bestimme Fallnachbarschaft
1.5.3.2.2.3 Lösungsbasierter Filter (mit Regeln) (s.o.)
1.5.3.2.2.4 Vollvergleich der Restfälle (s.o.)
1.5.3.3 Bestimmung der Lösungen
1.5.4 Überdeckende Bewertung
1.5.4.1 Berechnung der Einfachüberdeckungen
1.5.4.2 Berechnung der Mehrfachüberdeckungen
1.5.5 Funktionale Bewertung
1.5.5.1 Entdeckung von Diskrepanzen
1.5.5.2 Berechnung der Einfachüberdeckungen (s.o.)
1.5.5.3 Berechnung der Mehrfachüberdeckungen (s.o.)

Abb. 5.4. Detaillierte Aufgabenstruktur der Problemlösungskomponente des Shell-Baukastens D3 in einem Und/Oder-Baum. Oder-Knoten, von denen nur einer ausgewählt werden muß, sind *kursiv* gedruckt. Im folgenden Text werden Einzelheiten zu den Modulen mit informeller Beschreibung, ihrer Ein- und Ausgabe sowie dem benötigten Wissen gegeben.

1. Klassifikation
Beschreibung: Auswahl einer oder mehrerer Lösungen aufgrund von Merkmalswerten, die teilweise gegeben sind und teilweise gezielt angefordert werden müssen.
Eingabe: Merkmalswerte
Ausgabe: Lösungen
Wissen: s. Teilaufgaben (1.1–1.5)

1.1 Testauswahl
Beschreibung: Auswahl von Tests, die als nächstes zur Klärung des Falles erfaßt werden sollen.
Eingabe: Bisher erfaßte Merkmale sowie verdächtigte und bestätigte Lösungen
Ausgabe: Tests (Frageklassen)
Wissen: s. Teilaufgaben (1.1.2 + 1.1.3)

1.1.2 Standardisierte Indikation
Beschreibung: Auswahl von Tests aufgrund von Routine-Verfahren
Eingabe: Fakten (Merkmale oder bestätigte Lösungen)
Ausgabe: Tests
Wissen: 1. Indikations-Regeln, bei welcher Konstellation von Fakten welche Tests normalerweise durchgeführt werden sollen,
2. Kontraindikations-Regeln, bei welcher Konstellation von Fakten welche Tests auf keinen Fall durchgeführt werden sollen,
3. Aufwandsklassen für die Tests (falls mehrere Tests indiziert sind, werden zuerst die mit der niedrigsten Aufwandsklasse aktiviert).

1.1.3 Kosten-Nutzen-Analyse
Beschreibung: Auswahl von Tests, die einerseits zur Überprüfung verdächtigter Lösungen dienen (Nutzen), andererseits möglichst geringe Kosten verursachen.
Eingabe: verdächtigte Lösungen (+ Fakten)
Ausgabe: Ein Test
Wissen: Für jeden Test wird angegeben, zur Klärung welcher Diagnosen er wie nützlich ist. Weiterhin werden seine statischen und dynamischen Kosten spezifiziert, wobei letztere mit Regeln erfaßt werden.

1.2 Datenerfassung
Beschreibung: Erfassung der Daten vom Benutzer oder von einer externen Datenquelle
Eingabe: Frageklasse (Test)
Ausgabe: Belegung der Merkmale des Tests mit Werten
Wissen: s. Teilaufgaben (1.2.1 + 1.2.3)

1.2.1 Interviewerkomponente
Beschreibung: Benutzungsoberfläche zur Eingabe der Daten oder Kopplung mit Fremdprogrammen, auf die hier nicht weiter eingegangen wird.

1.2.2 Überprüfen der Antworten
Beschreibung: Plausibilitätskontrolle der Eingabedaten
Eingabe: Antworten von Fragen
Ausgabe: Alles o.k. oder Fehlermeldung
Wissen: 1. Angaben zum Wertebereich der Fragen
2. Widerspruchs-Regeln (Constraints), die inkonsistente Antworten erkennen

1.2.3 Ableiten von Folgefragen
Beschreibung: Ermittlung, ob Zusatzfragen gestellt werden sollen
Eingabe: Antworten von Fragen
Ausgabe: Neue Fragen
Wissen: Weiterfrage-Regeln

1.3 Datenabstraktion
Beschreibung: Herleiten von Merkmalsabstraktionen (Fachbegriffen). Dazu gehören die Verrechnung quantitativer Daten mit Formeln, die Abstraktion quantitativer zu qualitativen Daten und die Aggregation qualitativer Daten.
Eingabe: Merkmale mit Werten
Ausgabe: Weitere Merkmale mit Werten
Wissen: 1. Bezeichnung der Merkmalsabstraktionen und des Wertebereichs,
2. Regeln zur Herleitung der Merkmalsabstraktionen, deren Aktionsteil eine Zahl, Formel oder ein qualitativer Wert sein kann,
3. Schemata zur Umwandlung eines numerischen in einen qualitativen Wert.

1.4 Sichere Lösungsbewertung

Beschreibung: Bestätigung oder Ausschluß von Lösungen mit sicheren Regeln
Eingabe: Fakten
Ausgabe: Sichere und ausgeschlossene Lösungen
Wissen: Regeln, deren Aktion eine Lösung und deren Aktionsbewertung entweder hinreichend (p7) oder ausschließend (n7) ist.

1.5 Unsichere Lösungsbewertung

Beschreibung: Bewertung von Lösungen aufgrund von Merkmalswerten mit unsicherem Wissen
Eingabe: Fakten
Ausgabe: Verdächtigte und/oder bestätigte Lösungen
Wissen: abhängig von der Problemlösungsmethode

1.5.1 Heuristische Bewertung

Beschreibung: Lösungen werden bestätigt, wenn ihre akkumulierte Bewertung einen Schwellwert überschreitet oder besser ist als die ihrer Konkurrenten.
Eingabe: Fakten
Ausgabe: Verdächtigte und/oder bestätigte Lösungen
Wissen: 1. Regeln, deren Aktion eine Lösung und deren Aktionsbewertung eine positive oder negative Evidenzkategorie (p1 bis p6; n1 bis n6) oder eine Zahl ist,
2. Apriori-Häufigkeit: Häufigkeitsangabe von extrem selten (n5) bis extrem häufig (p5),
3. Prädispositionsregeln, deren Aktion eine Lösung und deren Aktionsbewertung eine Häufigkeitsangabe wie bei Apriori-Häufigkeit ist,
4. Differentialdiagnostisches Wissen, d.h. aus den Nachfolgern einer Lösung soll der beste bestätigt werden.

1.5.1.1 Heuristische Herleitung verdächtigter Lösungen

Beschreibung: Eine Lösung ist verdächtigt, wenn ihre Gesamtbewertung größer oder gleich p3 und kleiner oder gleich p5 ist. Verdächtigte Lösungen dienen als Eingabe zur Kosten-Nutzen-Analyse.

1.5.1.2 Heuristische Herleitung bestätigter Lösungen

Beschreibung: Eine Lösung ist bestätigt, wenn ihre Gesamtbewertung größer als p5 ist, oder wenn sie die beste aus einer differentialdiagnostischen Gruppe ist. Bestätigte Lösungen werden wie Merkmalswerte behandelt und können in der Vorbedingung von Regeln benutzt werden.

1.5.2 Statistische Bewertung

Beschreibung: Herleitung der besten Lösung aus einer Gruppe vorgegebener Lösungsalternativen aufgrund von statistisch berechneten Häufigkeitsangaben mit dem Theorem von Bayes.
Eingabe: Merkmalswerte (die voneinander unabhängig sein sollen)
Ausgabe: Eine Lösung
Wissen: Apriori-Wahrscheinlichkeiten aller Lösungen P (L) und bedingte Wahrscheinlichkeiten P (L/M) für alle einzelnen Merkmalswert/Lösungs-Kombinationen, die aus großen Fallsammlungen extrahiert werden.

1.5.3 Fallbasierte Bewertung

Beschreibung: Zu einem neuen Fall ohne Lösung wird aus einer Menge alter Fälle mit Lösung der oder die ähnlichsten Fälle ermittelt und bei ausreichender Ähnlichkeit die Lösungen auf den neuen Fall übertragen. Die Gesamtähnlichkeit zweier Fälle ergibt sich aus den Einzelähnlichkeiten korrespondierender Merkmale.
Eingabe: Menge von Merkmalen mit Werten und Abstraktionsebene
Ausgabe: Ähnlichster Fall und dessen Lösung
Wissen: Für jedes Merkmal: Abstraktionsebenen, Gewicht, Ähnlichkeitstyp und Ähnlichkeitsangabe. Für jede Lösung kann auch ein spezifisches Gewicht und eine Ähnlichkeitsangabe pro Merkmal angegeben werden.

1.5.3.1 Merkmal-Filter

Beschreibung: Aus der Menge der Merkmale werden einige herausgefiltert, die nicht in den Ähnlichkeitsvergleich eingehen sollen.
Eingabe: Menge von Merkmalen mit Werten und Filter (vorgegebene Abstraktionsebene)
Ausgabe: Teilmenge der Eingabe-Merkmale

Wissen: Abstraktionsebenen des Merkmals (die mit der vorgegebenen Abstraktionsebene verglichen werden).

1.5.3.2 Herleitung ähnlicher Fälle
Beschreibung: Zu einem neuen Fall ohne Lösung werden aus einer Menge alter Fälle die ähnlichsten ermittelt.
Eingabe: Menge von Merkmalen mit Werten
Ausgabe: geordnete Liste von ähnlichsten Fällen
Wissen: Für jedes Merkmal: Gewicht, Ähnlichkeitstyp und Ähnlichkeitsangabe. Für jede Lösung kann auch ein spezifisches Gewicht und eine Ähnlichkeitsangabe pro Merkmal angegeben werden.

1.5.3.2.1 Vorauswahl & Vergleich wie Herleitung ähnlicher Fälle

1.5.3.2.1.1 Vorauswahl
Beschreibung: Zu einem neuen Fall werden aus einer großen Menge von alten Fällen grob ähnliche Fälle vorausgewählt.
Eingabe: Menge von Merkmalen mit Werten
Ausgabe: Menge von grob ähnlichen Fällen
Wissen: abhängig von Vorauswahl-Methode

1.5.3.2.1.1.1 keine Vorauswahl
Beschreibung: Es werden alle Fälle überprüft, d.h. eine Vorauswahl findet nicht statt.

1.5.3.2.1.1.2 Vorauswahl mit gewichteten Merkmalen
Wissen: kein spezielles Wissen erforderlich (Vorauswahl basiert auf den Merkmalen mit dem größten Gewicht), aber Indexierung der Falldatenbank entsprechend Merkmalswerten ist nützlich.

1.5.3.2.1.2 Lösungsbasierter Filter
Beschreibung: Aus einer Liste von potentiell ähnlichen Fällen werden alle Fälle aussortiert, die eine Lösung haben, welche bereits mit der sicheren Lösungsbewertung ausgeschlossen wurde.
Eingabe: Fälle, ausgeschlossene Lösungen
Ausgabe: Teilmenge der Eingabe-Fälle
Wissen: Wissen zur sicheren Lösungsbewertung (1.4)

1.5.3.2.1.3 Vollvergleich
Beschreibung: Ermittlung der Ähnlichkeit zweier Fälle als Prozentzahl
Eingabe: Neuer Fall und n Vergleichsfälle
Ausgabe: Ähnlichkeit als Prozentzahl für jeden Einzelvergleich
Wissen: s. Herleitung ähnlicher Fälle

1.5.3.2.2 Hill-Climbing in Fallnachbarschaften
Beschreibung: Zu einem beliebigen Startfall wird der zu dem neuen Fall lokal ähnlichste Fall in der Nachbarschaft des Startfalles ermittelt, dieser als neuer Startfall gewählt und das Verfahren solange fortgesetzt, bis sich in einer Nachbarschaft kein ähnlicherer Fall als der Startfall befindet. Zur Vermeidung von lokalen Minima startet man mit mehreren unabhängigen Startfällen.
Eingabe: Menge von Merkmalen mit Werten
Ausgabe: geordnete Liste von ähnlichsten Fällen
Wissen: Für jedes Merkmal: Gewicht, Ähnlichkeitstyp und Ähnlichkeitsangabe. Für jede Lösung kann auch ein spezifisches Gewicht und eine Ähnlichkeitsangabe pro Merkmal angegeben werden. Außerdem: für jeden Fall eine Menge von n lokal ähnlichen Fällen.

1.5.3.2.2.1 Wähle Startfälle
Beschreibung: Auswahl der Startfälle (entweder per Zufall oder mit einer (Datenbank-)Abfrage über wichtigen Merkmalswerten)
Eingabe: keine oder wichtige Merkmalswerte
Ausgabe: Fälle
Wissen: kein spezielles Wissen erforderlich, aber gegebenenfalls Indexierung der Falldatenbank gemäß Merkmalswerten nützlich.

1.5.3.2.2.2 Bestimme Fallnachbarschaft
Beschreibung: Ermittlung einer Menge lokal ähnlicher Fälle

Eingabe: Fall
Ausgabe: Menge von ähnlichen Fällen
Wissen: Zu jedem Fall ist die Menge seiner ähnlichen Fälle abgespeichert.

1.5.3.3 Bestimmung der Lösungen
Beschreibung: Aus einer Liste von ähnlichen Fällen wird zu dem neuen Fall die Lösung ermittelt. Dabei gibt es mehrere Möglichkeiten: Übernahme der Lösung des ähnlichsten Falles; Mehrheitsabstimmung unter den n ähnlichsten Fällen; theoretisch ist auch eine Kombination der Lösung aus mehreren Fällen möglich.
Eingabe: Liste von Fällen mit Ähnlichkeitsbewertung
Ausgabe: Lösungen
Wissen: Tatsächliche Lösung der alten Fälle

1.5.4 Überdeckende Bewertung
Beschreibung: Es werden Lösungsmengen gesucht, die möglichst alle beobachteten Fakten und keine nicht beobachteten Fakten überdecken (vorhersagen, erklären) und deren multiplizierte Prädisposition möglichst hoch ist. Dabei kann im allgemeinen nicht von vollständigem Wissen ausgegangen werden.
Eingabe: Merkmalswerte
Ausgabe: Eine Menge zusammengehöriger Lösungen
Wissen: 1. Regeln, deren Vorbedingung eine Lösung und deren Nachbedingung Merkmalswerte sind, die von der Lösung überdeckt werden. Die Regeln können Voraussetzungen (weitere Vorbedingungen) sowie eine Häufigkeitsangabe haben.
2. Relevanz der Merkmale
3. Apriori-Häufigkeit und Prädispositionsregeln der Lösungen

1.5.4.1 Berechnung der Einfachüberdeckungen
Beschreibung: Für jede Einzellösung wird überprüft, wie gut sie die Merkmalswerte überdecken kann, und die Einzellösungen werden entsprechend sortiert.
Eingabe: Merkmalswerte
Ausgabe: geordnete Liste von Lösungen
Wissen: Überdeckende Regeln und Relevanz der Merkmale

1.5.4.2 Berechnung der Mehrfachüberdeckungen
Beschreibung: Berechnung einer Menge von Lösungen, die zusammen einerseits die Merkmalswerte möglichst gut überdeckt, andererseits aufgrund ihrer multiplizierten Prädisposition nicht zu unwahrscheinlich ist.
Eingabe: Einfachlösungen mit Überdeckungsrelation der Merkmalswerte
Ausgabe: Mehrfachlösungen
Wissen: Prädisposition der Einzellösungen

1.5.5 Funktionale Bewertung
Beschreibung: Es werden Lösungen gesucht, d.h. Zustände von Komponenten, die in einem Modell die abnormen Materialienwerte (Merkmalswerte) vorhersagen (erklären) können.
Eingabe: Merkmalswerte
Ausgabe: Eine Menge zusammengehöriger Lösungen
Wissen: Modell des Normalverhaltens des Systems, wie Eingabematerialien mittels Komponenten zu Ausgabematerialien verarbeitet werden. Die Komponenten haben einen Normalzustand und verschiedene Fehlerzustände (Lösungen), deren Verhalten mittels überdeckender Regeln beschrieben wird. Die Materialien bestehen aus Parametern, die als Merkmale (für Ausgabeparameter) und/oder als Lösungen (falls aus dem Parameterwert mit Regeln etwas gefolgert wird) repräsentiert werden. Mit diesen Interpretationen und Transformationen läßt sich das Problem als eine überdeckende Bewertung betrachten, bei der eine Menge von Lösungen (Fehlerzustände der Komponenten) gesucht wird, die die abnormen Ausgabeparameter (Merkmalswerte) überdecken kann.

1.5.5.1 Entdeckung von Diskrepanzen
Beschreibung: Ermittlung der abnormen Parameterwerte
Eingabe: Merkmalswerte
Ausgabe: abnorme Merkmalswerte
Wissen: Wissen über die Normalität oder Abnormität von Merkmalswerten (Ausgabeparametern), die von anderen Merkmalswerten (Eingabeparametern) abhängen können. Die Entdeckung von Diskrepanzen ist in die Datenabstraktion integriert.

5.3 Wissenserwerbskomponente

Die Wisseneingabe besteht im wesentlichen darin, relevante Wissenselemente des Anwendungsbereiches als Instanzen der vorgegebenen Objekt- und Relationstypen zu identifizieren und die zugehörigen Attribute mit Werten zu belegen. Theoretisch könnte der Experte sein Wissen unmittelbar in der textuellen Programmdarstellung eingeben. Die Wissenserwerbskomponente erleichtert diese Aufgabe, indem komfortable Editoren angeboten werden, die zusammengehöriges Wissen zusammen erfassen, das Wissen auf Konsistenz testen und übersichtlich in verschiedenen Sichten darstellen. Dabei können drei Darstellungsebenen des Wissens unterschieden werden:

1. In der Programmdarstellung (s. Abb. 5.5) ist das Wissen so strukturiert, daß eine effiziente Abarbeitung während der Problemlösung begünstigt wird. Dazu dienen u.a. viele redundante Verzeigerungen zwischen den Wissensteilen.

```
(GU-LDEF-OBJEKT 'Q0 '(PKF-AEHNLICHKEITSTYP OC-INDIVIDUELL INITQSET INFOMED2
AUFWANDSKLASSE 1 META-OBJEKTTYP Q DERIVATIVES (M17 M15) QUESTIONS (M13 M8
M7 M6 M5 M4 M3 M2 M1) INITSEQUENCE (M1 M2 M3 M4 M5 M6 M7 M8) TYP GD ABOVE
(Q000) NAME "Beobachtungen") 'FRAGEKLASSE)

(GU-LDEF-OBJEKT 'M2 '(PKF-MATRIX ((3 ((2 0.9) (1 0.9))) (2 ((1 0.9))))
ABNORMITAET ((3 A1) (2 A1) (1 A1)) PKF-VORAUSWAHL-P nil PKF-GRUPPE (((1 2
3) 1)) PKF-AEHNLICHKEITSTYP OC-MATRIX UE-RELEVANZ * UE-GEWICHT G4 META-
OBJEKTTYP M CHILDREN (M17 ) PRULES (RFB20 RFB19 RFB18 ) CHILDREN1 (M17)
RANGE ((1 "braun") (2 "grau") (3 "hellgrau") (4 "schwarz verrußt")) ANSWERTYP OC
QMEMBER (Q0 ) INFOTYP BASIC INITMEMBER (Q0) NAME "Auspuffrohrfarbe" ) 'FRAGE-
OC)

(GU-LDEF-OBJEKT 'P9 '(PRULES (RIND57) NEXT (Q3) UE-REGELN (R_UED-14 R_UED-
13 R_UED-12) META-OBJEKTTYP P ACTIONRULES (RFB56 RFB29 RFB41 RFB35 RFB34
RFB33 RFB32) PARENTS (P000) NAME "Leerlaufsystem Defekt") 'DIAGNOSE)

(GU-LDEF-OBJEKT 'R16 '(ALPHAS (M5 M4) META-OBJEKTTYP R AKTIONSBEWERTUNG
(* (/ (- M5 M4 ) M4 ) 100 ) AKTION M15 CONDITION (($> M4 0) ($ISVALUE M5 TRUE
) ) TYP DQ ) 'REGEL-SI )
```

Abb. 5.5. Interne Programmdarstellung der Wissensbasis mit denselben Objekten wie in Abb. 4.5.7.

2. In der Repräsentation des nichtgrafischen Wissenserwerbs (s. Abb. 4.5.7) ist das Wissen in redundanzfreier Objekt-Attribut-Wert-Struktur organisiert.
3. In der Repräsentation des grafischen Wissenserwerbs (s. entsprechende Abbildungen in Kapitel 4) wird das Wissen in interaktiven grafischen Editoren dargestellt.

Zwischen diesen Repräsentationen gibt es (inkrementelle) Übersetzungsprogramme: der nichtgrafische und der grafische Wissenserwerb übersetzen ihre Eingabe in die Programmdarstellung und können umgekehrt auch die Programmdarstellung in ihre Repräsentation rückführen. Die gemeinsame Basisfunktionalität der Übersetzungsprogramme umfaßt:

- Die Syntaxüberprüfung des eingegebenen Wissens, die Generierung von Fehlermeldungen und die Übersetzung des Wissens in die Programmdarstellung.

- Die Vorverarbeitung oder Kompilierung des eingegebenen Wissens. Damit der Problemlöser zur Laufzeit möglichst effizient arbeiten kann, sollten alle statischen Vorberechnungen, die unabhängig von den zur Laufzeit anfallenden Daten sind, zum Zeitpunkt des Wissenserwerbs durchgeführt werden. Dazu gehören z.B. der Aufbau von Indizes zur schnellen Referenzierung von Objekten, die automatische Herleitung von Rückverweisen bei symmetrischen Relationen (z.B. Vorgänger-Nachfolger-Relation) und die Kompilierung von Relationen (z.B. die Zusammenfassung einer Regelkette zu einer neuen Superregel). Wichtig ist, daß die Vorberechnungen inkrementell erfolgen, so daß Änderungen in der Wissensbasis schnell ohne eine komplette Neukompilierung getestet werden können.

Der nichtgrafische Wissenserwerb basiert auf einem einfachen oder strukturorientierten Editor. Der grafische Wissenserwerb besteht darin, daß der Benutzer sein Wissen mit verschiedenen Grafikeditoren eingibt, die auch verschiedene Sichten und Abstraktionsebenen implizieren. Aus grafischer Sicht wird hauptsächlich zwischen objektlokalen Eigenschaften eines Objekttyps (z.B. der Name, Wertebereich, Fragetext usw. eines Symptoms) und relationalen Eigenschaften (z.B. Fragen eines Fragebogens, die Vorbedingungen zur Erfragung eines Symptoms oder die Beziehungen zwischen Symptomen und Diagnosen) unterschieden, für die sich jeweils andersartige Editoren zur Wissensakquisition eignen.

Die Grundlage des grafischen Wissenserwerbssystems stellen Editoren für die in Kapitel 1 erwähnten Grafikprimitive Formular, Hierarchie, Graph, Attribut-, Übersichts-, Regeltabelle und ein Mechanismus zum Objekttransfer dar. Typischerweise werden von jedem Grafikeditor mehrere Instanzen für unterschiedliche Wissensinhalte benötigt: verschiedene Formulare jeweils für einen Objekttyp der Wissensrepräsentation (z.B. für Symptom, Frageklasse, Diagnose), verschiedene Hierarchien (z.B. für die Symptom- und die Diagnosehierarchie), verschiedene Regeltabellen (z.B. für Diagnosebewertung, für die Plausibilitätskontrolle der Eingabedaten, für die globale Dialogsteuerung) usw. Zur Vereinfachung der Programmierung und der Handhabung durch Endbenutzer sind die Grafikeditoren zu generischen Editoren verallgemeinert und geeignet parametrisiert. Sie sind objektorientiert implementiert und erben Eigenschaften von jeweils einfacheren Editoren, wobei die unterste Ebene Grafikprimitive der Programmiersprache sind. Eine Übersicht über die in D3 verwendete Grafikbibliothek zeigt Abb. 5.6.

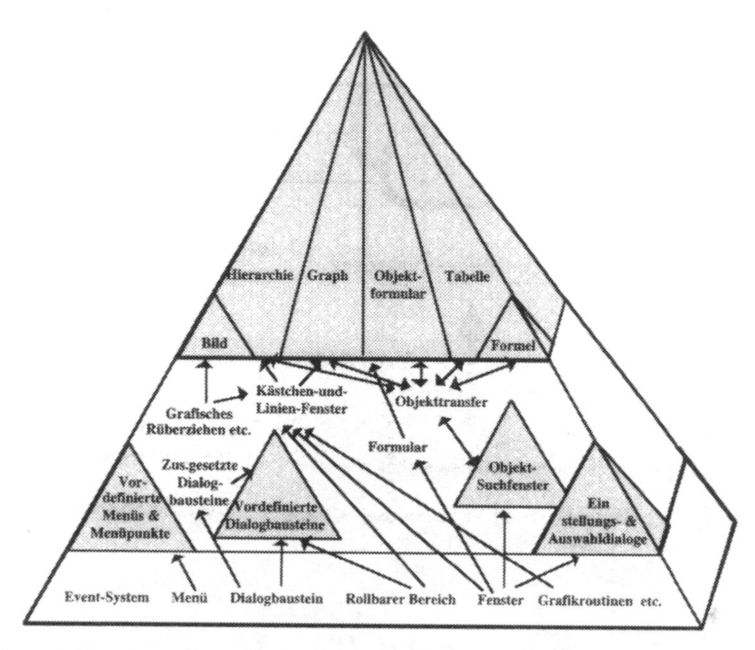

Abb. 5.6. Organisationsprinzip der Grafikibliothek (aus [Gappa 95]). Die Abbildung skizziert das Prinzip der Strukturierung der Bibliothek anhand einer Auswahl von Werkzeugen und Vererbungsrelationen. Die Dreiecke in der Abbildung sollen andeuten, daß diese Werkzeuge bezüglich ihrer Vererbung abgeschlossen sind und unmittelbar zur Interaktion mit Endbenutzern dienen. Einfachpfeile repräsentieren die Vererbung von Funktionalität; Doppelpfeile sollen die gleichberechtigte Kommunikation zwischen beteiligten Werkzeugen andeuten (im Fall "Objekttransfer", daß Objekte fensterübergreifend kopiert und eingesetzt werden können).

Die Abbildung zwischen dem mit einem Grafikeditor formulierten Wissen und der internen Wissensrepräsentation wird über zugeordnete Methoden realisiert, für die von Seiten der Grafikeditoren keine Vorgaben gemacht werden können. Hier verbleibt auch bei Benutzung der Grafikbibliothek ein beträchtlicher Programmieraufwand, der die Aufgaben des nichtgrafischen Wissenserwerb miteinschließt und auf dessen Schnittstellen aufbauen kann.

Um diesen Aufwand zu reduzieren, wird ein Werkzeug benötigt, das aufbauend auf einer vorgegebenen Wissensrepräsentation mit zusätzlichen Angaben ein grafisches Wissenserwerbbsystem spezifiziert. Im Idealfall beschränkt sich dann die Programmierung eines kompletten grafischen Wissenserwerbssystems auf die deklarative Spezifikation der Wissensrepräsentation und ihrer grafischen Darstellung. Ein Schritt in diese Richtung ist der Wissenserwerbssystemgenerator META•KA (Meta Knowledge Acquisition), dessen wichtigste Mechanismen im folgenden kurz beschrieben werden (Abb. 5.7).

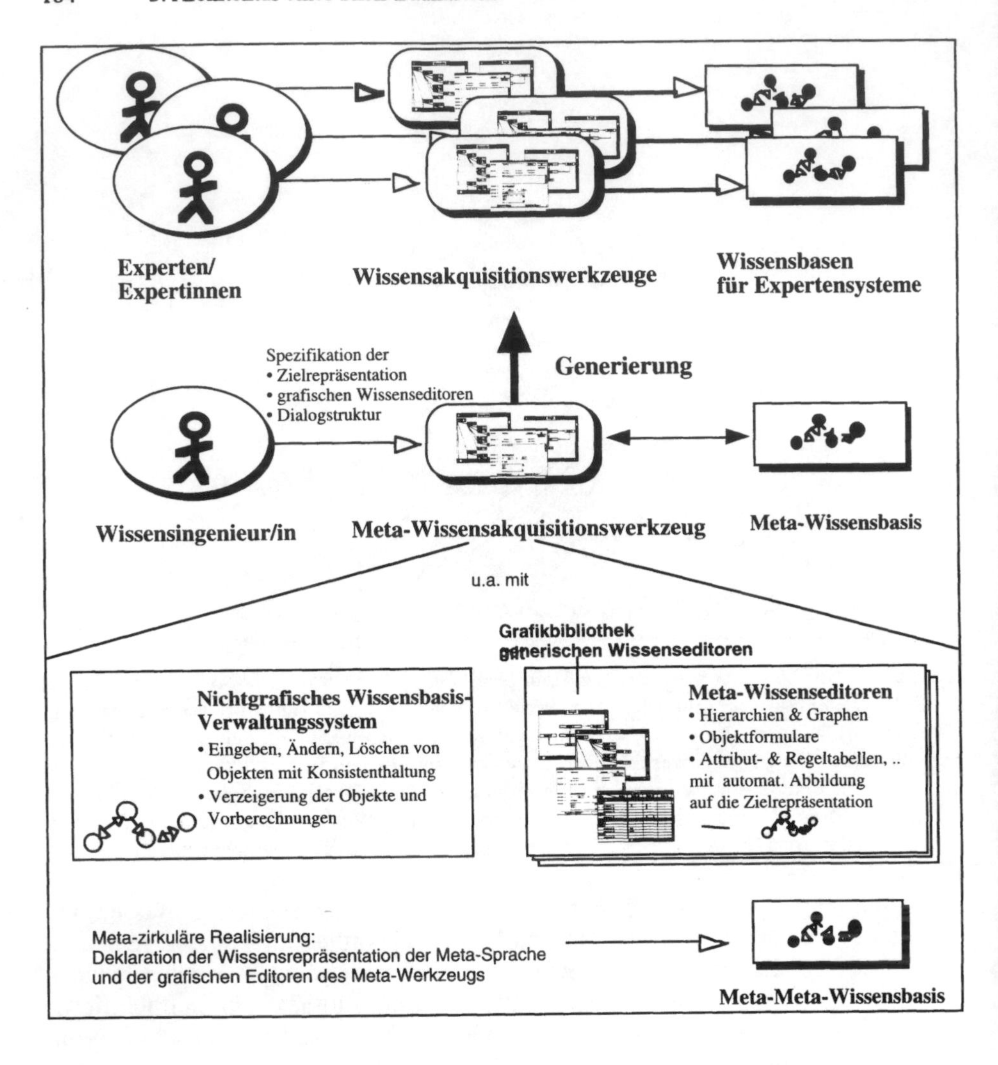

Abb. 5.7. Architektur von META•KA (aus [Gappa 95]). META•KA baut auf dem nichtgrafischen Wissensbasisverwaltungssystem auf und enthält zusätzlich grafische Meta-Wissenseditoren, die Wissensbasiseinträge bidirektional in die interne Programmdarstellung abbilden.

Zunächst muß die zugrundeliegende Wissensrepräsentation der Problemlöser definiert werden, wobei META•KA von Objekttypen mit Attributen ausgeht. Die Attributstruktur kann sich dynamisch in Abhängigkeit der Werte anderer Attribute ändern. Für jeden Objekttyp werden seine Attribute spezifiziert, für jedes Attribut die Syntax seines Wertebereichs und bei Attributen, deren Wert aus Referenzen auf andere Objekte besteht, die Verweisstruktur. Aus dieser Deklaration der internen Wissensrepräsentation lassen sich durch die Instanziierung der META•KA-Objekttypen "Objektformular" bzw. "Attributtabelle" und Angabe der Reihenfolge der in den Editor aufzunehmenden Attribute grafische Formulare bzw. Attributtabellen generieren, wobei mit den Syntaxtypen in META•KA

Für die relationalen Wissenseditoren Hierarchie, Graph und die Relationstabellen sind mehr Angaben als bei den relativ einfach zu generierenden Formularen und Attributtabellen erforderlich. Bei der Hierarchie sind das im Kern ein Wurzelobjekt und die enthaltenen Vorgänger-Nachfolger-Relationen. Weiterhin kann man Informationen über grafisch darzustellende Eigenschaften der Objekt- und Relationstypen spezifizieren, z.B. Markierungen für noch unvollständig beschriebene Objekte (bei den Kästchen) oder für vorhandene Regelbeziehungen (bei den Linien). Aus der Spezifikation der in der Hierarchie eingetragenen Relationen erzeugt META•KA Menüpunkte zur grafischen Manipulation der Hierarchie, mit denen Objekte angehängt, gelöscht und verschoben werden können. Abb. 5.8 zeigt die Spezifikation einer Diagnosehierarchie.

```
1) Definition der internen Wissensrepräsentation:
Objekt:      >Diagnose<
Objekttyp:   EINZEL-OBJEKT-TYP
Attribute:   Einfache Attribute:       (>Name<        →   Syntaxtyp:    String
                                        >Nachfolger<  →   Syntaxtyp:    Verweis-Liste
                                                          Objekttyp:    >Diagnose<
                                                          Rückverweis:  Vorgänger
                                  ...)
2) Definition der Diagnosehierarchie:
Objekt:      >Diagnosehierarchie<
Objekttyp:   HIERARCHIE
Attribute:   Relationen:       (>Nachfolger<)
             Wurzelobjekt:     "Klassifikation"
```

Abb. 5.8. (Vereinfachte) Definition der Diagnose-Hierarchie in META•KA:

1. Definition der internen Wissensrepräsentation: Es wird der Objekttyp "Diagnose" deklariert, der u.a. die Attribute Name und Nachfolger hat. Die Syntax des Attributes Nachfolger wird als eine geordnete Liste von Referenzen auf Diagnosen angegeben (ausgedrückt durch Syntaxtyp = 'Verweis-Liste' und Objekttyp = >Diagnose<). Die Vorgänger-Nachfolger-Relation bei Diagnosen wird durch das angegebene Rückverweisattribut 'Vorgänger' hergestellt.
2. Definition der Hierarchie: Dazu genügt es in META•KA, die zu akquirierenden Relationen anzugeben. Durch zusätzliche Grafikangaben bei Objekttypen und Relationen läßt sich das automatisch generierte Layout für die Kästchen und Linien in der Hierarchie beeinflussen.

Für die verschiedenen Arten von Tabellen müssen jeweils die Art der Spalten- und der Zeileneinträge sowie die zu akquirierende Relationen definiert werden, aus denen hervorgeht, auf welche Attribute welcher Objekttypen der internen Wissensrepräsentation ein Tabellenfeldeintrag mit dem zugehörigen Spalten- und Zeilenobjekt abgebildet werden soll. Zusätzlich kann man in META•KA die Tabelle in verschiedene Bereiche gliedern, die jeweils andere Relationen akquirieren, um inhaltlich zusammengehöriges Wissen auch zusammen überblicken und bearbeiten zu können.

Schließlich muß noch die Navigationsstruktur spezifiziert werden. Dazu gehören die Menüleiste mit Menüpunkten zum Öffnen, Sichern usw. der Wissensbasis, zum Aufruf und zur Bearbeitung der grafischen Editoren, die sich teilweise dynamisch ändern, sowie zum Objekttransfer einschließlich der Naviagationsstrukturen zur Suche nach Objekten.

Eine Übersicht über die Aufgaben bei der Erstellung eines Wissenserwerbssystems mit META•KA zeigt Abb. 5.9

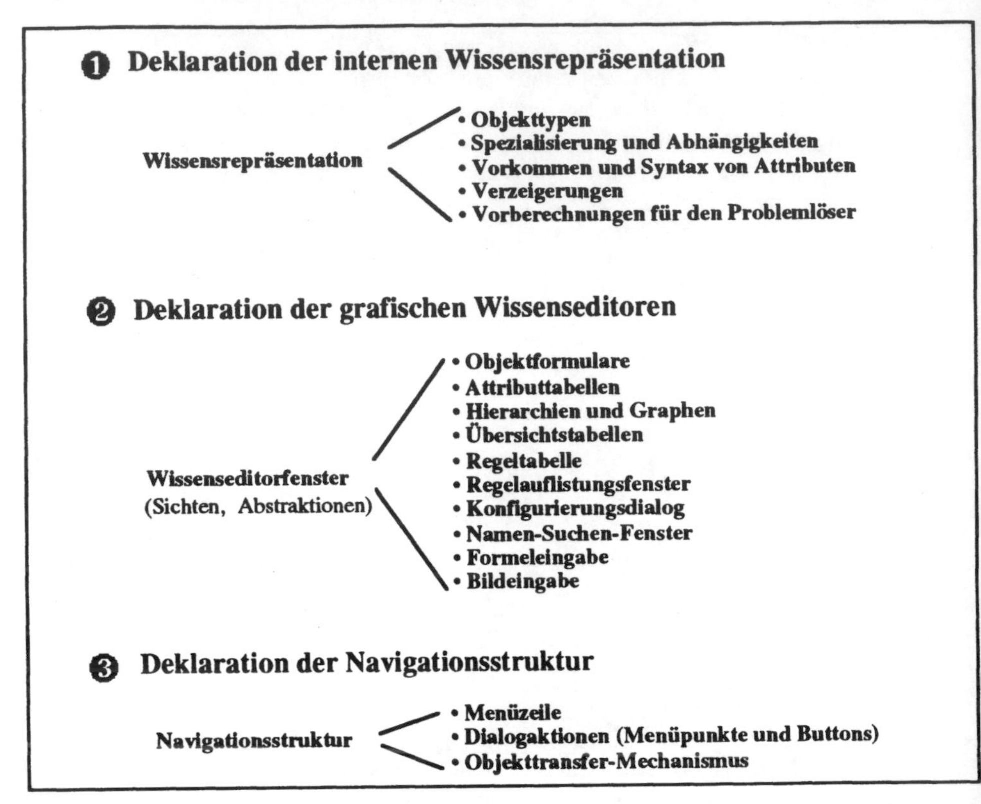

Abb. 5.9. Spezifikation eines Wissensakquisitionssystems durch Aufbau einer Meta-Wissensbasis (aus [Gappa 95]).

6. Hintergrundwissen und Stand der Forschung

6.1 Diagnostische Problemlösungsmethoden

Die Vielfalt von Problemlösungsmethoden für die Klassifikation deutet an, daß keine Methode allen anderen überlegen ist, obwohl das bei jeder neu eingeführten Methode zunächst erhofft wurde. In diesem Abschnitt wird zunächst eine historische Übersicht über die Entwicklung der verschiedenen Problemlösungsmethoden gegeben und anschließend auf den jeweiligen aktuellen Stand der Forschung eingegangen.

6.1.1 Historischer Überblick

Eine vereinfachte Übersicht über die historische Reihenfolge, in der die verschiedenen Problemlösungsmethoden aufkamen, zeigt Abb. 6.1. Dabei wurde die überdeckende und funktionale Klassifikation in ihren verschiedenen Varianten zur "modellbasierten" Klassifikation und die modernen Varianten wie fallbasierte und neuronale Klassifikation, aber auch induktives Lernen aus Fällen zur Fälle-orientierten Klassifikation zusammengefaßt. Eigentlich gehört zu letzterer Kategorie auch das Theorem von Bayes, da dort ebenfalls aus Fällen gelernt wird, es ist in Abb. 6.1 vor allem aus historischen Gründen eigenständig aufgeführt.

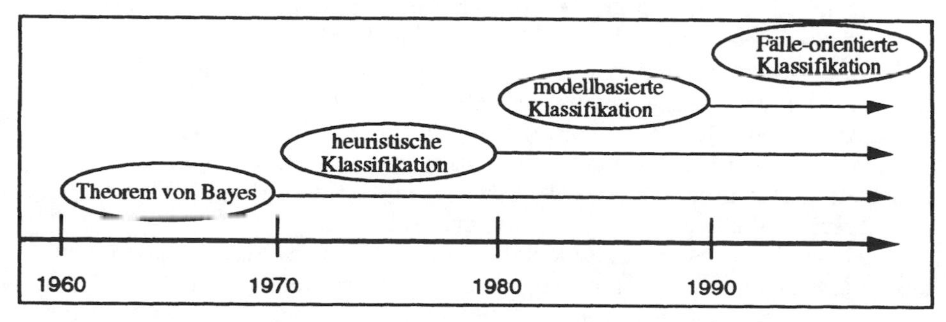

Abb. 6.1. Grobe Entwicklungsgeschichte der wichtigsten Typen von Problemlösungsmethoden zur Klassifikation.

In den sechziger und Anfang der siebziger Jahre dominierten medizinische Anwendungen. Die ersten Ansätze zur medizinischen Entscheidungshilfe durch Computer basierten auf algorithmischen Verfahren, u.a. dem Theorem von Bayes, der mathematischen Modellierung pathophysiologischer Prozesse, klinischen Flußdiagrammen und mathematischen Entscheidungsanalysen. Eine Übersicht enthält [Shortliffe et al. 84]. Dabei gab es in geeigneten Anwendungsgebieten durchaus Erfolge, z.B. ein Bayes-Programm zur Differentialdiagnose wichtiger Ursachen des akuten Bauchschmerzes [de Dombal 72], bei dem sieben Diagnosen unterschieden werden und das in einem einjährigen klinischen Test eine Trefferquote von über 90% hatte, während die durchschnittliche Treffsicherheit der Ärzte bei 65–80% lag. Allerdings stieg ihre Trefferquote während der Versuchszeit beträchtlich und sank danach wieder auf das Ausgangsniveau ab. Insgesamt stellte sich jedoch heraus, daß diese algorithmischen Ansätze zu starr sind und nur einen kleinen Teil des verfügbaren Wissens über ein Anwendungsgebiet repräsentieren können. Deswegen eignen sie sich nur für wenige hochspezialisierte Teilbereiche der Medizin, in denen ihre strengen Voraussetzungen gut erfüllt sind. Ein anderes schwerwiegendes Problem ist ihre mangelnde Erklärungsfähigkeit, da ihre Vorgehensweisen und Wissensrepräsentationen sich grundsätzlich von denen von Menschen unterscheiden. Wegen dieser Beschränkungen wandten sich viele Forscher Anfang der siebziger Jahre den "wissensbasierten Verfahren" zur medizinischen Entscheidungsunterstützung zu. Ein Zeitschriftenartikel, der die Motivation für diesen Umschwung gut charakterisiert, ist [Gorry 73].

Die ersten Ergebnisse zeigten sich Mitte der siebziger Jahre in einer Reihe von klassischen Expertensystemen in der Medizin, darunter MYCIN, EXPERT und INTERNIST (s.u.). In Evaluationsstudien erreichten die Systeme eine mit Fachexperten vergleichbare Trefferquote. Sie wurden rasch zu kommerziellen Werkzeugen verallgemeinert (z.B. S1 und M1 von einer der ersten Expertensystemfirmen Teknowledge). Da der Wissenserwerb relativ aufwendig war, wurden parallel Werkzeuge zu seiner Vereinfachung entwickelt (s. Abschnitt 6.2). Inzwischen kann die heuristische Diagnostik als eine etablierte Methode gelten, mit der man schnell Anwendungssysteme entwickeln kann, aber dabei auf Erfahrungswissen von Experten angewiesen ist.

Ab Anfang der achtziger Jahre wurden modellbasierte Diagnostik-Expertensysteme populär, wobei in der Medizin eher überdeckende (pathophysiologische) und in technischen Anwendungen eher funktionale Modelle genutzt wurden. Ein wichtiger Vorteil ist, daß man für den Wissenserwerb aufbereitetes Wissen aus der Literatur oder aus Konstruktionsunterlagen nutzen kann. Weitere Vorteile umfassen die bessere Problemlösungsfähigkeit bei multiplen interagierenden Diagnosen, bei neuen technischen Geräten bzw. neu auftretenden Fehlern. Ein vielbeachteter Artikel, der die neue Vorgehensweise vor dem Hintergrund des damaligen Forschungsstandes motiviert, ist [Davis 82].

Pionierarbeit in der Medizin leistete Ramesh Patil mit seiner Dissertation, in der er das System ABEL zur Diagnostik von Säure-Basen- und Elektrolyt-Störungen entwickelte [Patil et al. 82]. Es enthält ein überdeckendes Modell mit Schweregraden der Zustände und verschiedenen Abstraktionsebenen. Für technische Anwendungen hat das Hardware-Diagnosesystem von Davis [Davis 84] Maßstäbe gesetzt, das von einem funktionalen Modell mit Komponenten und Materialien ausgeht. Es zeichnet sich dadurch aus, daß der Suchraum beschränkt wird, indem die Fehlertypen nach Komplexitätsebene aufgeteilt werden und von einer Ebene zur nächsten erst gewechselt wird, wenn sich die Symptome in der einfacheren Ebene nicht befriedigend erklären lassen.

Jedoch haben modellbasierte Systeme noch relativ wenig Eingang in die Praxis gefunden. Probleme bereitet vor allem die Notwendigkeit einer meist weit detaillierteren Systembeschreibung als bei der heuristischen Diagnostik. Oft läßt sich das erforderliche Wissen nicht nur aufgrund der Konstruktionsunterlagen und des allgemeinen Hintergrundwissens erschließen wie z.B. bei chemischen Prozessen, sondern erfordert viel Erfahrungswissen über geeignete Abstraktionen. Das gilt besonders in der Medizin, wo die Modellierung noch durch viele Rückkopplungsschleifen stark erschwert wird, aber auch in vielen Bereichen der Technik. Demgegenüber eignen sich hochgradig reguläre Systeme wie große Netzwerke (z.B. zur Energieversorgung) relativ gut für eine Vorgehensweise, die direkt auf vorhandenen Konstruktionsunterlagen aufbaut.

Fälle-orientierte Ansätze versprechen den einfachsten Wissenserwerb: Als Wissen werden Falldaten genutzt, die in der Regel ohnehin protokolliert werden. Dazu zählen eine Reihe von unterschiedlichen Methoden, die vor allem in den neunziger Jahren weiterentwickelt und getestet wurden und werden: Bei der fallbasierten Klassifikation werden die Fälle unverändert gelassen. Zu einem neuen Fall werden mit Hilfe von Zusatzwissen und Indexstrukturen möglichst ähnliche bekannte Fälle gesucht, aus denen die Lösung auf den neuen Fall übertragen wird. Bei der neuronalen Klassifikation wird aus den bekannten Fällen eine Gewichtsmatrix trainiert, die dann auf neue Fälle anwendbar ist. Bei den älteren induktiven Lernverfahren werden aus den Fällen Entscheidungsbäume, Entscheidungstabellen oder heuristisches Wissen generiert, die entsprechend dieser Problemlösungsmethoden abgearbeitet werden. Wie schon erwähnt, muß auch das Theorem von Bayes zu Fälle-orientierten Ansätzen gezählt werden, da sich die bedingten Wahrscheinlichkeiten mit jedem neuen Fall adaptieren. Übersichten über diese neueren Entwicklungen finden sich u.a. in [Kolodner 93], [Rojas 93] und [Michie et al. 94].

Ein oft unterschätztes Problem bei Fälle-orientierten Ansätzen ist die Akquisition von genügend vielen Fällen genügend guter Qualität und ausreichendem Detaillierungsgrad. Daher sind sie für das Problem von Mehrfachdiagnosen eher nicht so gut geeignet, weil die Wahrscheinlichkeit, einen ähnlichen Fall zu finden, bei Mehrfachdiagnosen sehr gering ist. Der große Vorteil bei diesen Ansätzen ist ihr Lernpotential, da diese Systeme sich im Gegensatz zu den heuristischen und modellbasierten Ansätzen mit jedem Fall verbessern können.

Im folgenden gehen wir auf die heuristische, überdeckende, funktionale, statistische und fallbasierte Klassifikation näher ein.

6.1.2 Sichere und heuristische Klassifikation

Die heuristische Klassifikation basiert gewöhnlich auf unsicheren Regeln, die von Beobachtungen auf Lösungen schließen. Wenn die Regeln sicher sind, eignen sie sich auch zur Modellierung von Entscheidungsbäumen und -tabellen. Ein Beispiel für den Einsatz von Entscheidungsbäumen (Fehlersuchlaufplänen) in der technischen Diagnose findet sich z.B. als ein Modul in MOLTKE [Pfeifer & Richter 93, Kap. V]. Entscheidungsbäume und -tabellen sind weit verbreitet und werden auch für viele andere Zwecke außer der Klassifikation eingesetzt (z.B. als Spezifikationstechniken im Software-Engineering [Fairley 85]).

Die heuristische Klassifikation ist ebenfalls eine ausgereifte Methode, was sich auch in vielen industriellen Einsätzen niederschlägt. Die ersten Expertensysteme Mitte der siebziger Jahre wie MYCIN, PIP, INTERNIST lösten heuristische Klassifikationsprobleme. EMYCIN [van Melle 81], EXPERT [Weiss 84], MDX [Chandrasekaran 83] und MED1 [Puppe 83] waren frühe Expertensystem-Werkzeuge, die die Rückwärts- bzw. Vorwärtsverkettung bzw. Establish-Refine bzw. Hypothesize-and-Test-Strategie als Problemlösungsmethode benutzten. Der diagnostische Mittelbau (Abb. 1.2) wurde von Clancey [85] als charakteristisch für die heuristische Klassifikation erkannt.

Der wesentliche Unterschied zu (multiplen) Entscheidungstabellen ist der Umgang mit Unsicherheiten und allen daraus folgenden Konsequenzen. Eine Standardmethode zur Verarbeitung der von Experten geschätzten Evidenzwerte hat sich nicht herauskristallisiert. Wichtige Aspekte sind:

- Semantik der Evidenzwerte: Während statistische Techniken eine wohldefinierte Semantik haben, die jedoch für menschliche Experten nicht leicht nachvollziehbar ist, liegt einfachen, leicht nachvollziehbaren Verrechnungstechniken wie den Unsicherheitskalkülen von MYCIN oder INTERNIST oft kein allgemein anerkanntes Modell zugrunde.
- Propagierung der Evidenzwerte über mehrere Stufen: Wenn sich in einer Evidenzkette A -> B -> C der Evidenzwert von A erhöht, müßte er eigentlich an B und C und alle davon abhängigen Knoten weiterpropagiert werden. Das kann bei einem heterarchischen diagnostischen Mittelbau zu erheblichen Rechenzeitanforderungen führen und ist manchmal auch schwer zu überschauen, da jede lokale Änderung globale Auswirkungen hat. Eine Alternative ist die Einführung von Schwellwerten bei den Knoten ähnlich wie in neuronalen Netzen, die nur bei Überschreiten des Schwellwertes feuern. Dadurch werden kleinere Änderungen der Evidenzbewertung, die nicht zum Über- oder Unterschreiten des Schwellwertes führen, nicht propagiert. Das ist sowohl effizienter zu berechnen als auch für Menschen leichter zu überschauen, aber kann insbesondere in der Nähe von Schwellwerten zu Verzerrungen führen.
- Umgang mit Rückkopplungsschleifen der Art: A-> B -> ... -> A: Bei inkrementellen Algorithmen zur Auswertung der Evidenzen mit Schwellwerten kann das Überschreiten des Schwellwertes bei A dazu führen, daß auch bei neu bekanntgewordener negativer Evidenz der Schwellwert nicht mehr unterschritten wird, da die Etablierung von A über die Schleife zusätzliche Evidenz für sich selbst liefert. Techniken zum Umgang mit Schleifen sind, diese einfach in

der Wissensbasis zu verbieten oder die Vorberechnung und dynamische Blockierung von Schleifen.

Eine wichtige Alternative zur heuristischen Klassifikation sind Bayes'sche Netze (s. Abschnitt 6.1.5), die im Gegensatz zum Theorem von Bayes auch die Repräsentation eines diagnostischen Mittelbaus erlauben, eine wohlfundierte Semantik besitzen und Änderungen von Evidenzwerten durch das ganze Netz propagieren. Es ist jedoch zweifelhaft, ob Menschen gut statistische Wahrscheinlichkeiten schätzen können. Psychologische Untersuchungen und auch Experimente mit dem oben erwähnten statistischen Diagnoseprogramm von de Dombal haben gezeigt, daß die Trefferquote erheblich sank, wenn die statistisch berechneten Wahrscheinlichkeiten durch von Experten geschätzte Evidenzen ersetzt wurden.

6.1.3 Überdeckende Klassifikation

Die überdeckende Klassifikation basiert auf Regeln, die angeben, welche Lösungen welche Beobachtungen überdecken. Überdeckungsmodelle wurden vor allem in der medizinischen Diagnostik erforscht. Zu den ersten Systemen gehörte ABEL zur Diagnostik von Säure-Basen- und Elektrolyt-Störungen [Patil et al. 82]. ABEL benutzt als Wissensrepräsentation Fehlerzustände (die in der Medizin "pathophysiologische Zustände" heißen) mit den Parametern Schweregrad und Dauer. Aus seinen Eingabedaten, die Laborwerte des Blutes wie Natrium-Konzentration und pH-Wert umfassen, instanziiert ABEL Endzustände mit ihren Parametern. Danach versucht ABEL, diese Zustände in einem Basismodell (Patient Specific Model = PSM) zueinander in Beziehung zu setzen. Schließlich werden für die unerklärten Zustände im PSM Anfangszustände (Diagnosen) gesucht, die sie verursachen können. ABEL profitiert von verschiedenen Vereinfachungen: Da die Wechselwirkungen zwischen den pathophysiologischen Zuständen weitgehend als arithmetische Gleichungen bekannt sind, können die Schweregrade quantitativ repräsentiert, weitergegeben und gegebenenfalls summiert werden. Da das modellierte Anwendungsgebiet relativ klein ist und keine Zwischenzustände zwischen Diagnosen und unerklärten Zuständen im PSM existieren, kann ABEL erschöpfend alle kritischen Kombinationen bilden und deren Wirkungen simulieren. Als Bewertungskriterium benutzt ABEL keine Unsicherheitsgrade, sondern prüft, wie gut die Diagnosen alle unerklärten Zustände im PSM mit den korrekten Parametern erklären können bzw. ob sie zusätzliche nicht beobachtete Zustände vorhersagen. Die gut ausgearbeitete Abstraktion des quantitativen Modells zu verschiedenen abstrakteren qualitativen Modellen dient in ABEL nur zur Erklärung; zur Verdachtsgenerierung ist sie nicht nötig. Rückkopplungsschleifen sind in ABEL zwar vorgesehen, aber in der Literatur wird der genaue Verrechnungsmechanismus nicht beschrieben.

Ein Überdeckungsmodell, das auch Rückkopplungsschleifen effizient behandelt, wurde von Long [88] zur Modellierung des Herz-Kreislaufsystems entwickelt. Es enthält Zustände (z.B. systolischer Blutdruck) mit Schweregraden, die Abweichungen vom Normalzustand repräsentieren (auf einer Skala von -3 bis +3). Zur effizienten Behandlung der zahlreichen Rückkopplungsschleifen werden diese vorberechnet, nur lineare Beziehungen repräsentiert und nicht-lineare durch abschnittsweise lineare Beziehungen approximiert. Die Diagnostik in Long's System verläuft in drei Stufen: Zunächst wird aus den vorgegebenen Symptomen (d.h. Endzuständen) mit einem vereinfachten Modell eine kausale Kette von Zwischen- und Anfangszuständen bestimmt. Danach wird mittels einfacher Tabellen ein Medikament gesucht, das einen möglichst frühen, d.h. in der kausalen Kette vorne liegenden Zustand beeinflußt. Die Anfangszustände selber sind oft nicht beeinflußbar. Die Tabellen haben Zeileneinträge der Art: "Medikament-1 senkt Zustand-1 stark (-3), Zustand-2 mäßig (-2) und erhöht Zustand-3 schwach (+1)". Im dritten Schritt werden mit dem vollständigen Modell die detaillierten Auswirkungen der vorgeschlagenen Medikamente simuliert, da sie in den Tabellen nur sehr grob beschrieben werden können. Dabei kann sich herausstellen, daß aufgrund der Rückkopplungsschleifen die Effekte viel geringer als erwartet ausfallen oder unvorhergesehene Nebeneffekte auftreten.

Weitere Arbeiten zu weniger komplexen Überdeckungsmodellen sind in [Reggia 83], [Steels 87], [Kahn 88] und [Eshelman 88] beschrieben. In [Reggia 83] werden nur einfache Modelle mit Zuständen ohne Parameter und ohne Zwischenzustände benutzt. Die Problemlösungsmethode ist ein Algorithmus zur Mengenüberdeckung, bei dem für eine gegebene Menge von beobachteten Zuständen eine Menge von Diagnosen gesucht wird, die alle beobachteten Zustände gemäß ihrer Beziehungen überdeckt. Von Reggia haben wir den Begriff "überdeckende Klassifikation" übernommen.[1] In [Steels 87] wird ein einfaches Fehlermodell als Basis für das Lernen heuristischer Regeln vorgestellt. MORE [Kahn 88] benutzt ein etwas komplexeres Fehlermodell zum halbautomatischen Wissenserwerb heuristischer Regeln. MORE repräsentiert keine Schweregrade der Zustände, unterscheidet aber bei einer kausalen Regel D -> S auf der Symptomseite zwischen Symptomen, Symptomattributen und Symptombedingungen. Symptomattribute stellen Verfeinerungen der Symptome dar (wenn S drei Verfeinerungen S1, S2 und S3 hat, kann man die Regel "D -> S" z.B. zu "D -> S1" verfeinern) und Symptombedingungen geben Kontexte an, wann ein Symptom auftritt (wenn es eine Bedingung K1 gibt, die das Auftreten von S begünstigt, kann man z.B. "D -> S" zu "D -> S im Kontext K1" verfeinern). Symptomattribute und -bedingungen werden dazu benutzt, die Unsicherheitsgrade der generierten Regeln zu verringern. In MOLE [Eshelman 88] wird ein Überdeckungsmodell mit Zwischenzuständen, jedoch ohne Schweregrade, direkt zur Problemlösung benutzt, wobei die Konzepte der Symptomattribute und Symptombedingungen von MORE nicht explizit übernommen wurden.

Übersichten über überdeckende Klassifikationstechniken, insbesondere in der Medizin, finden sich in [Miller & Fischer 88] und [Patil & Senyk 88].

---

[1] Die Problemlösungsmethode der überdeckende Klassifikation entspricht dem von Eshelman geprägten Begriff "Cover-and-Differentiate-Methode" in MOLE (s.u.).

6.1.4 Funktionale und verhaltensbasierte Klassifikation

Eine starke Motivation für modellbasierte Verfahren ist die Hoffnung, daß man das Wissen zur Diagnostik direkt aus dem Aufbau der Systeme extrahieren kann. Dazu wird ein Modell des normal funktionierenden Systems repäsentiert, das jedoch so manipuliert werden kann, daß es auch abnorme Systemzustände simulieren kann. Zur Diagnostik wird dann eine Veränderung des Systemaufbaus gesucht, die möglichst alle beobachteten Symptome erklären kann. Voraussetzung dafür ist, daß man den Aufbau des Systems gut genug verstanden hat, was bei vielen technischen Systemen zutrifft. Bei der Modellierung haben sich zwei Ansätze herauskristallisiert, die auf unterschiedlichen Abstraktionsebenen aufsetzen.

Der erste, verhaltensbasierte Ansatz besteht darin, daß man von der Struktur des zu modellierenden Systems ausgeht, für jede Komponente deren Verhalten beschreibt und aus dem Zusammenwirken aller Komponenten sich die Funktionen des Systems ergeben. Um implizite Annahmen über die Funktion in der Repräsentation zu vermeiden, gilt das Prinzip "No Function in Structure" [de Kleer 89]. Ein Problem dabei ist die große Komplexität der resultierenden Modelle. Eine physikalische Struktur hat gewöhnlich viele mögliche Verhaltensweisen, von denen aber nur wenige oder nur eine für die intendierte Funktion des Systems relevant ist. Daher hat sich eine zweite, funktionsorientierte Vorgehensweise abgegrenzt, bei der das System auf der Basis der intendierten Funktionen repräsentiert wird [IEEE-Expert-91]. Dies setzt Wissen über die Intentionen bei der Konstruktion eines Systems voraus. Die beiden Ansätze widersprechen sich nicht, da der funktionsbasierte auf den detaillierteren, verhaltensbasierten Ansatz abgebildet werden kann [Abu-Hanna et al. 91].

In beiden Ansätzen wird ein System durch aktive und passive Einheiten repräsentiert, die häufig Komponenten und Materialien genannt werden. Die Komponenten verarbeiten ihre Eingangsmaterialien entsprechend ihrem internen Zustand zu Ausgangsmaterialien. Dabei darf eine Komponente nur streng lokale Auswirkungen haben. Jedoch ist dadurch noch nicht das Prinzip "No Function in Structure" gewährleistet, was man sich an der Modellierung eines Lichtschalters veranschaulichen kann: Wenn man sein Verhalten so modelliert, daß sein Einschalten direkt bewirkt, daß Licht angeht, dann ist das Prinzip verletzt. Dann wird nämlich implizit vorausgesetzt, daß eine Stromquelle vorhanden ist, daß der Stromkreislauf geschlossen ist, daß kein Kurzschluß existiert usw.

Um die Komplexität zu reduzieren, werden fast immer hierarchische Modelle benutzt, bei denen Komponenten auf einer Ebene als Black Box mit ihrem Gesamtverhalten betrachtet und auf der nächst niedrigeren Ebene in ihre Unterkomponenten aufgespalten werden. Ein mögliches Problem dabei ist, die Konsistenz zwischen den Ebenen zu gewährleisten. Ein anderes Hilfsmittel ist die Verwendung multipler Modelle, die jeweils für unterschiedliche Zwecke geeignet sind. Bei einem Schaltkreis kann man in einem physikalischen Modell herausfinden, welche Leitungen nebeneinander liegen. Bei einem Kurzschluß zwischen zwei Leitungen kann man damit u.U. wesentlich effizienter als mit dem elektrischen Modell Hypothesen generieren, welche Leitungen kurzgeschlossen sind. Das Problem bei multiplen Modellen besteht darin, daß man Wissen zur Auswahl des richtigen Modells benötigt und eventuell auch Erkenntnisse aus einem Modell in ein anderes übernehmen muß.

Ebenfalls zur Komplexitätsreduktion dient die qualitative Modellierung von Verhalten anstelle einer detaillierten quantitativen Modellierung. Für viele Schlußfolgerungen reicht es zu wissen, ob ein Parameterwert zu hoch, normal oder zu niedrig ist, ohne daß der genaue numerische Wert benötigt wird. Da dann in manchen Situationen der kombinierte Einfluß mehrerer Ursachen auf einen Parameter nicht mehr eindeutig bestimmt werden kann (z.B. das Zusammenwirken eines positiven und eines negativen Einflusses), gibt es spezielle Kalküle über die Größenordnungen von Einflüssen (Order-of-Magnitude-Reasoning, [Raimann 91, Yip 96]).

Eine der ersten Arbeiten zur verhaltensbasierten Klassifikation ist das System HTE von Davis [84] zur Hardware-Diagnostik. Die Komponenten sind Addierer, Multiplizierer usw. und die Materialien haben nur einen Parameter mit numerischem Wertebereich. Die Zustände der Komponenten sind nur "in Ordnung" und "nicht in Ordnung", wobei eine Komponente im Fehlerzustand "nicht in Ordnung" beliebige Zahlen ausgeben kann. Wegen der exakten Beziehungen kann Davis Absolutwerte der Parameter repräsentieren, die durch die Komponenten entsprechend der arithmetischen Rechenregeln verändert werden. Weiterhin kann HTE Werte mit derselben Effizienz sowohl vorwärts als auch rückwärts schließen, was die Verdachtsgenerierung erheblich vereinfacht. HTE beginnt mit der Entdeckung von Diskrepanzen durch Vorwärtsschließen der Eingangswerte und Vergleich mit den Ausgangswerten. Für jede Diskrepanz wird dann mittels Rückwärtsschließen eine Menge potentieller Diagnosen generiert, d.h. Komponenten mit einem fehlerhaften Verhalten. Die Verdachtskomponenten werden überprüft, indem ihre Ausgaben so gewählt werden, daß ihre unmittelbaren Diskrepanzen verschwinden. Mit diesen Annahmen wird dann eine Simulation durch Vorwärtsschließen gestartet. Falls keine neue Diskrepanz auftaucht, sind die defekten Komponenten eine konsistente Erklärung für die beobachteten Fehler. Die fehlerhaften Komponenten können dann auf einer niedrigeren Abstraktionsebene (der Bit-Ebene) analog untersucht werden, welche Unterkomponente für den Fehler verantwortlich ist. Eine Besonderheit ist die Möglichkeit, neue Komponenten in das Modell einzuführen, um so ansonsten schlecht lokal beschreibbare Fehler wie Brücken zwischen benachbarten Leiterbahnen zu simulieren. Allerdings ist dafür die Verdachtsgenerierung sehr aufwendig.

Ein anderes wichtiges System ist GDE (General Diagnostic Engine) von de Kleer und Brown [87], das von Struß & Dressler [89] und de Kleer und Brown [89] weiterentwickelt wurde. Der wichtigste Anwendungsbereich ist auch hier die Schaltkreisdiagnostik. Wie in HTE werden bei einer Komponente auch nur zwei Zustände "in Ordnung" und "nicht in Ordnung" unterschieden. Die Besonderheit von GDE ist die Benutzung eines ATMS (Assumption Based Truth Maintenance System; [de Kleer 86]) zur Herleitung von Verdachtshypothesen (Konfliktmengen) für Diskrepanzen, mit dem auch Mehrfachursachen relativ einfach generiert werden können.

Struß & Dressler [89] haben mit GDE+ gezeigt, daß die Leistungsfähigkeit von GDE mit explizitem Wissen über das Verhalten im Fehlerzustand erheblich verbessert werden kann, weil damit viele logisch mögliche Fehler mit physikalischem

Wissen ausgeschlossen werden können. Ihr Beispiel ist ein Stromkreis mit einer Batterie und drei parallel angeschlossenen Lampen L1, L2, L3. Wenn die Lampen L1 und L2 nicht leuchten, ist die plausibelste Hypothese, daß beide Lampen kaputt sind. GDE würde jedoch auch jede Menge Verdachtshypothesen der Art generieren, daß z.B. die Batterie und die Lampe L3 "nicht in Ordnung" sind, was man so interpretieren muß: Die defekte Batterie bewirkt, daß die Lampen L1 und L2 nicht leuchten, und die Lampe L3 ist defekt, weil sie trotz defekter Batterie leuchtet! Solche absurden Hypothesen werden in GDE+ durch Wissen über Fehlerzustände vermieden. Noch einen Schritt weiter gehen de Kleer und Brown [89] mit SHERLOCK, wo den Fehlerzuständen Apriori-Wahrscheinlichkeiten zugewiesen werden, um unter verschiedenen physikalisch möglichen Fehlerzuständen bzw. Tests zu ihrer Bestätigung den besten herausfinden zu können. Nicht berücksichtigt in diesen GDE-Weiterentwicklungen bleiben jedoch die Zuordnung von Schweregraden zu Fehlerzuständen, was die Modellierung erheblich verkomplizieren würde.

Eine allgemeine Beschreibung der Diagnostik mit kausalen Modellen findet sich in [Davis & Hamscher 88] und [Reiter 87]. Reiter unterscheidet bei den Komponenten nur zwischen "normal" und "defekt" ohne Schweregrade und Wissen über Fehlverhalten und gibt einen Algorithmus für die Verdachtsgenerierung für Ursachen von Diskrepanzen an, der auf einem Widerspruchsbeweis mit einem Theorem-Beweiser beruht. Eine Übersicht über die einfacheren Ansätze mit zweckgerichteter, funktionaler Repräsentation findet sich in [IEEE-Expert-91].

6.1.5 Statistische Klassifikation

Die Anwendung des Theorems von Bayes ist eine der ältesten Methoden der Klassifikation und besonders in der medizinischen Diagnostik weit verbreitet. Eine umfassende Einführung findet sich in [Lusted 68]. Ein vielzitiertes Vorzeige-Beispiel für ein erfolgreiches Bayes-Programm findet sich in [de Dombal 72], bei dem zwischen sieben (bzw. später neun) häufigen Diagnosen für akute Bauchschmerzen differenziert wird und dessen Trefferquote in einem einjährigen klinischen Test höher als die der behandelnden Ärzten bewertet wurde. Allerdings stellte sich heraus, daß die statistischen Korrelationen wegen unterschiedlicher Vorselektionen nicht von einem Krankenhaus (in Leeds) auf ein anderes Krankenhaus (in Kopenhagen) übertragbar waren und sich die Trefferquote dort drastisch verschlechterte.

Ein großes Problem beim Wissenserwerb ist – abgesehen von der Einhaltung der Voraussetzungen des Formalismus und der Repräsentativität der Falldaten – die Interpretation der Null als Wert einer Übergangswahrscheinlichkeit P(M/L). Da die Multiplikation mit Null für die betreffende Lösung eine Gesamtwahrscheinlichkeit von Null ergibt, würde das Beobachten des entsprechenden Merkmals die betroffene Lösung definitiv ausschließen — nur weil bei den bisherigen Fällen in der Falldatenbank das Merkmal nicht bei der Lösung aufgetreten ist. In [Lusted 68] wird vorgeschlagen, in solchen Situationen statt der Null eine sehr geringe Wahrscheinlichkeit einzusetzen, was jedoch auch unbefriedigend bleibt. Der einzige saubere Ausweg aus diesem Dilemma ist die Auswertung hinreichend großer Falldatenbanken, in denen praktisch keine zufälligen Nullen vorkommen. Das bedeutet jedoch, daß seltene Lösungen, für die nur wenige Fallbeispiele existieren, nicht statistisch klassifiziert werden können.

Wegen der vielfältigen Schwierigkeiten mit der korrekten Anwendung des Theorems von Bayes (Unabhängigkeit der Merkmale, Vollständigkeit und wechselseitiger Ausschluß der Lösungen, Repräsentativität der Falldaten, Existenz genügend vieler Fälle auch für seltene Lösungen) gibt es erfolgreiche Bayes-Programme nur für relativ kleine Anwendungen bzw. gut isolierbare Teilprobleme. Eine generelle Schwäche statistischer Verfahren ist die begrenzte Erklärbarkeit der Ergebnisse, da sie von der Verrechnung sehr vieler Wahrscheinlichkeitsangaben abhängen.

Eine relativ neue, vielbeachtete Weiterentwicklung der direkten Anwendung des Theorems von Bayes sind die Bayes'schen Netze [Pearl 88]. Sie erlauben die Repräsentation eines diagnostischen Mittelbaus und eignen sich daher auch für große Anwendungen. Bei ihrem Aufbau geht man so vor, daß man sich zunächst überlegt, welche Zustände von welchen anderen direkt abhängen und einen Kausalitätsgraph konstruiert. Im zweiten Schritt werden dann die Wahrscheinlichkeiten für die Kanten in dem Graph spezifiziert. Dadurch reduziert sich die Anzahl der zu spezifizierenden Wahrscheinlichkeiten im Vergleich zum Theorem von Bayes erheblich. Jedoch ist der Rechenaufwand zur Propagierung der Wahrscheinlichkeiten erheblich höher und hängt davon ab, wie stark das Netz verknüpft ist. Wenn es zwischen zwei Knoten jeweils nur eine Verbindung gibt (sogenannte Polytrees), läßt sich das Ergebnis effizient berechnen, bei mehrfachen Verbindungen haben exakte Verfahren einen exponentiellen Zeitaufwand, und es gibt in Abhängigkeit von der Struktur des Netzes verschiedene Approximationsverfahren. Das allgemeinste Verfahren ist eine stochastische Simulation, bei der die Belegungen der Knoten entsprechend ihrer zum Schätzzeitpunkt bekannten Wahrscheinlichkeiten per gewichtetem Zufallsgenerator belegt werden und dies so oft wiederholt wird, bis hinreichend verläßliche statistische Aussagen zwischen den interessanten Belegungen berechnet werden können. Ein Problem stellen dabei seltene Ereignisse (d.h. Symptome und Diagnosen mit niedriger Apriori-Wahrscheinlichkeit) dar, da zu ihrer Schätzung sehr viel mehr Simulationsläufe erforderlich sind. Auch ein inkrementelles Bekanntwerden der Symptome erhöht die Laufzeit, da jedesmal eine neue Simulation gestartet werden muß. Beispielanwendungen für Bayes'sche Netze finden sich in [Heckerman 91] und [Pradhan 94]; eine Shell ist HUGIN [Andersen et al. 89].

6.1.6 Fallbasierte Klassifikation

Die einfachste Form der fallbasierten Klassifikation entspricht einer normalen Datenbankanfrage an eine Falldatenbank mit Selektoren (Merkmalen), von denen alle oder eine bestimmte Anzahl zutreffen müssen. Solche Systeme sind vielfältig im Einsatz, z.B. im Bibliothekswesen, wo die Autorennamen, Jahreszahlen und Schlüsselwörter den Merkmalen entsprechen und die Bücher den Lösungen, oder auch in medizinischen Informationssystemen wie z.B. in der großen Rheumatologiedatenbank ARAMIS [Fries 72]. Da jedoch nur ein sehr einfaches Ähnlichkeitsmaß verwendet wird, ist die Problemlösungsqualität sehr beschränkt und entspricht einer Vorauswahl. Der eigentliche Ähnlichkeitsvergleich bleibt dem Benutzer überlassen.

Wenn man ähnliche Fälle gefunden hat, muß ihre Relevanz für den aktuellen Fall bewertet werden und gegebenenfalls die Lösung übernommen oder adaptiert werden. Dies ist für die Problemklasse Konstruktion im allgemeinen weit aufwendiger als bei der Klassifikation. Bei letzterer kann die Lösung meist ohne Änderungen übernommen werden, insbesondere wenn nur Einfachdiagnosen gestellt werden können. Demgegenüber spielen bei konstruktiven Anwendungen auch Techniken für partielles Matching von Fällen, zur Bewertung von Unterschieden zwischen Fällen, zur Begründung, warum eine Lösung für einen Fall fehlgeschlagen ist, und zur Anpassung einer Lösung eines bekannten Falles an eine neue Situation eine große Rolle. Eine ausführliche Diskussion findet sich in [Kolodner 93, Teil IV]. Klassifikation mit multiplen Diagnosen liegt zwischen beiden Extremen, ist aber bisher noch kaum untersucht worden.

Der Schwerpunkt bei der Klassifikation beschränkt sich daher auf das Finden ähnlicher Fälle. Die beiden Hauptprobleme sind das effiziente Indizieren von Fällen und die Definition eines guten Ähnlichkeitsmaßes. Eine wesentliche Hilfe bei der Lösung beider Probleme ist die Verwendung eines aussagekräftigen Vokabulars, das oft weniger aus direkten Fallmerkmalen als eher aus abgeleiteten Begriffen besteht und dessen Herleitung aus den Fallmerkmalen daher abstrahierendes Wissen voraussetzt. Ebenfalls von großer Bedeutung ist die Repräsentation eines Falles: dabei unterscheidet man normale und generalisierte Fälle. Der Vorteil von generalisierten Fällen ist, daß sie eine Menge von einfachen Fällen überdecken, die nicht alle einzeln betrachtet zu werden brauchen und so den Suchraum verkleinern. Generalisierte Fälle reichen von einfachen Fall-Repräsentanten (man merkt sich bei sehr ähnlichen Fällen nur den ersten und ignoriert die weiteren) über manipulierte Fall-Repräsentanten (man konstruiert sich aus einer Menge sehr ähnlicher Fälle einen Repräsentanten) zu echten Generalisierungen (z.B. darf ein solcher Prototyp statt eines Werts auch einen Wertebereich für ein Merkmal enthalten). Eine ausführliche Diskussion findet sich in [Kolodner 93, Teil II].

Beim Indizieren von Fällen sind die beiden Hauptalternativen flache und hierarchische Indexstrukturen. Flache Indexstrukturen entsprechen Datenbankindizes. Da man meist viele Indizes benutzt und die Ergebnismengen kombiniert, kann das bei sehr großen Fallmengen trotz des Effizienzgewinns noch aufwendig sein. Hierarchische Suchstrategien setzen eine Partitionierung der Fallmenge voraus, die durch Clustering-Algorithmen (z.B. [Gennarie et al. 89]) automatisch berechnet werden kann. Sie ermöglichen die rasche Fokussierung auf einen relevanten Teil der Fallmenge, allerdings auf die Gefahr hin, daß bei falscher Fokussierung ähnliche Fälle nicht gefunden werden können. Daher werden gewöhnlich nicht strenge Hierarchien, sondern redundante Netzwerke (discrimination networks) benutzt. Da das Durchsuchen großer Fallmengen leicht parallelisierbar ist, lassen sich alle Techniken dadurch erheblich beschleunigen, am stärksten natürlich die vollständige Suche, bei der ein Effizienzienzgewinn proportional zur Anzahl parallel arbeitender Prozessoren zu erwarten ist. Ein Überblick findet sich in [Kolodner 93, Kap. 8]. Eine Evaluation verschiedener Vorauswahlstrategien zur Effizienzverbesserung enthält [Goos 94].

Die Definition eines Ähnlichkeitsmaßes basiert meist auf einem numerischen Berechnungsschema, das das Gewicht und die relative Ähnlichkeit von Einzelmerkmalen multipliziert, über alle Merkmale summiert und bezüglich der Summe der Gewichte aller Merkmale normiert (dividiert):

$$\sum_{i=1}^{n} w_i * \text{sim}(f_{i1}\ f_{i2}) \ / \ \sum_{i=1}^{n} w_i$$

mit: w_i : Gewicht des i-ten Merkmals
$\text{sim}(f_{i1}\ f_{i2})$: relative Ähnlichkeit zweier korrespondierender Merkmalswerte

Diese Formel setzt voraus, daß man weiß, welche Merkmalswerte der beiden zu vergleichenden Fälle miteinander korrespondieren. In einfachen Situationen ist die Korrespondenz bereits in der Wissensrepräsentation der Merkmale enthalten, ansonsten muß die Korrespondenz mehr oder weniger aufwendig ermittelt werden, was bei komplexen Analogien durchaus "Kreativität" erfordern kann. Das Wissen über das Gewicht der Merkmale und die Formel zur Berechnung ihrer relativen Ähnlichkeit reicht von Defaultwerten (alle Merkmale sind gleich wichtig, und die relative Ähnlichkeit ist 100% bei Identität und 0% sonst) bis zu speziellem Expertenwissen. Wie schon erwähnt, spielt dabei das verwendete Vokabular eine große Rolle: je stärker abstrahiert das Vokabular für den Ähnlichkeitsvergleich ist, desto einfacher kann das Wissen für den Ähnlichkeitsvergleich sein. Da kategorisches Wissen, z.B. daß eine bestimmte Lösung für den neuen Fall unmöglich ist, schlecht in Ähnlichkeiten kodierbar ist, kann das explizite Hinzufügen von kategorischen Regeln die Ähnlichkeitsbewertung erheblich verbessern. Schließlich kann man das Ähnlichkeitsmaß auch vom Kontext abhängig machen, z.B. kann das Gewicht von Merkmalen von den Lösungen des Vergleichsfalles abhängen. Eine solche Erweiterung hat allerdings den Nachteil, daß das Ähnlichkeitsmaß nicht mehr symmetrisch ist, wobei die Asymmetrie daher rührt, daß die Lösung im neuen Fall per Definition nicht bekannt ist. Eine ausführliche Diskussion über den Ähnlichkeitsvergleich findet sich in [Kolodner 93, Kap. 9].

Viele Systeme zum fallbasierten Schließen beziehen sich auf Konstruktionsprobleme, die wie schon erwähnt viele Aspekte enthalten, die bei Klassifikationsproblemen keine oder nur eine untergeordnete Rolle spielen. Im folgenden geben wir eine Übersicht über einige bekannte Systeme zur fallbasierten Klassifikation:

CASEY [Koton 88] ist eines der ersten anspruchsvollen fallbasierten Diagnosesysteme und baut auf dem kausal-überdeckenden Herz-Diagnosesystem von Long (s. Abschnitt 6.1.3) auf. CASEY vergleicht einen neuen Fall mit einer hierarchischen Struktur der Fälle aus der Falldatenbank, wobei als Gewicht das lösungsspezifische Gewicht der Merkmale des Vergleichsfalles benutzt wird. Allerdings braucht die lösungsspezifische Bedeutung nicht vom Experten eingegeben werden, sondern wird aus der kausalen Erklärung für die Lösung des Vergleichsfalles ermittelt: Merkmale, die in der Erklärung eine Rolle spielen, sind wichtig, die übrigen unwichtig. CASEY konzentriert sich zunächst auf den Vergleich abstrakter Merkmale. Da außerdem nur ja/nein-Merkmale verwendet werden, kommt CASEY mit einem einfachen Ähnlichkeitsmaß aus. Falls zwei Fälle auf einer abstrakten Ebene übereinstimmen, auf einer konkreteren aber nicht, versucht CASEY durch Aufruf des kausalen Diagnosesystems eine Erklärung für den Unterschied zu finden. Falls das gelingt, wird dadurch die

Übertragbarkeit der Lösung des Vergleichsfalles nicht beeinträchtigt, ansonsten spricht die Differenz gegen die Ähnlichkeit beider Fälle. Bei einer externen Evaluation von CASEY [Aghassi 90] stellte sich jedoch insgesamt eine schlechte Problemlösungsfähigkeit heraus, die vor allem auf die im Anwendungsbereich typischen multiplen Diagnosen zurückzuführen sind. Auch die Effizienz bei der Problemlösung war bei vielen Fällen schlecht.

Das fallbasierte Diagnosesystem PROTOS [Bareiss 1989, Porter et al. 1990] hat als Besonderheit eine reiche Verzeigerung zwischen den Fällen. Wenn beim ersten Versuch ein Fall gefunden wird, der jedoch bezüglich relevanter Merkmale unterschiedlich ist, so kann PROTOS entsprechend von auf den Unterschieden basierenden Zeigern nach ähnlichen Fällen weitersuchen. Diese Differenzzeiger werden von einem Experten aufgebaut, nachdem ein Fall falsch klassifiziert wurde. Die Fälle sind entsprechend den Diagnosekategorien organisiert. Entsprechend gibt es Zeiger von Merkmalen auf typische Kategorien und umgekehrt Zeiger von einer Kategorie zu typischen Merkmalen. Ein weiterer Zeigertyp (censor link) ist für den Ausschluß von Kategorien unter bestimmten Konstellationen zuständig. Das Wissen über Merkmale ist ähnlich wie in CASEY hierarchisch organisiert, so daß es möglich ist, zwischen zwei unterschiedlichen Merkmalen (z.B. Podest mit Rollen und Beine bei der Erkennung von Stühlen) eine gleiche Funktion (Unterstützung des Sitzes) zu erkennen. PROTOS wurde erfolgreich in einem medizinischen Anwendungsbereich (Hörprobleme) evaluiert [Porter et al. 1990] und mit einem Standardlernverfahren (ID3, s. Abschnitt 6.3.2) verglichen. Dabei schnitt es sehr gut ab, wobei insbesondere die Differenzzeiger für die korrekte Klassifikation von schwierigen Fällen, die zu verschiedenen Kategorien paßten, wesentlich beitrugen.

Ein generisches Werkzeug ist die fallbasierte Komponente PATDEX/2 [Weß 93] der Diagnostik-Shell MOLTKE [Pfeifer & Richter 93]. Ihre Besonderheit ist das Erlernen von Indexstrukturen und Ähnlichkeitsmaß. Als Indexstruktur wird ein K-D-Baum [Winston 92, Kap. 19] benutzt, bei dem mit geeigneten Merkmalen, deren verschiedene Ausprägungen die Fallmenge möglichst gut in Untergruppen aufteilen, ein Entscheidungsbaum aufgebaut wird, der beim Ähnlichkeitsvergleich für jeden nichtverfolgten Zweig Garantien der Form liefert: deren Fälle sind mindestens um einen bestimmten Wert unähnlich zum Suchfall. Wenn es stark diskriminierende Merkmale für die Fallmenge gibt und die Fälle überwiegend vollständig sind (d.h. keine unbekannt-Werte enthalten), können so beträchtliche Effizienzsteigerungen ohne Einbuße hinsichtlich Vollständigkeit erreicht werden. Wenn ein Fall fehlklassifiziert wurde, dann versucht PATDEX/2 durch Änderung seiner Gewichtsmatrix die Unterschiede zwischen diesem Fall und dem neuen Fall zu vergrößern. Dieses Verfahren kann auch dazu benutzt werden, eine Gewichtsmatrix zu einer Menge vorgegebener Fälle zu erlernen.

Es gibt auch schon spezielle kommerzielle Shells für die fallbasierte Klassifikation oder fallbasierte Aufsätze zu allgemeinen Werkzeugen. Eine ausführliche Diskussion findet sich in [Althoff et al. 95]; eine kurze Übersicht auch in einem Themenheft zum fallbasierten Schließen in der Zeitschrift KI [KI-96]. Dort wird auch ein im Einsatz befindliches fallbasiertes Hotline-Support-System mit integriertem Teilekatalog für die Fehlerdiagnose von Flugzeugtriebwerken beschrieben [Auriol et al. 96].

6.2 Knowledge Engineering

Die Akquisition und Wartung von Wissen ist meistens der aufwendigste und schwierigste Teil bei der Entwicklung von Expertensystemen. Abb. 6.2 gibt einen Überblick über die logischen Phasen beim Knowledge Engineering.

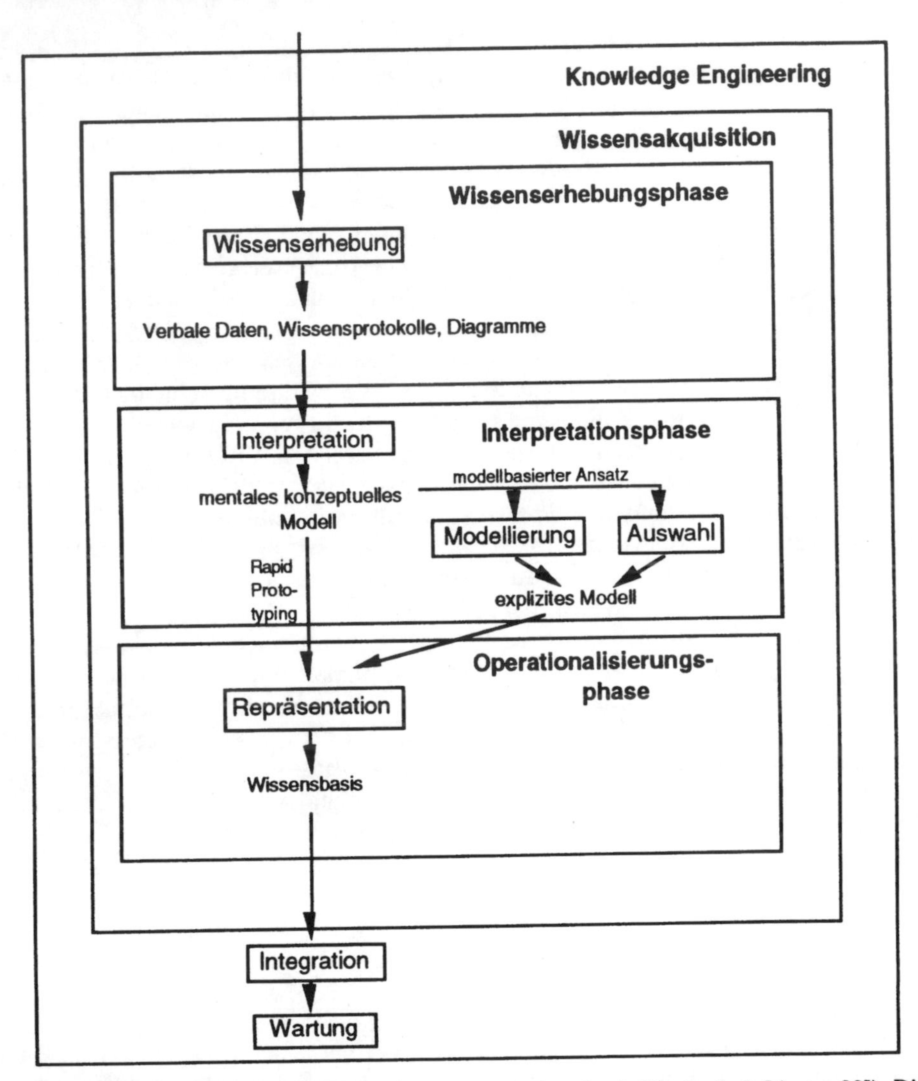

Abb. 6.2. Logische Phasen beim Knowledge Engineering (nach [Karbach & Linster 90]). Die drei Hauptphasen der Wissensakquisition umfassen die Wissenserhebung aus verschiedenen Wissensquellen (eigene Erfahrung, Befragung von Experten, Lehrbücher, Handbücher, Lexika usw.), die Interpretation des Wissens zu einem mentalen konzeptuellen Modell und dessen Operationalisierung in einer Wissensbasis, die beim Rapid Prototyping direkt und beim modellbasierten Entwurf über die Zwischenstufe eines abstrakten Modells erfolgt. Die Wartung bedingt oft weitere Durchläufe durch die Phasen der Wissensaquisition.

Die Wissensinterpretation läuft meist auf die Auswahl eines bekannten Modells hinaus, da in der Diagnostik die Problemlösungsmethoden relativ gut verstanden sind (Abschnitt 6.1). Deren in Abb. 6.1 skizzierte Entwicklungsgeschichte läßt sich auch als das Bestreben auffassen, den Aufwand beim Knowledge Engineering zu reduzieren: Heuristisches Wissen läßt sich von Experten wesentlich besser handhaben als statistisches; bei Anwendungen mit einem gut verstandenen Systemmodell ist modellbasiertes Wissen leichter verfügbar als heuristisches; und Fälle-orientiertes Wissen verspricht eine erhebliche Vereinfachung des Wissenserwerbs, wenn ausreichend Fälle vorhanden sind. Während es das langfristige Ziel ist, das Wissen mit Lernverfahren automatisch zu akquirieren und zu warten (Abschnitt 6.3), erreicht man derzeitig eine hohe Qualität meist nur mit Fachexperten des Anwendungsbereiches. Da deren Zeit für Wissensbasisentwicklungen gewöhnlich sehr knapp ist, versucht man sie optimal durch geeignete Werkzeuge zu unterstützen und – soweit das nicht ausreichend ist – auch durch mit dem Knowledge Engineering vertraute Spezialisten, sogenannten Wissensingenieuren. Sie müssen in der Lage sein, sich relativ rasch in einen Fachbereich einzuarbeiten, um mit den Experten zu kommunizieren und deren Wissen zu formalisieren. Dafür wurden eine Reihe von Ansätzen entwickelt, zu denen Checklisten, Interviewtechniken, Techniken zur Aufrechterhaltung der Motivation der Experten, zum Beobachten der Experten (z.B. Laut-Denken-Protokolle) und indirekte Erhebungstechniken gehören. Eine ausführliche Beschreibung findet sich z.B. in [Karbach & Linster 90]. Die Nachteile der Wissensformalisierung durch Nicht-Experten umfassen die Fehleranfälligkeit des Wissenstransfers, die hohen Kosten und die Schwierigkeiten der Wartung, da der Wissensingenieur dann meist nicht mehr verfügbar ist. Daher wurden vielfältige Ansätze zur maschinellen Unterstützung der Wissensakquisition und Wartung entwickelt und erprobt:

- *Fallbasierte Wissenskorrektur*. Dabei wird eine vorhandene Wissensbasis aufgrund von falsch diagnostizierten Fällen interaktiv verbessert. Diese Strategie wurde bereits von dem ersten dedizierten Wissenserwerbssystem TEIRESIAS [Davis 78] für das Expertensystem MYCIN angewandt. Dazu gehört eine gute Erklärungskomponente, so daß der Fehler rasch lokalisiert werden kann, einfache Editiermöglichkeiten zur Korrektur des Fehlers und eine direkte und schnelle Testmöglichkeit des neuen Wissens mit dem problematischen Fall. In TEIRESIAS konnte der Experte neue Regeln natürlichsprachlich eingeben, die dann durch Schlüsselworttechnik und Vergleich mit aus den vorhandenen Regeln generierten Regelschablonen analysiert wurden.
  Während die natürlich sprachliche Wisseneingabe sich nicht bewährt hat, da sie relativ umständlich und die Übersetzung fehleranfällig ist, ist die Grundstruktur der fallbasierten Wissenskorrektur mit einem möglichst schnellen Zyklus für das Fehler-Lokalisieren, Editieren und Testen ein wesentliches Merkmal eines guten Wissenserwerbssystems.
- *Aktive Wissenserwerbssysteme*. Sie fragen den Benutzer entsprechend einer Strategie gezielt nach Wissen. Eine psychologische Strategie, die ausführlich zum diagnostischen Wissenserwerb erprobt wurde, ist das Konstruktgitterverfahren [Kelly 55], bei dem der Proband nach Konstrukten (Diagnosen) und nach Merkmalen, wie sich die Konstrukte unterscheiden, gefragt wird, z.B.

nenne drei Pizzerien und ein Merkmal, das zwei Pizzerien haben und die dritte nicht. Das Ziel dieser Strategie ist, Merkmale herauszufinden, die sich zur Unterscheidung (Diagnostik) der Konstrukte eignen. Nachdem man eine Reihe solcher Merkmale gefunden hat, wird in einem zweiten Schritt systematisch gefragt, wie wichtig und wie typisch die Merkmale für die Diagnosen sind. Dieses Wissen eignet sich bereits unmittelbar zur überdeckenden Klassifikation. In dem aktiven Wissenserwerbssystem ETS [Boose 84] und dessen Nachfolger AQUINAS [Boose & Bradshaw 87] wurden daraus mittels eines Kompilierungsschrittes heuristische Regeln generiert. Jedoch haben Kompilierungsverfahren den inhärenten Nachteil, daß bei Fehlern die oben erwähnte fallbasierte Wissenskorrektur nicht auf dem Originalwissen, sondern auf dem kompilierten (und damit entfremdeten) Wissen erfolgen muß.
Eine Kombination von fallbasierter Wissenskorrektur und aktivem Wissenserwerbssystem wurde in MOLE [Eshelman 88] versucht, das bei falsch gelösten Fällen selbständig Korrekturvorschläge zur Wissensbasis macht und diese vom Experten bestätigen läßt.
Aktive Wissenserwerbssysteme sind nützlich, wenn der Experte Schwierigkeiten mit der Formalisierung seines Wissens hat. Bei gewisser Erfahrung entwickelt der Experte aber meist auf das Anwendungsgebiet besser angepaßte Strategien zur Wissenseingabe und -korrektur, so daß die aktive Vorgehensweise auch stören kann.

- *Semantische Konsistenztests.* Dabei werden mittels einer logischen Analyse Schwächen der Wissensbasis aufgespürt (wir gehen hier davon aus, daß syntaktische Konsistenztests selbstverständlich sind). Semantische Konsistenztests erfordern Metawissen über die Struktur des Wissens. Generelle Strategien für die Diagnostik sind folgende Überprüfungen: Kann jede Diagnose überhaupt bestätigt werden? Spielt jedes Merkmal bei der Herleitung mindestens einer Diagnose eine Rolle? Läßt sich jede Diagnose von jeder anderen unterscheiden? Gibt es widersprüchliche Regeln? Kann man ähnliche Regeln zusammenfassen? Gibt es Ableitungspfade mit marginaler Evidenz? Wie kann man sie verstärken? Die letzte Frage erfordert im allgemeinen zusätzliches Wissen.
Ein Ansatz für semantische Konsistenztests in Verbindung mit aktivem Wissenserwerb ist in MORE [Kahn 88] realisiert. Es analysiert mittels einiger der oben erwähnten generellen Strategien seine Wissensbasis und schlägt dem Experten teilweise auch Verbesserungen vor, wobei sich viele Strategien auf die Verstärkung von Ableitungspfaden mit marginaler Evidenz beziehen. Dazu gehören u.a. das Hinzufügen von Zwischengliedern auf einem Ableitungspfad oder das Ergänzen von Feinausprägungen eines Hauptmerkmals (z.B. über dessen zeitlichen Verlauf oder über spezielle Charakteristika). Jedoch stellte sich heraus, daß bei einer systematischen Analyse einer Wissensbasis derart viele Fragen nach Verbesserungsmöglichkeiten gestellt werden, daß sie von den Experten weitgehend ignoriert wurden. Der tiefere Grund dürfte wohl darin zu suchen sein, daß Experten ständig zu Kompromissen zwischen Modellierungsaufwand und Vollständigkeit der Wissenbasis gezwungen sind, zumal sich in vielen Anwendungen das Wissen schnell ändert.
Ein vielversprechender Ansatz ist, daß man zwei Wissensbasen entwickelt: eine nichtoperationelle, die allgemeines Hintergrundwissen über den Anwendungs-

bereich enthält, und eine operationelle, deren Wissen dann gegen das Hintergrundwissen auf Konsistenz geprüft werden kann. Eine einfache Umsetzung ist die Sammlung von echten oder Musterfällen mit bekannter Lösung und deren Nutzung zum automatischen Überprüfen einer Wissensbasis. Eine andere Möglichkeit ist der nur partielle Aufbau von modellbasierten Wissensbasen falls das Wissen für ein vollständiges Modell nicht ausreicht, und deren Nutzung zur Überprüfung einer anderen vollständig implementierten Wissensart. Wahrscheinlich ist es jedoch vorteilhafter, spezielle Wissensrepräsentationen für nichtoperationelles Hintergrundwissen zu entwickeln. Diese Richtung ist bisher noch kaum erforscht.

- *Grafische Wissensakquisition.* Ihr Ziel ist nicht primär, den Experten zu führen, sondern ihn optimal bei der Wissenseingabe und Wahrung der Übersicht über eine große Wissensbasis zu unterstützen. Der Hauptgewinn grafischer Darstellungen betrifft das relationale Wissen, d.h. Wissen über Beziehungen zwischen Objekten, das sich grafisch wesentlich kompakter als textuell darstellen läßt. Dies wird am deutlichsten in Tabellen, ist auch noch ausgeprägt in Hierarchien und Graphen und am wenigsten in Formularen vorhanden. So bietet eine Detailtabelle mit allen Regeln einer Diagnose dem Experten genügend Übersicht, um selbst Konsistenzprüfungen vornehmen zu können. Entsprechend erlaubt eine Übersichtstabelle mit mehreren Diagnosen eine einfache Überprüfung ihrer Unterscheidungskriterien. Je nach Qualität der grafischen Editoren kann der Experte selbst die Wissensbasen aufbauen und warten.
  Eines der ersten grafischen Wissenserwerbssysteme, das von den Experten selbständig benutzt wurde, war OPAL [Musen et al. 87] zur Akquisition von Therapieplänen bei der Behandlung von schwierigen Tumoren. Die Therapiepläne sind Flußdiagramme, in denen eine Folge von Aktionen (z.B. Medikamente) definiert wird und über das Abfragen von Zustandsparametern (z.B. Anzahl der weißen Blutkörperchen) mittels Verzweigungen und Schleifen kontrolliert wird. Für den Erfolg von OPAL war ausschlaggebend, daß die grafische Wissensakquisition sich stark an der ohnehin gebräuchlichen grafischen Darstellung der Therapiepläne orientierte.
- *Verteilte Wissensakquisition.* Während der Aufbau und die Wartung kleiner Wissensbasen mit grafischen Werkzeugen relativ erfolgreich ist, verschärft sich das Problem bei großen Wissensbasen überproportional, da es immer schwieriger wird, die Übersicht zu behalten. Das bewährte Gegenrezept aus dem Software Engineering ist die Modularisierung. Wegen der üblicherweise starken Interaktionen zwischen allen Teilen der Wissensbasen erfordert deren Modularisierung jedoch oft viel Zusatzwissen. Dies wird deutlich an der soziologischen Spezialisierung in komplexen Domänen, z.B. in der Medizin (Neurologie, HNO, Innere Medizin usw., wobei letztere wiederum in Kardiologie, Gastroenterologie, Rheumatologie usw. aufgespalten ist). Daher ist für eine effektive Modularisierung auch Wissen über die Grenzen der eigenen Zuständigkeit und die Fähigkeiten der anderen Module erforderlich. Ähnliches gilt auch für die Kommunikation und den Datenaustauch zwischen den als eigenständige Agenten aufgefaßten Modulen, insbesondere wenn die Spezialisierung so weit geht, daß jeweils unterschiedliche Terminologien benutzt werden. Schließlich ist wegen der starken Vernetzung eine redundanzfreie Repräsentation des Wis-

sens schwierig; statt dessen überlappt es sich oft in Randbereichen mit allen damit verbundenen Problemen wie der Aktualisierung und der Möglichkeit von Inkonsistenzen. Der große Vorteil ist, daß die verschiedenen Module von verschiedenen Experten weitgehend unabhängig entwickelt werden können und so eine massive Komplexitätsreduktion erreicht wird. Allerdings gibt es derzeit noch wenig Erfahrungen mit diesem Ansatz.

In Kapitel 5 wurde die Architektur von D3 als Diagnostik-Shell-Baukasten mit dazu passendem grafischen Meta-Wissenserwerbssystem META•KA vorgestellt. Weitere Shell-Baukästen, die sowohl die Konfigurierung der Problemlösungsmethode als auch die Konfigurierung oder Generierung eines zugehörigen Wissensakquisitionssystems unterstützen, sind PROTÉGÉ-II [Puerta et al. 92], SBF (Spark, Burn, Firefighter; [Marques et al. 92]) und DIDS [Runkel & Birmingham 93]. Während SBF und DIDS nur das Zusammensetzen eines Wissensakquisitionssystems aus fertigen Wissensakquisitionsmodulen erlauben, kann das Meta-Wissensakquisitionssystem von PROTÉGÉ-II ähnlich wie META•KA ein neues Wissensakquisitionswerkzeug generieren.

Spark, Burn, Firefighter und DIDS machen die Annahme, daß jedem Mechanismus ihrer Problemlösungsbibliothek genau ein fertig implementiertes Wissensakquisitionswerkzeug zugeordnet ist. Bei der Zusammenstellung einer neuen Problemlösungsmethode aus Mechanismen der Bibliothek werden dann die zugehörigen Wissensakquisitionswerkzeuge ebenfalls zusammengesetzt, z.B. indem wie bei Burn einfach die Menüs der einzelnen Wissenserwerbssysteme vereinigt werden. Darüber hinaus wird versucht, zusätzliche Integrationsmechanismen anzubieten, wie z.B. die Identifikation, welche Wissensrepräsentationsstrukturen von mehreren Werkzeugen akquiriert werden usw. Die Systeme bieten aber keine Unterstützung zur Erstellung eines Wissensakquisitionsmoduls für neue Problemlösungsbausteine. Auch die Wissensakquisitionsmodule ihrer Bibliothek müssen daher mit erheblichem Aufwand ausprogrammiert werden.

PROTÉGÉ-II ist eine Weiterentwicklung und Verallgemeinerung des bereits erwähnten grafischen Wissenserwerbssystems OPAL und der zugrundeliegenden Problemlösungsmethode (sog. episodische Skelettplanverfeinerung). Die modulare Architektur von PROTÉGÉ-II besteht aus einer Bibliothek von in Mechanismen zerlegten Problemlösungsmethoden, von Wissensbasisbestandteilen und von Wissensakquisitionsmodulen. Letztere haben jeweils eine eigene Wissensrepräsentation, die bei der Konfigurierung einer aufgabenspezifischen Shell durch Abbildungsrelationen aufeinander abgebildet werden müssen. Die Problemlösungsbibliothek beinhaltet derzeit nur wenige Methoden, von denen eine die auch in OPAL enthaltene Skelettplanverfeinerung ist. Wesentlich ausgereifter ist in PROTÉGÉ-II die Generierung von Wissensakquisitionssystemen – hauptsächlich mit dem Meta-Wissensakquisitionswerkzeug DASH [Eriksson et al. 94], dessen Ausgangspunkt die bereichsspezifische Wissensrepräsentation einer entsprechend konfigurierten Problemlösungsmethode ist. In PROTÉGÉ-II reicht die Deklaration dieser Wissensrepräsentation zum Generieren eines kompletten Wissensakquisitionssystems, indem für jeden Objekttyp der internen Wissensrepräsentation ein Formular erzeugt wird, in das alle Attribute des Objekttyps aufgenommen werden. Um ein Formular erstmalig aufrufen zu können, benötigt man eine Navigationsstruktur, wofür einfache Auflistungsfenster mit allen Objektnamen zu bestimmten Objektypen erzeugt werden. Für die generierten Formularspezifikationen gibt es eine Möglichkeit der Nachbearbeitung.

Meta-Wissensakquisitionssysteme wie META•KA und DASH, die auf einer Deklaration einer internen Wissensrepräsentation aufsetzen, können auch mit anderen hochstrukturierten Wissensmodellen kombiniert werden. Dadurch ließen sich grundsätzlich z.B. zu den Problemlösungsmethoden und -bibliotheken von KADS [Breuker & Van de Velde 94], den Problemlösungsmethoden und -mechanismen von DIDS und Spark, Burn, Firefighter, den Aufgabenstrukturen von Chandrasekaran [Chandrasekaran & Johnson 93] und zu ähnlichen Ansätzen zugehörige grafische Wissensakquisitionssysteme generieren, sofern diese die Objekt- und Relationstypen der Wissensrepräsentation hinreichend genau festlegen.

6.3 Diagnostische Lernverfahren

Die meisten Lernverfahren[2] für die Klassifikation lernen aus Beispielen, d.h. Fällen mit bekannter Lösung. Da Fälle in vielen Anwendungsbereichen ohnehin erhoben werden, verheißen sie die Chance eines weitgehend automatischen Wissenserwerbs oder zumindest der Wartung der Wissensbasis. Zwei Ansätze – das Theorem von Bayes und die fallbasierte Klassifikation – wurden bereits in Abschnitt 6.1 besprochen. In diesem Abschnitt wird eine Übersicht über das Spektrum von Lernverfahren gegeben und auf die Ergebnisse einer fundierten Evaluation von 23 Lernverfahren für die Klassifikation im STATLOG-Projekt eingegangen [Michie et al. 94].

Zunächst fällt auf, daß den Lernverfahren ganz unterschiedliche Herangehensweisen zugrundeliegen: Es gibt statistische, symbolische, neuronale und fallbasierte Ansätze. Die wichtigsten statistischen Verfahren sind verschiedene Varianten zum bereits erwähnten Theorem von Bayes und zum Erlernen von Entscheidungsfunktionen. Symbolische Lernverfahren generieren Entscheidungsbäume, Entscheidungstabellen oder heuristische Regeln. Neuronale Ansätze adaptieren eine Gewichtsmatrix eines Neuronalen Netzes. Dabei gibt es teilweise starke Ähnlichkeiten zu statistischen Ansätzen, z.B. zwischen Perzeptrons und linearen Entscheidungsfunktionen. Auch fallbasierte Ansätze überschneiden sich mit statistischen und neuronalen Ansätzen: die häufig als statistisches Verfahren eingeordnete Nearest-Neighbour-Technik ist ein einfaches fallbasiertes Verfahren, bei dem meist keine Gewichte und Ähnlichkeitsfunktionen eingehen, und manche neuronale Ansätze wie Kohonen-Netze haben sehr ähnliche Eigenschaften wie fallbasierte Verfahren. Eine Übersicht zeigt Abb. 6.3.

Ansatz / Abstraktionstyp	**Symbolisches Lernen**	**Statistisches Lernen**	**Neuronale Netze**
Keine Abstraktionen	Fallbasierte Klassifikation	Nearest Neighbour	Kohonen-Netze
Einfache Abstraktionen		Bayes Theorem, Entscheidungsfunktionen	Perzeptron-Lernen
Komplexe Abstraktionen	Induktives Lernen von Entscheidungsbäumen oder Regeln	Bayes'sche Netze	Backpropagation-Lernen

Abb. 6.3. Grobe Einordnung von verschiedenen Lerntechniken gemäß des Abstraktionsgrades des gelernten Wissens, wobei symbolisches Lernen und fallbasierte Ansätze in einer Rubrik zusammengefaßt sind (vgl. [Puppe 94]). Dabei bedeutet "Keine Abstraktionen", daß komplette Fälle gespeichert werden, "Einfache Abstraktionen", daß die Repräsentationssprache wesentliche Einschränkungen in der Ausdrucksmächtigkeit hat, und "komplexe Abstraktionen", daß diese Einschränkungen wegfallen. Komplexe Abstraktionen enthalten einfache Abstraktionen als Spezialfall.

2 Das erlernte Wissen bezieht sich fast immer auf die diagnostische Auswertung und selten auf die Datenerfassung. Letzteres ist unmöglich, wenn – wie üblich – die Reihenfolge der Datenerhebung in den Fällen nicht protokolliert ist.

6.3.1 Allgemeine Dimensionen von Lernverfahren

Wichtige Dimensionen zur Einteilung von Lernverfahren sind (eine ausführliche Diskussion findet sich z.B. in [Hoppe 96]):

- Repräsentation der Fälle: Binäre, n-äre, numerische, relationale oder strukturierte Eigenschaften.
- Repräsentation des erlernten Wissens: Dies ist die wohl wichtigste Dimension, da Repräsentationsannahmen das Spektrum der erlernbaren Kategorien beschränken, andererseits wesentlichen Einfluß auf die Effizienz des Lernverfahrens und den Minimalumfang der Fallsammlung haben. Während bei fallbasierten Ansätzen konkrete Fälle gespeichert werden (lazy abstraction), lernen die übrigen Ansätze Abstraktionen über den Fällen (aggressive abstraction). Eine andere grundlegende Unterscheidung ist zwischen symbolischen Lernverfahren, die logische, diskrete Formalismen verwenden, und den statistischen und neuronalen Verfahren, die auf der Basis einer numerischen, kontinuierlichen Repräsentation lernen. Innerhalb dieser groben Unterscheidung gibt es weitere Differenzierungen: Bei logischen Formalismen gehören dazu die erlaubte Regelsyntax (z.B. konjunktive oder disjunktive Normalform mit Begrenzung der maximalen Anzahl von Elementen in einer Klausel) bzw. die Art des Entscheidungsbaumes (bzgl. Tiefe und Verzweigungsgrad), sowie generelle Entscheidungen wie das Zulassen von Evidenzwerten oder von numerischen Kriterien. Bei Neuronalen Netzen müssen Annahmen über die Art und Topologie des Netzes getroffen werden. Fallbasierte Ansätze hängen stark von der Repräsentation von Fällen ab, da sie diese gewöhnlich übernehmen. Häufig wird ihr Ähnlichkeitswissen auch durch Abstraktionen angereichert.
- Präferenzannahmen: Auch wenn die Repräsentation des erlernten Wissens feststeht, können sich verschiedene Lernverfahren darin unterscheiden, welche Lernhypothesen sie bevorzugen. Da dies meistens Varianten von Occam's Razor sind (einfachere Hypothesen werden bevorzugt), stellt sich die Frage, wie Einfachheit definiert wird. Insbesondere bei verrauschten Daten ist ein Abwägen zwischen der Komplexität der Hypothesen und der Anzahl der falsch klassifizierten Trainingsbeispiele notwendig.
- Verständlichkeit und Erklärungsfähigkeit: In vielen Anwendungen ist es nützlich, wenn das erlernte Wissen auch für Menschen verständlich ist und die Problemlösung erklärt werden kann. Dafür eignen sich am ehesten die fallbasierten und symbolischen Ansätze. Bei letzteren hängt die Verständlichkeit stark von den Präferenzannahmen ab, da sehr große Entscheidungsbäume bzw. viele und komplizierte Regeln die Verständlichkeit beeinträchtigen.
- Inkrementalität des Lernverfahrens: Ein Lernverfahren ist inkrementell, wenn es bei der Integration eines neuen Falles sein bis dahin erlerntes Wissen mit wesentlich weniger Aufwand adaptieren kann als wenn es aus allen Fällen neu lernt. In vielen Anwendungen ist Inkrementalität aus Effizienzgründen erforderlich. Jedoch ist bei inkrementellen Verfahren das erlernte Wissen von der Reihenfolge der präsentierten Beispiele abhängig und ohne besondere Vorkehrungen werden oft bei anfänglich untypischen Beispielen suboptimale Strukturen gelernt.

- Überwachtes Lernen: Beim überwachten Lernen ist die Lösung zu den Trainingsfällen bekannt. Aber auch wenn sie nicht bekannt ist, kann man Konzepte lernen, indem man ähnliche Fälle zu Klustern zusammenfaßt.
- Mehrfachlösungen: Viele Lernverfahren setzen voraus, daß es für einen Fall nur eine Lösung gibt, die im Extremfall nur aus den zwei Alternativen "vorhanden" und "nicht vorhanden" ausgewählt werden darf. Wenn jedoch in einem Fall mehrere Lösungen gleichzeitig zutreffen können, verkompliziert sich die Situation beim Lernen erheblich, da nicht offensichtlich ist, welche Merkmale des Falles welchen Lösungen zuzuordnen sind. Es gibt bisher kaum Lernverfahren, die dieses Problem explizit berücksichtigen.

6.3.2 Grundlagen symbolischer Lernverfahren

Im folgenden gehen wir hauptsächlich auf die symbolischen Lernverfahren ein (eine allgemeine Übersicht findet sich in [Shavlik & Dietterich 90]). Die beiden wichtigsten Varianten sind das Erlernen von Entscheidungsbäumen und von Regeln. Erstere Verfahren basieren oft auf dem ID3-Algorithmus, letztere auf der Stern(Star)-Methode, die kurz beschrieben werden.

Der ID3-Algorithmus konstruiert einen Entscheidungsbaum, indem er ein möglichst informatives Attribut auswählt, für die möglichen Werte des Attributes Knoten generiert und die Fälle entsprechend ihren Attributwerten auf die Knoten verteilt. Wenn alle Fälle eines Knotens dieselbe Lösung besitzen, ist dieser Knoten ein Blatt im Entscheidungsbaum, der eine eindeutige Lösung liefert. Für die Knoten mit heterogenen Fallmengen wird die obige Prozedur solange wiederholt, bis nur noch homogene Knoten übrigbleiben. Kritische Aspekte dabei sind die Art des Auswahlkriteriums für das informativste Attribut, der Umgang mit unbekannten Attributen und mit verrauschten Daten.

Bei der Auswahl von Attributen werden diejenigen bevorzugt, deren Werte zu möglichst homogenen Fallmengen führen. Ein Maß dafür ist die Entropie gemäß der Formel $-\sum p_i \log_2 p_i$; wobei p_i die Wahrscheinlichkeit des i-ten Attributwertes ist, daß es positiv klassifiziert ist, und die Summe über alle Werte des betrachteten Attributes läuft. Ein Nachteil der Entropie ist, daß Attribute mit vielen Werten präferiert werden (sofern n-äre oder numerische Attribute erlaubt sind). Wenn es z.B. bei einem Attribut extrem viele Werte gibt, so daß für jeden Wert nur ein Fall existiert, dann würde dieses Attribut immer bevorzugt. Ein anderes Kriterium verwendet daher den erweiterten Chi-Quadrat-Test (Kontingenztabellen) und wählt das Attribut aus, bei dessen Werten die Gleichverteilung der Lösungen mit dem größten Konfidenzintervall abgelehnt wird.

Unbekannte Attribute stellen viele Lernverfahren vor Probleme. Bei der Konstruktion von Entscheidungsbäumen stellt sich die Frage, wie mit den Fällen verfahren werden soll, bei denen das ausgewählte Attribut den Wert unbekannt hat. Da ein Ignorieren dieser Fälle oft die Fallmenge zu stark reduziert, wird dessen Wert meist geschätzt, z.B. entsprechend dem am häufigsten vorkommenden Attributwert oder mit komplizierteren Verfahren. Man kann den Wert "unbekannt" auch als eigenen Attributwert auffassen, falls man davon ausgehen kann, daß "unbekannt" gewöhnlich in verschiedenen Fällen dasselbe meint, z.B. daß der tatsächliche Wert irrelevant ist.

Verrauschte Daten müssen in der Praxis als Normalfall betrachtet werden. Deswegen ist es wenig sinnvoll, mit einem Lernverfahren die Trainingsfälle zu 100% korrekt klassifizieren zu wollen, da sich diese Trefferquote nicht auf neue Fälle übertragen läßt. Tatsächlich führt dieses Bestreben meist zu einem "Overfitting" mit zu wenig Generalisierungen. Es werden daher Techniken benötigt, wann es sich nicht mehr lohnt, einen Knoten im Entscheidungsbaum weiter zu verfeinern, auch wenn die Fälle dieses Knotens nicht homogen sind. Als Kriterium eignet sich der bereits erwähnte erweiterte Chi-Quadrat-Test. Während es bei der Attributauswahl nur um das Herausfinden des relativ besten Attributes geht, wird hier zusätzlich verlangt, daß auch eine absolute Schwelle überschritten werden muß, z.B. daß die entstehende Unterteilung mit 99%iger Sicherheit nicht zufällig zustande gekommen sein kann. Da jetzt auch heterogene Fälle bei einem Endknoten verbleiben können, muß ein Verfahren definiert werden, welche Lösung dem Endknoten zugeordnet wird. Wenn nur sicheres Wissen erlaubt ist, wird die häufigste Lösung der Fallmenge gewählt, ansonsten kann man auch die verbleibenden Lösungen entsprechend ihrer Häufigkeit in der Fallmenge mit einer Wahrscheinlichkeit versehen. Eine alternative Vorgehensweise ist das nachträgliche Beschneiden (Pruning) eines großen Entscheidungsbaumes nach ähnlichen Kriterien.

Der Grundalgorithmus der Stern-Methode ist ebenfalls recht einfach: Um ein Konzept zu lernen, werden die Beispiele in positive und negative eingeteilt. Aus den positiven Beispielen wird eines ausgewählt, als eine Regel betrachtet, indem alle Attributwerte mit "und" verknüpft werden, und diese verallgemeinert, so daß sie möglichst viele positive und keine negativen Beispiele überdeckt. Man kann verallgemeinern, indem man bei einem Attribut weitere mit "oder" verknüpfte Werte hinzufügt oder es ganz wegläßt (was äquivalent dazu ist, alle Werte des Attributes mit "oder" zu verknüpfen). Dabei kann man auch – falls vorhanden – Hintergrundwissen benutzen. Falls die generierte Regel nicht alle positiven Beispiele überdeckt, wird die Menge der positiven Beispiele um die bereits überdeckten reduziert und das Verfahren rekursiv wiederholt.

Ähnlich wie beim ID3-Algorithmus kann man auch bei der Stern-Methode mit einem Maß für den Informationsgewinn aus verschiedenen Regelkandidaten den besten auswählen. Weiterhin wird oft eine Komplexitätsgrenze für die Regeln vorgegeben, z.B. nur maximal drei mit "und" verknüpfte Regelelemente pro Regel, um den Algorithmus zu starken Verallgemeinerungen zu zwingen.

6.3.3 Evaluation von Lernverfahren

Ein großes Problem bei der Evaluation von Lernverfahren ist, daß sie zahlreiche einstellbare Parameter haben und daher jemand, der sich gut damit auskennt, wesentlich bessere Ergebnisse als mit Default-Einstellungen erzielen kann. Das gilt nicht nur für die angedeuteten Alternativen bei den symbolischen Lernverfahren, sondern in eher noch stärkerem Maße bei neuronalen Netzen, wo u.a. die Netztopologie und auch die Länge der Trainingsphase (zu langes Training führt zum

Overfitting) eingestellt werden muß. Daher sind viele Evaluationen potentiell verzerrt, da die Entwickler ihren eigenen optimierten Lernalgorithmus mit anderen nichtoptimierten Algorithmen vergleichen. In dem STATLOG-Projekt [Michie et al. 94] wurden dagegen die Algorithmen von ihren jeweiligen Befürwortern aus dem Forschungsverbund eingesetzt und mit über 20 Fallmengen aus verschiedenen Anwendungsbereichen evaluiert. Im einzelnen wurden folgende Algorithmen eingesetzt:

1. Klassische statistische Methoden

Lineare Entscheidungsfunktionen (Linear Discriminants)
Die allgemeine Form linearer Entscheidungsfunktionen ist:
$w_1 s_1 + w_2 s_2 + ... + w_n s_n - w_0$
wobei $s_1 ... s_n$ die (normalisierten) Attributwerte und $w_0 .. w_n$ Gewichte darstellen, die für jedes Konzept verschieden sein können und die gelernt werden.

Quadratische Entscheidungsfunktionen

Logistische Entscheidungsfunktionen

ALLOC80: aus Dichteschätzungen aufgrund bekannter Fälle kann mittels Minimierung von Kosten- oder Fehlerrate auf die Klasse eines neuen Falles geschlossen werden.

Nearest Neighbour: fallbasierter Ansatz ohne spezielles Ähnlichkeitswissen, d.h. alle Attribute sind gleich wichtig.

SMART (projection pursuit classification): Der Eingabevektor (Fall) x wird auf Richtungsvektoren projiziert. Wie bei Nearest Neighbour müssen alle Fälle abgespeichert werden.

Naive Bayes (direkte Anwendung des Theorem von Bayes).

CASTLE (Bayes'sches Netzwerk mit Polytrees; s. Abschnitt 6.1.5).

2. Entscheidungsbäume

AC2: Interaktives NewID mit graphischen Editoren.

NewID: basiert auf ID3; Umgang mit unbekannten Werten: Verteilung entsprechend bekannter Werte derselben Klasse. Umgang mit verrauschten Daten: zunächst vollständige Elaboration des Entscheidungsbaumes mit anschließendem Pruning, indem von unten her einstufige Teilbäume mittels Zusammenwerfen aller ihrer Fälle durch ein Blatt ersetzt werden, sofern die Fehlerrate dadurch um nicht mehr als einen bestimmten Betrag ansteigt (z.B. 10%), und diese Prozedur gegebenenfalls mit dem übergeordneten Teilbaum wiederholt wird. Spezieller Umgang mit numerischen Attributen.

C4.5: ähnlich wie NewID; Besonderheit: Fenstertechnik, d.h. C4.5 kann zunächst auf einer Teilmenge der Fälle arbeiten und so auch große Fallmengen handhaben. Umgang mit verrauschten Daten: Als Abbruchkriterium wird der Chi-Quadrat-Test benutzt, wobei auch anschließendes Pruning möglich ist. Spezieller Umgang mit numerischen Attributen, für die eine binäre Aufspaltung gesucht wird.

CART: basiert auf ID3; generiert binären Entscheidungsbaum; benutzt spezielles Auswahlkriterium und spezielle Verfahren für Pruning und Ersatz von unbekannten Werten.

IndCART: nichtkommerzielle Version von CART.

Cal5: Schwerpunkt bei kontinuierlichen und geordneten Attributen

Bayes Tree: basiert auf dem Theorem von Bayes; Start mit den Apriori-Wahrscheinlichkeiten der Diagnosen und jeweils Auswahl des Attributes, das in den Teilklassen die Aposteriori-Wahrscheinlichkeiten am meisten verstärkt.

3. Regelbasierte Methoden

CN2: basiert auf der Stern-Methode mit Erweiterungen.

ITrule: spezielles Informationsmaß für Regelbewertung.

4. Neuronale Netze

Backpropagation: Multi-Layer-Feed-Forward-Netz mit gegebener Netzstruktur. Sehr langsame Lernrate.

Cascade: Multi-Layer-Feed-Forward-Netz, in dem die Netzgröße und -topologie automatisch bestimmt wird. Gestartet wird mit kleinem Netz, und es werden bei Bedarf neue Knoten hinzugefügt, anstatt die Gewichte zu ändern (10–100mal schnellere Trainingszeiten als bei Backpropagation).

Kohonen Netze: Unüberwachtes Lernverfahren. Zu einem neuen Fall wird das Outputneuron gesucht, das dem Fall am ähnlichsten ist. Dabei wird das Neuron etwas in die Richtung des Falles verschoben. Die Anzahl der Outputneuronen wird oft vorgegeben. Durch geeignete Abbildungsfunktionen wird versucht, daß die Reihenfolge der Outputneuronen (in einem ein- oder zweidimensionalen Raum) Nachbarschaften in den Attributwerten widerspiegelt.

LVQ: ähnlich wie Kohonen-Netze, aber ohne Nachbarschaftsabbildungen.

Radial Basis function neural network: Ähnlich wie Backpropagation, aber mit etwas eingeschränkter Funktionalität.

DIPOL92: konstruiert abschnittsweise lineare Entscheidungsfunktionen mittels Gradientenabstieg (Mischung aus statistischer und neuronaler Vorgehensweise)

5. Kein Lernen

Default-Regel: Wähle immer die Lösungsklasse mit der größten Apriori-Wahrscheinlichkeit.

Die zum Lernen verwendeten Fallsammlungen enthalten im allgemeinen 2 bis 30 Lösungsklassen, 6 bis 60 Attribute, 600 bis 20.000 Beispielfälle und stammen aus folgenden Anwendungsbereichen:

- Kreditbewertung: Soll jemand einen Kredit oder eine Kreditkarte bekommen?
- Bilderkennung: Aufgrund von Pixel-Informationen soll etwas erkannt werden: handgeschriebene Ziffern, Auto-Silhouetten, Druckbuchstaben in verschie-

denen Fonts, Chromosomen, Bodentypen auf Satellitenaufnahmen, Segmentierung von Farbbildern und handgeschriebenen Buchstaben.

- Datensätze mit Kostenmatrix: Dabei werden Fehler unterschiedlich gewichtet, so hat z.B. bei der Kreditkartenvergabe die Firma weniger Verluste, wenn sie einem guten Kunden eine Karte verweigert als wenn sie einem schlechten Kunden eine Karte ausstellt. Zu dieser Kategorie gehörten außerdem zwei medizinische Anwendungsbereiche.
- Weitere Datensätze aus verschiedenen Anwendungsbereichen (Instabilität in großen Energie-Versorgungsnetzen, DNA-Splicing usw.).

Für jede Fallsammlung sind die Fehlerraten und die Laufzeit während der Trainings- und der Testphase sowie der maximale Speicherbedarf in einer übersichtlichen Ergebnistabelle erfaßt. Das wichtigste Ergebnis ist, daß kein Lernverfahren sich durchweg als überlegen herausgestellt hat. Stattdessen schwankte die absolute Fehlerrate und die Rangfolge in den unterschiedlichen Fallsammlungen erheblich. Insgesamt wurden die Resultate bestätigt, die aufgrund der den Verfahren zugrundeliegenden Annahmen zu erwarten waren:

Die Nearest-Neighbour-Methode schnitt relativ gut ab, wenn alle Attribute gleich wichtig waren, z.B. bei den meisten Bilderkennungs-Fallsammlungen, wo sie im Durchschnitt die beste Methode war. In Datensätzen mit ungleichgewichtigen Attributen (z.B. der Kreditvergabe) zeigte sie dagegen eine vergleichsweise schlechte Trefferquote. Dies wurde durch das Verhalten von ALLOC80 bestätigt, das ähnlich arbeitet, aber irrelevante Attribute erkennen kann und daher bei entsprechenden Datensätzen besser abschnitt. Das zeigt die Bedeutung von Wissen über das Ähnlichkeitsmaß bei fallbasierten Ansätzen. Nicht überraschend war auch, daß sie bei großen Datenmengen die langsamste Methode war, da keine Vorauswahltechniken eingesetzt wurden, sondern immer ein Vollvergleich durchgeführt wurde.

Die symbolischen Lerntechniken erreichten durchschnittliche Trefferquoten und haben ihre Stärke vor allem in der Verständlichkeit ihrer Wissensrepräsentation. In dieser Hinsicht schnitten regelbasierte besser als Entscheidungsbaumbasierte Ansätze ab, die oft sehr große und daher schwer verständliche Bäume generierten. Starkes Pruning lieferte kleinere Bäume, die im Durchschnitt keine niedrigere Trefferquote bei den Testfällen (wohl bei den Trainingsfällen) erzielten und daher die Gesamtqualität verbesserten.

Neuronale Netz-Verfahren lieferten insgesamt ebenfalls akzeptable Trefferquoten. Neben der geringen Erklärungsfähigkeit war das Hauptproblem die Einstellung der Parameter. Der Backpropagation-Algorithmus hatte eine sehr langsame Lernrate, z.B. bei der Ziffernerkennung mit 10 Lösungen, 256 Attributen und 9000 Fällen benötigte er über 2 CPU-Tage Trainingszeit.

Bei den statistischen Verfahren zeigte sich die starke Abhängigkeit von den den Verfahren zugrundeliegenden Annahmen. So schnitt das Theorem von Bayes am besten bei den medizinischen Datensätzen ab, da hier die Unabhängigkeit der Attribute am besten erfüllt war. Auch die Trefferquote der Entscheidungsfunktionen (linear, quadratisch, logistisch) konnte oft auf die Natur der Daten zurückgeführt werden.

Interessante Ergebnisse zeigten die Experimente mit Datensätzen mit Kostenmatrix, bei der nicht nur die Häufigkeit, sondern auch der Schweregrad von Fehlern berücksichtigt wird. Standardmäßig integriert waren entsprechende Funktionen nur in die Lernverfahren DIPOL92 und SMART, bei den meisten Entscheidungsbaum-basierten Verfahren ließ sich eine Kostenmatrix leicht in den Pruning-Algorithmus integrieren. Dagegen hatten die meisten neuronalen Ansätze große Schwierigkeiten mit der Integration einer Kostenmatrix. Ohne Berücksichtigung der Kostenmatrix war die gewichtete Trefferquote vieler Verfahren sogar schlechter als die Default-Regel.

Insgesamt zeigte sich, daß Lernverfahren für relativ kleine Anwendungsbereiche mit ausreichend vielen Fällen eine durchaus akzeptable Performanz haben, insbesondere wenn (wie z.B. in der Bildverarbeitung) keine menschlichen Experten vorhanden sind. Für die Komplexität von typischen Diagnostikwissensbasen mit weit ungünstigeren Randbedingungen (wesentlich mehr Attribute, von denen in den Fällen die meisten unbekannt sind, wesentlich weniger Fälle, mit dem besonders schwierigen Problem der seltenen Diagnosen) scheinen sie jedoch nur in Spezialsituationen einsatzfähig zu sein.

6.4 Tutorsysteme

Tutorsysteme kann man aus Architektursicht in hypertextbasierte "Computer Aided Instruction" Systeme (CAI) und wissensbasierte "Intelligente Tutorsysteme" (ITS) einteilen. Eine andere Einteilung aus Anwendersicht umfaßt Kategorien wie elektronische Lehrbücher mit sequentiellem oder assoziativem Lesen, Drillprogramme mit Frage-Antwort-Spielen wie z.B. für das Vokabellernen oder für medizinische Multiple-Choice-Prüfungen, kombinierte Tutorialprogramme, die Lernmaterial darbieten und mit Fragen überprüfen, sowie Simulationsprogramme, bei denen der Computer einen Sachverhalt simuliert, den der Benutzer beherrschen (lernen) soll [Eysenbach 94].

Hypertextbasierte CAI-Programme versuchen, direkt den Unterricht von Lehrern nachzuahmen, die – grob vereinfacht – zunächst Lehrstoff präsentieren, dann Fragen oder Aufgaben dazu stellen und in Abhängigkeit der Antworten weitermachen oder bestimmte Aspekte wiederholen. Da diese Systeme einfach zu erstellen und benutzen sind und mit ihnen alle Anwendungskategorien erstellt werden können, sind sie sehr populär. Ihre Grenzen liegen darin, daß das Wissen des Programms ausschließlich in der Verzeigerung der Bildschirmseiten kodiert ist, so daß sie auf nicht vorhergesehene Tutandenaktionen nicht reagieren können. Dieser Nachteil macht sich vor allem bei Simulationsprogrammen bemerkbar, da hier alle möglichen Aktionen des Tutanden vom Entwickler vorweggenommen werden müssen.

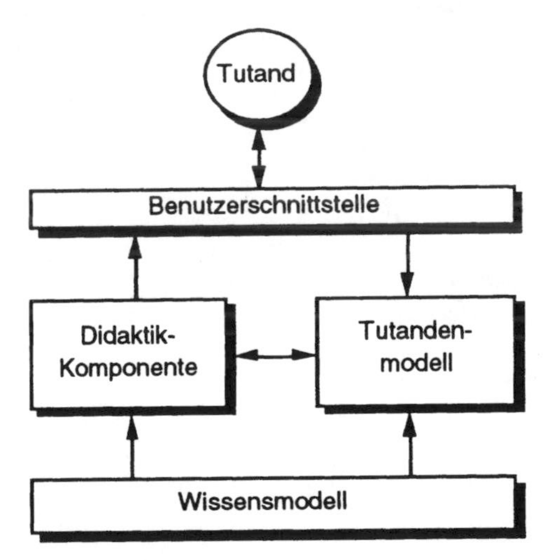

Abb. 6.4. Prinzipieller Aufbau eines intelligenten Tutorsystems (aus [Puppe 92])

Dagegen wird in intelligenten Tutorsystemen versucht, die Programme dadurch flexibler zu machen, daß in ihnen explizit genug sachliches und pädagogisches Wissen repräsentiert wird, so daß sie weit besser auf den Tutanden eingehen können. Statt fertige Unterrichtseinheiten vorzugeben, soll das System in die Lage versetzt werden, in Abhängigkeit der Aktionen des Tutanden einen angepaßten

Unterricht zu erzeugen. Im folgenden geben wir eine Übersicht über den Aufbau intelligenter Tutorsysteme (Abb. 6.4).

Das grundlegende Merkmal intelligenter Tutorsysteme ist ihre Fähigkeit, selbständig Probleme in ihrer Domäne lösen zu können. Dies erfordert ein Wissensmodell und einen zugehörigen Problemlöser, wie sie in Expertensystemen vorhanden sind. In der Tat kann ein gut strukturiertes Expertensystem schon einige Tutorfunktionen erfüllen: Das Wissen kann präsentiert werden, der Tutand kann durch Beobachtung des Expertensystems lernen und sich das Vorgehen durch die Erklärungskomponente erläutern lassen. Jedoch sollte der Tutand auch selbst handeln können und dafür eine Rückmeldung vom System bekommen. Dazu eignet sich bereits ein reines Simulationssystem mit einfacher Benutzungsoberfläche, in dem der Tutand Aktionen initiieren und deren Auswirkungen auf das Modell beobachten kann. Kommentare zu den Aktionen – direkt oder erst am Ende einer Sitzung – können den Lernerfolg erheblich verbessern.

Insbesondere in komplexen Domänen kann der Lernerfolg noch mehr durch gezielte Hinweise auf eventuell vorliegende Mißverständnisse und Fehlinterpretationen des Tutanden gesteigert werden. Dazu muß sich das System ein Modell über das Wissen des Tutanden machen und gegebenenfalls nach Begründungen für die Aktionen des Tutanden fragen. Allgemein gilt: Je genauer das Wissen und die Vorgehensweise des Tutanden nachvollzogen werden können, d.h. je besser das Tutandenmodell, desto gezielter kann der Tutand unterstützt werden. Wie diese Unterstützung am effektivsten und ohne Demotivierung erfolgt, ob durch Nachfragen, gezielte Hinweise, generelle Wiederholung einer Lektion oder einfach durch Gewährenlassen, bis der Tutand eventuelle Fehler selber findet, erfordert viel didaktisches Wissen. Ebenso wichtig ist dieses auch bei der Erstpräsentation des Lehrstoffes, dessen Auswahl und Schwierigkeitsgrad von dem Vorwissen und anderen Eigenschaften der Tutanden abhängen.

Die wichtigsten Tutandenmodelle sind:

- *Stereotypen.* Ein Stereotyp besteht aus einer Menge von Eigenschaften, die häufig zusammen auftreten. Ein Tutand wird in ein Stereotyp eingeordnet, wenn an ihm spezielle Triggermerkmale oder einige der Eigenschaften des Stereotyps beobachtet werden. Typische Stereotype sind Kategorien wie Anfänger, Fortgeschrittener, Kompetenter, Experte, Guru bezüglich der Beherrschung einer Domäne.
- *Fehlerbibliotheken.* Dabei werden typische Fehler und Mißverständnisse von Tutanden gesammelt und formalisiert, so daß die Tutandenmodellierung nur in der Auswahl eines oder mehrerer Elemente aus der Fehlerbibliothek besteht.
- *Overlay-Modelle.* Sie basieren auf einer Erweiterung des Wissensmodells, indem zu jedem Wissenselement notiert wird, ob der Tutand es weiß oder nicht. Sie ermöglichen einen ungleich höheren Komplexitätsgrad bei der Tutandenmodellierung. Allerdings wird dabei vorausgesetzt, daß sich das Wissen des Tutanden auf die Wissensbasis abbilden läßt. Eine weitere Annahme ist, daß Fehler beim Tutanden nur durch Nichtwissen einzelner Wissenselemente zustande kommen. Während die erste Voraussetzung hohe Anforderungen an die innere Struktur der Wissensbasis stellt (möglichst einfache, leicht memorier-

bare Wissenselemente, eventuell auch multiple Darstellung des Wissens in verschiedenen Wissensarten und auf verschiedenen Abstraktionen), läßt sich die zweite Annahme durch *erweiterte Overlay-Modelle* abschwächen, bei denen im Tutandenmodell auch zusätzliche oder veränderte Wissenselemente enthalten sein dürfen. Allerdings ist die Modifikation oder Generierung von Wissenselementen wesentlich schwerer als die bloße Bewertung vorhandener Elemente und daher oft nur mit erheblichem Zusatzaufwand realisierbar.

Die verschiedenen Tutandenmodelle lassen sich auch kombinieren: z.B. indem ein Overlay-Modell entsprechend einem Stereotyp initialisiert und dann im Laufe des tutoriellen Dialoges präzisiert wird, oder indem Erweiterungen zum Overlay-Modell nur aus einer Fehlerbibliothek erlaubt sind.

Auch bei der Didaktik gibt es verschiedene Strategien, wobei zwischen der Erstpräsentation des Lernstoffes und der Vertiefung bzw. Beseitigung von Mißverständnissen unterschieden werden muß. Zur Erstpräsentation muß der Stoff in Lektionen aufgegliedert und in eine Reihenfolge gebracht werden, was wegen der meist zirkulären Abhängigkeiten zwischen den Wissenselementen und der begrenzten Aufnahmefähigkeit von Menschen keine leichte Aufgabe ist. Zwei Grundtechniken sind Breiten- bzw. Tiefenpräsentation, d.h. erst eine Übersicht geben und dann vertiefen bzw. gleich jedes Konzept ausführlich behandeln. Eine spezielle Form der Breitenpräsentation besteht darin, daß zunächst sehr einfache mentale Modelle über den Gegenstandsbereich vermittelt werden, die dann sukzessive durch kompliziertere Modelle ergänzt werden. Dabei sollten die einfachen Modelle keine anderen, sondern nur weniger Schlußfolgerungen als die komplizierten Modelle zulassen. Ein Beispiel sind verschiedene qualitative Modelle über elektrische Schaltkreise in QUEST [White 90], wo in einem einfachen Modell nur das Vorhandensein von Strömen und Spannungsdifferenzen berücksichtigt wird, während in einem komplizierteren Modell zusätzlich die erste Ableitung repräsentiert ist, d.h. Veränderungen der Ströme und Spannungsdifferenzen repräsentiert und ausgewertet werden können.

Häufig geschieht die Wissensvermittlung auch über Beispiele, anhand derer dem Tutanden die Vorgehensweise beim Problemlösen vermittelt wird. Mißverständnisse resultieren oft aus einer undurchdachten Auswahl oder Reihenfolge der präsentierten Beispiele [van Lehn 83]. Wichtige Rahmenbedingungen sind:

1. Eine minimal ausreichende Menge von Beispielen präsentieren, um die Bandbreite des aktuell zu lernenden Konzeptes abzudecken.
2. Nur ein neues Konzept pro Lerneinheit in den Beispielen vermitteln.
3. Keine unsichtbaren Objekte in den Beispielen zulassen (z.B. alle Zwischenstufen bei der Herleitung einer Diagnose in der Diskussion eines Beispielfalls explizit erwähnen).
4. Neue Lerneinheiten sollen keine Umstrukturierung von vorhandenem Wissen erfordern.

Nach der Erstpräsentation werden typischerweise Aufgaben gestellt, die dem Tutanden die Möglichkeit bieten, sein Wissen anzuwenden. Das Tutandenmodell kann dabei helfen, Aufgaben mit passendem Schwierigkeitsgrad und Themenbereich auszuwählen, und – vor allem bei komplexen Aufgaben, z.B. dem Lösen von Beispielfällen – rasch auf die kritischen Stellen zu fokussieren, um Mißverständnissen gezielt entgegenwirken zu können. Jedoch kann ein solches streng überwachtes Lernen einerseits die Tutanden demotivieren und ihnen andererseits die Möglichkeit vorenthalten, selbst Hypothesen aufzustellen und zu überprüfen. Didaktische Strategien, die dem Tutanden mehr Freiraum lassen, reichen vom völlig unbeaufsichtigten, explorativen Lernen wie z.B. mit den oben erwähnten reinen Simulationssystemen über Mischstrategien bis zum sokratischen Dialog, bei dem der Tutand durch gezielte Fragen dazu verleitet wird, seine Mißverständnisse selbständig zu erkennen. Der sokratische Dialog setzt voraus, daß der Tutand das notwendige Wissen implizit bereits kennt, aber nicht richtig anwendet. Einige Beispielregeln für den sokratischen Dialog zeigt Abb. 6.5.

Regeln	Beispiele
Wenn der Tutand eine Lösung für den Fall angibt, dann frage nach der Erklärung.	Wenn der Tutand sagt, daß man Reis in China anbaut, dann frage "Warum?"
Wenn der Tutand als Erklärung einen Grund angibt, der nicht ein unmittelbarer Grund in der kausalen Kette ist, dann frage nach Zwischenschritten.	Wenn der Tutand Monsune in China als Begründung für Reisanbau angibt, dann frage "Warum ermöglichen Monsune den Reisanbau in China?"
Wenn der Tutand eine unvollständige Faktorenmenge als Erklärung angibt, dann a) formuliere eine allgemeine Regel und frage, ob sie wahr ist, oder b) gib ein Gegenbeispiel und frage nach der Erklärung.	Wenn der Tutand nur Wasser als Begründung für Reisanbau angibt, dann frage "Glaubst du, daß man überall, wo genug Wasser ist, Reis anbauen kann?" oder "Kann man in Irland Reis anbauen?"
Wenn der Tutand unnötige Faktoren als Erklärung angibt, dann a) formuliere eine allgemeine Regel und frage, ob sie wahr ist, oder b) gib ein Gegenbeispiel und frage nach der Erklärung.	Wenn der Tutand Regen als Begründung angibt, dann frage "Braucht man unbedingt starken Regen zum Reisanbau?" oder "Warum kann man in Ägypten Reis anbauen?"
Wenn der Tutand eine Relation zwischen Ursache und Wirkung ungenau spezifiziert, dann a) frage nach der genauen Relation, oder b) schlage eine Relation vor und frage nach Bestätigung.	Frage "Wie hängen Temperatur und Breitengrad zusammen?" oder "Steigt die Temperatur linear, je weiter man nach Süden kommt?"
Wenn in einem Fall Ausnahmen den primären Faktor unwirksam machen, dann stelle eine irreführende Frage.	Weil die Bäume im amazonischen Regenwald die Temperatur senken, frage "Sind die Temperaturen im amazonischen Regenwald heißer als in Texas?"
Wenn der Tutand eine falsche Lösung in einem Fall wegen eines unberücksichtigten Faktors angibt, dann a) frage nach dem Unterschied zwischen zwei Fällen, oder b) sage ihm, daß er falsch liegt und frage ihn nach zusätzlichen relevanten Faktoren.	Wenn der Tutand meint, daß man Reis in Irland anbauen kann, dann frage "Was ist ein Unterschied zwischen Irland und China?" oder "In Irland wird kein Reis angebaut. Warum nicht?"

Abb. 6.5. Eine Teilmenge der didaktischen Regeln zur Generierung eines sokratischen Dialoges (nach [Collins 77]).

Schließlich hängt der Erfolg eines Tutorsystems auch entscheidend von der Benutzungsschnittstelle ab, deren Gestaltung meist ziemlich aufwendig ist. Dies gilt sowohl für (pseudo)natürlichsprachliche Dialoge als auch für graphische bzw. multimediale Oberflächen. An der Art der Benutzungsschnittstelle kann man auch einige prinzipielle Probleme festmachen:

1. Die Diskrepanz zwischen der Problemstellung in der natürlichen Umgebung, in der der Tutand Probleme lösen soll, und deren Darstellung im Computer: Am günstigsten ist die Situation, wenn die natürliche Umgebung überwiegend aus digitalen Problemmerkmalen besteht, die z.B. durch Kontrollpanels angezeigt werden. Die zunehmende Leistungsfähigkeit von preiswerten Computern erlaubt inzwischen auch die Darstellung von Bildern und Tönen und teilweise auch schon von kleinen Videos. Schwächen verbleiben allerdings bei der begrenzten Interaktivität dieser Präsentationen und dem Ausblenden der übrigen Sinne. In manchen Anwendungsbereichen läßt sich auch diese Diskrepanz mit physikalischen Simulatoren wie dem Flugsimulator, mit dem Piloten ausgebildet werden, überwinden.
2. Die Diskrepanz zwischen dem Problemlösungsvokabular des Tutanden und des Tutorsystems, da das Tutorsystem im allgemeinen ein fremdes Vokabular, d.h. fremde Wissensprimitive, nicht verarbeiten kann: Dabei geht es nicht nur um oberflächliche Differenzen, sondern letztlich um solche des Wissensmodells und der Problemlösungsmethode. Manche Autoren von Tutorsystemen machen aus dieser Not eine Tugend: Sie betrachten die Vermittlung einer bestimmten Terminologie als ein wesentliches Element des beabsichtigten Lerneffektes und basieren das Tutorsystem auf einer expliziten verbalen oder graphischen Darstellung des Problemlösungsprozesses.

Beide Probleme betreffen natürlich auch die Wissensvermittlung ohne Computer, aber werden durch die derzeitigen Grenzen besonders bei der maschinellen Sprach- und Bildverarbeitung erheblich verschärft. Weitere Grenzen betreffen die Art des Anwendungsbereiches, der um so weniger geeignet ist, je schwieriger für Menschen nachvollziehbare Wissensmodelle entwickelt und vor allem evaluiert werden können, sowie die Darstellbarkeit des Hintergrundwissens, das zur sinnvollen Nutzung eines Tutorsystems erforderlich ist. Schließlich sei auch die Frage aufgeworfen, wie entscheidend die Lehrer-Schüler-Beziehung für das Lernen ist, was z.B. in einem japanischen Papier thematisiert wird: "Wir glauben, daß Tutorsysteme eine wichtigere Rolle in industriellen Umgebungen spielen als in Schulen, die die menschliche Beziehung zwischen Lehrern und Schülern benötigen" [Inui 91, S. 330]. Insgesamt können Tutorsysteme einen personenbezogenen Unterricht wohl nur selten ersetzen, sondern mehr oder weniger stark ergänzen.

Die ersten Expertensystem-basierten intelligenten Tutorsysteme waren GUIDON und NEOMYCIN [Clancey 87], die auf dem Expertensystem MYCIN basieren. Jedoch stellte sich heraus, daß die Wissensrepräsentation und Problemlösungsmethode in MYCIN nicht besonders gut für tutorielle Zwecke geeignet sind. Wichtige Ergebnisse der Arbeiten von Clancey sind: (1) Eine sehr allgemeine Problemlösungsmethode wie die Rückwärtsverkettung von Regeln in MYCIN beeinträchtigt die Erklärungsfähigkeit für tutorielle Zwecke erheblich. (2) Eine Unterscheidung der verschiedenen Prämissen der Vorbedingung einer Regel gemäß Kernbedingungen, Aktivierungsbedingungen für die Regel (Kontext) und Aktivierungsbedingungen für einzelne Prämissen (Dialogwissen) ermöglicht es Studenten, sich auf das Wesentliche zu konzentrieren. (3) Um sich eine Regel leichter zu merken, hilft einem Studenten auch unterstützendes Wissen zu der Kernbedingung, das Clancey in vier Kategorien aufteilt:

- empirische (assoziative) Regeln, z.B. Korrelationen, deren zugrundeliegende Kausalität unbekannt ist,
- Regeln, die Weltwissen repräsentieren, das zwar für Menschen, aber nicht für Expertensysteme selbstverständlich ist,
- Regeln, die Fachbegriffe definieren,
- kausale Regeln.

Bei den ersten drei Regeltypen reicht zur Erklärung die Angabe des Regeltyps aus. Dagegen sollte man kausale Regeln durch einen Verweis auf den zugrundeliegenden kausalen Prozeß und durch die Beziehungen der Regelprämissen zu dem Prozeß erklären. Die Rolle der Prozesse können manchmal auch Metaphern einnehmen, die den Bezug von einem unvertrauten Anwendungsbereich zu analogen bekannten Bereichen herstellen, wie z.B. die in manchen Kontexten hilfreiche Analogie von einem Krieg zwischen Mikroorganismen und dem menschlichen Immunsystem.

Zu einfachen kommerziell verfügbaren Systemen dieser Art gehören die Tutorversionen der Entscheidungsunterstützungssysteme QMR [Miller 89] und ILIAD [Lincoln et al. 91]. Deren Einsatzgebiet umfaßt die gesamte Innere Medizin. Ihre diagnostische Leistungsfähigkeit ist in [Berner 94] beschrieben; sie umfaßt die Fähigkeit, eine Liste von plausiblen Verdachtsdiagnosen zu generieren, die die korrekte Diagnose meist enthält, aber in der Regel nicht besonders spezifisch ist. Ein wesentlicher Grund ist die eingeschränkte Wissensrepräsentation. In QMR sind z.B. nur direkte Ein-Symptom-eine-Diagnose-Beziehungen darstellbar, die mit zwei Parametern, "evoking strength" und "frequency", bewertet werden.

Ein Expertensystem-basiertes Patientensimulationssystem mit komplexerer Wissensrepräsentation wird in [Fontaine et al. 94] vorgestellt. Neben den Grundkomponenten eines Expertensystems (Wissensbasis, Wissensakquisitionskomponente, Problemlösungskomponente, Benutzungsoberfläche) enthält es für tutorielle Zwecke ein Simulationsmodul mit einem "Autorensystem", das dem Experten das ökonomische Eingeben neuer Fälle ermöglicht, ein "pädagogisches Modul", das den Fall für den Benutzer simuliert, indem es den Dialog kontrolliert und die notwendigen Informationen zur Lösung des Falles gibt, und ein "Lerner-Modell", das die Aktionen des Benutzers bewertet. Obwohl ein Expertensystem grundsätzlich auch selbst Fälle für eine Diagnose generieren kann, ist der Lerneffekt bei vom Experten eingegebenen oder ausgesuchten echten Fällen in der Regel weit größer (s.o.). Die Relevanz der Benutzerfragen nach weiteren Patientendaten zur Aufklärung des Falles wird danach beurteilt, ob sie zu den gerade aktiven Regeln passen.

Auch in technischen Domänen ist der Einsatz von Trainingssystemen zum "Problemmanagement" sehr attraktiv. Das Tutorsystem stellt Aufgaben, indem es einen Fehler auswählt, simuliert und entsprechende Alarmmeldungen anzeigt. Der Tutand kann zusätzliche Messungen und Korrekturaktionen vornehmen. Das Tutorsystem zeigt dem Tutanden dann die Auswirkungen seiner Aktionen auf dem Bildschirm. Beispiele dafür sind STEAMER [Hollan 84], das dampfgetriebene Antriebssysteme für das Training von Ingenieuren auf großen Schiffen simuliert, und RBT [Woolf 86] zum Training für das Betreiben einer Faserrückgewinnungsanlage in Papierfabriken, das bei der Simulation auch des normalen Betriebes ständig vier Kenngrößen für Sicherheit, Emissionen, Effizienz und Zuverlässigkeit berechnet und visualisiert. Der systematische Einsatz des letztgenannten Tutorsystems wurde als so nützlich eingeschätzt, daß er von amerikanischen Versicherungsgesellschaften angesichts zahlreicher Unfälle in Papierfabriken mit einer Beitragsreduktion belohnt wurde [Woolf 88, p. 14]. Ein anderes im Einsatz befindliches intelligentes Tutorsystem ist PDTS [Inui 91] für den Umgang mit Problemen bei der Energieverteilung in Gasfabriken.

7. Diskussion und Ausblick

Die Herausforderung bei der Entwicklung eines Shell-Baukastens für Diagnose- und Informationssysteme liegt darin, einen Kompromiß zwischen der Umsetzung der vielversprechendsten Problemlösungsmethoden, Wissensakquisitionstechniken und Lernverfahren sowie Nutzungskonzepte für den Endanwender und der daraus resultierenden Softwarekomplexität zu finden. Obwohl die derzeitige Softwarekomplexität von D3 schon ziemlich groß ist, erläutern wir attraktive Optionen zur Weiterentwicklung des Shell-Baukastens:

- Einbau neuer Problemlösungsmodule
- Vereinfachung der Wartung mit interaktiven Lernverfahren
- Kooperation verteilter Expertensysteme
- Nutzung als eingebettetes System
- Nutzung im Inter- oder Intranet
- Handlungsempfehlungen und deren Simulation
- Perspektiven von Trainingssystemen
- Metawissen für Kritiksysteme
- Spezialmechanismen für zeitliches Schließen
- Verfeinerte Evaluationswerkzeuge

Die Architektur des Shell-Baukastens ist so ausgelegt, daß neue Problemlösungsmodule ohne Änderung der bestehenden Module eingefügt werden können. Wichtige Kandidaten dafür sind vor allem Problemlöser für Bayes'sche Netze, Neuronale Netze und für die verhaltensbasierte Diagnostik. Da letztere wegen der meist relativ niedrigen Abstraktionsebene der Komponenten im Systemmodell einen aufwendigen Wissenserwerb bedingt, ist damit auch eine Bereitstellung und Verwaltung einer Komponentenbibliothek verbunden. Interessant ist auch die Kopplung mit eventuell schon vorhandenen Problemlösern aus Fremdprogrammen, sofern diese geeignete Schnittstellen bereitstellen. Außer der Kompatibilität der Schnittstellen ist die der Wissensrepräsentationen zu prüfen. Gegebenenfalls müssen Transformationsprogramme geschrieben werden.

Ein großes Potential zur Weiterentwicklung liegt auch in der Integration von Lernverfahren (Abschnitt 6.3), die bisher mit Ausnahme des fallbasierten und einfachen statistischen Problemlösers in D3 fehlen. Hier ist die Hauptschwierigkeit deren praktische Erprobung, da dazu große Fallbasen vorhanden sein müssen, die auch seltene Diagnosen in ausreichendem Umfang abdecken. Eine große theoretische Schwierigkeit ist dabei die Behandlung von Mehrfachdiagnosen in Lernverfahren. Unsere bisherigen Experimente mit verschiedenen Ansätzen haben gezeigt, daß Lernverfahren in komplexen Domänen bei weitem nicht die Kompetenz der von Experten entwickelten Wissensbasen erreichen. Daher sind auch halbautomatische Verfahren attraktiv, die Experten Vorschläge machen, wie sie ihre Wissensbasen verbessern können, ohne daß sie dabei die Kontrolle über die Struktur der Wissensbasen verlieren.

Da unabhängig von den Problemlösungs- und Wissensakquisitionsmethoden die Beherrschung einer von Wissensbasen mit zunehmender Größe und Komplexität überproportionale Schwierigkeiten bereitet, sind Techniken der Modularisierung entscheidend wichtig. Wegen der starken Interaktion von Wissen lassen sich einfache Modularisierungstechniken nur begrenzt einsetzen. Attraktiv erscheinen hier Methoden des verteilten Problemlösens, wobei jeder Agent ein eigenständiges Diagnosesystem für einen Teilbereich darstellt, das die zusätzliche Fähigkeit zur Kooperation mit anderen Agenten hat. Wegen der Vielfalt und Komplexität der Interaktionen muß dabei relativ viel Wissen über Beziehungen zwischen den Agenten repräsentiert werden. Aus dem gleichen Grund läßt sich auch eine redundanzfreie Aufteilung des Gesamtwissens auf die Agenten schwer realisieren, was die Komplexität dieses Ansatzes noch erhöht. Andererseits treten diese Probleme auch bei der Kooperation menschlicher Experten auf, und die Nachahmung vorhandener Organisationsstrukturen in technischen Systemen erleichtert zumindest den Wissenserwerb.

Obwohl sich die Diagnosetechniken für eingebettete und interaktive Systeme nicht prinzipiell unterscheiden, ergeben sich aus der Nutzungsart vielfache Konsequenzen für die Architektur. Eingebettete Systeme sind eher Minimalisten, da sie oft keine Dialog-, Erklärungs- und Informationskomponente benötigen. Daher spielt die Verständlichkeit der Wissensrepräsentation nur eine untergeordnete Rolle. Entscheidende Kriterien sind ihre Effizienz und ihre Trefferquote. Für sie sind Lernverfahren besonders nützlich, die beide Kriterien zu optimieren versuchen. Oft läßt sich die Effizienz der Ablaufumgebung auch mit Kompilierungstechniken für Probemlöser und Wissensbasis erhöhen.

Dagegen entfalten interaktive Diagnosesysteme ihren vollen Nutzen erst durch eine verständliche Wissensrepräsentation und Konzeption als Informationssysteme, die auf die Bedürfnisse des Anwenders zugeschnitten sind. Bei dem Entwurf solcher Systeme muß berücksichtigt werden, daß nicht nur ein leistungsfähiges Konzept für den Erwerb und die Wartung des Diagnosewissens, sondern auch für das zusätzliche informelle Wissen gefunden werden muß. Wenn das informelle Wissen z.B. aus einem Lehr- oder Handbuch stammt, dann muß sichergestellt sein, daß jede Änderung automatisch in das darauf aufbauende Informationssystem übernommen wird.

Interaktive Diagnose- und Informationssysteme sind ideale Kandidaten für die Verbreitung im Internet oder in einem betriebsinternen Intranet. Der Nutzen solcher Systeme kann auch für gelegentliche Nutzer sehr hoch sein, für die sich eine Installation mit kontinuierlicher Aktualisierung der Wissensbasis kaum lohnen würde. Weitere Vorteile des Systemzugangs über das Netz sind, daß möglicherweise viele sich ergänzende und konkurrierende Systeme zu einem Anwendungsbereich zur Auswahl stehen, deren Empfehlungen und Begründungen einfach verglichen werden können. Auf Seiten der Systemarchitektur muß sichergestellt werden, daß beliebig viele Dialoge zu einer Wissensbasis parallel auf einem "Server" laufen können, falls mehrere Nutzer gleichzeitig Fälle bearbeiten. Eine mögliche Realisierung besteht darin, daß man jeden Aufruf der Problemlösungskomponente als eine Objektinstanz betrachtet, die die problembezogenen Daten von dem allgemeinen bereichsbezogenen Wissen getrennt verwaltet (vgl. Abb. 4.1). Die Wissensnutzungsoberfläche läuft auf einem "Client", z.B. einem abgemagerten "Netzcomputer", beim Anwender. Da bei Verzicht auf multimediale Illustrationen zur Generierung der Bildschirmmasken nur relativ wenige Daten übertragen werden müssen, erscheint auch eine akzeptable Performanz im Netz möglich.

Die in vielen Anwendungsbereichen übliche Trennung zwischen Diagnosen und Handlungsempfehlungen zur Therapie oder Reparatur reflektiert sich manchmal, aber nicht immer, in unterschiedlichen Problemlösungstechniken. Keine neuen Problemlösungstechniken sind erforderlich, wenn die Handlungsempfehlungen ausgewählt werden können, denn dann lassen sie sich konzeptionell als Verfeinerungen von Diagnosen auffassen. Eine höhere Komplexitätsstufe stellen Entscheidungsbäume für Handlungsempfehlungen dar, die jedoch ebenfalls noch im Rahmen der Problemklasse Klassifikation abgedeckt werden können. Grundsätzlich können Empfehlungen auch so komplex werden, daß eigene Problemlösungsmethoden aus dem Bereich der Problemklasse Konstruktion erforderlich sind, z.B. das Skelett-Konfigurieren. In vielen Fällen sind die genauen Auswirkungen von Handlungsempfehlungen nicht leicht vorhersehbar. Dann ist es vorteilhaft, wenn ihre Haupt- und Nebeneffekte in einem Simulationsmodell überprüft und mit den Intentionen bzw. Erwartungen verglichen werden können.

Auch für Trainingssysteme ist die Kopplung von Diagnose- und Simulationssystemen sehr attraktiv. Wenn der Nutzer einen auf dem Computer simulierten Fall lösen soll, kann er in einem reinen Diagnosesystem nur Hypothesen aufstellen und die Anforderung weiterer Daten veranlassen. In einem Simulationssystem könnte er zusätzlich Maßnahmen zur Problemlösung durchführen, deren simulierte Effekte gezeigt werden. Wenn das Simulationsmodell Unsicherheiten enthält, wird mit einem gewichtetem Zufallsgenerator eine Variante ausgewählt. Das Diagnosesystem dient dazu, die Aktionen des Benutzers zu kritisieren, da der Erfolg seiner Handlungen alleine nur wenig über deren Angemessenheit aussagt. Der Grund sind inhärente Unsicherheiten im Simulationsmodell (z.B. in der Medizin), was bedingt, daß auch unnötige oder falsche Aktionen positive Ergebnisse bewirken können und umgekehrt. Zur Kopplung wird die durch Parameter beschriebene aktuelle Situation des Simulationssystems an das Diagnosesystem übergeben, das daraufhin mögliche Handlungsempfehlungen herleitet und diese mit denen des Benutzers vergleicht.

Der zeitliche Verlauf von Prozessen spielt sowohl in der Simulation als auch der Diagnose eine große Rolle. Wie in Abschnitt 4.6.3 angeführt, erfordert die diagnostische Auswertung detailliert beschriebener zeitlicher Verläufe von Symptomen viel Wissen. Das gilt auch für das Monitoring von Therapieplänen, die oft in Abhängigkeit der zeitlichen Entwicklung geeigneter Parameter formuliert werden. Eine Hauptschwierigkeit bei der Modellierung zeitlichen Schließens liegt in dem Finden eines Kompromisses zwischen der Aussdrucksstärke des Formalismus und dem Aufwand zum Wissenserwerb bei deren Umsetzung.

Sowohl in Trainingssituationen als auch beim echtem Einsatz muß nicht nur zwischen richtigen und falschen Diagnosen und Handlungen unterschieden werden, sondern auch der Schweregrad von potentiellen Fehlern abgeschätzt werden. So ist es z.B. in der Medizin weit weniger schlimm, eine schwerwiegende Krankheit zu übersehen, für die es keine effektive Therapie gibt, als wenn sie relativ leicht behandelt werden kann (ersteres kann manchmal sogar aus psychologischen Gründen bevorzugt werden). Dieser Aspekt kann mit Kostenmatrizen erfaßt werden. Er wird aber in den meisten Evaluationen von Diagnosesystemen nicht berücksichtigt, die deswegen aus praktischer Sicht nur begrenzt aussagekräftig sind. Die diesbezüglichen Evaluationen im STATLOG-Projekt (s. Abschnitt 6.3) haben deutlich gezeigt, wie stark sich die Berücksichtigung von Kostenmatrizen in Evaluationen auswirken kann. Daher ist die Integration von entsprechendem Wissen in die Problemlösungsverfahren und Evaluationswerkzeuge ebenfalls eine wichtige Aufgabe.

Wissen über die möglichen Konsequenzen von Fehlentscheidungen ist auch für Kritiksysteme von zentrale Bedeutung, die im Interesse ihrer Glaubwürdigkeit falsche Alarme und banale Kommentare vermeiden sollten und daher vor allem schwerwiegende Fehlentscheidungen erkennen müssen. Darüber hinaus benötigen sie auch Metawissen über ihre eigene Kompetenz. Diese hängt u.a. von der Qualität der Wissensbasis, der Korrektheit und Vollständigkeit der Daten des aktuellen Falles und der Sicherheit der hergeleiteten Lösung ab. Die parallele Nutzung verschiedener Wissensarten und Problemlöser kann die Selbsteinschätzung verbessern, erfordert aber zusätzliches Metawissen, um Einzelergebnisse zu einem Gesamtergebnis zusammenzufassen.

Während es für die meisten angesprochenen Aspekte schon Einzellösungen gibt, besteht die Herausforderung für einen Shell-Baukasten darin, alles so zu integrieren, daß die Komplexität aus Sicht der Programmentwickler, der Experten beim Wissenserwerb und der Benutzer noch beherrschbar bleibt.

Anhang A. Beispiel zum Aufbau eines Diagnosesystems

Im folgenden wird eine kleine Beispielwissensbasis aus dem Bereich der KFZ-Motordiagnose beschrieben (Abschnitt A.1) und deren Eingabe in D3 mit zahlreichen Bildschirmabzügen illustriert (Abschnitt A.2–9). Das aufgebaute Expertensystem wird in einer kurzen Konsultation an einem Beispielfall getestet (A.10). Das Beispiel wurde so gewählt, daß möglichst viele Funktionen von D3 gezeigt werden können; das sind einerseits weit mehr, als ein "Minimalist" kennen muß, andererseits sind viele Optionen in dem Beispiel nicht abgedeckt.

Um den Beispieldialog zur Eingabe der Beispielwissensbasis durchzuspielen, muß man einen ungefähren Zeitbedarf von ca. 3–4 Stunden (geübte Benutzer vielleicht die Hälfte) ansetzen.

A.1 Kurzbeschreibung einer KFZ-Beispielwissensbasis

Das Beispiel-Expertensystem soll folgende Diagnosen stellen können:

- **Leerlaufsystem** ist defekt
- **Ansaugsystem** ist undicht
- **Luftfiltereinsatz** ist verschmutzt
- **Zündeinstellung** ist falsch
- **Batterie** ist leer

Abb. A.1. Diagnosen der Wissensbasis

Die Wissensbasis enthält folgende Einzelfragen, die zur Frageklasse "Beobachtungen" zusammengefaßt sind:

• **Abgase:**	(one-choice)
schwarz	
bläulich	
• **Auspuffrohrfarbe**:	(one-choice)
braun	
grau	
hellgrau	
schwarz verrußt	
• **Benzinart**:	(one-choice)
bleifrei	
bleihaltig	
• **Üblicher Kraftstoffverbrauch/100 km**:	(numerisch)
• **Tatsächlicher Kraftstoffverbrauch/100 km**:	(numerisch)
• **Motorgeräusche**:	(multiple-choice)
klopfen	
klingeln, ...	
• **Verhalten bei Motorstart**:	(one-choice)
springt normal an	
springt schlecht an	
springt überhaupt nicht an	
• **Fahrverhalten**:	(multiple-choice)
verzögertes Anfahren	
schlechte Beschleunigung	
Leerlauf ist zu niedrig	
Leerlauf ist unregelmäßig	
zu wenig Leistung bei Teillast	
zu wenig Leistung bei Vollast	

Abb. A.2. Standardfragen der Frageklasse "Beobachtungen"

Die Fragen nach dem üblichen und tatsächlichen Kraftstoffverbrauch sind numerische Fragen, alle anderen One- bzw. Multiple-choice-Fragen.

Folgende Frage nach dem Verhalten des Anlassers soll gestellt werden, falls der Motor schlecht oder überhaupt nicht anspringt.

• **Anlasser**:	(one-choice)
dreht den Motor normal durch	
dreht den Motor nicht normal durch	
Stellen der Frage:	
wenn Verhalten bei Motorstart = springt schlecht <u>oder</u> überhaupt nicht an	

Abb. A.3. Folgefrage "Anlasser"

Weiterhin soll es für jede Diagnose eine spezifische Untersuchung zu deren Absicherung oder Ausschluß geben. Die Untersuchungen sollen nur durchgeführt werden, wenn die jeweilige Diagnose aufgrund der Beobachtungen verdächtigt oder bestätigt ist (letzteres zur endgültigen Absicherung der Diagnose).

- **Test Leerlaufsystem o.k.?** (ja/nein)
- **Test Ansaugsystem o.k.?** (ja/nein)
- **Test Luftfiltereinsatz o.k.?** (ja/nein)
- **Test Zündeinstellung o.k.?** (ja/nein)
- **Test Batterie leer?** (ja/nein)

Abb. A.4. Spezielle Untersuchungen für jede der Diagnosen

Aus den gestellten Fragen leiten wir einfache Symptominterpretationen ab. Zum einen vergleichen wir den tatsächlichen mit dem üblichen Kraftstoffverbrauch (-> Abweichung des Kraftstoffverbrauchs in %) und berechnen daraus, ob und wie stark der Kraftstoffverbrauch erhöht ist (-> "Normierter Kraftstoffverbrauch").

- **Normierter Kraftstoffverbrauch**: (one-choice)
  normal
  leicht erhöht
  stark erhöht

Herleitung:

normal: wenn Abweichung des Kraftstoffverbrauchs < 10%
leicht erhöht: wenn 10% ≤ Abweichung des Kraftstoffverbrauchs < 20%
erhöht: wenn Abweichung des Kraftstoffverbrauchs ≥ 20%

Berechnung der Abweichung des Kraftstoffverbrauchs:

$$\frac{\text{Tatsächlicher Kraftstoffverbrauch/100 km} - \text{Üblicher Kraftstoffverbrauch/100 km}}{\text{Üblicher Kraftstoffverbrauch/100 km}} * 100$$

Abb. A.5. Symptominterpretation "Normierter Kraftstoffverbrauch"

Mit einer zweiten Symptominterpretation soll bewertet werden, ob die beobachtete Auspuffrohrfarbe normal oder abnorm ist.

- **Bewertung Auspuffrohrfarbe**: (one-choice)
  normal
  abnorm

Herleitung:

normal: wenn Auspuffrohr = braun, grau oder hellgrau
normal: wenn Auspuffrohr = schwarz verrußt und Benzinart = bleifrei
abnorm: wenn Auspuffrohr = schwarz verrußt und Benzinart = bleihaltig

Abb. A.6. Symptominterpretation "Bewertung Auspuffrohrfarbe"

Nun werden für die Diagnosen die für sie typischen beobachteten und interpretierten Symptome angegeben. Da die Symptome im allgemeinen mehrdeutig sind, ist auch eine Angabe zur Stärke der Beziehung erforderlich. Da diese von der gewählten Problemlösungsmethode abhängt, geben wir sie nicht hier, sondern bei der Beschreibung der Wisseneingabe in den Abschnitten A.7–A.9 an.

- **Luftfiltereinsatz verschmutzt** (Diagnose)

Hinweise:
schwarze Abgase
Auspuffrohrfarbe abnorm
Kraftstoffverbrauch leicht erhöht oder erhöht
unregelmäßiger Leerlauf
Motor springt schlecht an (bei normalem Verhalten des Anlassers)
Gegenargumente:
Abgase nicht schwarz
Kraftstoffverbrauch normal
Motor springt normal an
Absicherung:
Test Luftfiltereinsatz o.k.? = nein

- **Leerlaufsystem ist defekt** (Diagnose)

Hinweise:
Leerlauf ist zu niedrig
Leerlauf ist unregelmäßig
Motor springt schlecht oder gar nicht an (bei normalem Verhalten des Anlassers)
Gegenargumente:
Leerlauf ist nicht zu niedrig
Leerlauf ist nicht unregelmäßig
Absicherung:
Test Leerlaufsystem o.k.? = nein

- **Ansaugsystem ist undicht** (Diagnose)

Hinweise:
zu wenig Leistung bei Teillast
Leerlauf ist unregelmäßig
Kraftstoffverbrauch leicht erhöht oder erhöht
Gegenargumente:
Kraftstoffverbrauch ist normal
Absicherung:
Test Ansaugsystem o.k.? = nein

- **Zündeinstellung ist falsch** (Diagnose)

Hinweise:
Klingeln oder Klopfen
verzögertes Anfahren
Leerlauf ist unregelmäßig
Motor springt schlecht oder gar nicht an (bei normalem Verhalten des Anlassers)
Gegenargumente:
Kein Klingeln oder Klopfen
Motor springt normal an
Absicherung:
Test Zündeinstellung o.k.? = nein

- **Batterie ist leer** (Diagnose)

Hinweis: Anlasser dreht nicht durch
Gegenargument: Anlasser dreht durch
Absicherung: Test Batterie ist leer

Abb. A.7. Herleitung der Diagnosen

A.2 Starten der Wissenseingabe

D3 wird durch Doppelklick auf das Symbol D3(...) gestartet. Nach Auswählen von **Wissenseingabe** erscheint auf dem Bildschirm die Wisseneingabe-Menüzeile und ein zweites Fenster zum Öffnen einer vorhandenen Wissensbasis. In unserem Fall beenden wir diesen Dialog mit **Abbrechen**, da wir eine komplett neue Wissensbasis aufbauen möchten.

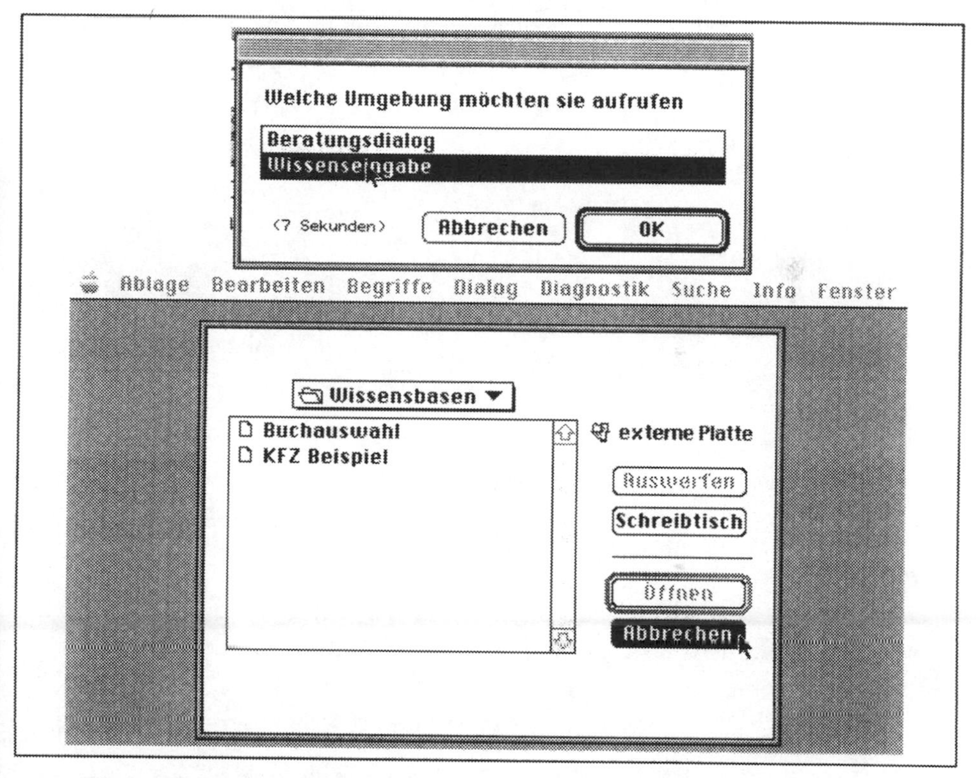

Abb. A.8. Aufruf der Wissenseingabe (oben) sowie Wissenseingabe-Menüzeile und Dialog zum Öffnen einer Wissensbasis (unten).

Der Aufbau der Wissensbasis geschieht in folgenden Schritten, die den Abschnitten A.3–A.10 entsprechen:

1) Aufbauen der Diagnosehierarchie
2) Eingeben und Indizieren der Frageklassen
3) Aufbauen eines Entscheidungsbaumes
4) Eingeben von Symptominterpretationen
5) Eingeben von heuristischem Diagnosewissen
6) Eingeben von überdeckendem Diagnosewissen
7) Eingeben von fallbasiertem Wissen
8) Testen der Wissensbasis

A.3 Aufbauen der Diagnosehierarchie

Zur Eingabe der Diagnosebezeichnungen wird die Diagnosehierarchie durch den Menüpunkt **Diagnosehierarchie** im **Begriffe**-Menü oder mit der gleichbedeutenden Tastenkombination **⌘-D** aufgerufen.

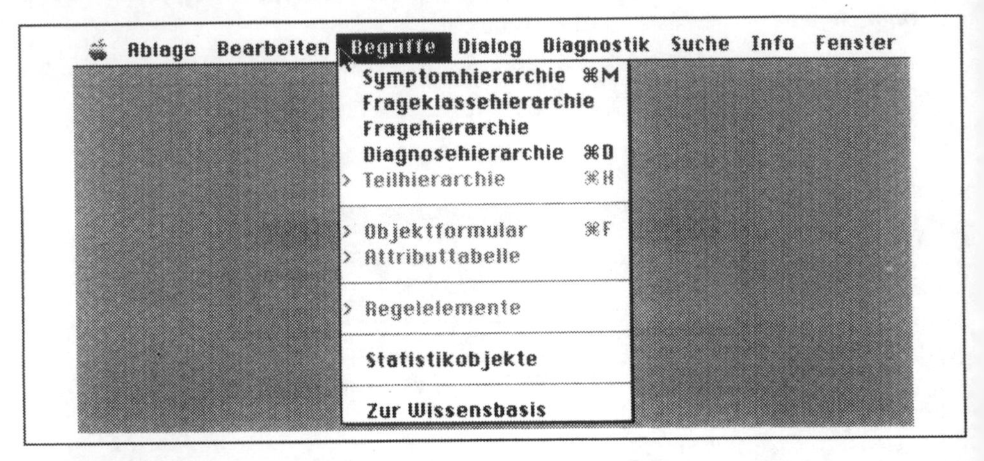

Abb. A.9. Aufruf der Diagnosehierarchie

Bei einer noch leeren Wissensbasis wie in unserem Fall wird lediglich das Anfangsobjekt "Klassifikation" in dem Fenster angezeigt. Durch Anklicken des Kästchens und Wahl des Menüpunktes **Diagnosen anhängen...** aus dem **Bearbeiten**-Menü

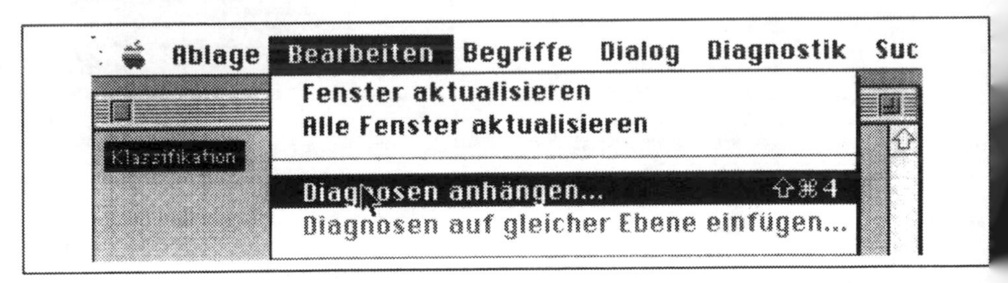

Abb. A.10. Aufbau der Diagnosehierarchie

erscheint ein Fenster, in dem neue Diagnosen eingegeben werden können:

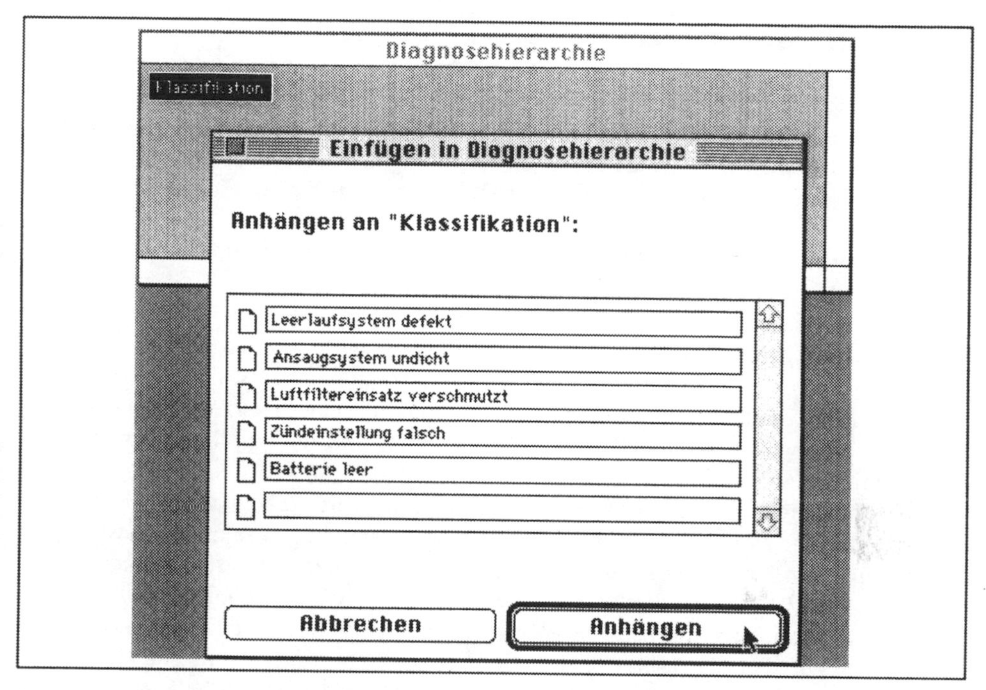

Abb. A.11. Eingabe neuer Diagnosen

Beim Ausfüllen des Fensters **Einfügen in Diagnosehierarchie** kommt man entweder durch Drücken der Tab-Taste oder durch Anklicken des nächsten Schreibfeldes in die nächste Zeile. Die Eingabe wird durch Drücken der Return-Taste oder des **Anhängen**-Knopfes abgeschlossen.

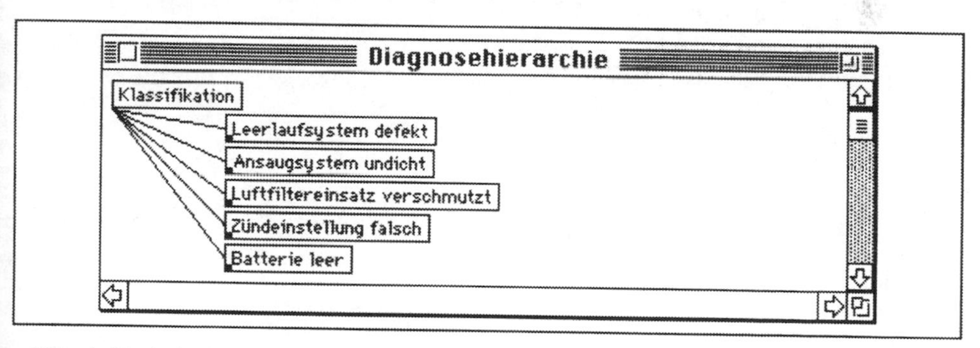

Abb. A.12. Aufgebaute Diagnosehierarchie

Jede Diagnose kann selbst wieder Nachfolger haben, wobei ein Nachfolger auch verschiedene Vorgänger haben darf. Ein schwarzer Punkt links unten im Kästchen bedeutet, daß es noch keine Regeln zu der Diagnose gibt.

A.4 Eingeben und Indizieren der Frageklassen

Die Symptomhierarchie wird durch den Menüpunkt **Symptomhierarchie** aufgerufen und ähnlich aufgebaut wie die Diagnosehierarchie. Ein Unterschied ist, daß in ihr zwischen folgenden vier Objekttypen differenziert wird:

- **Frageklassenoberbegriffe**, die Frageklassen zusammenfassen.
- **Frageklassen**, die Einzelfragen zusammenfassen.
- **Fragen**, die an den Benutzer gestellt werden.
- **Symptominterpretationen**, die automatisch abgeleitet werden.

Die verschiedenen Objekttypen sind durch Farben gekennzeichnet: Frageklassen und -oberbegriffe sind hell- bzw. dunkelviolett; Fragen gelb und Symptominterpretationen grün.

Da bei der Benutzung der Symptomhierarchie im Gegensatz zur Diagnosehierarchie für Fragen Formulare benutzt werden müssen, was etwas umständlich ist, zeigen wir hier eine andere, für die meisten Zwecke bequemere Eingabeform mit **Frageklassehierarchien** und **Entscheidungsbäumen**. Dabei werden zunächst die Frageklassen benannt (dieser Abschnitt) und für jede Frageklasse dann mit dem Entscheidungsbaumeditor die Fragen, Folgefragen und Antwortalternativen eingegeben (Abschnitt A.5). Die Benutzung der Symptomhierarchie wird anschließend bei der Eingabe von Symptominterpretationen gezeigt (Abschnitt A.6).

Zunächst wird eine Frageklasse "Beobachtungen" eingegeben. Dazu wird der Menüpunkt **Frageklassehierarchie** gewählt.

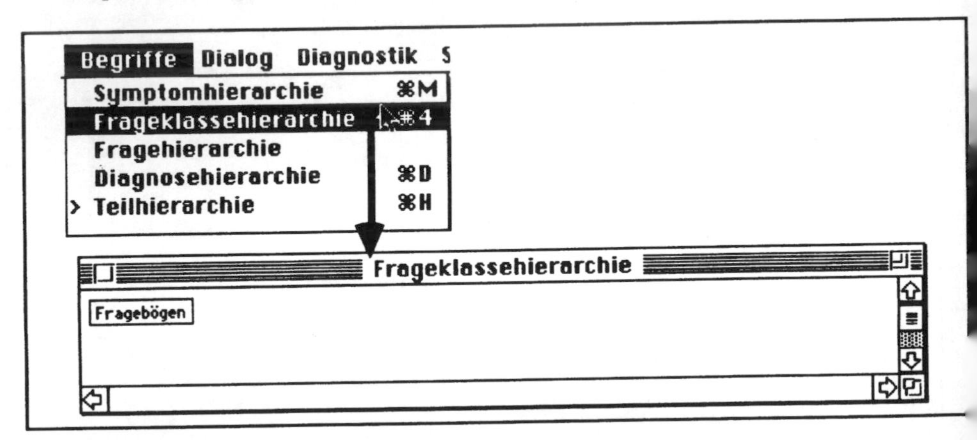

Abb. A.13. Aufbau einer Frageklassehierarchie

Ähnlich wie bei der Diagnosehierarchie muß der Begriff "Fragebögen" markiert sein, um Frageklassen anhängen zu können.

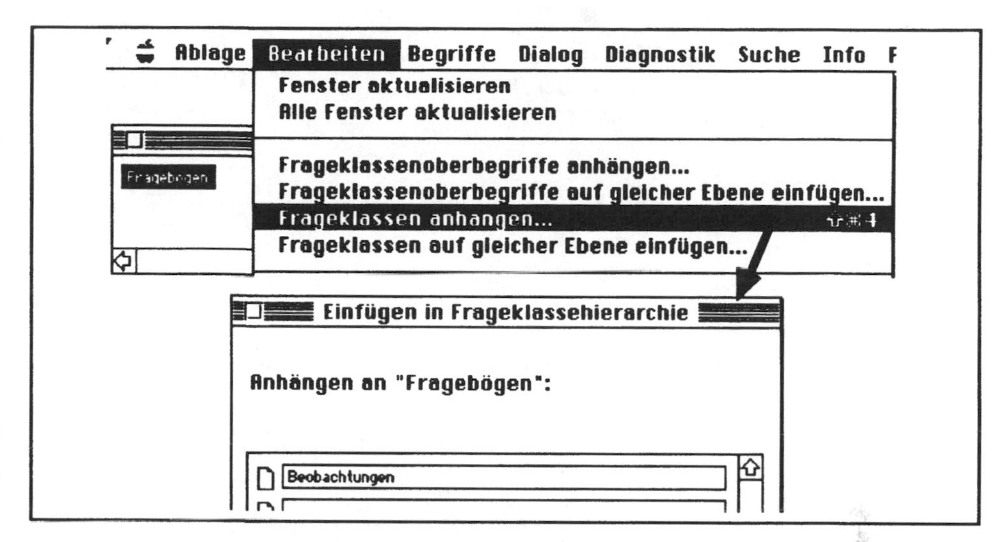

Abb. A.14. Eingabe der Frageklasse "Beobachtungen"

Weiterhin soll eine Gruppe von technischen Untersuchungen – je eine zur Bestätigung jeder Diagnose – definiert werden. Dazu wird zur besseren Strukturierung erst ein Frageklassenoberbegriff "technische Untersuchungen" definiert, an den dann die fünf Frageklassen angehängt werden.

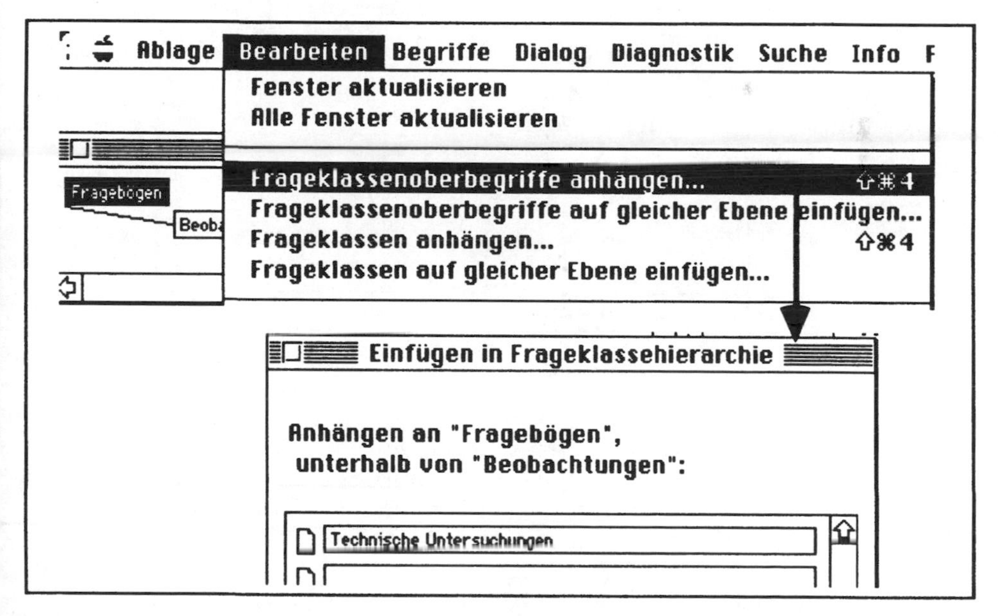

Abb. A.15. Eingabe eines Frageklassenoberbegriffes

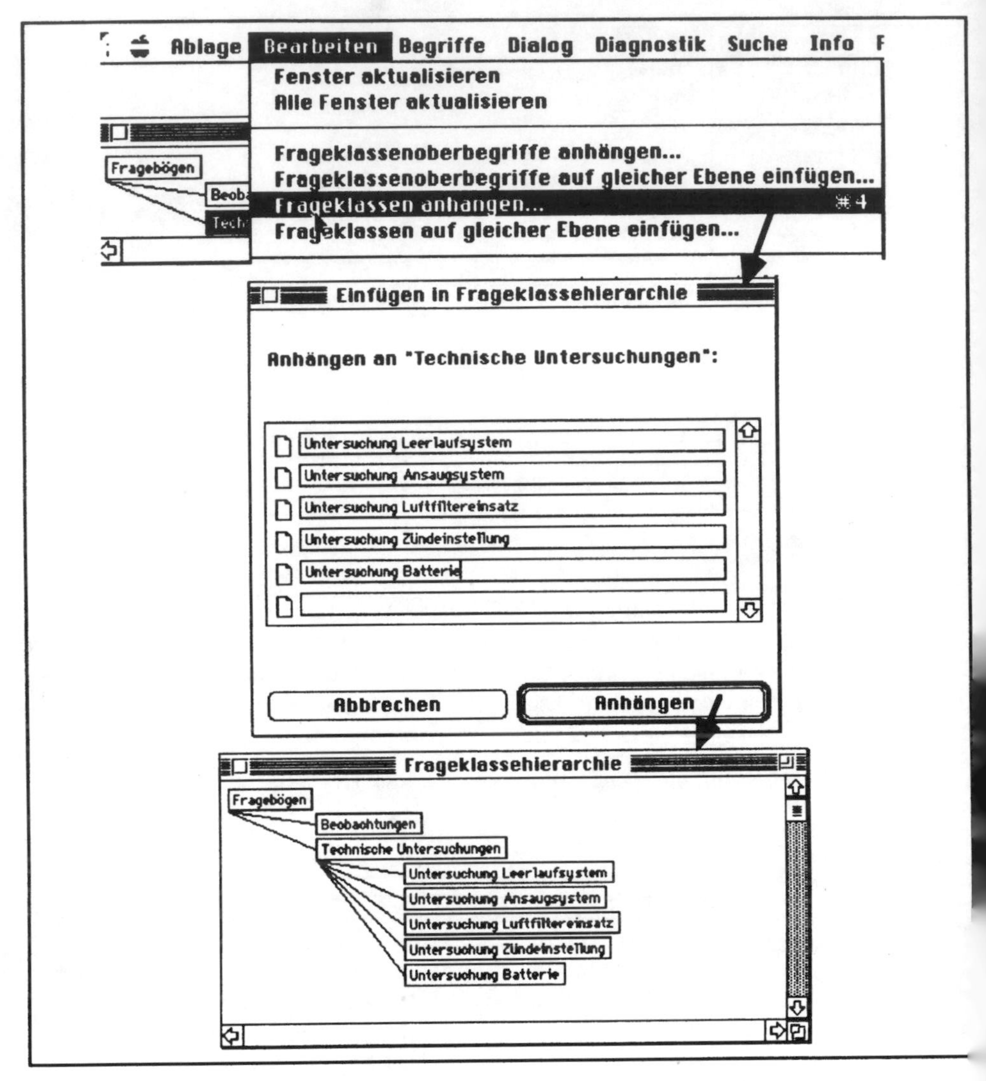

Abb. A.16. Eingabe der Frageklassen unter dem Frageklassenoberbegriff "technische Untersuchungen"

Im folgenden wird angegeben, wann welche Frageklasse indiziert wird. Die Beobachtungen sollen immer beim Starten eines neuen Falles kommen, die Untersuchungen jeweils, wenn die zugehörige Diagnose entweder verdächtigt oder bestätigt ist (außer "Untersuchung Batterie", da sie zur Illustration der Entscheidungsbäume (s. u.) dient). Zunächst werden die Frageklassen in der Frageklassenhierarchie markiert[1] und der Menüpunkt **Dialogsteuerung-Übersichtstabelle** im Menü **Dialog** aufgerufen. Im daraufhin erscheinenden Fenster markiert man die Zeile "Indikation nach Bestätigung von", ruft im Menü **Bear-**

[1] Zur gleichzeitigen Markierung mehrerer Objekte muß die Shift-Taste gedrückt gehalten werden.

beiten den Menüpunkt **Zeilen erweitern** auf und überträgt die relevanten Diagnosen aus der Diagnosehierarchie. Der gleiche Vorgang wird für die Zeile "Nutzen zur Klärung von" wiederholt. Schließlich wird die Tabelle ausgefüllt.

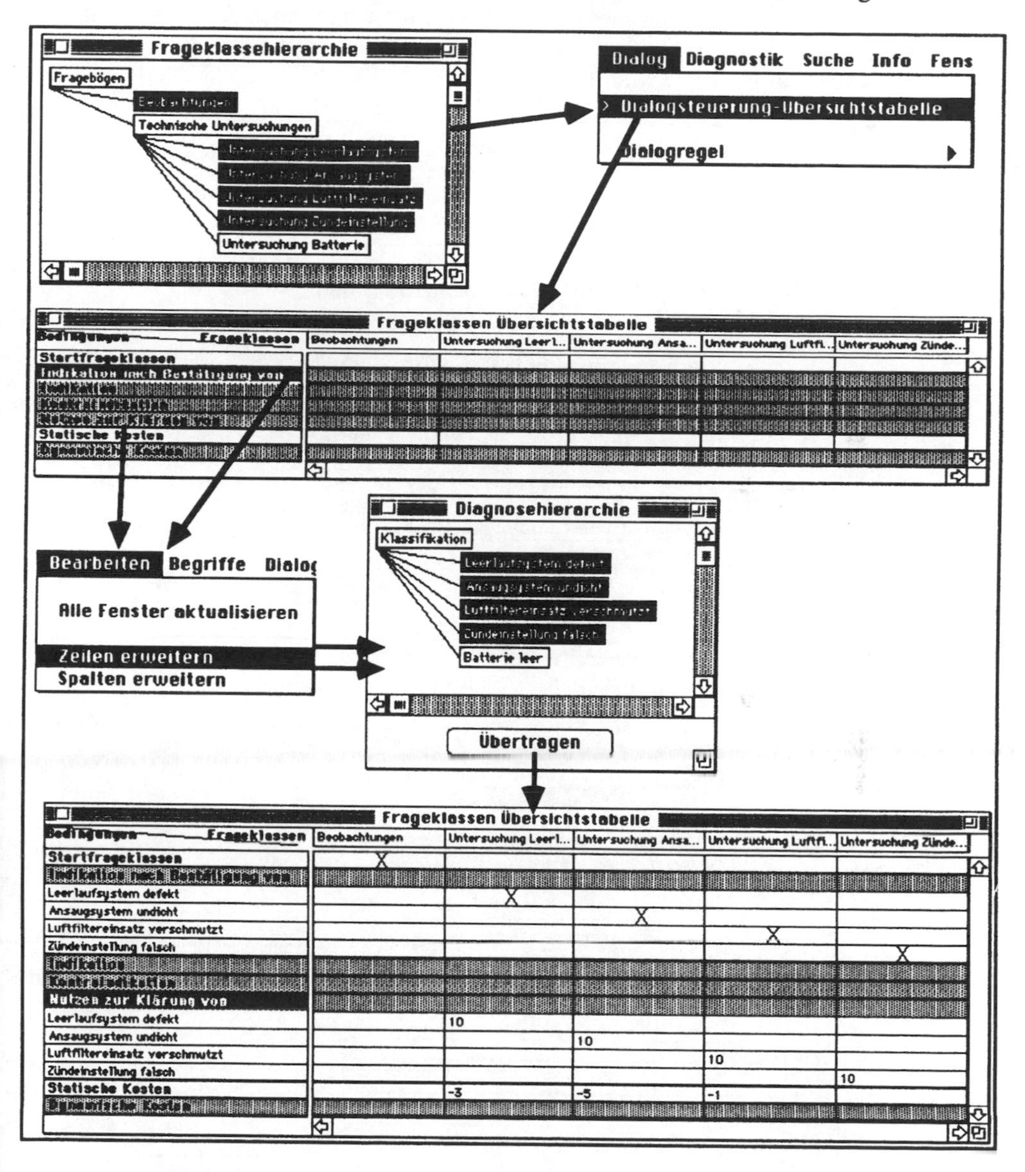

Abb. A.17. Eingabe von Wissen zur Entscheidung, wann welche Frageklasse aktiviert werden soll (globale Dialogsteuerung).[2]

---

[2] Um einen aus Platzgründen abgeschnittenen Namen in einem Fenster vollständig sehen zu können, muß beim Anklicken die Alt-Taste gedrückt gehalten werden.

A.5 Aufbauen eines Entscheidungsbaumes

Im folgenden werden zu den Frageklassen die Fragen, Folgefragen und Antwortalternativen mit dem Entscheidungsbaum-Editor eingegeben. Dazu wird die Frageklasse "Beobachtungen" markiert und der Menüpunkt **Entscheidungsbaum** im Menü **Diagnostik** gewählt.

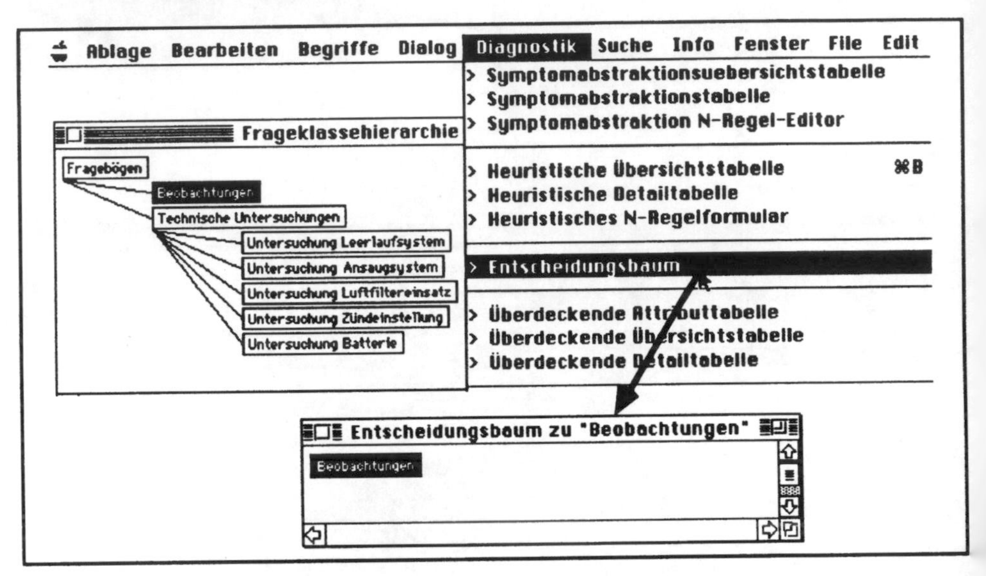

Abb. A.18. Aufruf des Entscheidungsbaum-Editors für eine Frageklasse

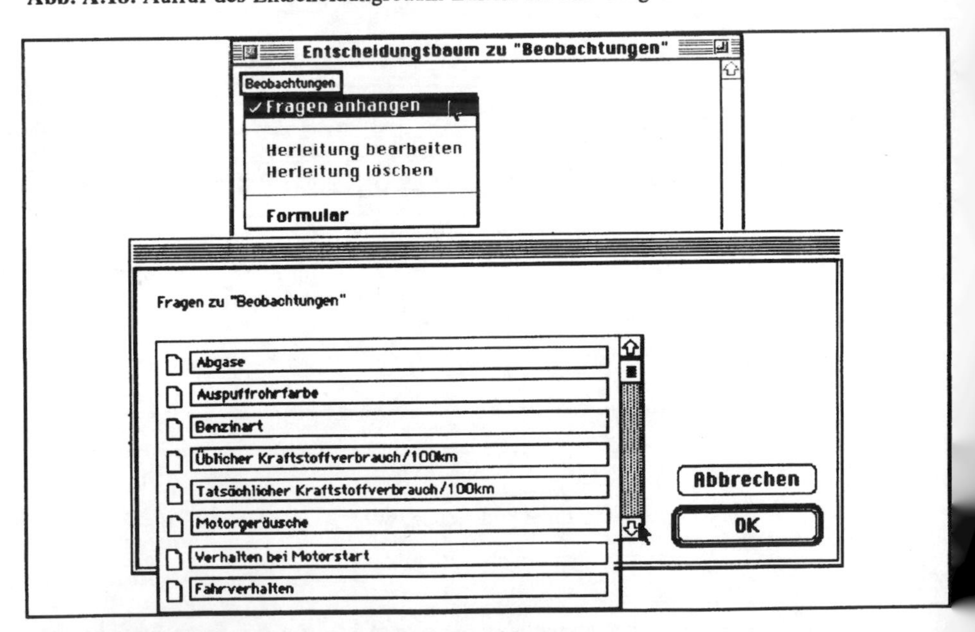

Abb. A.19. Anhängen von Fragen an eine Frageklasse

Im Entscheidungsbaum-Editor werden die Aktionen durch Klicken auf ein Objekt und Auswahl aus dem daraufhin erscheinenden Pop-Up-Menü ausgewählt. Die erste Aktion ist, daß an "Beobachtungen" Fragen angehängt werden (Abb. A.19).

Als nächstes wird zu den Fragen ihr Wertebereich definiert, der als one-choice (genau eine der Antwortalternativen kann zutreffen), multiple-choice (keine, eine oder mehrere Antwortalternativen sind erlaubt), ja-nein oder numerisch (die Antwort ist eine Zahl) definiert werden kann.

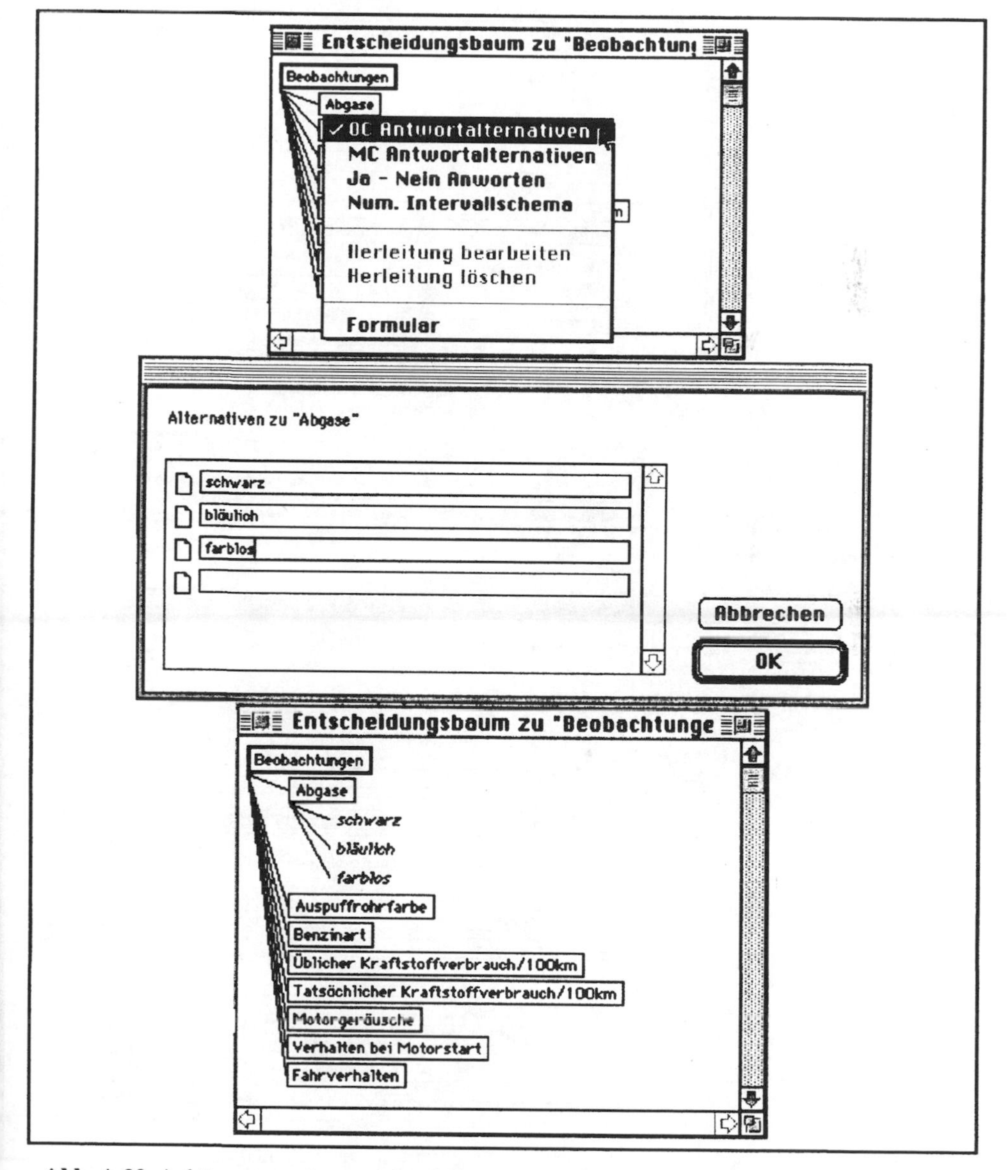

Abb. A.20. Anhängen von Antwortalternativen an eine Frage

Das Anhängen von Antwortalternativen muß für alle Fragen wiederholt werden, wobei bei numerischen Fragen ein Intervallschema, d.h. eine Liste von Zahlen wie z.B. (10 20), oder ein leeres Schema eingegeben werden kann.

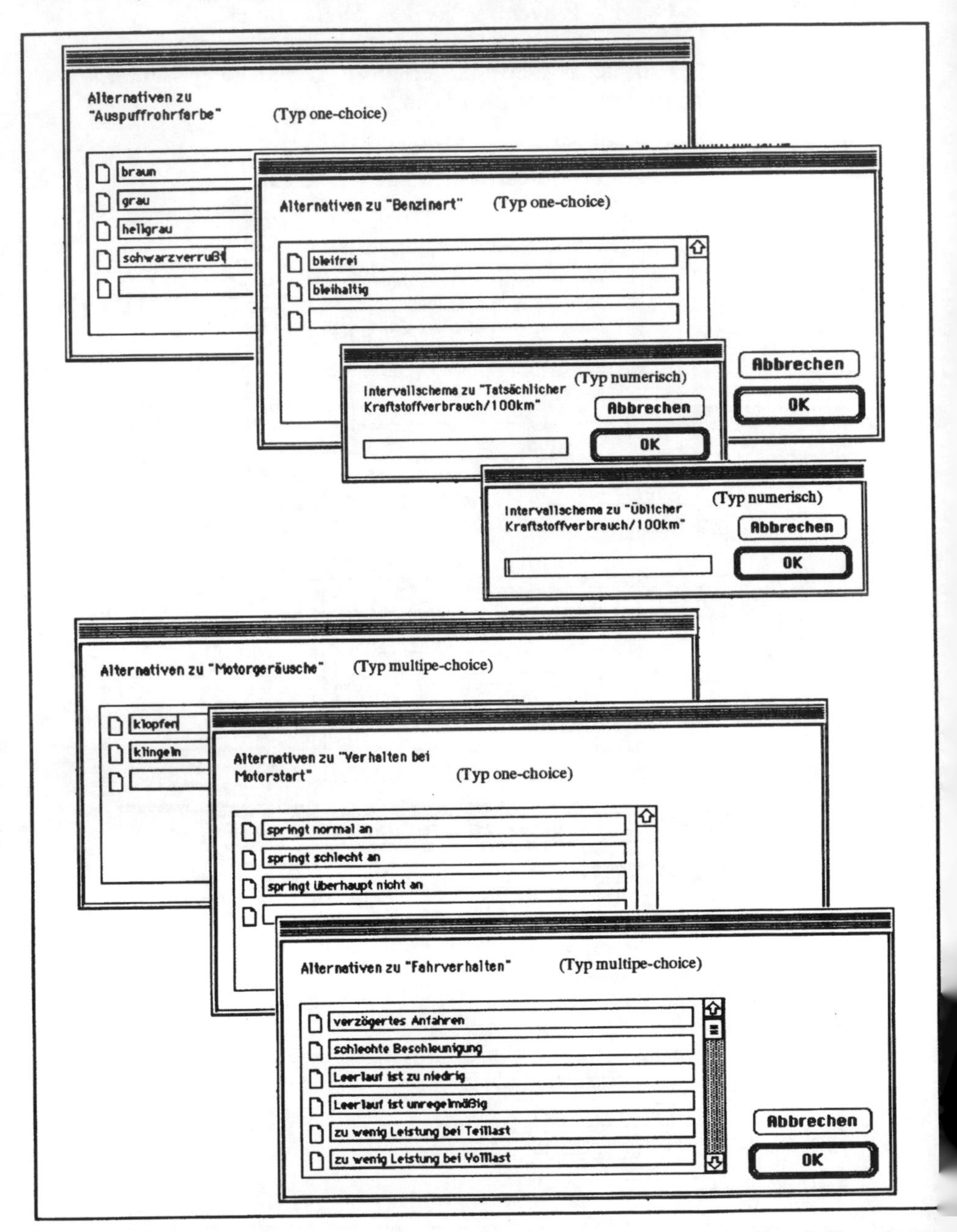

Abb. A.21. Anhängen der Antwortalternativen zu den übrigen Fragen des Entscheidungsbaumes.

Zu den Antwortalternativen "Verhalten bei Motorstart" = "springt schlecht an" bzw. "springt überhaupt nicht an" soll die Folgefrage gestellt werden, ob der Anlasser durchdreht. Dazu wird auf die Antwortalternative geklickt und aus dem darauf erscheinenden Pop-Up-Menü die Option "neue Fragen" gewählt.

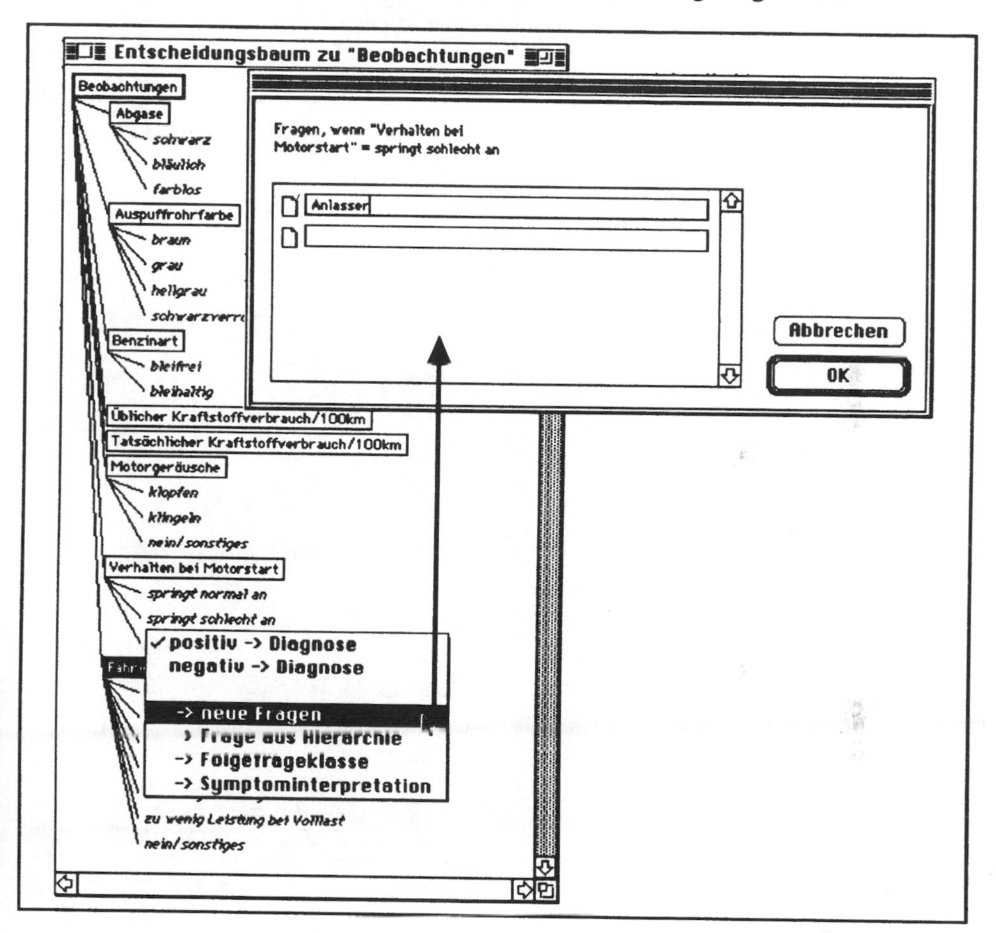

Abb. A.22. Anhängen einer Folgefrage

Damit auch dann nach dem Anlasser gefragt wird, wenn "Verhalten bei Motorstart" = "springt überhaupt nicht an", wird die gerade eingegebene Beziehung editiert. Dazu wird auf den Pfeil von "springt schlecht an" nach Anlasser geklickt und aus dem dann erscheinenden Pop-Up-Menü die Option "Bearbeiten" gewählt.

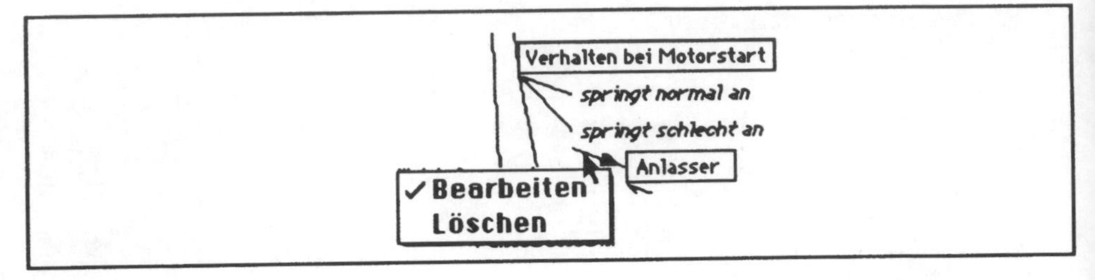

Abb. A.23. Aufruf eines Folgefragen-Regelformulars zur Ergänzung der Relation

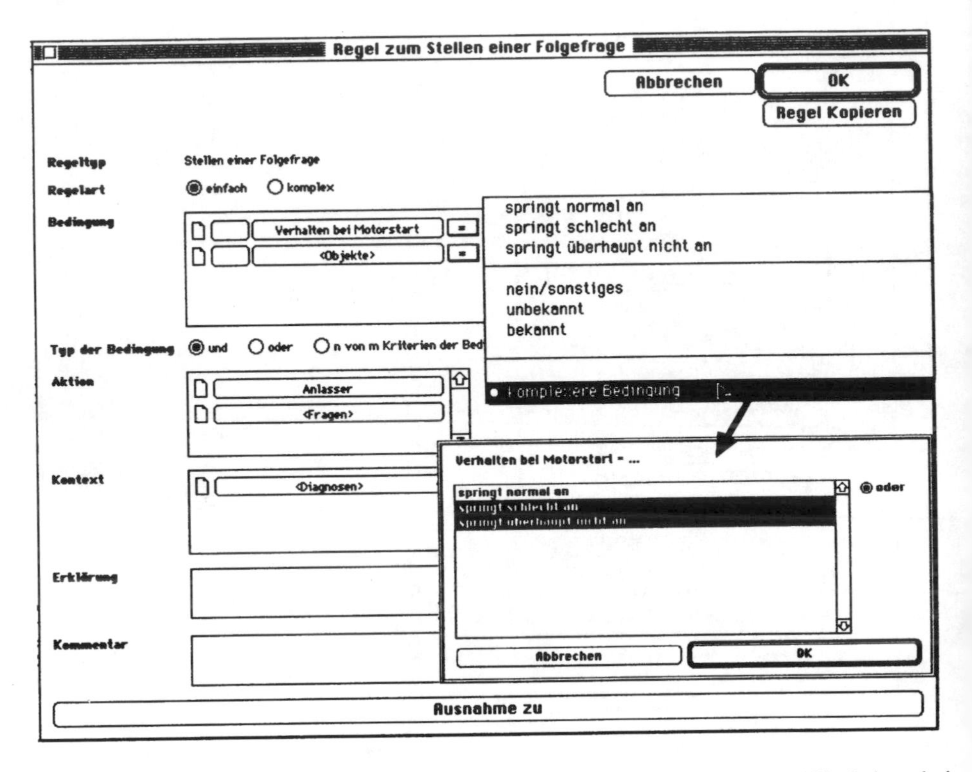

Abb. A.24. Regelformular, in dem gerade die Regel mit der Bedingung "Verhalten bei Motorstart" = "springt schlecht an" *oder* "springt gar nicht an" eingegeben wird.

Damit sind die Fragen und Antwortalternativen zur Frageklasse "Beobachtungen" vollständig eingegeben.

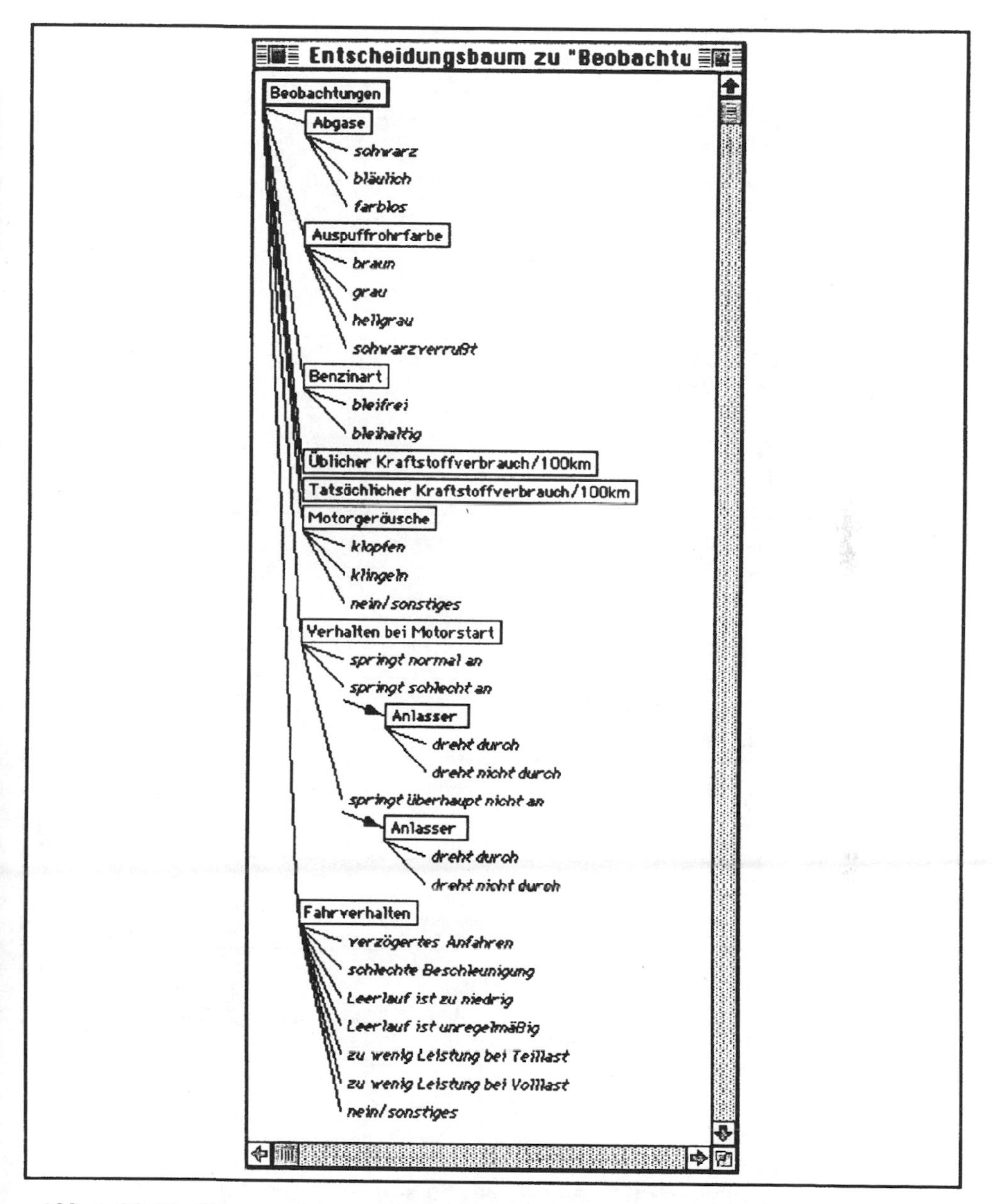

Abb. A.25. Alle Fragen und Antwortalternativen zur Frageklasse Beobachtungen

Falls man weitere Angaben zu einer Frage machen möchte, z.B. einen Fragetext, Erklärungen zur Frage oder zu ihren Antwortalternativen, oder ein Bild zur Illustration der Antwortalternativen eingeben möchte, kann man dies über das Frageformular eingeben, das durch Klicken auf eine Frage und Auswahl der Option "Formular" aufgerufen wird.

springt schlecht an
Anlasser
✓ Antwortalternativen anhängen
Herleitung bearbeiten
Herleitung löschen
Formular

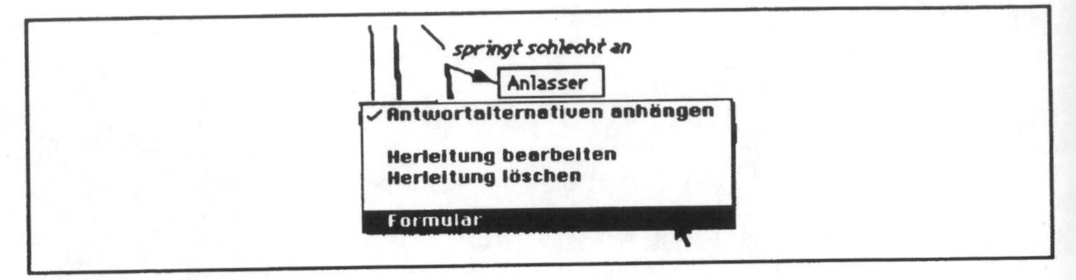

Abb. A.26. Aktivierung eines Frageformulars aus dem Entscheidungsbaum

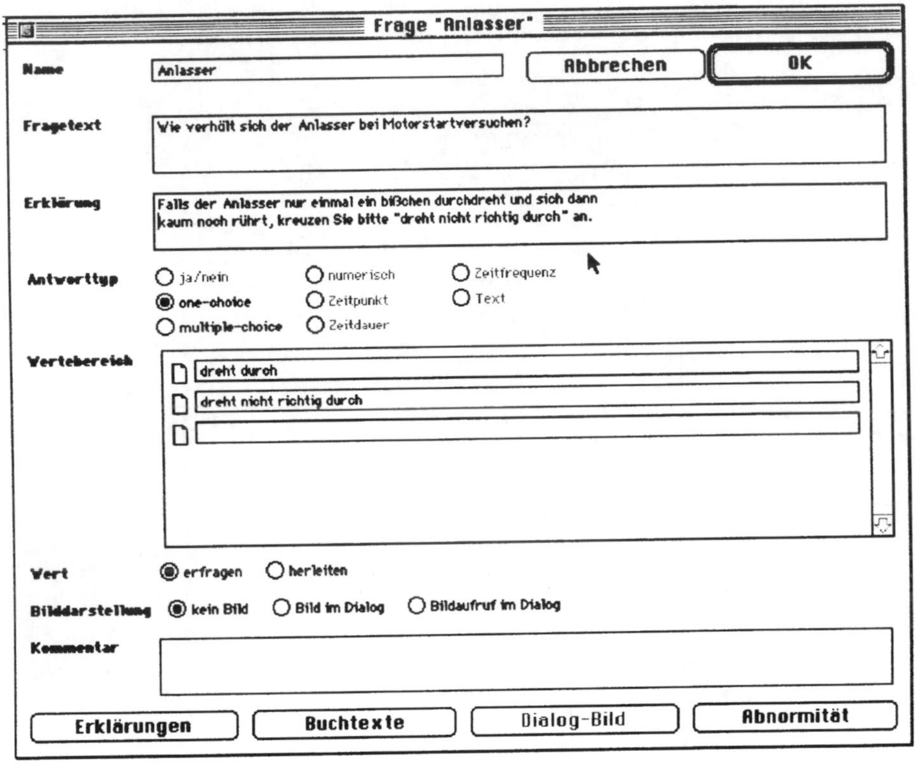
Frage "Anlasser"
Name
Anlasser
Abbrechen
OK
Fragetext
Wie verhält sich der Anlasser bei Motorstartversuchen?
Erklärung
Falls der Anlasser nur einmal ein bißchen durchdreht und sich dann kaum noch rührt, kreuzen Sie bitte "dreht nicht richtig durch" an.
Antworttyp
ja/nein
numerisch
Zeitfrequenz
one-choice
Zeitpunkt
Text
multiple-choice
Zeitdauer
Wertebereich
dreht durch
dreht nicht richtig durch
Wert
erfragen
herleiten
Bilddarstellung
kein Bild
Bild im Dialog
Bildaufruf im Dialog
Kommentar
Erklärungen
Buchtexte
Dialog-Bild
Abnormität

Abb. A.27. Frageformular

Weiterhin kann man mit dem Entscheidungsbaum auch Diagnosen herleiten und andere Entscheidungsbäume aktivieren. So soll, falls der Anlasser nicht richtig durchdreht, die Diagnose "Batterie leer" hergeleitet werden, und zur Absicherung noch ein Test auf die leere Batterie veranlaßt werden.

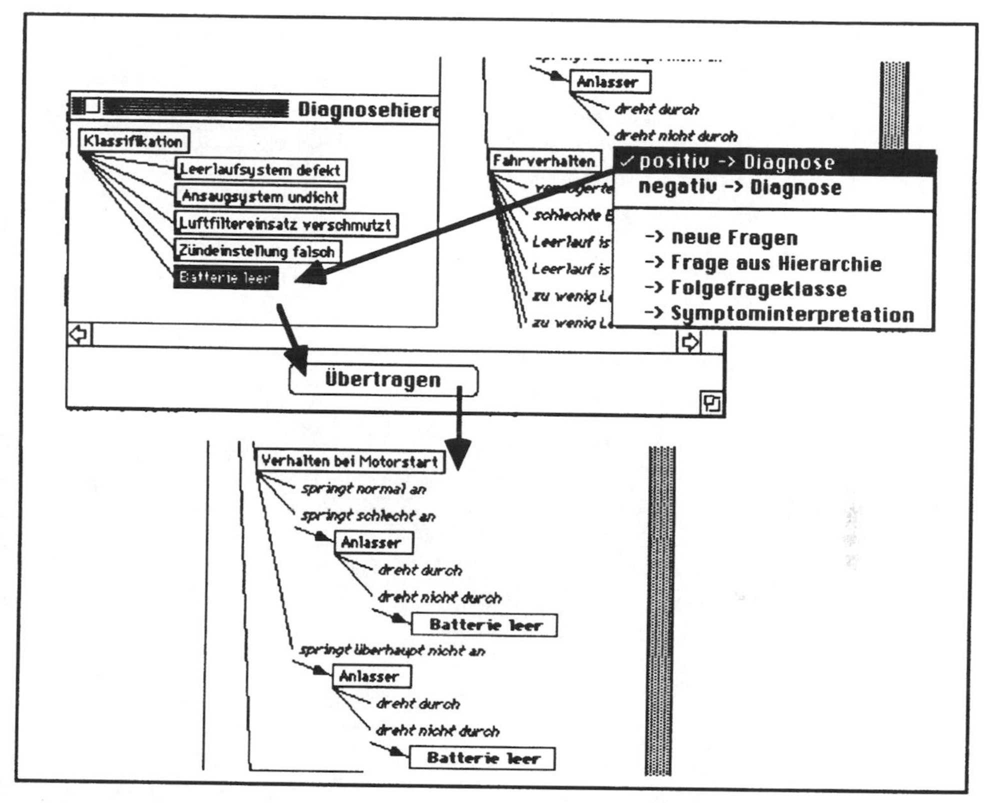

Abb. A.28. Eingabe einer Diagnoseregel im Entscheidungsbaum

Auf ähnliche Weise trägt man ein, daß die Diagnose "Batterie leer" durch eine Untersuchung der Batterie abgesichert wird, die einen Aufruf eines anderen Entscheidungsbaumes, d.h. einer anderen Frageklasse, bedingt.

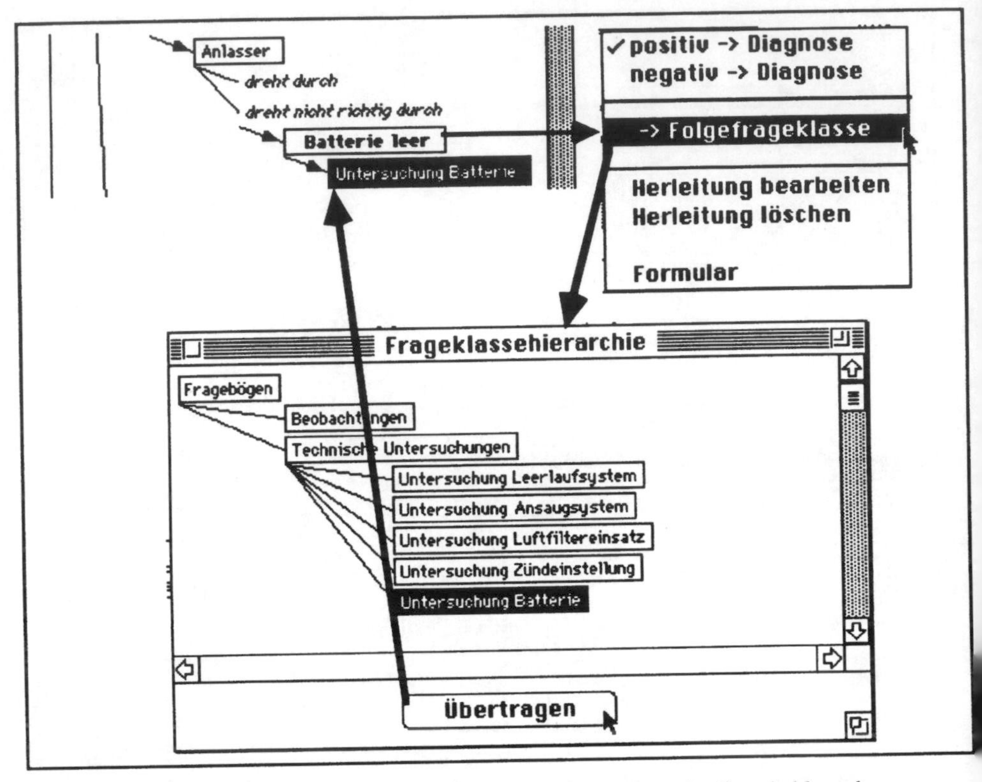

Abb. A.29. Eingabe einer Regel zur Indikation einer Untersuchung im Entscheidungsbaum

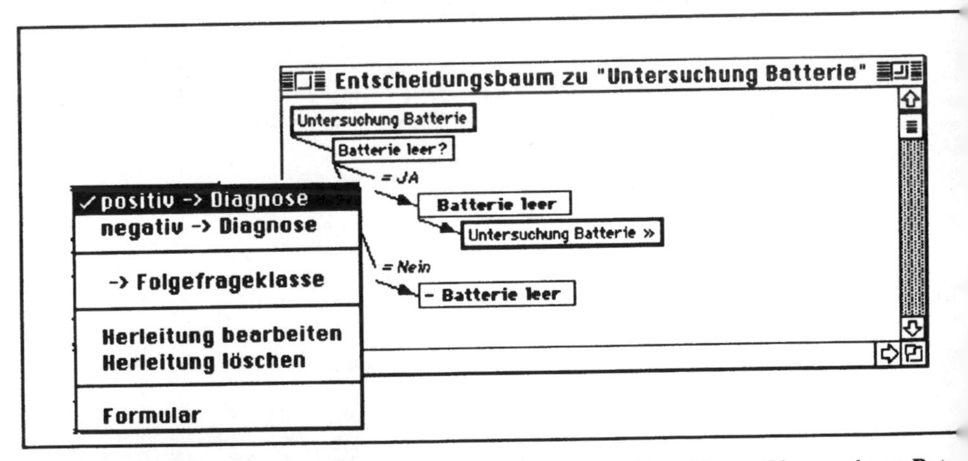

Abb. A.30. Eingabe des einfachen Entscheidungsbaums zur Frageklasse "Untersuchung Batterie". Während aus der Antwortalternative "ja" der Frage "Batterie leer" positiv auf die Diagnose "Batterie leer" geschlossen wird, wird bei der Antwortalternative "nein" die Diagnose "Batterie leer" ausgeschlossen (im Pop-up-Menü "negativ -> Diagnose"; im Entscheidungsbaum ist die Negation durch ein "–" vor "Batterie leer" gekennzeichnet).

Im folgenden zeigen wir die Entscheidungsbäume für die übrigen Frageklassen, die jeweils die Diagnose bestätigen oder ausschließen.

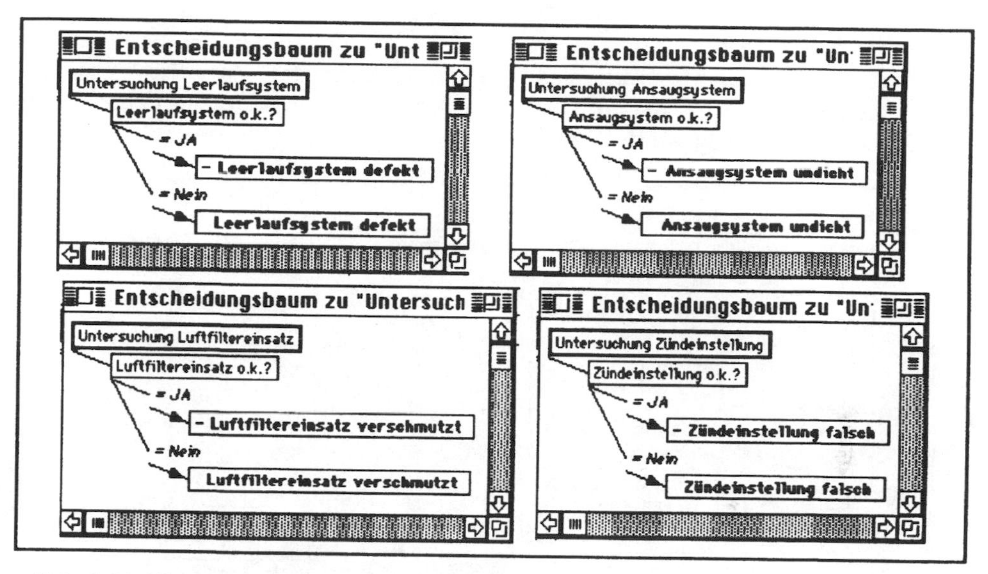

Abb. A.31. Eingabe der übrigen Entscheidungsbäume

Die jetzige Wissensbasis reicht bereits aus, um einige Diagnosen herzuleiten. Daher kann man jetzt oder nach jedem weiteren Abschnitt direkt in die Wissensnutzungsoberfläche (s. Abschnitt A.10) zum Erproben des bisher eingegebenen Wissens springen.

A.6 Eingeben von Symptominterpretationen

Zur Eingabe und Herleitung von Symptominterpretationen benutzen wir die **Symptomhierarchie** (Aufruf aus dem Menü **Begriffe**). Zunächst werden die Symptominterpretationen an die Fragen der Symptomhierarchie angehängt, aus denen sie hergeleitet werden sollen.

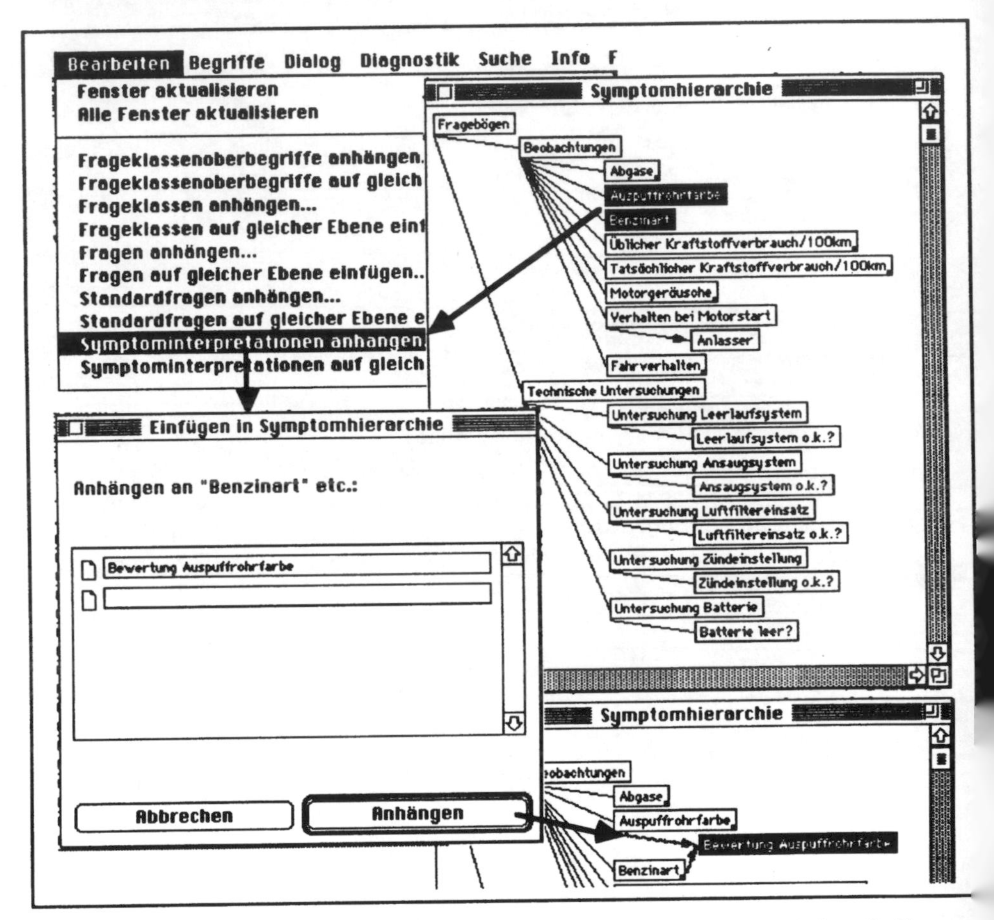

Abb. A.32. Anhängen der Symptominterpretation "Bewertung Auspuffrohrfarbe" an die Fragen "Auspuffrohrfarbe" und "Benzinart".

Im zweiten Schritt wird für jede Symptominterpretation ein Formular ausgefüllt, das durch dessen Markierung und Auswahl des Menüpunktes **Objektformular** im Menü **Begriffe** aufgerufen wird.

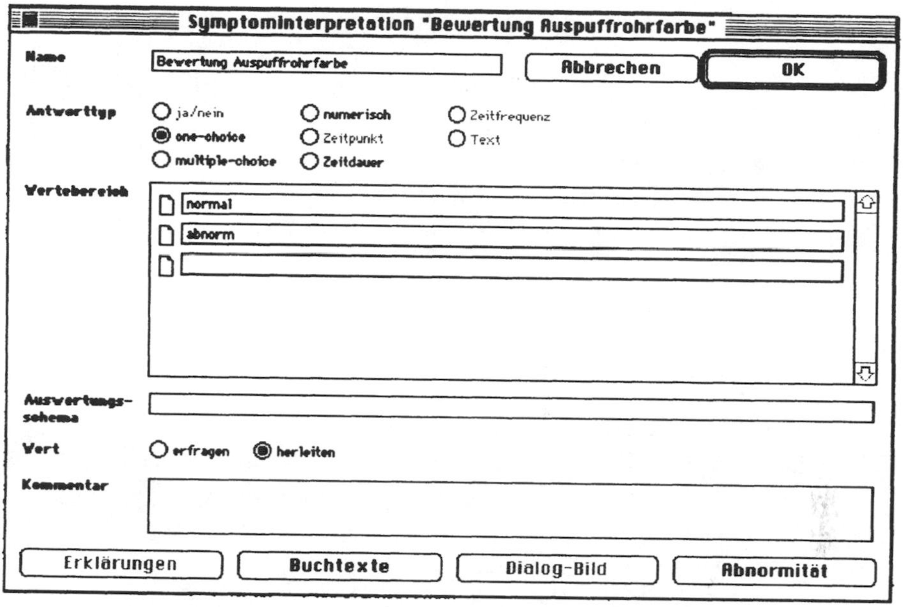

Abb. A.33. Ausfüllen des Formulars zur gerade definierten Symptominterpretation

Schließlich werden die Regeln dazu eingegeben. Eine Übersicht über die bisher existierenden Regeln bekommt man durch einen Doppelklick auf die Linie zur Herleitung der Symptominterpretation in der Hierarchie.

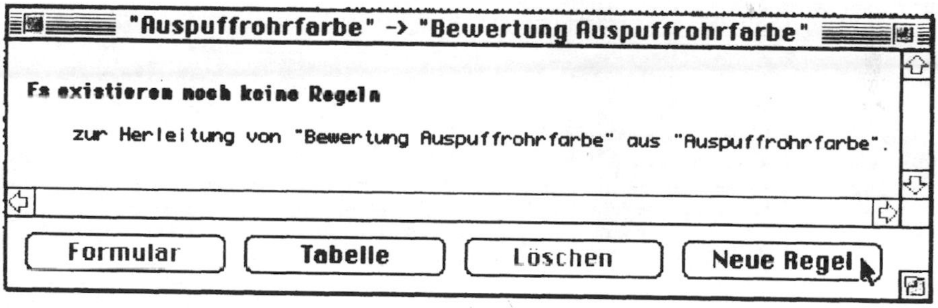

Abb. A.34. Übersicht über Regeln zur Herleitung der ausgewählten Symptominterpretation

Durch wiederholtes Anklicken des Knopfes "neue Regel" bekommt man aufgrund der hierarchischen Beziehungen bereits teilausgefüllte Formulare zur Eingabe der neuen Regeln.

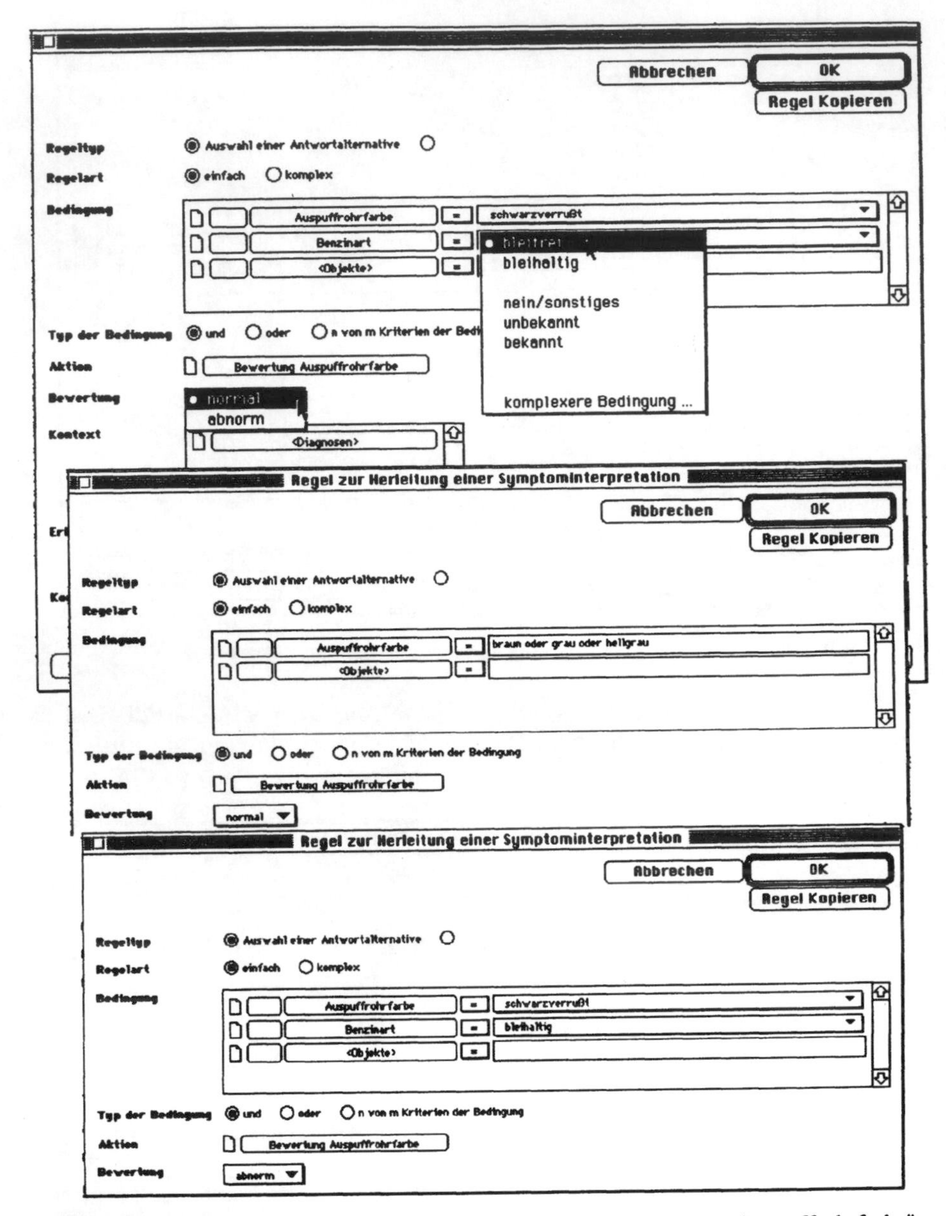

Abb. A.35. Eingabe von drei Regeln zur Herleitung der "Bewertung Auspuffrohrfarbe" aus "Auspuffrohrfarbe" und "Benzinart". Voreingetragene Objekte in der Bedingung kann man löschen, indem man auf den ersten Marker vor dem Objekt klickt und im Menü **Bearbeiten** den Menüpunkt **Ausschneiden** wählt (für die zweite Regel erforderlich).

Durch Aktualisieren des Fensters (Menüpunkt **Fenster Aktualisieren** im Menü **Bearbeiten**) aus Abb. A.34 bekommt man eine Auflistung der Regeln zur Herleitung der Symptominterpretation.

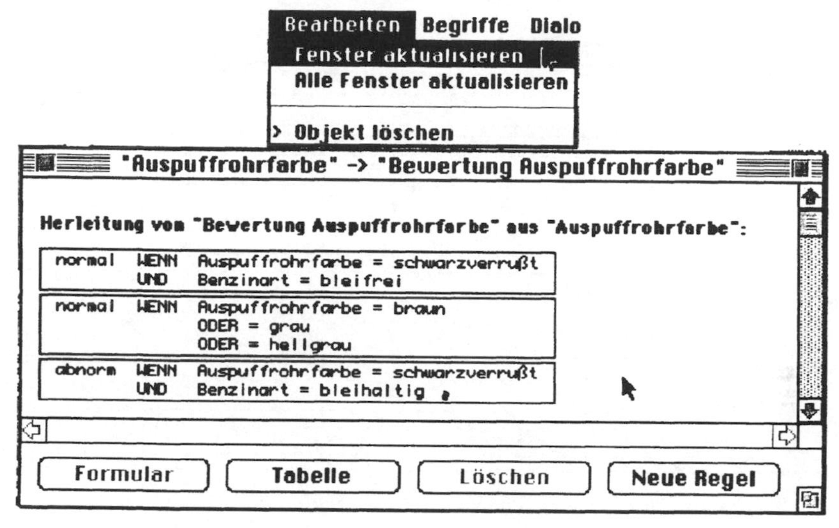

Abb. A.36. Regelauflistung

Um die zweite herzuleitende Symptominterpretation "Normierter Kraftstoffverbrauch" einzugeben, hängen wir in der gleichen Weise die neue Symptominterpretation in die Symptomhierarchie als Nachfolger sowohl von "Üblicher Kraftstoffverbrauch" als auch von "Tatsächlicher Kraftstoffverbrauch", die beide zur Herleitung der Symptominterpretation erforderlich sind (keine Abbildung).

Im nächsten Schritt wird das Formular für "Bewertung Kraftstoffverbrauch" ausgefüllt (Abb. A.37). Eine Besonderheit dabei ist, daß der Rohwert für die "Bewertung Kraftstoffverbrauch" eine Zahl ist, die mit Hilfe eines Auswertungsschemas in einen qualitativen Wertebereich umgesetzt wird. Die Semantik ist: falls der Rohwert für "Bewertung Kraftstoffverbrauch" < 10, dann soll der Wert "normal" sein, falls >= 10 und < 20, dann "leicht erhöht" und falls >= 20, dann "erhöht".

Die eigentliche Regel zur Herleitung von "Bewertung Kraftstoffverbrauch" wird analog wie die Regeln zur Herleitung von "Bewertung Auspuffrohrfarbe" aktiviert. Eine Besonderheit ist, daß im Aktionsteil eine Formel eingegeben wird (Abb. A.38). In dem Fenster stehen im Feld "Operanden" alle Symptome der Regelkondition für die Formeleingabe zur Verfügung. Um die gewünschte Formel einzugeben, klickt man nacheinander auf das Symptom "Tatsächlicher Kraftstoffverbrauch/100km", den Operator "–", das Symptom "Üblicher Kraftstoffverbrauch/100km", "(..)", um den bisherigen Ausdruck zu klammern, den Operator "/", wieder das Symptom "Üblicher Kraftstoffverbrauch/100km", den Operator "*", gefolgt von einem Leerzeichen und den Zahlen 1, 0, 0 zur Eingabe von 100.

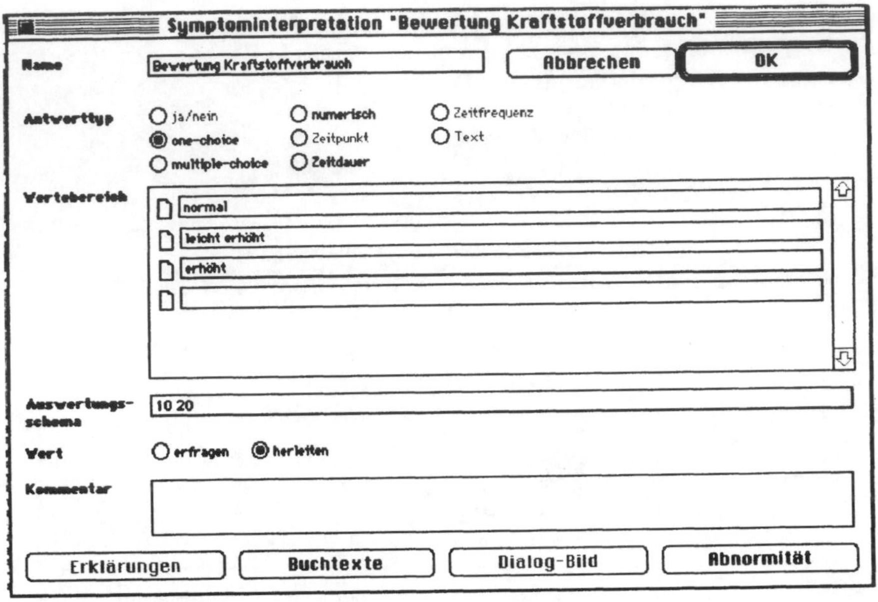

Symptominterpretation "Bewertung Kraftstoffverbrauch"

Name: Bewertung Kraftstoffverbrauch | Abbrechen | OK

Antworttyp: ja/nein, one-choice (ausgewählt), multiple-choice, numerisch, Zeitpunkt, Zeitdauer, Zeitfrequenz, Text

Wertebereich: normal, leicht erhöht, erhöht

Auswertungsschema: 10 20

Wert: erfragen, herleiten (ausgewählt)

Kommentar

Erklärungen | Buchtexte | Dialog-Bild | Abnormität

Abb. A.37. Formular für die zweite Symptominterpretation

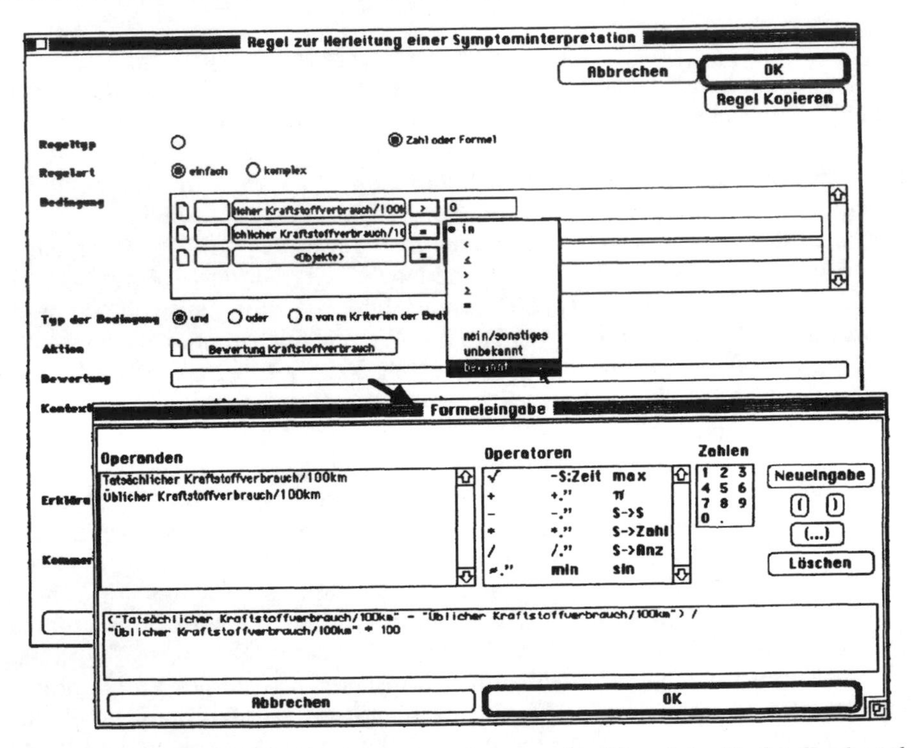

Abb. A.38. Ausgefülltes Formular zur Symptominterpretation "Normierter Kraftstoffverbrauch"

A.7 Eingeben von heuristischem Diagnosewissen

Zur Eingabe der heuristischen Symptom-Diagnose-Assoziationen gibt es viele Möglichkeiten: Eingabe mit Entscheidungstabellen, wobei zunächst sichere Regeln eingegeben und anschließend unsichere Bewertungen und eventuell zusätzliche Regelbedingungen hinzugefügt werden (analog zu Abb. A.23 und A.24), sowie Eingabe mit Übersichts- oder Detailtabellen. Wir zeigen hier die Eingabe mit Tabellen, da sie für Diagnosen mit vielen Regeln am besten geeignet ist. Sie geschieht in zwei Schritten: Auswahl der Regelelemente und Eingabe der unsicheren Beziehungen. Zur Eingabe der Regelelemente wird die gewünschte Diagnose selektiert und der Menüpunkt **Regelelemente** aufgerufen:

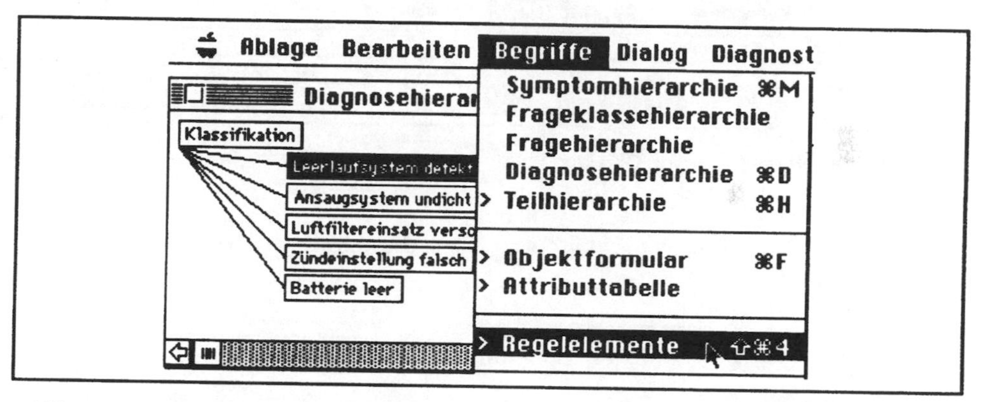

Abb. A.39. Aufruf der Regelelementtabelle

Da mit dem Entscheidungsbaum schon eine Regel zur Herleitung von "Leerlaufsystem defekt" eingegeben wurde, erscheinen deren Vorbedingungen automatisch in der Regelelementtabelle. Um weitere Elemente hinzuzufügen, ruft man einen der Menüpunkte **Namen-Suchfenster** oder **Hierarchie** aus dem Menü **Bearbeiten** auf. Bei "Hierarchie" wird die zuletzt benutzte Hierarchie auf dem Bildschirm gewählt; wenn diese nicht die richtige ist, kann man irgendeine andere Hierarchie wählen (aus dem Menü **Begriffe** oder dem Menü **Suchen**).

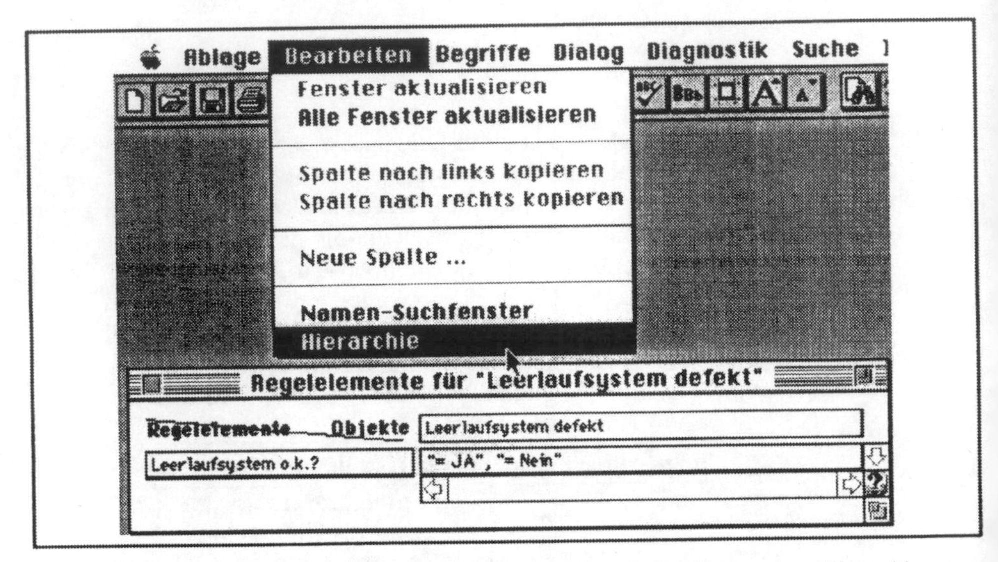

Abb. A.40. Hinzufügen von Objekten in die Regelelementtabelle, die aus einer Hierarchie ausgewählt werden sollen.

Im folgenden werden aus der Symptomhierarchie drei Objekte selektiert und übertragen.

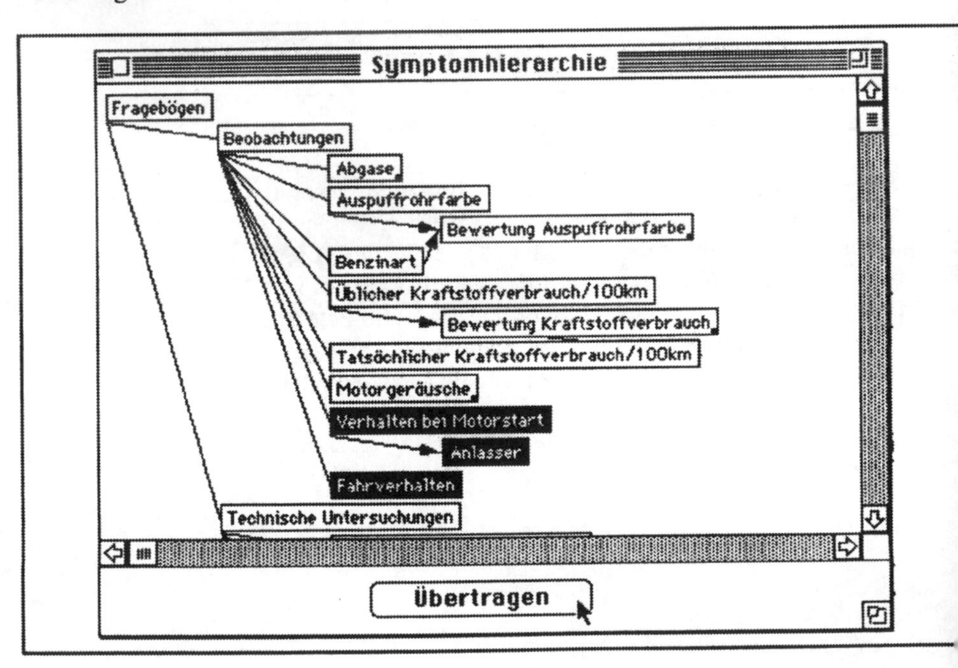

Abb. A.41. Auswahl von Objekten für die Regelelementtabelle aus der Symptomhierarchie

Als nächstes müssen die Ausprägungen dieser Objekte, die für die Diagnose "Leerlaufsystem defekt" relevant sind, in der Regelelementtabelle eingetragen werden.

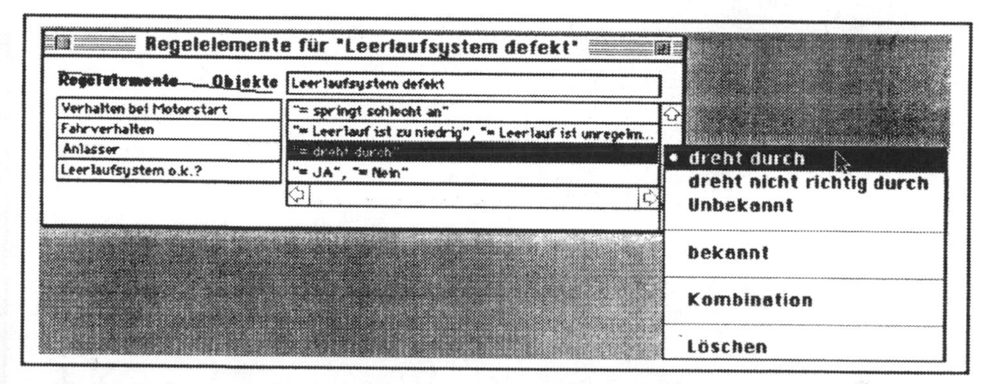

Abb. A.42. Eintrag der Ausprägungen zu den Objekten in der Regelelementtabelle

Die Auswahl der Regelelemente ist noch nicht spezifisch für die heuristische Bewertung: Dieses Wissen kann von allen diagnostischen Bewertungsstrategien, insbesondere auch vom überdeckenden Problemlöser, benutzt werden. Im folgenden wird die Eingabe der heuristischen Bewertungen gezeigt. Dazu kann je nach Komplexität der Regeln einer der drei Editoren "Heuristische Übersichtstabelle", "Heuristische Detailtabelle" oder "Heuristisches N-Regelformular" aufgerufen werden.

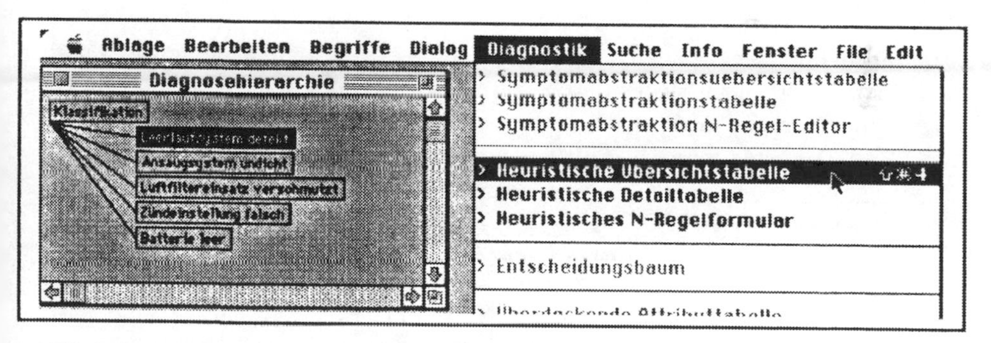

Abb. A.43. Aufruf der heuristischen Übersichtstabelle

In der heuristischen Übersichtstabelle erscheinen pro Diagnose zwei Spalten, wovon die zweite eine Negierung der Vorbedingung bedeutet. So heißt z.B. die erste Regel: Wenn "Fahrverhalten = Leerlauf ist zu niedrig", dann spricht das "häufig" (p3) für "Leerlaufsystem defekt", während die Regel in der Spalte daneben heißt: Wenn "Fahrverhalten = *nicht* Leerlauf ist zu niedrig", dann spricht das "häufig" (n3) gegen "Leerlaufsystem defekt".

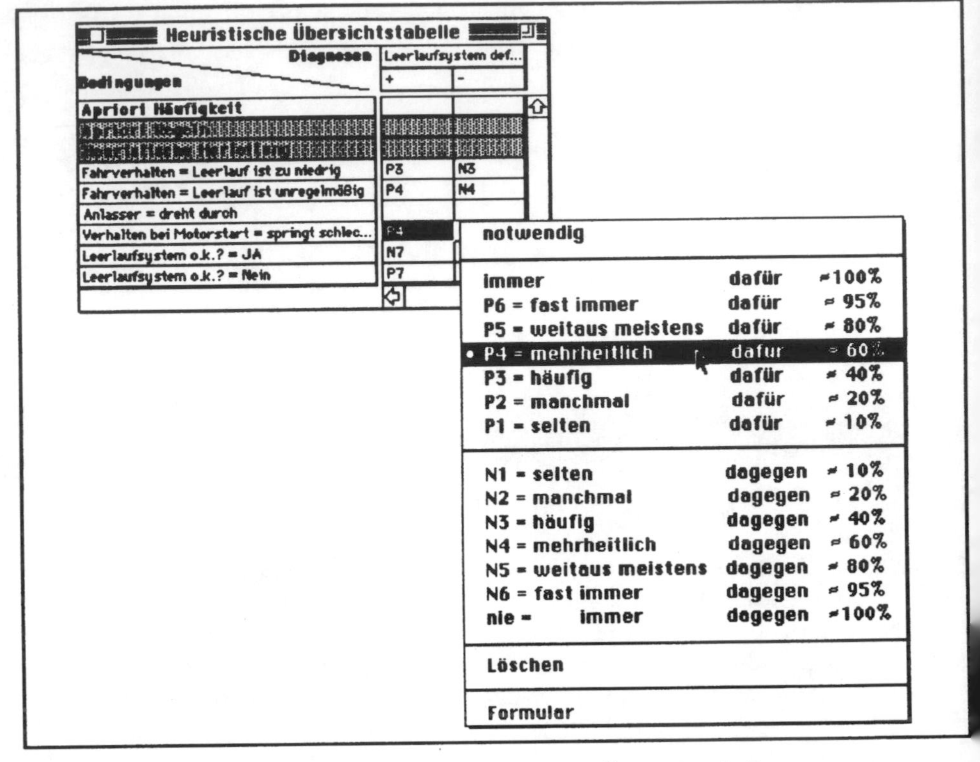

Abb. A.44. Eintrag der Regelbewertungen in heuristischer Übersichtstabelle

Komplexere Regeln, deren Vorbedingung eine Kombination von Aussagen darstellt, können entweder durch Aufruf der Menüoption "Formular" in Abb. A.44 oder durch Aufruf der heuristischen Detailtabelle (Abb. A.45) eingegeben werden.

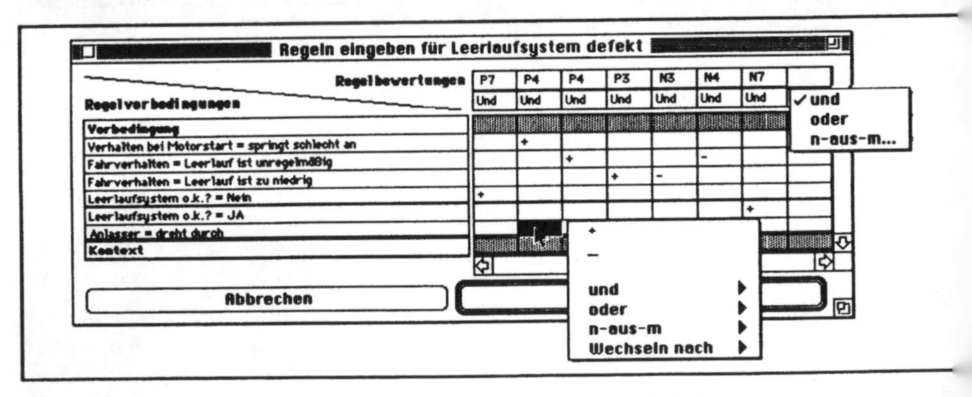

Abb. A.45. Eintrag der Regelbewertungen in heuristischer Detailtabelle

In gleicher Weise werden die Regelelemente der übrigen Diagnosen eingegeben, wobei jeweils mehrere Diagnosen auf einmal selektiert und bearbeitet werden.

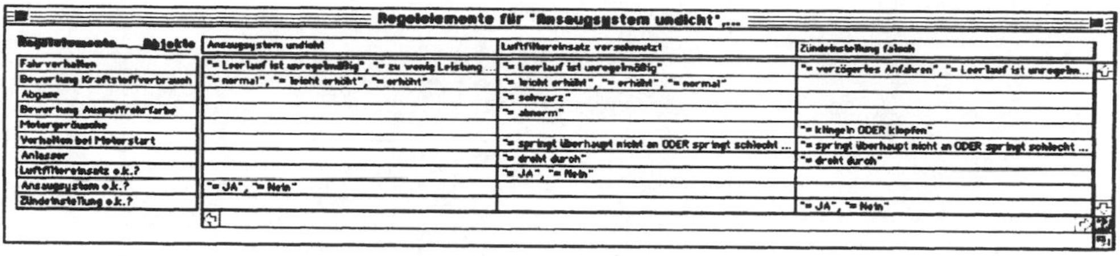

Regelelemente für "Ansaugsystem undicht",...

Regelelemente Objekte	Ansaugsystem undicht	Luftfiltereinsatz verschmutzt	Zündeinstellung falsch
Fahrverhalten	"= Leerlauf ist unregelmäßig", "= zu wenig Leistung ...	"= Leerlauf ist unregelmäßig"	"= verzögertes Anfahren", "= Leerlauf ist unregelm...
Bewertung Kraftstoffverbrauch	"= normal", "= leicht erhöht", "= erhöht"	"= leicht erhöht", "= erhöht", "= normal"	
Abgase		"= schwarz"	
Bewertung Auspuffrohrfarbe		"= abnorm"	
Motorgeräusche			"= klingeln ODER klopfen"
Verhalten bei Motorstart		"= springt überhaupt nicht an ODER springt schlecht ...	"= springt überhaupt nicht an ODER springt schlecht ...
Anlasser		"= dreht durch"	"= dreht durch"
Luftfiltereinsatz o.k.?		"= JA", "= Nein"	
Ansaugsystem o.k.?	"= JA", "= Nein"		
Zündeinstellung o.k.?			"= JA", "= Nein"

Abb. A.46. Gleichzeitige Eingabe von Regelelementen für mehrere Diagnosen

In der Regelelementtabelle kann man Ausprägungen zu einem Symptom, die für die Diagnosebewertung die gleiche Bedeutung haben, zusammenfassen. Dies geschieht durch Selektion von "Kombination" in Abb. A.42. So sind z.B. die beiden Ausprägungen "klingeln" oder "klopfen" bei Motorgeräuschen zur Bewertung der Diagnose "Zündeinstellung defekt" gleichwertig.

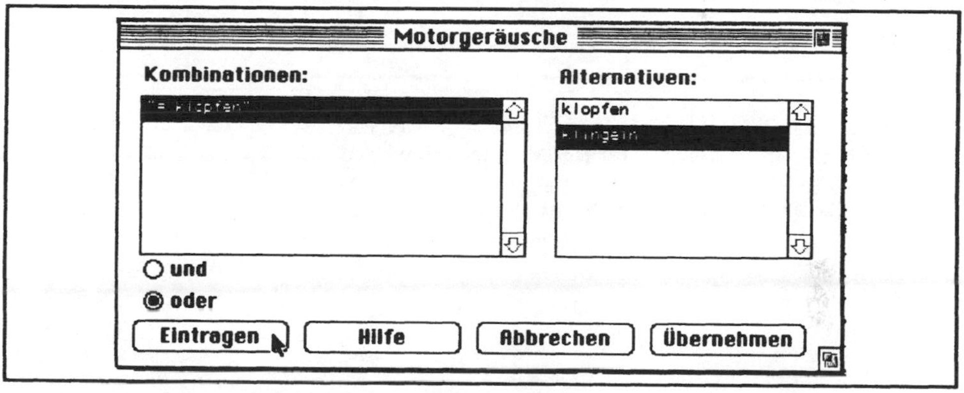

Motorgeräusche
Kombinationen:
"= klopfen"
Alternativen:
klopfen
klingeln
und
oder
Eintragen
Hilfe
Abbrechen
Übernehmen

Abb. A.47. Eingabe einer kombinierten Aussage "Klingeln" oder "Klopfen". Durch Drücken des Knopfes "Eintragen" werden die beiden selektierten Objekte kombiniert.

Auch die heuristische Übersichtstabelle erlaubt das gleichzeitige Eingeben der Bewertungen mehrerer Diagnosen.

Heuristische Übersichtstabelle

Diagnosen / Bedingungen	Zündeinstellung fals...		Luftfiltereinsatz ve...		Ansaugsystem undi...	
	+	-	+	-	+	-
Apriori Häufigkeit			P2			
Apriori Regeln						
Heuristische Herleitung						
Abgase = schwarz			P5			
Bewertung Auspuffrohrfarbe = abnorm			P5			
Bewertung Kraftstoffverbrauch = erhöht			P4		P4	
Bewertung Kraftstoffverbrauch = leicht e...			P3		P3	
Bewertung Kraftstoffverbrauch = normal			N4		N4	
Motorgeräusche = klingeln ODER klopfen	P5	N3				
Verhalten bei Motorstart = springt überha...	+ P5	N5	+ P4	N4		
Anlasser = dreht durch		N6		N6		
Fahrverhalten = verzögertes Anfahren	P3					
Fahrverhalten = Leerlauf ist unregelmäßig	P3		P4		P4	
Fahrverhalten = zu wenig Leistung bei Tei...					P3	
Ansaugsystem o.k.? = JA					N7	
Ansaugsystem o.k.? = Nein					P7	
Luftfiltereinsatz o.k.? = JA			N7			
Luftfiltereinsatz o.k.? = Nein			P7			
Zündeinstellung o.k.? = JA	N7					
Zündeinstellung o.k.? = Nein	P7					

Abb. A.48. Gleichzeitige Eingabe der Bewertungen mehrerer Diagnosen mit einer heuristischen Übersichtstabelle. Das "+" vor einer Bewertung bedeutet, daß die Regel noch mehr Vorbedingungen enthält (in dem Beispiel jeweils, daß der Anlasser normal durchdreht), die man in der Detailtabelle oder durch Aufruf des Regelformulars eingibt.

A.8 Eingeben von überdeckendem Diagnosewissen

Beim überdeckenden Diagnosewissen wird angegeben, welche Diagnosen mit welcher Wahrscheinlichkeit welche Symptome oder welche anderen Diagnosen verursachen (überdecken). Dabei können dieselbe Regelelementtabelle wie beim heuristischen Wissen benutzt werden. Es empfiehlt sich jedoch, ähnliche Ausprägungen derselben Frage in einem Regelelement zusammenfassen (z.B. "Kraftstoffverbrauch = leicht erhöht oder erhöht"), während sie beim heuristischen Wissen oft besser getrennt bewertet werden (zwei Regelelemente "Kraftstoffverbrauch = leicht erhöht" und "Kraftstoffverbrauch = erhöht"). Im einfachsten Fall reicht eine überdeckende Übersichtstabelle aus, die über den Menüpunkt **überdeckende Übersichtstabelle** aufgerufen wird.

Überdeckende Herleitung

Zeilen / Spalten	Leerlaufsystem def...	Ansaugsystem undi...	Luftfiltereinsatz ve...	Zündeinstellung fals...	Batterie leer
Apriori Häufigkeit			P2		
Apriori Regeln					
Überdeckende Herleitung					
Batterie leer? = Nein					
Zündeinstellung o.k.? = JA					
Luftfiltereinsatz o.k.? = JA					
Ansaugsystem o.k.? = JA					
Leerlaufsystem o.k.? = JA					
Verhalten bei Motorstart = springt schlec...					
Bewertung Kraftstoffverbrauch = leicht e...					
Bewertung Kraftstoffverbrauch = erhöht					
Bewertung Kraftstoffverbrauch = normal					
Abgase = schwarz			P6		
Bewertung Auspuffrohrfarbe = abnorm			P6		
Bewertung Kraftstoffverbrauch = erhöht ...	P6	P6	P6		
Motorgeräusche = klingeln ODER klopfen				P6	
Verhalten bei Motorstart = springt überha...	+ P6		+ P6	+ P6	+ P7
Anlasser = dreht durch					
Anlasser = dreht nicht richtig durch					P7
Fahrverhalten = Leerlauf ist unregelmäßig	P6	P6	P6	P6	
Fahrverhalten = Leerlauf ist zu niedrig	P6				
Fahrverhalten = zu wenig Leistung bei Tei...		P6			
Fahrverhalten = verzögertes Anfahren				P6	
Leerlaufsystem o.k.? = Nein	P7				
Ansaugsystem o.k.? = Nein		P7			
Luftfiltereinsatz o.k.? = Nein			P7		
Zündeinstellung o.k.? = Nein				P7	
Batterie leer? = JA					P7

Abb. A.49. Die Übersichtstabelle zur Eingabe überdeckender Regeln sicht ähnlich aus wie die Tabelle für heuristische Regeln. Der auffälligste Unterschied ist, daß negative Regeln fehlen, da es wenig Sinn macht, anzugeben, welche Symptome nicht von einer Diagnose überdeckt werden. Der Eintrag in einem Kästchen gibt an, wie häufig eine Diagnose ein Symptom überdeckt, z.B. daß bei "Leerlaufsystem defekt" fast immer der "Kraftstoffverbrauch erhöht oder leicht erhöht" ist. Das "+" vor einer Regel bedeutet wiederum, daß die Regel weitere Vorbedingungen hat (hier, daß der Anlasser durchdreht; bzw. bei "Batterie defekt", daß der Anlasser nicht durchdreht).

Ähnlich wie bei heuristischem Wissen kann man komplexere Regeln mit Detailtabellen oder Regelformularen ergänzen. Wir zeigen hier, wie zusätzliche Bedingungen, die in der überdeckenden Übersichtstabelle mit einem "+" gekennzeichnet sind, mit einem Regelformular eingegeben werden.

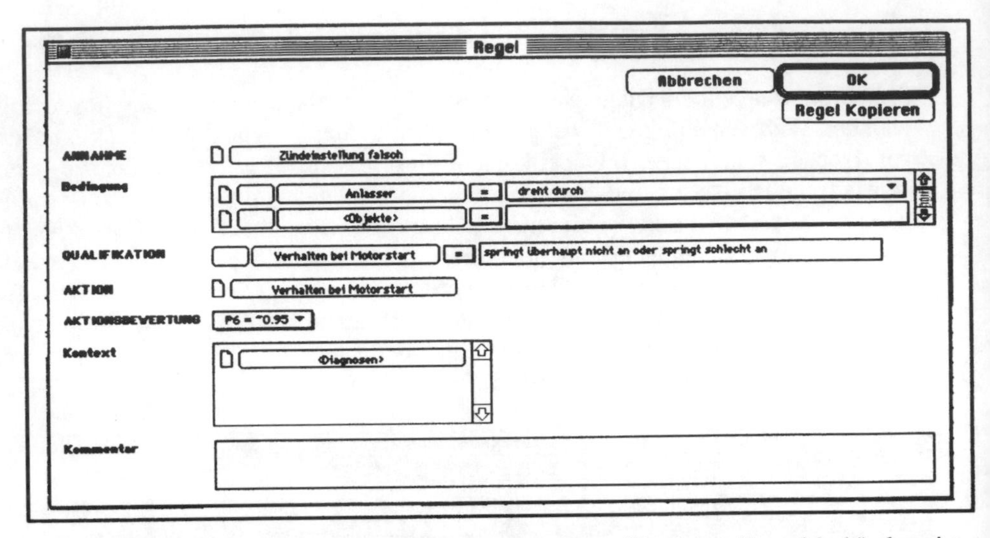

Abb. A.50. Regelformular für überdeckende Regel: Wenn "Zündeinstellung falsch", dann ist "Verhalten bei Motorstart = springt schlecht oder überhaupt nicht an" erklärt (überdeckt), aber nur unter der zusätzlichen Bedingung, daß der "Anlasser durchdreht".

Schließlich muß für das überdeckende Wissen noch angegeben werden, wie wichtig die Symptomausprägungen sind. Dazu eignen sich am besten Attributtabellen. Zunächst werden die relevanten Symptome in einer Symptomhierarchie markiert und dann der Menüpunkt **überdeckende Attributtabelle** im **Diagnostik**-Menü aufgerufen. Bei dem folgenden kurzen Konfigurierungsdialog wird der Typ "strukturiert" gewählt und die drei Attribute "Abnormität", "Abnormität nein/sonstiges" und "Gewicht" markiert (Abb. A.51).

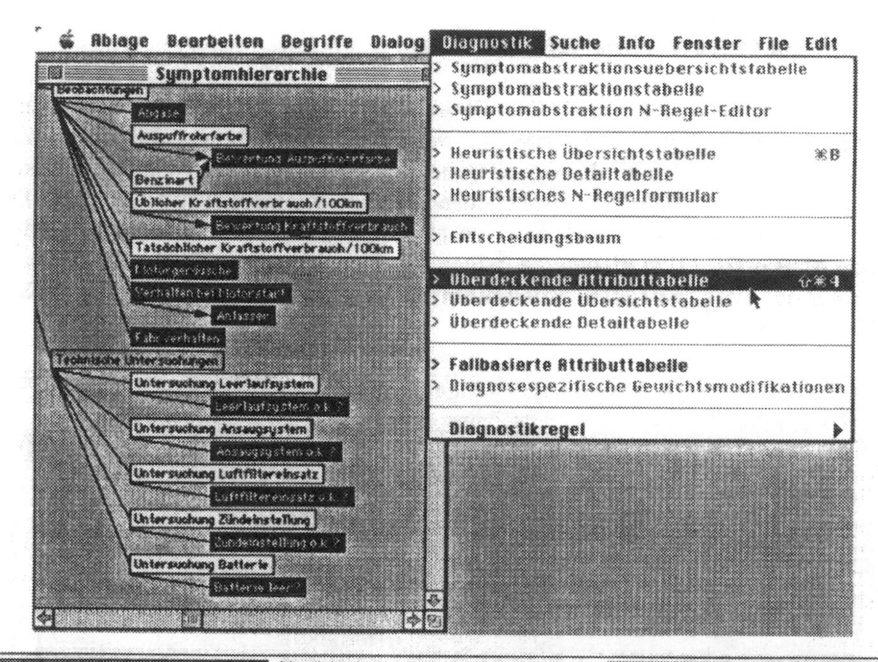

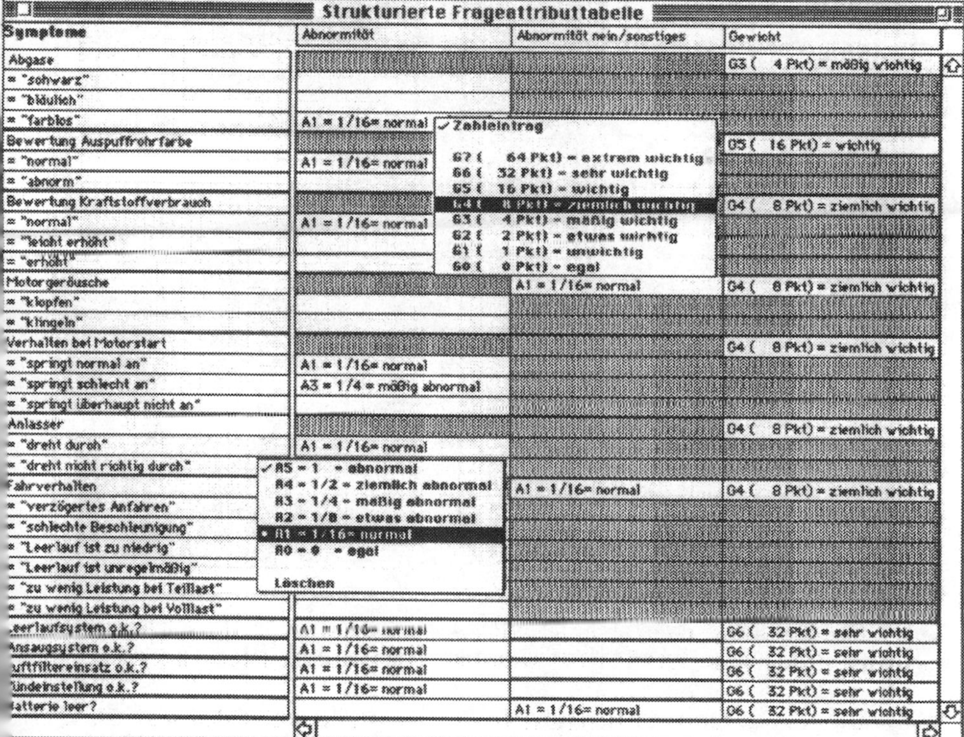

Abb. A.51. Aufruf und Ausfüllen der strukturierten Attributtabelle der überdeckenden Attribute.

A.9 Eingeben von fallbasiertem Wissen

Das fallbasierte Wissen umfaßt vor allem Wissen zum Ähnlichkeitsmaß. Dieses besteht aus zwei Teilen. Der erste Teil betrifft die Gewichtung und Abnormität der Symptome und ist mit dem entsprechenden überdeckenden Wissen identisch. Daher kann das in Abb. A.51 eingegebene Wissen weiterverwendet werden. Der zweite Teil umfaßt das Wissen zum Vergleich verschiedener Ausprägungen desselben Merkmals. Dazu dienen die beiden Attribute "Vergleichstyp" und "Zusatzinformation", die über den Menüpunkt **fallbasierte Attributtabelle** ausgewählt werden.

Strukturierte Frageattributtabelle

Symptome	Vergleichstyp	Zusatzinformation
Abgase	OC-INDIVIDUELL	
= "schwarz"		
= "bläulich"		
= "farblos"		
Bewertung Auspuffrohrfarbe	OC-INDIVIDUELL	
= "normal"		
= "abnorm"		
Bewertung Kraftstoffverbrauch	OC-SKALIERT	
= "normal"		0
= "leicht erhöht"		8
= "erhöht"		10
Motorgeräusche	MC-MATRIX	
= "klopfen"		
= "klingeln"		
Verhalten bei Motorstart	OC-SKALIERT	
= "springt normal an"		0
= "springt schlecht an"		5
= "springt überhaupt nicht an"		10
Anlasser	OC-INDIVIDUELL	
= "dreht durch"		
= "dreht nicht richtig durch"		
Fahrverhalten	MC-MATRIX	
= "verzögertes Anfahren"		
= "schlechte Beschleunigung"		
= "Leerlauf ist zu niedrig"		
= "Leerlauf ist unregelmäßig"		
= "zu wenig Leistung bei Teillast"		
= "zu wenig Leistung bei Vollast"		
Leerlaufsystem o.k.?	JN-INDIVIDUELL	
Ansaugsystem o.k.?	JN-INDIVIDUELL	
Luftfiltereinsatz o.k.?	JN-INDIVIDUELL	
Zündeinstellung o.k.?	JN-INDIVIDUELL	
Batterie leer?	JN-INDIVIDUELL	

	= "klopfen"	= "klingeln"
= "klopfen"		
= "klingeln"	0.9	

	= "Leerlau...	= "Leerlau...	= "zu weni...
= "verzög...			
= "schlech...			
= "Leerlau...			
= "Leerlau...	0.8		
= "zu weni...			
= "zu weni...			0.8

Abb. A.52. Fallbasierte Attributtabelle mit den beiden Attributen, die nicht schon in Abb. A.51 enthalten sind (die Einträge bei MC-Matrix werden über eine zusätzliche Tabelle eingegeben).

Weiterhin müssen für den Fallvergleich Vergleichsfälle vorhanden sein, die über die Dialogschnittstelle eingegeben, abgespeichert und zu einem Fallspeicher zusammengefaßt sein müssen (vgl. Abb. A.60).

A.10 Testen der Wissensbasis

Nach Eingabe der Beispielwissensbasis wollen wir einen Testdialog durchführen. Vorher sollte die Wissensbasis jedoch gesichert werden.

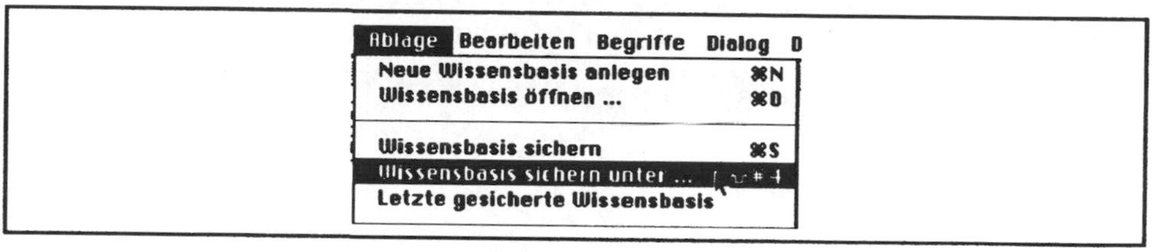

Ablage Bearbeiten Begriffe Dialog D
Neue Wissensbasis anlegen ⌘N
Wissensbasis öffnen ... ⌘O
Wissensbasis sichern ⌘S
Wissensbasis sichern unter ...
Letzte gesicherte Wissensbasis

Abb. A.53. Sichern der Wissensbasis: Nach Aufruf dieses Menüpunktes wird man nach einem Namen für die Wissensbasis gefragt.

Die Wissensnutzung findet in der Ablaufumgebung von D3 statt, die kurz auch als *Dialog* bezeichnet wird. Das Umschalten geschieht einfach durch Auswahl des Menüpunktes **Dialogoberfläche** im **Ablage**-Menü. Danach ändert sich die Menüzeile, so daß neue Kommandos zur Verfügung stehen. Zunächst empfiehlt es sich zu überprüfen, ob die Einstellungen korrekt sind, insbesondere, ob die richtigen Problemlöser eingeschaltet sind.

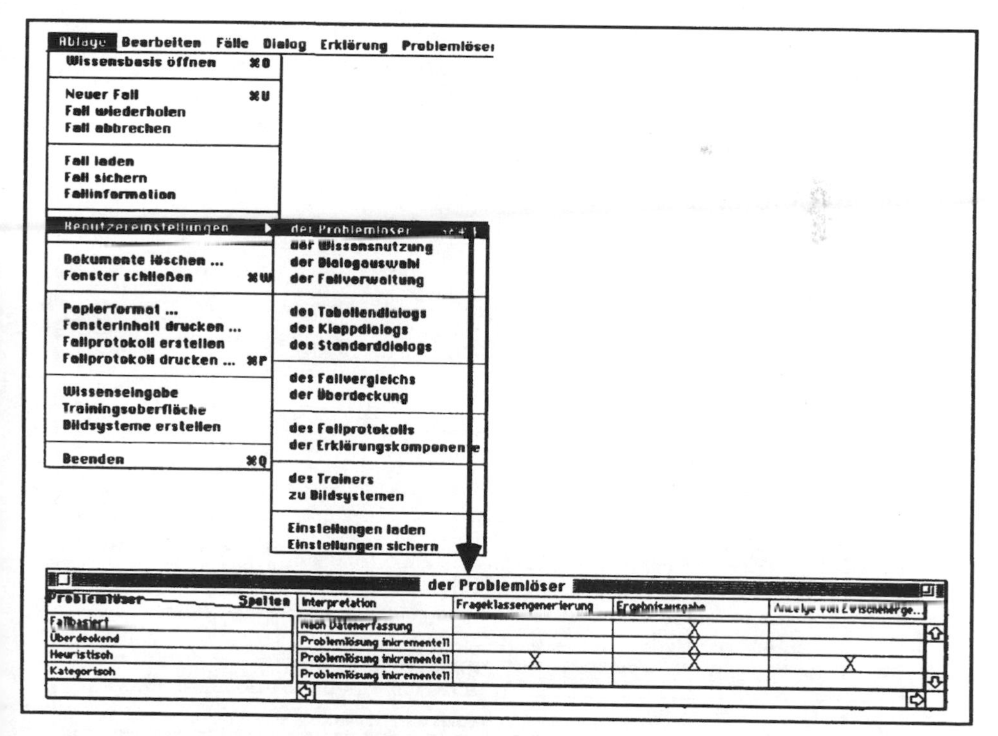

Abb. A.54. Konfigurierung der Problemlöser. Auch die übrigen Einstellungen sollte der Benutzer seinen Bedürfnissen anpassen (s. Abschnitt 4.4).

Die Option **Neuen Fall testen** bzw. **Neuer Fall** ist aus Gründen der Bequemlichkeit sowohl in der Wisseneingabe als auch im Dialog des **Ablage-**Menü verfügbar. Daraufhin wird die erste Startfrageklasse aktiviert (oder, falls keine vorhanden ist, das Fenster zur Auswahl der Frageklassen geöffnet) sowie Fenster zur Anzeige der "Bestätigten Diagnosen", der "Verdächtigten Diagnosen" und der abzuarbeitenden "Frageklassen" eingeblendet.

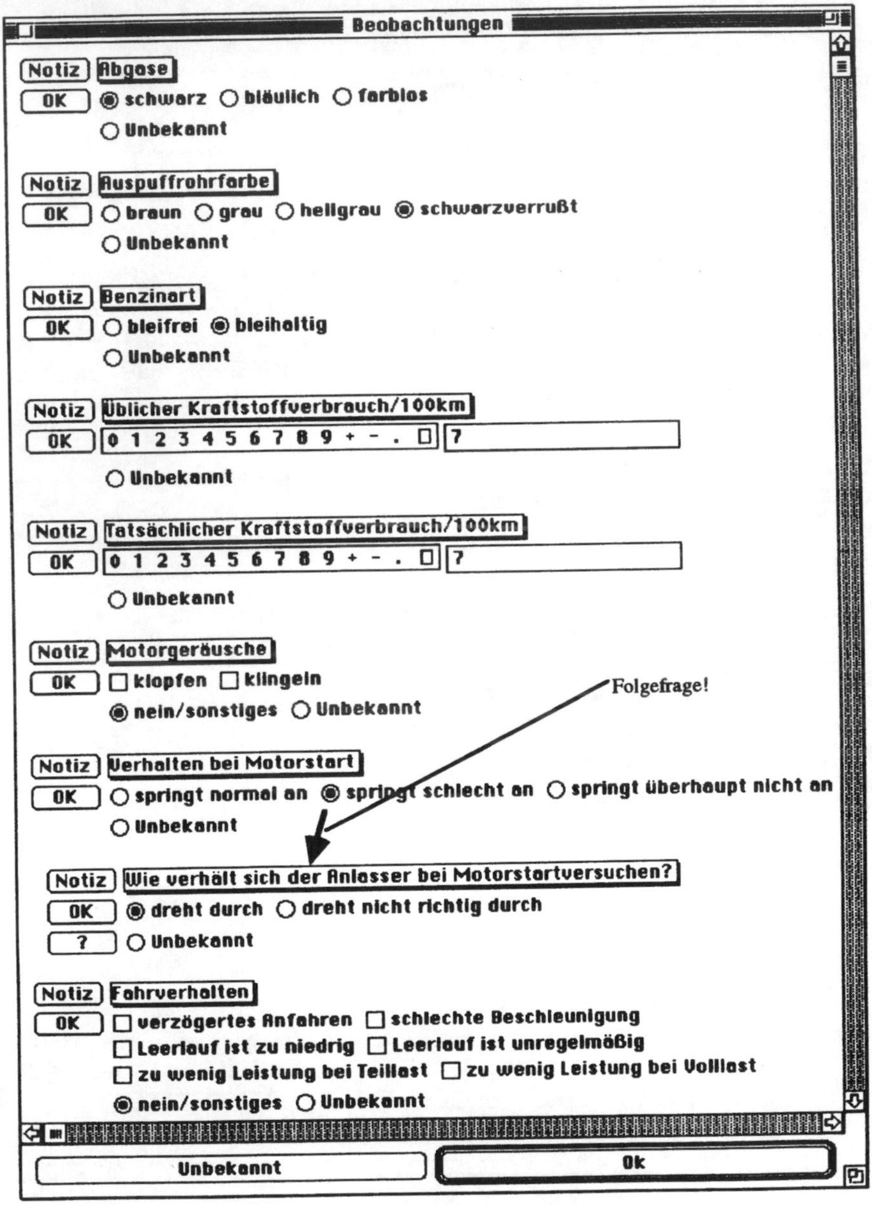

Beobachtungen

Notiz | Abgase
OK | ◉ schwarz ○ bläulich ○ farblos
○ Unbekannt

Notiz | Auspuffrohrfarbe
OK | ○ braun ○ grau ○ hellgrau ◉ schwarzverrußt
○ Unbekannt

Notiz | Benzinart
OK | ○ bleifrei ◉ bleihaltig
○ Unbekannt

Notiz | Üblicher Kraftstoffverbrauch/100km
OK | 0 1 2 3 4 5 6 7 8 9 + - . | 7
○ Unbekannt

Notiz | Tatsächlicher Kraftstoffverbrauch/100km
OK | 0 1 2 3 4 5 6 7 8 9 + - . | 7
○ Unbekannt

Notiz | Motorgeräusche
OK | ☐ klopfen ☐ klingeln
◉ nein/sonstiges ○ Unbekannt

Folgefrage!

Notiz | Verhalten bei Motorstart
OK | ○ springt normal an ◉ springt schlecht an ○ springt überhaupt nicht an
○ Unbekannt

Notiz | Wie verhält sich der Anlasser bei Motorstartversuchen?
OK | ◉ dreht durch ○ dreht nicht richtig durch
? | ○ Unbekannt

Notiz | Fahrverhalten
OK | ☐ verzögertes Anfahren ☐ schlechte Beschleunigung
☐ Leerlauf ist zu niedrig ☐ Leerlauf ist unregelmäßig
☐ zu wenig Leistung bei Teillast ☐ zu wenig Leistung bei Volllast
◉ nein/sonstiges ○ Unbekannt

Unbekannt | Ok

Abb. A.55. Beantwortung der Fragen zu einem Fall im Standarddialog

Nach Beantwortung der obigen Fragen (alle weiteren Fragen nach technischen Untersuchungen werden mit "unbekannt" beantwortet) erscheinen automatisch Ergebnisfenster. Wir zeigen im folgenden die Ergebnisse des heuristischen, überdeckenden und fallbasierten Problemlösers und ihre Top-Level-Begründungen.

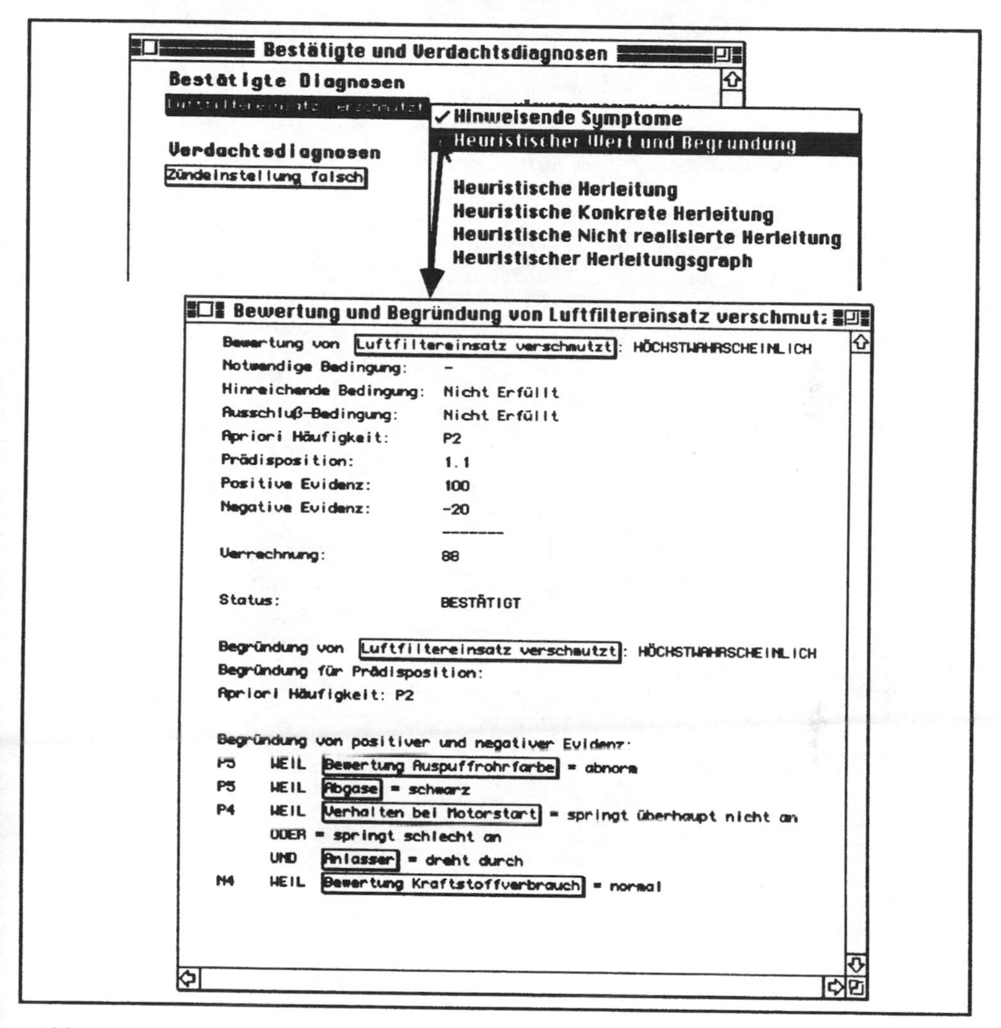

Abb. A.56. Heuristisches Ergebnis und Begründung

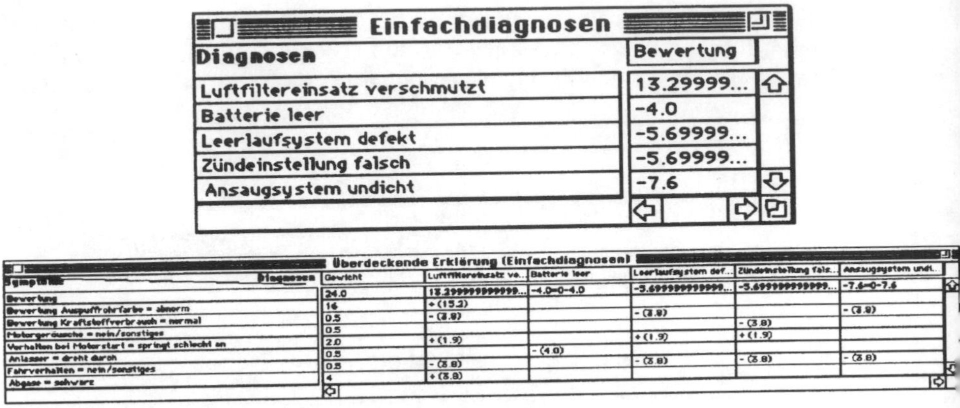

Einfachdiagnosen

Diagnosen	Bewertung
Luftfiltereinsatz verschmutzt	13.29999...
Batterie leer	-4.0
Leerlaufsystem defekt	-5.69999...
Zündeinstellung falsch	-5.69999...
Ansaugsystem undicht	-7.6

Überdeckende Erklärung (Einfachdiagnosen)

Symptome / Diagnosen	Gewicht	Luftfiltereinsatz ve...	Batterie leer	Leerlaufsystem def...	Zündeinstellung fals...	Ansaugsystem undi...
Bewertung	24.0	13.2999999999999...	-4.0=0-4.0	-5.6999999999999...	-5.6999999999999...	-7.6=0-7.6
Bewertung Auspuffrohrfarbe = abnorm	16	+(15.2)				
Bewertung Kraftstoffverbrauch = normal	0.5	-(3.8)		-(3.8)		-(3.8)
Motorgeräusche = nein/sonstiges	0.5				-(3.8)	
Verhalten bei Motorstart = springt schlecht an	2.0	+(1.9)		+(1.9)	+(1.9)	
Anlasser = dreht durch	0.5		-(4.0)			
Fahrverhalten = nein/sonstiges	0.5	-(3.8)		-(3.8)	-(3.8)	-(3.8)
Abgase = schwarz	4	+(3.8)				

Abb. A.57. Überdeckendes Ergebnis und Begründung

Fallbasierte Ergebnisse (Vorauswahl durch gewichtete Merkmale)

Fallnamen	Ähnlichkeit in %	Diagnosen
Luftfilter1	59.1	Luftfiltereinsatz verschmutzt
Luftfilter2	16.5	Luftfiltereinsatz verschmutzt
Batterie2	14.7	Batterie leer
Batterie1	14.7	Batterie leer
Leerlauf2	11.7	Leerlaufsystem defekt
Leerlauf1	11.1	Leerlaufsystem defekt
Zündein2	10.9	Zündeinstellung falsch
Zündein1	7.7	Zündeinstellung falsch

✓ Grober Vergleich
Detaillierter Vergleich
Anzeige

Fallbasierte Detailergebnisse zu "Luftfilter1" 26.60 = 59.11% von 45.00

Symptome	Aktueller Wert	Fallwert	Ähnlichkeit (Wert=%von Max)
Beobachtungen			
Abgase	schwarz	schwarz	4.0 = 100% von 4.0
Auspuffrohrfarbe	schwarzverrußt	schwarzverrußt	-
Bewertung Auspuffrohrfarbe	abnorm	abnorm	16.0 = 100% von 16.0
Benzinart	bleihaltig	bleihaltig	-
Üblicher Kraftstoffverbrauch/100km	7	8	-
Bewertung Kraftstoffverbrauch	normal	leicht erhöht	1.6 = 20% von 8.0
Tatsächlicher Kraftstoffverbrauch/100km	7	9	-
Motorgeräusche	nein/sonstiges	nein/sonstiges	0.5 = 100% von 0.5
Verhalten bei Motorstart	springt schlecht an	springt überhaupt nicht an	4.0 = 50% von 8.0
Anlasser	dreht durch	dreht durch	0.5 = 100% von 0.5
Fahrverhalten	nein/sonstiges	Leerlauf ist unregelmäßig	0.0 = 0% von 8.0
Leerlaufsystem o.k.?	-	Unbekannt	-
Ansaugsystem o.k.?	-	Unbekannt	-
Untersuchung Luftfiltereinsatz			
Luftfiltereinsatz o.k.?	Unbekannt	Unbekannt	-
Untersuchung Zündeinstellung			
Zündeinstellung o.k.?	Unbekannt	Unbekannt	-

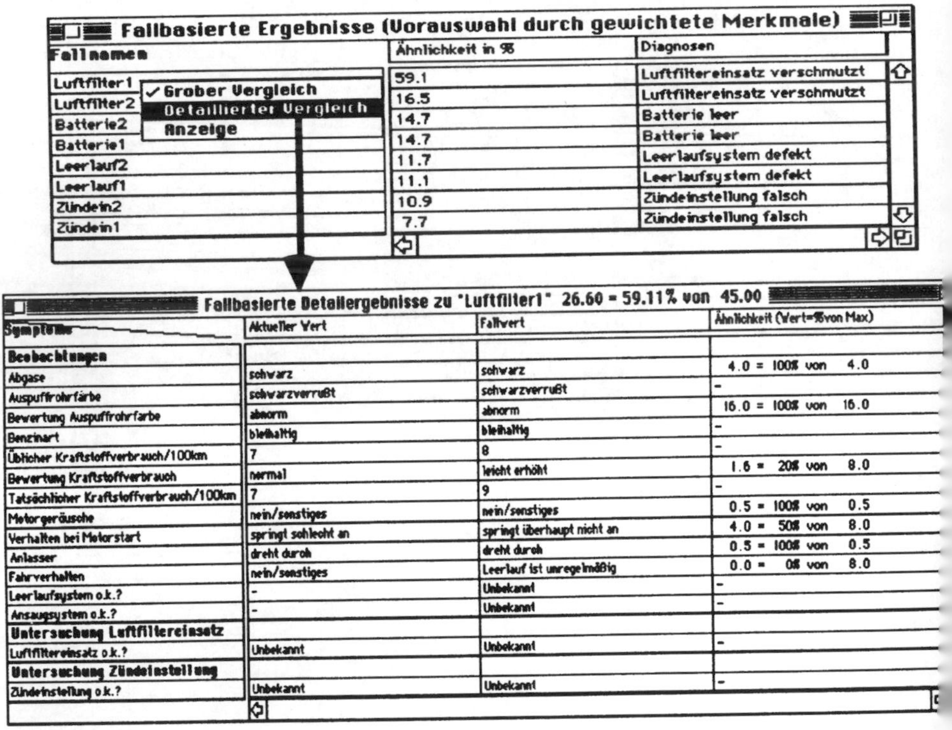

Abb. A.58. Fallbasiertes Ergebnis und Begründung

Eine Alternative zum fallbasierten Problemlöser (Abb. A.58) ist die einfache Fallsuche und Statistik, die in Abb. A.59 illustriert wird. Sie wird über den Menüpunkt **Fallsuche** im Menü **Fälle** aufgerufen.

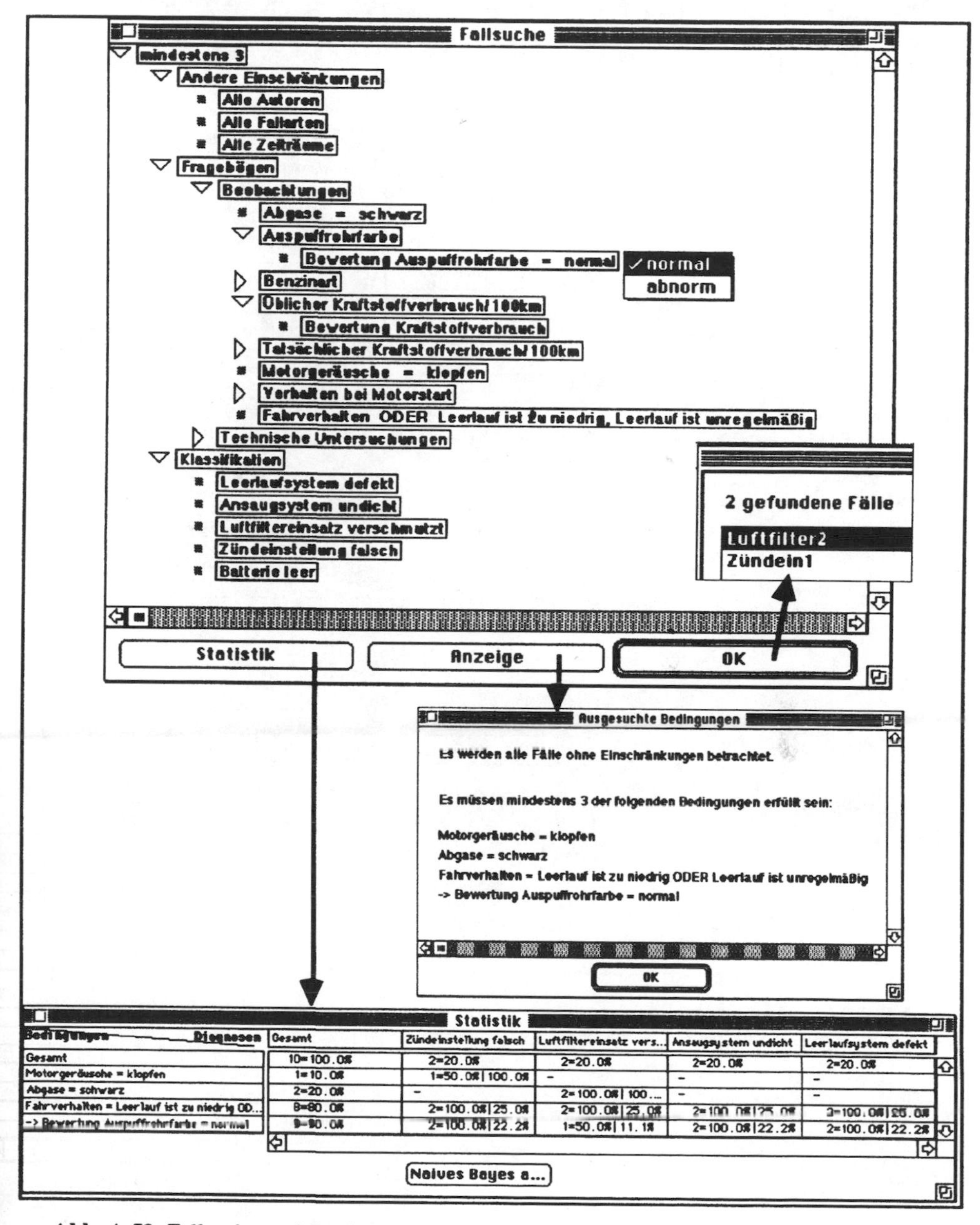

Abb. A.59. Fallsuche und Statistik

Das folgende Formular zeigt das Abspeichern des Testfalles über den Menüpunkt **Fall sichern** im **Ablage**-Menü.

Für die Fallsuche und Statistik müssen abgespeicherte Fälle zu einem Fallspeicher zusammengefaßt werden, wozu der Menüpunkt **Ordner als Fallspeicher laden** im Menü **Fälle** dient. Dazu wird ein Ordner ausgewählt, der die zu ladenden Fälle enthält.

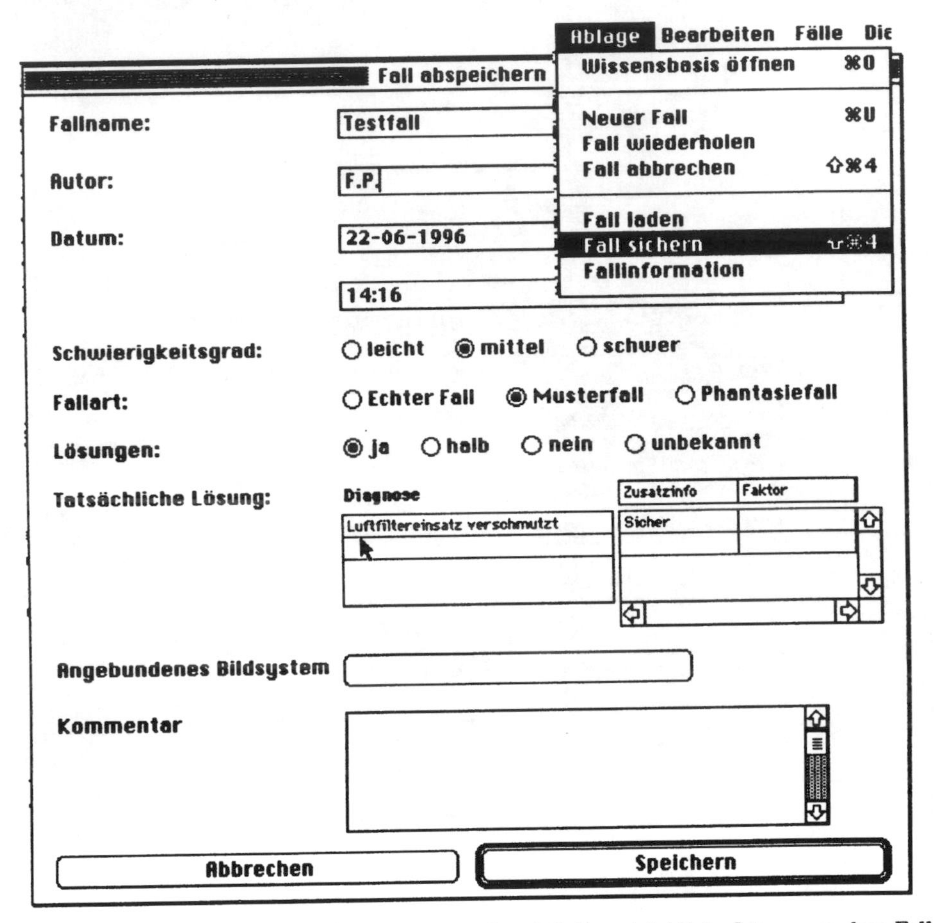

Abb. A.60. Abspeichern eines Falles. Wichtig ist, daß die tatsächliche Lösung zu dem Fall (unabhängig von der vom System hergeleiteten, die voreingetragen wird) eingegeben wird.

Anhang B. Entwicklungsgeschichte von D3

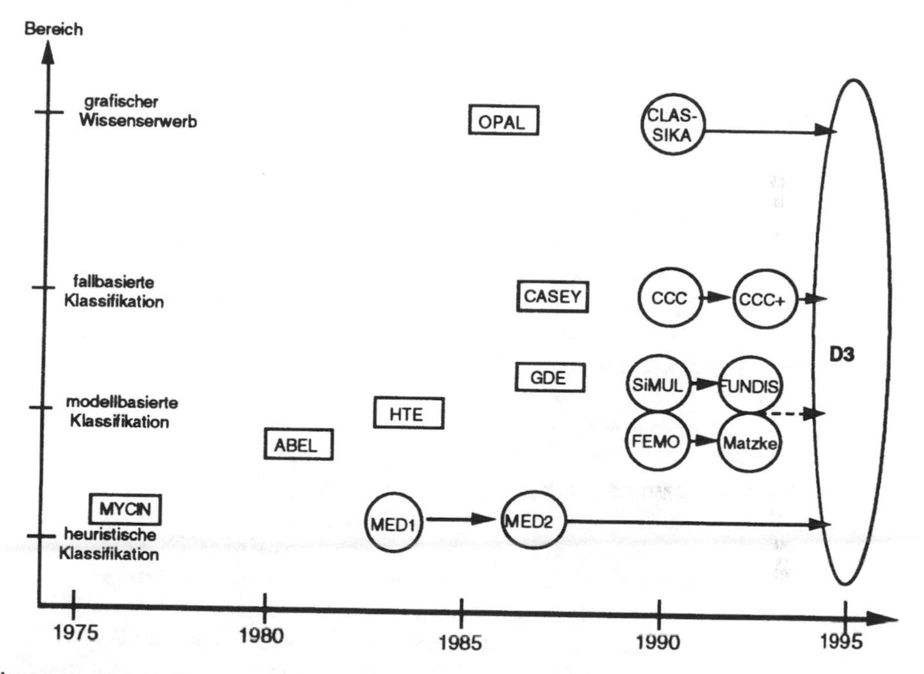

Übersicht über die Entwicklung von D3 im historischen Kontext. Kreise bezeichnen Vorläufersysteme von D3, Rechtecke wichtige Pioniersysteme der jeweiligen Kategorie. Erläuterung im Text.

Typisch für die Entwicklung wichtiger Expertensysteme war die Kombination von fachlichem und informatischem Wissen bei den Pionieren:

- MYCIN zur Diagnose und Therapie bakterieller Blutkrankheiten [Shortliffe 76] wurde von dem Arzt und Informatiker Edward Shortliffe entwickelt.
- ABEL zur Diagnose von Säure/Basen und Elektrolytstörungen [Patil et al. 82] wurde von dem Informatiker Ramesh Patil entwickelt, der sich in sein Anwendungsgebiet intensiv eingearbeitet hatte.
- Die fallbasierte Problemlösungskomponente CASEY [Koton 88] baut auf einem Diagnose- und Simulationssystem für Herzerkrankungen von Bill Long

[Long et al. 88] auf, der sich als Informatiker ähnlich wie Patil das detaillierte medizinische Wissen selbst angeeignet hatte.
- Randy Davis und Johan de Kleer, die Entwickler von HTE [Davis 84] und GDE [de Kleer & Williams 87], kannten sich als Informatiker gut mit elektronischen Schaltkreisen aus.

Wenn diese günstige Kombination nicht gegeben war, dann sollten die Wissensingenieure die Brücke bilden, was der Mentor von Edward Shortliffe, Edward Feigenbaum, schon 1977 als neues Berufsbild propagierte [Feigenbaum 77]. Jedoch war und ist das bis heute eine aufwendige Angelegenheit, die sich nur unter günstigen Bedingungen realisieren läßt, wie z.B. bei dem kommerziell sehr erfolgreichen, regelbasierten Expertensystem R1/XCON [Mc Dermott 82], das DEC-Computer konfigurierte.

Dagegen war die Leitidee des Shell-Baukastens D3 und seiner Vorgänger-Shells MED1 und MED2 von Anfang an die direkte Kooperation mit Fachexperten, die weitgehend selbständig die Wissensbasen mit der Shell bauen sollten. Das ergab sich aus der persönlichen Ausgangsposition der Brüder Frank und Bernhard Puppe, von denen der eine Informatik-Student und der andere Arzt war. Zwar versuchte Frank Puppe, dem Vorbild der Amerikaner folgend, zunächst selbst eine Wissensbasis auf der Basis geeignet erscheinender medizinischer Lektüre zu entwickeln, gab dies aber relativ rasch aufgrund der Kritik von Medizinern auf. Immerhin trugen diese Versuche dazu bei, seinen Bruder für medizinische Expertensysteme zu interessieren. Die Zusammenarbeit ermöglichte ihm, sich ausschließlich auf die Shell-Entwicklung mit der Betonung auf eine auch für Nicht-Progammierer benutzbare Wissenserwerbskomponente zu konzentrieren. Das Ergebnis war die Diagnostik-Shell MED1 (Meta-Ebenen-Diagnosesystem 1, [Puppe & Puppe 83]), die im Vergleich zu EMYCIN bereits spezifisch auf Diagnostikprobleme zugeschnitten war. Insbesondere folgte MED1 bereits der für Diagnostikprobleme typischen Hypothesize-and-Test-Strategie, mit der auch gezielt technische Untersuchungen indiziert werden konnten.

Während MED1 die Grundlage der Diplomarbeit von Frank Puppe darstellte, promovierte Bernhard Puppe ein Jahr später mit einem darauf aufbauenden Expertensystem zur Brustschmerzdiagnostik in der Medizin. Insbesondere die für medizinische Expertensysteme charakteristischen subjektiven Evidenzbewertungen stießen bei den medizinischen Statistikern auf große Skepsis, obwohl ihr favorisiertes Theorem von Bayes keine realistische Alternative für die relativ große Wissensbasis bieten konnte. Die damalige Aufbruchstimmung in bezug auf Künstliche Intelligenz und Expertensysteme in Deutschland kommt auch durch das Interesse des Fernsehens zum Ausdruck: In einer Sendung "Künstliche Intelligenz: Alptraum oder Hoffnung?" demonstrierte Bernhard Puppe bei der Diagnostik eines Patienten das Vorgehen des Brustschmerz-Expertensystems.

Ähnlich wie die Expertensystemforschung zunächst im medizinischen Kontext begann, aber die kommerziellen Erfolge aus technischen Anwendungen stammten, verlief auch die weitere Entwicklung von MED1. Nachdem der Informatik-Student Horst Peter Borrmann in seiner Diplomarbeit gezeigt hatte, daß mit MED1 auch technische Diagnosesysteme (Reparaturdiagnosen für Autos) entwickelt werden können, bekam die Expertensystem-Arbeitsgruppe an der Universität Kaiserslautern den Auftrag von der INPRO Berlin (Zusammenschluß der deutschen Automobilfirmen), ein einsatzfähiges Expertensystem zu entwickeln. Ziel war die Auswertung von Daten von Prüfständen, auf denen die Automotoren vor der Endmontage getestet werden. Zu diesem Zweck mußte MED1 von INTERLISP der Siemens-BS2000 Rechnerumgebung auf FRANZLISP unter UNIX portiert und um eine Kopplung zum Einlesen von Meßwerten aus einem Prozeßrechner erweitert werden. Die zugehörige Wissensbasis entwickelte Horst Peter Borrmann zusammen mit den beteiligten Automobilfirmen. In für die damalige Zeit erstaunlich kurzer Zeit wurde das erste praktisch eingesetzte größere deutsche Expertensystem IXMO [Puppe 85] entwickelt, das bei Daimler-Benz von 1985 an über 5 Jahre lang in der Produktion lief. Ein zweites mit MED1 entwickeltes Expertensystem zum Tuning von Datenbanken (SIUX) war bei Siemens im Einsatz. Weitere technische Projekte betrafen u.a. die Hardwarediagnostik und die Prozeßdiagnostik von Lackieranlagen. Im medizinischen Bereich entwickelte der Arzt Stefan Schewe (Universitätsklinik München) im Rahmen seiner Habilitation ein Expertensystem zur Diagnostik von Rheumaerkrankungen. Die Erfolge vor allem mit IXMO führten 1984 zur Gründung der Firma INWARE, die von Horst Peter Borrmann geführt wurde und die sich bis zum Einbruch des Expertensystemmarktes gegen Ende der achtziger Jahre hielt.

Die in MED1 gewählte Strategie, kein allgemeines, sondern ein problemspezifisches Expertensystem-Werkzeug zu bauen, entsprach nicht dem Trend der damaligen Zeit. Bis Mitte der achtziger Jahre dominierten regelbasierte Werkzeuge wie OPS5, mit dem das berühmte Vorzeige-Expertensystem R1/XCON [Mc Dermott 82] zur Konfigurierung von DEC-Computern entwickelt wurde, und EMYCIN sowie seine kommerziellen Weiterentwicklungen.

In der zweiten Hälfte der achtziger Jahre wurden hybride Expertensystem-Werkzeuge wie KEE, Knowledge Craft oder ART populär, die außer Regeln vor allem objektbasierte Wissensrepräsentationen und teilweise auch Constraints oder nicht-monotones Schließen unterstützten, sowie Grafikbibliotheken zur Gestaltung der Benutzeroberfläche anboten. Hybride Expertensystem-Werkzeuge erweiterten die Mächtigkeit auf Kosten ihrer Einarbeitungszeit, so daß nur noch Spezialisten damit umgehen konnten. Sie verstärkten den Trend zu dem erwähnten neuen Berufsbild, dem Wissensingenieur [Winkelmann 90], der die Schnittstelle zwischen dem Experten und dem Medium Computer darstellte. Dagegen stand in MED1 immer die einfache Benutzbarkeit der Shell im Vordergrund, am besten durch den Experten selbst oder durch Fachleute aus der jeweiligen Studienrichtung. Die interaktive Wissenserwerbskomponente erforderte nur Kenntnis der Wissensrepräsentation von MED1, nicht dagegen einer Programmiersprache. Sie ermöglichte vor allem einen schnellen Fehlerbehebungszyklus, indem Fehler mit der Erklärungskomponente lokalisiert, mit der Wissenserwerbskomponente vom Experten korrigiert und das Ergebnis der Korrektur sofort durch Rückkehr in die Dialogkomponente überprüft werden konnte. Die Vorteile von MED1 waren vor allem in der Beschränkung auf eine Problemklasse, die Diagnostik (Klassifikation), begründet, für die eine umfassende Unterstützung geboten werden konnte. Die Bedeutung von Problemklassen für die Expertensystementwicklung wurde besonders von Clancey [85] hervorgehoben, fand aber erst Ende der achtziger Jahre Eingang in die Lehrbücher und in den breiteren Markt [Harmon 88].

Die Erfahrungen mit MED1 zeigten eine Reihe von konzeptionellen Unzulänglichkeiten beim praktischen Einsatz, die die Neuentwicklung MED2 (1984–1986 [Puppe 87b]) erforderlich machten. Wichtige Erweiterungen im Vergleich zu MED1 umfassen die Integration eines Belief-Revision-Systems, mit dem Schlußfolgerungen effizient zurückgezogen werden können [Puppe 87c], die Einführung von Tests (Frageklassen) als eigenen Objekttyp mit Repräsentation von Wissen für eine kosteneffektive Datenerfassungsstrategie [Puppe & Puppe 88] sowie die Auswertung von Folgesitzungen mit einer Abspeicherung der Historie von Symptomen und der Bereitstellung von Prädikaten zu deren Interpretation [Puppe 87b, Abschnitt 4.2.10].

MED2 wurde in FRANZLISP unter UNIX entwickelt und mit Unterstützung der Firma INWARE bis Anfang 1987 auf Common Lisp für IBM-AT kompatible PCs portiert, wobei auch auf eine einfache, menügestützte Benutzungsoberfläche geachtet wurde. INWARE verkaufte ca. 10 Lizenzen von MED2 an verschiedene Industriepartner, die die Shell zur eigenständigen Entwicklung verschiedener Diagnosesysteme benutzten, u.a. zur Diagnostik von Getrieben auf dem Prüfstand DAX (s. Abschnitt 3.2.3) und von Vakuumpumpen (VADIS), bei der Überwachung von Turbogetrieben (TUMAD und TADIS) und zur Prozeßdiagnose bei der Fertigung von Leiterplatten (LEDIS) oder Elastomeren (EFFEKT s. Abschnitt 3.2.3). Viele der Anwendungen wurden in Zusammenarbeit der Industrie mit Maschinenbau-Fakultäten entwickelt.

Eine wichtige Weiterentwicklung von MED2 betraf nicht die Problemlösungskomponente, sondern den Wissenserwerb. In MED1 und anfangs auch in MED2 mußte das Wissen mehr oder weniger in der Syntax der internen Wissensrepräsentation eingegeben werden. Das erforderte für Experten einen Einarbeitungsaufwand, der z.B. für Mediziner mit wenigen Ausnahmen zu hoch war. Wieder kam eine wichtige Anregung vom Heuristic Programming Project der Universität Stanford. Während MYCIN noch von einem Medizin-Informatiker entwickelt wurde und daher das Problem der Wissensakquisition nicht kritisch war, mußten beim Nachfolgeprojekt ONCOCIN viele Krebstherapie-Protokolle spezifiziert werden, wozu ein für Ärzte bedienbares grafisches Wissenserwerbswerkzeug, OPAL [Musen et al. 87], bereitgestellt wurde. Ein ähnliches, allerdings für eine andere Problemklasse und breiter angelegtes grafisches Wissenserwerbswerkzeug schien auch für MED2 sehr attraktiv. Diese Aufgabe übernahm die Informatik-Studentin Ute Gappa, die schon die nichtgrafische Wissenserwerbskomponente von MED2 entwickelt und für INWARE optimiert hatte. Zunächst mußte die Frage nach einer geeigneten Plattform geklärt werden, d.h. nach einem grafikfähigen LISP auf preiswerter Hardware. Da LISP-Maschinen aus Kosten–gründen nicht in Frage kamen, fiel die Entscheidung für Apple-PCs mit Allegro Common Lisp, da es gute Grafikgrundfunktionen bot. Mit der Entwicklung des grafischen Wissenserwerbssystem CLASSIKA [Gappa 89] für MED2 wurde die Shell für Anwender erheblich attraktiver. Das erste CLASSIKA-Projekt begann 1988 zusammen mit der GSF (Gesellschaft für Umwelt und Gesundheit in München/Neuherberg). Während dieser Zeit wurde auch die Kooperation mit dem Rheumatologen Stefan Schewe intensiviert, der sein Rheumaexpertensystem erfolgreich mit MED2/CLASSIKA weiterentwickelte und dessen diagnostische Leistungsfähigkeit in verschiedenen prospektiven Studien nachwies (s. Abschnitt 3.1.3).

Ende 1989 begann das erste geförderte Forschungsprojekt auf der Basis von MED2/CLASSIKA, das die weitere Entwicklung durch Schaffung einer größeren personellen Basis absicherte. Zusammen mit der Unternehmensberatung IBEK in Karlsruhe und dem Pilot-Anwender Voith Sulzer Papiermaschinen GmbH in Heidenheim wurde das Thema "Qualifizierende Arbeitsgestaltung mit tutoriellen Expertensystemen für technische Diagnoseaufgaben" bearbeitet, das vom Bundesministerium für Bildung und Forschung (BMBF) im Referat Arbeit und Technik (AuT) von 1989–1994 gefördert wurde.[1] Das Projekt zielte darauf ab, eine häufig genannte Motivation für Expertensystemprojekte, nämlich einen verbessertern Wissenstransfer im Unternehmen, gezielt für die Aus- und Weiterbildung zu nutzen. Das Expertenwissen sollte vielfältig repräsentierbar sein, so daß die am besten passende Darstellung (heuristisch, fallbasiert, überdeckend, funktional) gewählt werden kann. Anfang 1991 folgte ein zweites Projekt im Sonderforschungsbereich 314 Künstliche Intelligenz – Wissensbasierte Systeme über "Wissenstransformationen von Diagnosewissen", in dem vor allem die Querbezüge zwischen den verschiedenen Darstellungen untersucht wurden.

Der Übergang zu multiplen Wissensarten erhöhte die Komplexität des Gesamtsystems erheblich, das jetzt D3 (Diagnostik-Shell-Baukasten 3) genannt wurde. Während zunächst in Diplomarbeiten für jede Wissensart Einzelsysteme entwickelt und gekoppelt wurden – überdeckende Klassifikation: FEMO (Klaus Goos) und Matzke's System (Roman Matzke); funktionale Klassifikation: SIMUL (Rüdiger Hnyk) und FUNDIS (Andreas Papapostolou und Jürgen Link); fallbasierte Klassifikation: CCC (Christian Hestermann) – zeigte sich schnell, daß der softwaretechnische Wartungsaufwand dafür auf Dauer viel zu hoch war. Um die Entwicklung und Wartung von Wissensbasen in unterschiedlichen Wissensarten zu erleichtern, wurden halbautomatische Transformationsprogramme entwickelt, darunter auch das Lernverfahren BUBE [Bamberger et al. 93]. Jedoch erforderte die Übersetzung der Basisterminologie zwischen verschiedenen Wissensarten einen beträchtlichen Aufwand. Bei der späteren Neuimplementierung von D3 (s.u.) wurde daher großer Wert darauf gelegt, das Gemeinsame der Wissensarten einheitlich zu repräsentieren.

Auch die kontinuierliche Weiterentwicklung der grafischen Wissenserwerbskomponente forderte viel Energie, insbesondere bei der Umstellung von Allegro Common Lisp 1.3 zu Macintosh Common Lisp 2.0, da die jeweiligen System-Grafikbibliotheken nicht aufwärtskompatibel waren. Parallel dazu wurde auch die nicht-grafische Wissenserwerbskomponente weiterentwickelt. Ihr Nutzen bestand vor allem darin, daß damit Wissensbasen automatisch generiert werden konnten, wenn in einem anderen Formalismus bereits strukturiertes Wissen vorlag. Ein erfolgreiches Beispiel war die Generierung einer großen Wissensbasis zur Diagnostik von Fehlern in Energieversorgungsnetzen [Junglas 93]. Dabei wurden Regelschablonen für typische Fehler definiert, die aus einer vorhandenen Repräsentation des Netzes eine ablauffähige Wissensbasis generierten.

---

[1] Förderkennzeichen: 01 HK 289/1

Insgesamt traten mehr und mehr Aspekte des Managements komplexer Software in den Vordergrund. Dazu gehörten eine objektorientierte Neuimplementierung des Gesamtprogrammes in CLOS (Common Lisp Object System) und eine Weiterentwicklung der monolithischen Shell zu einem Shell-Baukasten [Poeck & Gappa 93, Puppe et al. 94], der verschiedene Modulalternativen für die heuristische, fallbasierte, statistische, überdeckende und funktionale Auswertung diagnostischen Wissens und für den Benutzerdialog enthält, die alle auf denselben Basismodulen und zugehörigem Basiswissen aufbauen. Die Modularisierung wirkte sich auch günstig bei der Entwicklung einer Ablaufumgebung für WINDOWS-PCs und später für die Nutzung im Internet (s.u.) aus. Für die interne Weiterentwicklung setzten sich neben Ute Gappa vor allem Karsten Poeck und Stefan Bamberger ein, die als Informatik-Studenten der Universität Karlsruhe 1989 zu der Arbeitsgruppe gestoßen waren. Karsten Poeck realisierte seine Ideen über konfigurierbare Shells in seiner Dissertation auch in parallelen Arbeiten für die Problemklasse Zuordnung [Poeck 95]. Bei der Reorganisation wurden auch manche Funktionalitäten von MED2 reduziert, die wegen ihrer Komplexität kaum genutzt wurden, z.B. spezielle Prädikate zum Umgang mit räumlichem und zeitlichem Wissen. Andere Funktionen wurden erweitert, z.B. verschachtelte n-aus-m Regeln, die eine sehr kompakte Formulierung komplizierter Relationen ermöglichen. Die Hauptschwierigkeit dabei war die Bereitstellung adäquater grafischer Wissenserwerbseditoren, die vor allem Stefan Bamberger bewältigt hat. Auch zur Zusammenfassung inhaltlich zusammengehöriger, aber in der internen Wissensrepräsentation getrennter Wissensteile sind Spezialeditoren, z.B. für die Eingabe von Entscheidungsbäumen, nützlich, die von Franziska Klügl ergänzt wurden.

Um die Wartung der insgesamt sehr komplexen grafischen Wissenserwerbskomponente zu verbessern, wurden die wesentlichen Grafikprimitive wie Formular, Tabelle, Hierarchie und Graph in einer allgemein verwendbaren Grafik-Bibliothek standardisiert [Gappa 91]. Der nächste große Verallgemeinerungsschritt bestand in der Konzeption eines Meta-Werkzeuges zur Generierung von grafischen Wissenserwerbskomponenten aus einer deklarativen Beschreibung der zugrundeliegenden Wissensrepräsentation, der Wissenseditoren sowie der Navigationsstruktur (s. Dissertation von Ute Gappa [Gappa 95]). Obwohl diese Aktivitäten weniger den Leistungsumfang von D3 erweiterten, sondern "nur" die interne Struktur verbesserten, waren sie notwendig, um ein Erstarren des Programms zu einem Dinosaurier zu verhindern. Analog dienen auch in der biologischen Evolution die meisten erfolgreichen Mutationen weniger dem Erwerb neuer Eigenschaften, sondern der Vergrößerung der Flexibilität des Organismus durch innere Optimierungen.

Die Leistungsfähigkeit von D3 zeigte sich in verschiedenen Projekten, in denen es in kurzer Zeit und mit relativ geringem Personalaufwand gelang, große Wissensbasen zu entwickeln. Beispiele sind der erfolgreiche fallbasierte Neurologie-Trainer (s. Abschnitte 2.8 und 3.1.3) und der Aufbau eines leistungsfähigen fallbasierten Rheuma-Diagnosesystems mit über 1000 detailliert dokumentierten Vergleichsfällen. Diese Projekte waren auch methodisch sehr fruchtbar: Die für den Neurologietrainer notwendigen tutoriellen Komponenten einschließlich multimedialer Fallpräsentation wurden von Bettina Reinhardt entwickelt und in

D3 integriert. Das fallbasierte Schließen war das Dissertationsthema von Klaus Goos [Goos 96], der u.a. auch Methoden zur Verbesserung der Laufzeiteffizienz in komplexen Domänen evaluierte und weiterentwickelte. Aufgrund seiner Erfahrungen und Evaluationen wurde die fallbasierte Komponente anschließend von Karsten Poeck vereinfacht und reimplementiert, um die Gesamtkomplexität von D3 in Grenzen zu halten.

Aktuelle Entwicklungen betreffen die Realisierung der in Kapitel 3 skizzierten Einsatzszenarien. Im technischen Bereich wird ein Leitprojekt unter dem Titel "Kooperierende Diagnostik-Expertensysteme zur Komplexitätsreduktion bei der Entwicklung sehr großer Wissensbasen" mit den Partnern Universität Würzburg, Koenig & Bauer AG Würzburg und Iuk Dortmund (Institut für sozialwissenschaftliche Technikforschung) vom BMBF im Referat AuT von 1995–1998 gefördert.[2] Schwerpunkte dabei sind neben dem verteilten Wissenserwerb und Problemlösen die Kombination von Diagnosewissen mit anderen nützlichen Informationen aus der Sicht der Service-Mitarbeiter. Das Konzept zur Integration unabhängiger Informationsquellen wurde von Stefan Landvogt entwickelt.

Ähnliche Kombinationen z.B. von formalen Expertensystemen und informellem Wissen aus Lehrbüchern sowie Multimedia-Illustrationen von Symptomen und Diagnosen sind auch in der Medizin sehr interessant. Deren Nutzung für tutorielle Zwecke (s.o.) wird vom BMBF in einem MEDWIS-Projekt mit den Partnern Poliklinik der Universität München und DRK-Krankenhaus Berlin-Köpenick gefördert.[3] Weiterhin gehören zu den aktuellen Entwicklungen auch die übrigen in Kapitel 7 genannten Themen.

---

[2] Förderkennzeichen: 01 HP 844/0

[3] Förderkennzeichen: MEDWIS A47

Anhang C. Bezugmodalitäten für D3

Die Software für den Diagnostik-Shell-Baukasten D3 ist kostenlos. Es fallen lediglich Unkosten für Datenträger und Versand an.

Hardwarevoraussetzungen für D3

Die Entwicklungsumgebung von D3 läuft auf Apple-Macintosh PCs. Minimale Hauptspeicheranforderungen sind bei alten Modellen mit 68K Prozessoren 20 MB (16 MB freier Speicher) und bei neuen Power-PCs 32 MB (24 MB freier Speicher); wir empfehlen aber eine Hauptspeicherausstattung von mindestens 24 MB bei 68K Prozessoren bzw. 40 MB bei Power PCs.

Eine Ablaufumgebung für PCs auf dem Betriebssystem WINDOWS mit mindestens 16 MB Hauptspeicher ist ebenfalls verfügbar und ein WWW-Client mit Netscape in fortgeschrittener Entwicklung.

Adressen

Detaillierte Informationen über die Bezugsmodalitäten und aktuelle Entwicklungen finden Sie unter:

http://d3.informatik.uni-wuerzburg.de

Falls Sie spezielle Fragen haben, schicken Sie eine Mail an:

d3@informatik.uni-wuerzburg.de

Die Postadresse ist:

Prof. Dr. Frank Puppe (Stichwort D3)
Universität Würzburg
Lehrstuhl für Informatik VI
Am Hubland
97074 Würzburg

Literaturverzeichnis

Abu-Hanna, A., Benjamins, R., and Jansweijer, W.: Device Understanding and Modeling for Diagnosis, in: [IEEE-Expert-91], 33–40, 1991.

Aghassi, D.: Evaluating Case-Based Reasoning for Heart Failure Diagnosis, Lab. for Computer Science, MIT, USA, MIT/LCS/TR-478, June 1990.

Althoff, K.-D., Auriol, E., Barletta, R., and Manago, M.: A Review of Industrial Case-Based Reasoning Tools, AI Intelligence, Oxford, 1995.

Andersen, S., Olesen, K., Jensen, F. and Jensen, F.: HUGIN – A Shell for Building Bayesian Belief Universes for Expert Systems, Proc. of 11. International Joint Conference on Artificial Intelligence (IJCAI-89), 1080–1085, 1989.

Auriol, E., Manago, M. und Guilot-Dorel, J.: CASSIOPEE: Fehlerdiagnose von CFM 56-3 Triebwerken für Boeing 737 Flugzeuge, in: Künstliche Intelligenz 96/1, 47–53, 1996.

Bamberger, S., Gappa, U., Goos, K. und Poeck, K.: Teilautomatische Wissenstransformation zur Unterstützung der Wissensakquisition, in: Puppe, F. und Günter, A. (Hrsg.): Expertensysteme-93, Springer, 153–166, 1993.

Bareis, R.: Exemplar-Based Knowledge Acquisition, Academic Press, 1989.

Berner, E. et al.: Performance of four Computer Based Diagnostic Systems, New England Journal of Medicine 333, 1792–1796, 1994.

Boose, J.: Personal Construct Theory and the Transfer of Human Expertise, in: Proc. of American Association of Artificial Intelligence (AAAI-84), 1984.

Boose, J. and Bradshaw, J.: Expertise Transfer and Complex Problems: Using AQUINAS as a Knowledge-Acquisition Workbench for Knowledge-Based Systems, International Journal of Man-Machine Studies 26, 3–28, 1987.

Breuker, J., and Van de Velde, W. (eds.): Common KADS Library for Expertise Modelling – Reusable Problem Solving Components, IOS Press, 1994.

Castiglione, L.: Entwicklung und Evaluation eines Diagnostik-Expertensystems zur Unterstützung des Störstellenbetriebes in einem Rechenzentrum, Universität Karlsruhe, Insitut für Logik, Komplexität und Deduktionssysteme, Diplomarbeit, 1990.

Chandrasekaran, B. and Mittal, S.: Conceptual Representation of Medical Knowledge for Diagnosis by Computer: MDX and Related Systems, Advances in Computers 22, 217–293, 1983.

Chandrasekaran, B.: Towards a Functional Architecture for Intelligence Based on Generic Information Processing Tasks, Proc. of 10. International Joint Conference on Artificial Intelligence (IJCAI-87), 1183–1192, 1987.

Chandrasekaran, B. and Johnson, T.: Generic Tasks and Task Structures: History, Critique and New Directions, in: David, J.-M., Krivine, J.-P., and Simmons, R. (eds.): Second Generation Expert Systems, Springer, 233–272, 1993.

Clancey, W.: Heuristic Classification, Artificial Intelligence 20, 215–251, 1985.

Clancey, W.: Knowledge-Based Tutoring: the GUIDON Program. MIT Press, 1987.

Collins, A.: Processes in Acquiring Knowledge, in: Anderson, R., Spiro, J., and Montague, W. (eds.): Schooling and the Acquisition of Knowledge, Lawrence Erlbaum, 1977.

Davis, R.: Interactive Transfer of Expertise: Acquisition of New Inference Rules, Artificial Intelligence 12, 121–157, 1979.

Davis, R.: Expert Systems: Where are we? and Where do we go from Here?, AI-Magazine 3, 3–22, 1982.

Davis, R.: Diagnostic Reasoning Based on Structure and Function, Artificial Intelligence 24, 347–411,1984.

Davis, R. and Hamscher, W.: Model-Based Troubleshooting, in: Shrobe, H. (ed.): Exploring Artificial Intelligence, Morgan Kaufman, 1988.

de Dombal, F., Leaper, D., Horrocks, J., Staniland, J., and McCann, A.: Computer-Aided Diagnosis of Acute Abdominal Pain, British Med. Journal 2, 9–13, 1972.

de Kleer, J.: An Assumption Based TMS, Artificial Intelligence 28, 127–162, 1986.

de Kleer, J. and Williams, B.: Diagnosing Multiple Faults, Artificial Intelligence 32, 97–130, 1987.

de Kleer, J. and Williams, B.: Diagnosis with Behavioral Models, Proc. of 11. International Joint Conference on Artificial Intelligence (IJCAI-89), 1324–1330, 1989.

Elstein, A., Shulman, L. and Sprafka, S.: Medical Problem Solving, Harvard Univ. Press, 1978.

Eriksson, H., Puerta, A., and Musen, M.: Generation of Knowledge-Acquisition Tools from Domain Ontologies. Proceedings of the 8th Banff Knowledge Acquisition for Knowledge-Based Systems Workshop. Banff, Alberta, Canada, 7-1–7-20, 1994.

Ernst, R.: Untersuchung verschiedener Problemlösungsmethoden in einem Experten- und Tutorsystem zur makroskopischen Bestimmung krautiger Blütenpflanzen, Diplomarbeit an der Universität Würzburg, Fachbereich Biologie, 1996.

Eshelman, L.: MOLE: A Knowledge-Acquisition Tool for Cover-and-Differentiate Systems, in: [Marcus 88], 1988.

Eysenbach, G.: Computer-Manual für Mediziner und Biowissenschaftler, Urban & Schwarzenberg, 1994.

Fairley, R.: Software Engineering Concepts, Mc Graw-Hill, 1985.

Feigenbaum, E.: The Art of Artificial Intelligence: I. Themes and Case Studies in Knowledge Engineering, Proc. of 5. International Joint Conference on Artificial Intelligence (IJCAI-77), , 1014–1029, 1977.

Fensel, D. and van Harmelen, F.: A Comparison of Languages which Operationalize and Formalize KADS Models of Expertise, Research Report No. 280, Institut für Angewandte Informatik und Formale Beschreibungsverfahren, Universität Karlsruhe, September 1993.

Fontaine, D., Beux, P., Riou, C., and Jacquelinet, C.: An Intelligent Computer-Assisted Instruction System for Clinical Case Teaching, Meth. Inform. Med. 33, 433–445, 1994.

Fries, J.: Time-Oriented Patient Records and a Computer Databank, Journal of the Medical Association 222, 1536–1542, 1972.

Gappa, U.: CLASSIKA: A Knowledge Acquisition Tool for Use by Experts, 4th Knowledge Acquisition for Knowledge-Based Systems Workshop in Banff, SRDG Publications, Department of Computer Science, University of Calgary, Alberta, Canada T2N 1N4, 14-1–14-15, 1989.

Gappa, U.: A Toolbox for Generating Graphical Knowledge Acquisition Environments, 1st World Congress on Expert Systems, Orlando, Florida, Dec. 16–19, Liebowitz, J. (ed.), Vol 2, Pergamon Press, 787–810, 1991.

Gappa, U., Puppe, F., and Schewe, S.: Graphical Knowledge Acquisition for Medical Diagnostic Expert Systems, Artificial Intelligence in Medicine 5, 185–211, 1993.

Gappa, U.: Grafische Wissensakquisitionssysteme und ihre Generierung, Infix-Verlag, DISKI 100, 1995.

Gappa, U., Puppe, F. und Radestock, G.: Generierung grafischer Wissenserwerbssysteme für starke Problemlösungsmethoden, Künstliche Intelligenz 95/1, 8–15, 1995.

Gennari, J., Langely, P., and Fisher, D.: Models of Incremental Concept Formation, Artificial Intelligence 40, 11–61, 1989.

Goos, K. and Schewe, S.: Case-Based Reasoning in Clinical Evaluation, in: Andreassen, S. Engelbrecht, R., and Wyatt, J. (eds.): Proc. AIME-93, 445–448, IOS-Press, 1993.

Goos, K.: Preselection Strategies for Case Based Classification, in: Proc. KI-94: Nebel, B. and Dreschler-Fischer, L. (eds.): Advances in Artificial Intelligence, Springer, LNAI 861, 28–38, 1994.

Goos, K.: Fallbasiertes Klassifizieren: Methoden, Integration und Evaluation, Dissertation, Universität Würzburg, Infix-Verlag, DISKI 127, 1996.

Gorry, G.: Computer Assisted Clinical Decision Making, in: Clancey, W. and Shortliffe, E. (eds.): Readings in Medical Artificial Intelligence, Chap. 2, Addison-Wesley, 1984 (Original: 1973).

Günter, A.: KONWERK – ein modulares Konfigurierungswerkzeug, in: Richter, M. und Maurer, F. (Hrsg.): Expertensysteme 95, Infix-Verlag, PAI 2, 1–18, 1995.

Harmon, P.: Choosing the Right Tool for Your Task, Expert System Strategies 4, No. 12, 1–7, 1988.

Heckerman, D.: Probabilistic Similarity Networks, MIT Press, 1991.

Hollan, J., Hutchins, E., and Weizman, L.: STEAMER: an Interactive, Inspectable Simulation-Based Training System, AI-Magazine 5, No. 2, 15–27, 1984.

Hoppe, T.: Kriterien zur Auswahl maschineller Lernverfahren, Informatik Spektrum 19, 12–19, 1996.

Hüskes, R.: Baukasten-Software, c't (6), 214–220, 1994.

IEEE-Expert-91: IEEE Expert 6, Nr. 2: Special Issue on Functional Reasoning and Functional Modeling, 1991.

Inui, M.: Fundamental Research on Simulation Based Intelligent Tutoring Systems, Proc. of the World Congress on Expert Systems, Vol. 1, 329–336, Pergamon Press, 1991.

Junglas, K.: Entwicklung und Prüfung eines Expertensystems zur Störungsanalyse in elektrischen Energieversorgungsnetzen, Dissertation, TH Darmstadt, Fachbereich 17 Elektrische Energietechnik, 1993.

Kahn, G.: MORE: From Observing Knowledge Engineers to Automating Knowledge Acquisition, in: [Marcus 88], 1988.

Karbach, W. und Linster, M.: Wissensakquisition für Expertensysteme: Techniken, Modelle und Softwarewerkzeuge, Hanser, 1990.

Kassirer, J., Kuipers, B., and Gorry, G.: Towards a Theory of Clinical Expertise, American Journal of Medicine 73, 251–259, 1982.

Kelly, G.: The Psychology of Personal Constructs, New York: Norton, 1955.

KI-96: Themenheft Fallbasiertes Schließen, Künstliche Intelligenz 96/1, 1996.

Kirn, S. und Weinhardt, C. (Hrsg.): Künstliche Intelligenz in der Finanzberatung, Gabler, 1994.

Kolodner, J.: Case-Based Reasoning, Morgan Kaufman, 1993.

Koton, P.: Using Experience in Learning and Problem Solving, Dissertation, Lab. for Computer Science, MIT, 1988.

Landvogt, S.: Ein Werkzeug zur Entwicklung von Dialogoberflächen für Diagnosesysteme, Diplomarbeit, Universität Würzburg, Institut für Informatik, 1994.

Lincoln, M. et al.: ILIAD Training enhances Students Diagnostic Skills. J. med. Systems 15, 93–110, 1991.

Long, W., Naimi, S., Criscitiello, M., and Jayes, R.: The Development and Use of a Causal Model for Reasoning About Heart Failure, in: Miller, P. (ed.): Selected Topics in Medical Artificial Intelligence, Chapter 4, Springer, 1988.

Lusted, L.: Introduction to Medical Decision Making, Thomas Books, 1968.

Marcus, S. (ed.): Automating Knowledge Acquisition for Expert Systems, Kluwer Academic Publishers, 1988.

Marques, D., Dallemagne, G., Klinker, G., McDermott, J., and Tung, D.: Easy Programming: Empowering People to Build their Own Applications, IEEE Expert 7(3), 16–29, 1992.

Mc Dermott, J.: R1: A Rule-Based Configurer of Computer Systems, Artificial Intelligence 19, 39–88, 1982.

Mc Dermott, J.: Preliminary Steps Toward a Taxonomy of Problem-Solving Methods, in: [Marcus 88], 225–256, 1988.

Mertens, P., Borkowski, V. und Geis, W.: Betriebliche Expertensystem-Anwendungen, 3. Auflage, Springer, 1993.

Michie, D., Spiegelhalter, D., and Taylor, C. (eds.): Machine Learning, Neural and Statistical Classification, Ellis Horwood, 1994.

Miller, P. and Fisher, P.: Causal Models for Medical Artificial Intelligence, in: Miller, P. (ed.): Selected Topics in Medical Artificial Intelligence, Chapter 2, Springer, 1988.

Miller, R. and Masarie, F.: Use of the Quick Medical Reference (QMR) Program as a Tool for Medical Education, Methods of Information in Medicine 28, 340–345, 1989.

Musen, M., Fagan, L., Combs, D., and Shortliffe, E.: Use of a Domain Model to Drive an Interactive Knowledge-Editing Tool, International Journal of Man-Machine Studies 26, 105–121, 1987.

Nedeß, C. und Jacob, U.: Lernen aus Fehlern – ein integriertes Qualitätssicherungssystem zur Nutzung von Fehlerwisse durch Ebenen-übergreifende Regelkreise, in: Pfeifer, T. und Hollmann, F. (Hrsg.): Innovative Qualitätssicherung in der Produktion, Beuth, Berlin, 1994.

Patil, R., Szolovits, P., and Schwartz, W.: Modeling Knowledge of the Patient in Acid-Base and Electrolyte Disorders, in: Szolovits, P. (ed.): Artifical Intelligence in Medicine, AAAS Selected Symposium 51, Westview Press, 1982.

Patil, R. and Senyk, O.: Compiling Causal Knowledge for Diagnostic Reasoning, in: Miller, P. (ed.): Selected Topics in Medical Artificial Intelligence, Chapter 3, Springer, 1988.

Pearl, J.: Probabilistic Reasoning in Intelligent Systems: Networks of Plausible Inference, Morgan Kaufmann, 1988.

Pfeifer, T. und Richter, M. (Hrsg.): Diagnose von technischen Systemen, Deutscher Universitätsverlag, 1993.

Plog, J.: Expertensystem-unterstützte Qualitätssicherung bei der Fertigung von Elastomerteilchen, Fortschrittsberichte VDI, Reihe 2: Fertigungstechnik, Nr. 200, VDI-Verlag, 1990.

Poeck, K., and Gappa, U.: Making Role-Limiting Shells More Flexible, in: Aussenac, N. et al. (eds.): 7th European Workshop on Knowledge Acquisition for Knowledge-Based Systems (EKAW-93), Springer, LNAI 723, 103–122, 1993.

Poeck, K.: Neurologie, 9. Auflage, Springer, 1994.

Poeck, K.: Konfigurierbare Problemlösungsmethoden am Beispiel der Problemklassen Zuordnung und Diagnostik, DISKI 86, Infix-Verlag, 1995.

Porter, B., Bareiss, R., and Holte, R.: Concept Learning and Heuristic Classification in Weak-Theory Domains, Artificial Intelligence 45, 229–263, 1990.

Pradhan, M., Provan, G., Middleton, B., and Henrion, M.: Knowledge Engineering for Large Belief Networks, in: Proc. of Uncertainty in Artificial Intelligence, Morgan Kaufman, 1994.

Puerta, A., Egar, J., Tu, S., and Musen, M.: A Multiple-Method Knowledge Acquisition Shell for the Automatic Generation of Knowledge-Acquisition Tools, Knowledge Acquisition 4, 171–196, 1992.

Puppe, B. and Puppe, F.: A Knowledge Representation Concept Facilitating Construction and Maintenance of Large Knowledge Bases, Methods of Information in Medicine 27, 10–16, 1988.

Puppe, F. and Puppe, B.: Overview on MED1: an Heuristic Diagnostics Expert System with an Efficient Control Structure, in Proc. GWAI-83, Springer, Informatik-Fachberichte 76, 11–20, 1983.

Puppe, F.: Erfahrungen aus drei Anwendungsprojekten mit MED1, in: GI-Kongreß Wissensbasierte Systeme, Springer, Informatik-Fachberichte 112, 234–245, 1985.

Puppe, F.: Diagnostisches Problemlösen mit Expertensystemen, Springer, Informatik-Fachberichte 148, 1987 (a).

Puppe, F.: Requirements for a Classification Expert System Shell and Their Realization in MED2, Applied Artificial Intelligence 1, 163–171, 1987 (b).

Puppe, F.: Belief Revision in Diagnosis, in Proc. GWAI-87, Springer, Informatik-Fachberichte 152, 175–184, 1987 (c).

Puppe, F.: Problemlösungsmethoden in Expertensystemen, Springer, 1990.

Puppe, F.: Einführung in Expertensysteme, Springer, 2. Auflage, 1991.

Puppe, F., Legleitner, T. und Huber, K.: DAX / MED2: A Diagnostic Expert System for Quality Assurance of an Automatic Transmission Control Unit, in: Zarri, G. (ed.): Operational Expert Systems in Europe, Pergamon Press, 113–126, 1991.

Puppe, F.: Intelligente Tutorsysteme, Informatik-Spektrum 15, 195–207,1992.

Puppe, F.: Learning from Cases for Classification Problem Solving, in: Bock, H-H., Lenski, W., and Richter, M. (eds.): Information Systems and Data Analysis, Springer, 44–55, 1994.

Puppe, F., Poeck, K., Gappa, U., Bamberger und S. Goos, K.: Wiederverwendbare Bausteine für eine konfigurierbare Diagnostik-Shell, Künstliche Intelligenz 94/2, 13–18, 1994.

Puppe, F.; Reinhardt, B. und Poeck, K.: Fallorientierter Neurologietrainer, Künstliche Intelligenz 95/1, 52–54, 1995 (a).

Puppe, F., Seidel, G. und Daniel, M.: Qualifizierende Arbeitsgestaltung mit tutoriellen Expertensystemen für technische Diagnoseaufgaben, Abschlußbericht zum BMFT-Verbundprojekt 01HK289, Universität Würzburg, Preprint-Reihe des Institutes für Informatik 111, 1995 (b).

Raiman, O.: Order of Magnitude Reasoning, Artificial Intelligence 51, 11–38, 1991.

Reggia, J., Nau, D., and Wang, P.: Diagnostic Expert Systems Based on a Set Covering Model, Int. J. Man-Machine-Studies 19, 437–460, 1983.

Reiter, R.: A Theory of Diagnosis from First Principles, Artificial Intelligence 32, 57–96, 1987.

Rojas, R.: Theorie der neuronalen Netze, Springer, 1993.

Runkel, J., and Birmingham, W.: Knowledge Acquisition in the Small: Building Knowledge-Acquisition Tools from Pieces, Knowledge Acquisition 5(2), 221–243, 1993.

Schewe, S., Herzer, P., and Krüger, K.: Prospective Application of an Expert System for the Medical History of Joint Pain, Klinische Wochenschrift 68, 466–471, 1990.

Schewe S., Müller-Nordhorn J., Mitterwald S., and Schreiber M.: Patient's and Physician's Opinion about Computer Expert Systems, in: Stefanelli M., Hasman A., Fieschi M., and Talmon J. (eds.): Proc. AIME-91, 297–305, Springer, 1991.

Schewe, S. and Schreiber, M.: Stepwise Development of a Clinical Expert System in Rheumatology, Clinical Investigator 71, 139–144, 1993.

Schewe, S., Quack, T., Reinhardt, B., and Puppe, F.: Evaluation of a Knowledge-Based Tutorial Program in Rheumatology – a Part of a Mandatory Course in Internal Medicine, to appear in: Proc. of Intelligent Tutoring Systems, Montreal, 1996.

Shavlik, J. and Dietterich, T. (eds.): Readings in Machine Learning, Morgan Kaufman, 1990.

Shortliffe, E.: Computer-Based Medical Consultatons: MYCIN, American Elsevier, 1976.

Shortliffe, E., Buchanan, B., and Feigenbaum, E.: Knowledge Engineering for Medical Decision Making: a Review of Computer Based Clinical Decision Aids, in: Clancey, W. und Shortliffe, E. (eds.): Readings in Medical Artifical Intelligence, Chapter 3, Addison-Wesley, 1984.

Steels, L.: Second Generation Expert Systems, in: Proc. Expertensysteme-87, Berichte des German Chapter of the ACM 28, Teubner, 475–483, 1987.

Struss, P. and Dressler, O.: "Physical Negation" – Integrating Fault Models into the General Diagnostic Engine, in: Proc. of 11. International Joint Conference on Artificial Intelligence (IJCAI-89), 1318–1323, 1989.

Syska, I.: Modulare Architekturen für Konstruktionssysteme, Infix-Verlag, DISKI 4, 1992.

van Lehn, K.: Felicity Conditions for Human Skill Acquisition: Validating an AI-Based Theory, Disseration, MIT, 1983.

Van Melle, W.: System Aids in Constructing Consultation Programs, UMI Research Press, 1981.

Weiss, S. and Kulikowski, C.: A Practical Guide to Designing Expert Systems, Rowman & Allanheld, 1984.

Weß, S.: PATDEX – ein Ansatz zur wissensbasierten und inkrementellen Verbesserung von Ähnlichkeitsbewertungen in der fallbasierten Diagnostik, in: Puppe, F. und Günter, A. (Hrsg.): Expertensysteme 93, Springer, 42–55, 1993.

White, B. and Frederikson, J.: Causal Model Progressions as a Foundation for Intelligent Learning Environments, Artificial Intelligence 42, 99–157, 1990.

Willems, J. et al.: The Diagnostic Performance of Computer Programs for the Interpretation of Electrocardiograms, New England Journal of Medicine 325, 1767–1773, 1991.

Winkelmann, K.: Zum Berufsbild des Wissensingenieurs, Künstliche Intelligenz 3/1990, 33–36, 1990.

Winston, P.: Artificial Intelligence, 3. Edition, Addison-Wesley, 397–409, 1992.

Woolf, B., Bledgen, D., Jansen, J., and Verloop, A.: Teaching a Complex Industrial Process, in: Proc. of American Association of Artificial Intelligence (AAAI-86), 1986.

Woolf, B.: Intelligent Tutoring Systems, a Survey, in: Shrobe, H. (ed.): Exploring Artificial Intelligence, Morgan Kaufman, 1988.

Yip, K.: Model Simplification by Asymptotic Order of Magnitude Reasoning, Artificial Intelligence 80, 309–348, 1996.

Zeleznikow, J. and Hunter D.: Building Intelligent Legal Information Systems: Representation and Reasoning in Law, Kluwer, 1994.

Index

ABEL 188, 191, 267
Abnormität 80, 83, 121, 130
AC2 210
Ähnlichkeitsmaß 129f, 133, 198
Anwendungen
- Dienstleistungsbereich 64, 65
- medizinische 50ff
- technische 61ff
Apriori-Wahrscheinlichkeit 114f
AQUINAS 202
Architektur 169ff
ATMS 194

Bayes'sche Netze 196, 206, 210
Bayes' Theorem 114ff, 187f, 195f, 206, 211
Back Propagation 9, 206, 211
Bewertung 10

C4.5 210
CART 211
CASEY 198f, 267
Chi-Quadrat-Test 208f
CN2 211
COKE 172

DASH 204
Datenabstraktion 5, 67, 88
Dateneingabe 15ff, 136ff
Datenerfassung 85, 160f
Dialogoberfläche 15ff, 136ff
Dialogsteuerung
- globale 85, 87
- lokale 85
Diagnose 3, 79ff
Diagnostik -> Klassifikation
Diagnostische Auswertung 174
Diagnostischer Mittelbau 4f, 164f
DIDS 204
Dokumentengenerierung 22ff, 141ff

Eingebettetes Expertensystem 10, 54f, 62f
Einsatzszenarien
- Dienstleistungsbereich 63ff
- medizinische 43ff
- technische 54ff
Entscheidungsbaum 7, 94ff
Entscheidungstabelle 7, 97ff
Erklärungskomponente 28ff, 139f
Establish-Refine 6, 103, 108
ETS 202
Evaluation 13, 50f, 154f, 224
Evidenzen 104ff, 190f
EXPERT 188, 190
Expertensystem
- Akute Bauchschmerzen 52, 115f
- Autodiagnose 225ff
- Automatikgetriebe 62f
- Rheumatologie 50ff, 110ff,
- Hämatologie 52
- Hepatologie 52
- HIV-Befundung 22ff
- Kunststoffertigung 62
- Mietberatung 64
- Neurologie 35ff, 52, 113, 152f, 155f
- Pflanzenerkennung 38f, 65, 109
- Druckmaschinen 34, 40ff, 61, 96, 127f
- Papiermaschinen 15ff, 26ff, 61
- Schildrüsendiagnostik 52
- Störstellenbetrieb im Rechnezentrum 62
Expertensystem-Werkzeug
– allgemeines 169
– problemspezifisches 169
Expertensystem-Shell 169f
Expertensystem-Shell-Baukasten -> Shell-Baukasten

Fallsuche 25f, 28
Fehlersuche 9f
Frageklasse 5, 159f

GDE 194, 267
GDE+ 194
Generic Tasks 170
Grafikbibliothek 182f
Grafikprimitive 70ff, 182
GUIDON 218

Hill-Climbing auf Fallnachbarschaften 176, 179
Hotline-Support-Systeme 55f, 62
HTE 194, 267
HUGIN 196
Hypertext /Hypermedia 10, 38, 40f, 149f, 194
Hypothesize-and-Test 5f

ID3 199, 208ff
ILIAD 219
IndCART 211
Interviewerkomponente 174
Internet 21, 55f, 174, 222f
INTERNIST 188, 190

KADS 170, 205
KAPPA 169
Klassifikation 1ff
– fallbasierte 7, 9, 28, 129ff, 145f, 174, 176ff, 196ff, 206
– funktionale 7f, 33f, 122ff, 174, 176ff, 193ff
– heuristische 7, 29ff, 103ff, 174, 176ff, 187f, 190f
– modellbasierte 7, 187f
– neuronale 7, 9, 206, 221
– sichere 7, 174, 176ff, 190
– statistische 7f, 114ff, 174, 176ff
– überdeckende 7f, 32, 117, 147, 174, 176ff, 191f
– verhaltensbasierte 7f, 193ff, 221
Knowledge Engineering 12, 200ff
Kohonen-Netze 206, 211
Kompetenzeinschätzung 47, 224
Komponente 122ff
Konstruktgitterverfahren 201f
KONWERK 172
Kostenmatrix 212
Kosten-Nutzen-Indikation 91, 93
Krankenhausinformationssystem 48ff
Kritiksystem 11, 47, 224

Labordateninterpretation 43f
Lernen 12, 206ff, 221,
Lösung -> Diagnose
Lösungsraum 3
Long's System 191f

Materialie 122ff
MDX 190
MED1 190, 267
Mehrfachlösungen 3, 118, 189
Merkmalsvorverarbeitung -> Datenabstraktion
Merkmal 3, 78f
Merkmalsabstraktion 4f, 88
META•KA 183ff, 204
Metawissenserwerbskomponente 183ff
Modularisierung
- Programm 170ff
- Wissensbasis 165ff, 203
MOLE 192, 202
MOLTKE 190, 199
MORE 192, 202
MYCIN 188, 190, 201, 218, 267

Nachschlagewerk 40ff, 45, 74
Navigationsstruktur 75ff, 40f, 186
Nearest Neighbour 210
Neuronale Netze -> Klassifikation, neuronale
NEOMYCIN 218
NEWID 210
Null-Wahrscheinlichkeiten 116

Objektidentifikation 10, 65
OPAL 203f, 267
Order-of-Magnitude-Reasoning 194
Overlay-Modelle 215f

PATDEX/2 199
PDTS 220
Perzeptron 9, 206
PIP 190
PLAKON 172
Plausibilitätskontrolle 86, 88
Prädisposition 105
Präzedenzauswahl 10
Probabilistische Netze -> Bayes'sche Netze
Problemklasse 9
Problemlösung -> Diagnose
Problemlösungskomponente 174
Problemlösungsmethode
– schwache 6
– starke 6f, 169
Problemtyp 9f
Problemmerkmal -> Merkmal
PROTÉGÉ-II 204

PROTOS 199
QMR 219
QUEST 216

Rapid Prototyping 205
RBT 220
Regel, komplexe 97f, 100f, 162f
Routine-Indikation 91ff
Regelelemente 74, 98ff
Regelformulare 87, 101, 112
Rückwärtsverkettung 6
Rückkopplungsschleifen 190, 191

SBF 204
Shell-Baukasten 171, 173ff
SHERLOCK 195
Service-Support-Systeme 57ff
Simulation 219f, 223
Skelett-Konfigurieren 223
SMART ELEMENTS 169
Sokratischer Dialog 217
Statistik 25f, 116
STEAMER 220
Stereotypen 215
Stern-Methode 209, 211
Symptominterpretation -> Merkmalsabstraktion
Symptom -> Merkmal

Tabellen
- für Attribute 72, 121, 133
- für einfache Relationen 72, 102, 109, 121, 128, 134
- für komplexe Relationen 73, 100, 110, 113, 128

TEIRESIAS 201
Test -> Frageklasse
Testauswahl 91ff, 167f, 176f,
Tutorsystem 11, 48, 35ff, 148ff,214ff, 224

Und-Oder-Baum 176,
Unsicherheiten -> Evidenzen

Verteilte Expertensysteme 221
Visual Basics 169
Vorwärtsverkettung 6

Wissen, begriffliches 78ff
Wissensakquisition -> Wissenserwerb
Wissensart 6ff
Wissensbasis
- Audruck 151ff
- Fremdsprachen-Übersetzung 157
- Konsistenz 154ff, 202
Wissenserwerb 12, 68f
- grafisch, 70ff, 203
- modellbasiert 200
- nichtgrafisch 158
- verteilt 203
Wissenserwerbskomponente 181ff
Wissensingenieur 12, 173, 201
Wissensrepräsentation 69f
WWW -> Internet

Zeitverläufe 161f, 223f

Springer-Verlag und Umwelt

Als internationaler wissenschaftlicher Verlag sind wir uns unserer besonderen Verpflichtung der Umwelt gegenüber bewußt und beziehen umweltorientierte Grundsätze in Unternehmensentscheidungen mit ein.

Von unseren Geschäftspartnern (Druckereien, Papierfabriken, Verpackungsherstellern usw.) verlangen wir, daß sie sowohl beim Herstellungsprozeß selbst als auch beim Einsatz der zur Verwendung kommenden Materialien ökologische Gesichtspunkte berücksichtigen.

Das für dieses Buch verwendete Papier ist aus chlorfrei bzw. chlorarm hergestelltem Zellstoff gefertigt und im pH-Wert neutral.

Druck: STRAUSS OFFSETDRUCK, MÖRLENBACH
Verarbeitung: SCHÄFFER, GRÜNSTADT

9 783540 613695